住院医师规范化培训考试用书

住院医师规范化培训考试
通关必做2000题
麻醉科

主　　编　孙　亮

副 主 编　王世磊　韩侨宇

编　　者　孙　亮　王世磊　韩侨宇　贾思雨

　　　　　姜宇辉　宋佳兴　孙雨薇　王　斌

　　　　　伍　源　赵亚杰　郑佳兴　蔡　飞

　　　　　刘晓鹏

编写秘书　姜宇辉

中国健康传媒集团

中国医药科技出版社

内 容 提 要

本书根据国家卫健委颁布的《住院医师规范化培训结业理论考核大纲》，精选近两千道试题，题型全面，并对较难和易错题做出详细解析，以帮助住院医师了解培训考试形式和内容，融会贯通地掌握相关考点，顺利通过考核。书末附赠一套模拟试卷及其答案与解析，以供考生实战演练，有效检验复习效果。

本书主要适用于麻醉科住院医师规范化培训基地学员和相关带教老师培训学习，也可供相关专业本科生、研究生及专科医师参考使用。

图书在版编目（CIP）数据

麻醉科住院医师规范化培训考试通关必做 2000 题/孙亮主编．—北京：中国医药科技出版社，2024.3
住院医师规范化培训考试用书
ISBN 978 - 7 - 5214 - 4460 - 5

Ⅰ.①麻…　Ⅱ.①孙…　Ⅲ.①麻醉学 - 岗位培训 - 习题集　Ⅳ.①R614 - 44

中国国家版本馆 CIP 数据核字（2024）第 013507 号

美术编辑　陈君杞
责任编辑　高延芳
版式设计　友全图文

出版　**中国健康传媒集团** | 中国医药科技出版社
地址　北京市海淀区文慧园北路甲 22 号
邮编　100082
电话　发行：010 - 62227427　邮购：010 - 62236938
网址　www.cmstp.com
规格　787mm × 1092mm $\frac{1}{16}$
印张　23 $\frac{1}{4}$
字数　509 千字
版次　2024 年 3 月第 1 版
印次　2024 年 3 月第 1 次印刷
印刷　北京金康利印刷有限公司
经销　全国各地新华书店
书号　ISBN 978 - 7 - 5214 - 4460 - 5
定价　**88.00 元**

获取新书信息、投稿、为图书纠错，请扫码联系我们。

◦ 前 言 ◦

根据国家卫健委、人力资源和社会保障部等联合发布的《关于建立住院医师规范化培训制度的指导意见》，住院医师规范化培训（简称：住培）是近年来中国医疗卫生健康领域的一项重要工作。目前中国医师协会已基本完成住院医师规范化培训基地标准、培训内容与统一标准的确立，参加规培对全国各地的住院医师而言已势在必行。对于临床医学专业硕士研究生而言，必须取得《住院医师规范化培训合格证书》，才能申请硕士专业学位。我国住培考核主要分为两个部分：第一部分是专业理论考核，试题来自国家设立的理论考核题库，题型为选择题；第二部分为临床实践能力考核，在培训基地进行，根据临床病例及模拟操作进行面试。为了能帮助住院医师更好地学习麻醉科专业知识，顺利通过国家结业考核，特编写此书。

《麻醉科住院医师规范化培训考试通关必做2000题》力求实现"三大转化"——基本理论转化为临床实践、基本知识转化为临床思维、基本技能转化为临床能力；完成"两大提升"——从执业医师到住院医师的提升，从住院医师到专科医师的提升！

《麻醉科住院医师规范化培训考试通关必做2000题》由具有丰富教学和临床实践经验的老师编写而成，根据国家卫健委颁布的《住院医师规范化培训结业理论考核大纲》，精选近2000道试题，题型全面，并对较难和易错题做出详细解析，以帮助住院医师了解规培考试形式和内容，融会贯通地掌握相关考点，顺利通过考核，并逐步提高疾病诊断能力和解决实际问题的能力。书末附赠一套模拟试卷及其答案与解析，以供考生实战演练，有效检验复习效果。

本书内容具有实用性、权威性和先进性，主要适用于麻醉科住院医师规范化培训基地学员和相关带教老师培训学习，也可供相关专业本科生、研究生及专科医师参考使用。

由于编者经验水平有限，书中错误和疏漏之处在所难免，恳请广大师生和读者批评指正。

题型说明

全国住院医师规范化培训结业理论考核试题全部采用客观选择题形式，目前题型主要分为【A1/A2 型题】【A3/A4 型题】及【案例分析题】三大类。考生在答题前应认真阅读题型说明，以便顺利应答。

【A1 型题】 单句型最佳选择题

每道试题由一个题干和 A、B、C、D、E 五个备选答案组成。备选答案中只有一个答案为正确答案，其余四个均为干扰答案。

【A2 型题】 病历摘要型最佳选择题

每道试题由一个简要病历作为题干，一个引导性问题和 A、B、C、D、E 五个备选答案组成。备选答案中只有一个答案为正确答案，其余四个均为干扰答案。

【A3 型题】 病例组型最佳选择题

每道试题先叙述一个以患者为中心的临床场景，然后提出若干个相关问题，每个问题均与开始叙述的临床场景有关，但测试要点不同，且问题之间相互独立。每个问题下面都有 A、B、C、D、E 五个备选答案组成。备选答案中只有一个答案为正确答案，其余四个均为干扰答案。

【A4 型题】 病例串型最佳选择题

每道试题先叙述一个以患者为中心的临床场景，然后提出若干个相关问题。当病情逐渐展开时，可以逐步增加新的信息。每个问题均与开始叙述的临床场景有关，也与新增加的信息有关，但测试要点不同，且问题之间相互独立。每个问题下面都有 A、B、C、D、E 五个备选答案组成。备选答案中只有一个答案为正确答案，其余四个均为干扰答案。

【X 型题】 多项选择题

每道试题由一个题干和若干个备选答案组成。备选答案中有两个或两个以上的正确答案，多选、少选、错选均不得分。

【案例分析题】

以下提供若干个案例，每个案例下设若干道考题。根据题目所提供的信息，在每道考题下面的备选答案中选出全部正确答案，其中正确答案有 1 个或几个。答题过程是不可逆的，即进入下一问后不能再返回修改所有前面的答案。

◉ 目 录 ◉

上篇　通关试题

下篇　试题答案与解析

01

上篇　通关试题

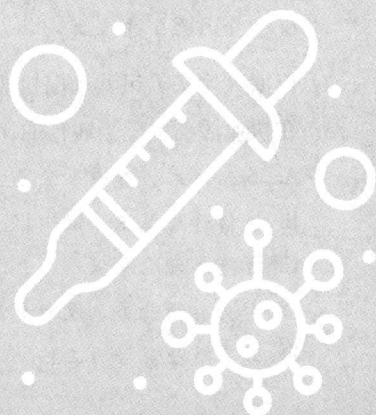

第一部分　公共理论

第一章　政策法规

【A1 型题】

1. 在卫生法律关系中，有关卫生法律关系主体权利与义务的描述，正确的是
   A. 享有权利，不承担义务
   B. 不享有权利，只承担义务
   C. 既不享有权利，也不承担义务
   D. 依法享有权利并承担义务
   E. 以上都不是

2. 我国卫生法规中所涉及的民事责任的最主要承担方式是
   A. 停止侵害　　　　B. 支付违约金
   C. 恢复原状　　　　D. 消除危险
   E. 赔偿损失

3. 《中华人民共和国执业医师法》规定对考核不合格的医生，卫生行政部门可以责令其暂停执业活动，并接受培训和继续医学教育。暂停期限是
   A. 1～3 个月
   B. 最少 6 个月
   C. 最少 1 年
   D. 3～6 个月
   E. 3 个月至 1 年

4. 根据《中华人民共和国执业医师法》，医师在执业活动中应当履行的义务不包括
   A. 人格尊严、人身安全不受侵犯
   B. 宣传普及卫生保健知识
   C. 尊重患者隐私权
   D. 努力钻研业务，及时更新知识
   E. 爱岗敬业，努力工作

5. 每张处方所包含的药品种类上限为
   A. 1 种　　　　　　B. 3 种
   C. 5 种　　　　　　D. 8 种
   E. 无明确规定

6. 因抢救急危患者，未能及时书写病历的，有关医务人员应当在抢救结束后几小时内据实补记，并加以注明
   A. 3 小时　　　　　B. 6 小时
   C. 8 小时　　　　　D. 12 小时
   E. 24 小时

7. 医患双方当事人不能确定死因或者对死因有异议的，需进行尸检，尸检时间应在死后
   A. 8 小时内　　　　B. 24 小时内
   C. 48 小时内　　　　D. 72 小时内
   E. 96 小时内

8. 对于从事传染病预防、医疗、科研的人员以及现场处理疫情的人员，为了保障其健康，他们所在单位应当根据国家规定采取什么措施
   A. 防治措施和强制治疗措施
   B. 防治措施和强制隔离措施
   C. 防治措施和紧急控制措施
   D. 防治措施和追踪调查措施
   E. 防治措施和医疗保健措施

9. 下列选项，不全是药品的是
   A. 抗生素、疫苗
   B. 中药材、中药饮片、中成药
   C. 血清、血液制品

D. 化学原料药及其制剂

E. 血液

【A2 型题】

1. 患儿因发热 3 日到县医院就诊，门诊张医生检查后发现其颊黏膜上有科氏斑，拟诊断为麻疹。张医生遂嘱家长带该患儿去市传染病医院就诊。按照《中华人民共和国传染病防治法》的规定，张医生应当

   A. 确诊后再转诊

   B. 确诊后隔离治疗

   C. 向上级部门报告，确诊后由防疫部门进行转送隔离

   D. 向上级部门报告，确诊后对患儿就地进行隔离

   E. 在规定时间内，向附近的疾病预防控制机构报告

2. 某医师，在过去 1 年的执业活动中，多次使用未经批准的药品和消毒药剂，从个体推销商手中得到好处累计获得回扣 9000元。根据《中华人民共和国执业医师法》的规定，应当依法给予该医师的行政处罚是

   A. 吊销执业证书

   B. 责令暂停 3 个月的执业活动

   C. 警告

   D. 罚款 1 万元

   E. 没收非法所得

3. 当地某药厂的药商代表与某医院的几名医生协商，医生使用该药厂生产的药品后可从药厂得到相应的利益。事情曝光以后，对该药厂按《中华人民共和国药品管理法》的有关规定处理；对于涉案医生错误行为的严重程度进行判定并给予处分的部门是

   A. 药品监督管理部门

   B. 卫生健康主管部门

   C. 医师协会

   D. 工商行政管理部门

   E. 消费者权益保护协会

4. 某一中度慢性疼痛患者为缓解疼痛症状遂来门诊开具药物处方，接诊医生为其开具第一类精神药品控制缓解制剂，根据《处方管理办法》，每张处方用药量的最多天数为

   A. 15   B. 30

   C. 7   D. 14

   E. 3

5. 公益大使张某在过去 7 年间的献血总量达 5600ml，快满 50 周岁的张某在采访时告诉记者，如果身体一直保持健康状态，他满 55 周岁以前，还可争取无偿献血多少次

   A. 6 次   B. 8 次

   C. 10 次   D. 12 次

   E. 11 次

第二章　循证医学与临床科研设计

1. 循证医学的关键是

    A. 丰富的临床经验

    B. 收集资料全面

    C. 文献检索方法

    D. 专家意见分析

    E. 临床研究证据

2. 循证医学是

    A. 系统评价

    B. Meta 分析

    C. 最佳证据、临床经验和患者价值的有机结合

    D. 查找证据的医学

    E. 临床流行病学

3. 根据循证医学，下列那一项证据对临床实践最有指导价值

    A. 专家意见　　　　B. 传统综述

    C. 病例报告　　　　D. 临床经验

    E. 系统评价

4. 循证医学实践的核心是

    A. 素质良好的临床医生

    B. 必要的医疗环境和条件

    C. 临床流行病学的基本方法和知识

    D. 患者的参与和合作

    E. 最佳的研究证据

5. 在循证医学所收集的证据中，质量最佳者是

    A. 单个的大样本随机对照试验

    B. 队列研究

    C. 前瞻性研究

    D. 基于多个质量可靠的大样本随机对照试验所做的系统评价

    E. 专家意见

6. 下列不是原始研究证据来源的是

    A. 循证医学杂志

    B. Embase 数据库

    C. Medline

    D. Cochrane 中心数据库

    E. CBM

7. 发表偏倚是指

    A. 在研究结果的筛选过程中，因筛选者主观意愿的影响而引入的偏倚

    B. 世界上几个主要医学文献检索库中的绝大部分来自于发达国家，来自于发展中国家的比例很小

    C. 研究者往往根据需要自定一个纳入标准来决定某些研究的纳入与否

    D. 有"统计学意义"的研究结果较"无统计学意义"和无效的研究结果而言，被报告和发表的可能性更大

    E. 只检索了某种语言的文献资料

8. 在调查研究中，无应答者超过一定比例使研究结果产生的偏倚称为

    A. 信息偏倚　　　　B. 测量偏倚

    C. 无应答偏倚　　　D. 失访偏倚

    E. 选择偏倚

9. 在研究设计中，样本量估计会受到一些因素影响，但不包括

    A. 抽样推断的可靠程度

    B. 抽样方法与研究方式

C. 极限误差的大小

D. 研究对象的变异程度

E. 研究周期和可行性

10. 在 Meta 分析过程中，主要的统计内容是

　　A. 对各独立研究结果进行异质性检验，并根据检验结果选择适当的模型加权和各研究的统计量

　　B. 对各独立研究结果进行异质性检验和计算失效安全数

　　C. 计算各独立研究的效应大小后按Mental - Haenszel 法进行合并分析

　　D. 计算各独立研究的效应大小和合并后的综合效应

　　E. 对各独立研究结果进行异质性检验和 Mental - Haenszel 分层分析

11. 论文的核心部分是

　　A. 结果　　　　　　B. 材料与方法

　　C. 讨论　　　　　　D. 摘要

　　E. 数据

12. 科研论文中正文部分不包括下列哪一项

　　A. 摘要　　　　　　B. 前言

　　C. 材料与方法　　　D. 讨论

　　E. 结论

13. 在下列选项中，说法错误的是

　　A. 循证医学实践得到的最佳证据在用于具体患者的时候具有特殊性，必须因人而异

　　B. 循证医学不等于 Meta 分析

　　C. 循证医学实践将为临床决策提供依据，因此唯一强调的是证据

　　D. 循证医学实践不一定会降低医疗费用

　　E. 循证医学实践得到的证据并非一成不变

14. 在下列所述的科研方法中，不属于观察性研究的是

A. 病例分析　　　　B. 病例对照研究

C. 交叉试验　　　　D. 横断面调查

E. 回顾性研究

15. RCT 代表

　　A. 专家的会诊意见

　　B. 队列研究

　　C. 病例对照研究

　　D. 随机对照试验

　　E. 系统评价

16. 分层分析常用于控制哪种偏倚

　　A. 选择偏倚

　　B. 混杂偏倚

　　C. 选择偏倚和混杂偏倚

　　D. 信息偏倚和混杂偏倚

　　E. 信息偏倚

17. 下列选项不是二次研究证据的是

　　A. 系统评价　　　　B. 临床决策分析

　　C. 临床证据手册　　D. 随机对照试验

　　E. 临床实践指南

18. 关于随机对照试验的叙述，下列说法错误的是

A. 研究所需费用较大，难度较高

B. 存在伦理问题，不是所有研究都能用它加以证实

C. 随机分组后，研究对象不得中途改用其他治疗或退出研究

D. 试验对象可能排除了一些复杂病例，不能完全代表发病人群

E. 随机设计可以保证显著性检验的有效性

19. Meta 分析在合并各个独立研究结果前，应进行

　　A. 相关性检验　　　B. 异质性检验

　　C. 回归分析　　　　D. 图示研究

　　E. 标准化

20. 在下列研究方法中，按临床科研设计论证强度排列，一般认为最强的是
A. 前瞻性队列研究 B. 随机对照研究
C. 病例对照研究 D. 横断面调查
E. 回顾性研究

21. 在科研选题、立题时，不需要考虑哪项因素
A. 可行性 B. 临床阳性结果
C. 价值和水平 D. 临床意义
E. 道德伦理

22. 在选定研究方案时应当考虑的因素中，首先应该考虑的是
A. 研究价值 B. 可行性
C. 样本量 D. 创新性
E. 研究目的

23. 在研究对象分组方法设计中，最重要的指导思想是
A. 两组研究样本要一致
B. 两组研究条件要一致
C. 两组分组方法要一致
D. 两组研究对象的年龄、性别要一致
E. 两组研究前的基线状况一致

24. 评判某种新研制疫苗作用的最好研究方法是
A. 实验性研究 B. 现况研究
C. 病例对照研究 D. 理论性研究
E. 随访研究

25. 实验性研究和观察性研究的最根本区别是
A. 研究目的
B. 分组类别
C. 所需的样本量
D. 是否采用人为干预措施
E. 研究的效率

26. 在下列选项中，对医学科研的核心内容相对全面的表述是
A. 疾病的测量和危险因素的评价
B. 疾病数据的收集和影响因素的测量
C. 研究的疾病对临床的意义
D. 研究方法的建立和结果的评价
E. 科研的设计、测量、评价

27. 队列研究比较的是
A. 不同组人群发病人数的差别
B. 不同组人群患病人数的差别
C. 不同组人群患病率的差别
D. 不同组人群未患病的差别
E. 不同组人群发病率的差别

28. 下列关于配伍组试验设计的选项，不正确的是
A. 配伍设计优于单因素设计
B. 可以减少样本量
C. 是配对设计的扩展
D. 既适合单指标的试验，也适合多指标的试验
E. 可以避免样本变异带来的干扰

29. 下列选项对诊断试验中金标准的阐述，最合适的是
A. 是公认的最好的诊断方法
B. 是公认的最简单的诊断方法
C. 必须是病理组织学检查
D. 是公认的最准确的诊断方法
E. 必须是影像学检查

30. 自身前后对照与交叉试验对照的最主要区别是
A. 是否有基线状况
B. 分组情况
C. 是否减少样本含量
D. 是否采用盲法
E. 对照选择不同

第三章　医学伦理学

【A1 型题】

1. 医学评价中最普遍、最具有影响力的方式是
   A. 内心信念　　　　B. 社会舆论
   C. 传统习俗　　　　D. 真诚信仰
   E. 科学标准

2. 关于生命质量的衡量标准，下列所述不正确的是
   A. 个体生命健康程度
   B. 个体生命德才素质
   C. 个体生命优化条件
   D. 个体生命治愈希望
   E. 个体生命预期寿命

3. 医院以医学人道主义精神服务于人类社会，主要表现的是
   A. 经济效益　　　　B. 功利主义
   C. 功利并重　　　　D. 社会效益
   E. 优化效益

4. 在患者处于无意识障碍的情况下，通常采用的医患关系模式是
   A. 主动 – 被动型　　B. 共同参与型
   C. 指导 – 合作型　　D. 父母与婴儿式
   E. 以上四种均不是

5. 良好医患关系的建立需要
   A. 增强尊重患者的权利的意识
   B. 建立协调医患关系的组织
   C. 确立公正的社会舆论导向
   D. 普及医学、伦理学、法律知识
   E. 以上均是

6. 保守患者的病情信息，其实质是体现了

7. 在现代医学实践中，医患关系的常用模式是
   A. 主动 – 被动型
   B. 指导 – 合作型
   C. 相互协作型
   D. 指导 – 参考型
   E. 共同参与型

6.（续）
   A. 保护患者隐私
   B. 不伤害患者自尊
   C. 尊重患者自主
   D. 医患双方平等
   E. 人权高于一切

8. 医德修养的根本途径和方法是
   A. 自我批评　　　　B. 自我反思
   C. 见贤思齐　　　　D. 接受患者监督
   E. 与医疗实践结合

9. 在下列选项中，对医德评价的意义理解错误的是
   A. 调节医学人际关系
   B. 形成健康的医德氛围
   C. 表明评价者个人的喜好
   D. 有助于将外在医德规范内化为医务人员的信念
   E. 有助于指导医务人员选择高尚的医德行为

10. 医德品质构成的基本要素是
    A. 内心信念　　　　B. 社会舆论
    C. 传统习俗　　　　D. 真诚信仰
    E. 科学标准

【A2 型题】

1. 某医院曾暴出一起"死者眼球丢失案"。经调查，死者的眼球是由一位专攻角膜移植的眼科医生为了抢救两名将要失明的患者而盗走的。这位医生擅自进入该医院的太平间，摘取了死者的双侧眼球，很快给一位氨水烧伤的患者实施了手术，使之复明。同时还将另外一个角膜移植给一位老人，治好了她的眼疾。基于该案例，下列描述合乎伦理的是
   A. 仅以医学行为后果作为评判行为正当与否的依据，有时难以具有充分的说服力
   B. 医学行为的后果是医学行为正当与否的唯一依据
   C. 医学行为的动机是医学行为正当与否的唯一依据
   D. 医学行为只要符合义务的原则要求就是正当的
   E. 以上选项都不对

2. 一位因意外坠楼受重伤的男子被送去医院急救，因没带足够的治疗费用，医生拒绝为患者进行抢救及办理住院手续。当患者家属拿来钱时，已错过了抢救的最佳时机，患者最终死亡。本案例违背了患者的什么权利
   A. 享有基本的医疗权
   B. 享有知情同意权
   C. 享有保密和隐私权
   D. 享有自主权
   E. 享有参与治疗权

3. 一位女医生对患者说话声调柔和，目光亲切，讲话时面带微笑，说明她在下列哪一方面做得好
   A. 语言沟通和非语言沟通
   B. 语言沟通技巧
   C. 目光沟通
   D. 非语言沟通技巧
   E. 以上都不是

4. 患者男性，30 岁，诊断为精神分裂症，同意参加某药物临床试验研究，需要签署知情同意书。以下哪项不属于知情同意的内容
   A. 参加研究的持续时间
   B. 在试验各阶段中途不能退出
   C. 可能发生的风险与不便
   D. 研究背景与研究目的
   E. 受试者可能被分配到的组别

5. 患者男性，27 岁，诊断为抑郁症，近日抑郁情绪严重，门诊中跟医生透露自己没有服用抗抑郁药，意志很消沉。但她不希望父母担心，希望医生不要告诉在诊室外陪诊的父母。此时医生应该
   A. 尊重患者隐私，不告知其父母。静观其变
   B. 尊重患者隐私，不告知其父母。劝说其服药，积极引导
   C. 告知患者父母，请父母监督其服药
   D. 告知患者父母，请父母监督其服药，并请父母严密看护
   E. BD 两项均可

第二部分　专业理论

第一章　麻醉学基础理论知识

第一节　麻醉设备学

【A1 型题】

1. 以下说法正确的是
   A. 氧气瓶内压力并不会随着容量减少而成比例下降
   B. 紧急氧气瓶的钢架上有个重要的安全部件由伍德合金制造，该合金熔点低，可在压力达到 2000Psig 时断裂，远低于气瓶壁能够承受的压力
   C. 液态氧化亚氮在恒温下（20℃）的挥发速度与消耗量一致，且在液体耗尽前一直维持恒定压力
   D. 确定氧化亚氮剩余容量的唯一可靠方法是观察气瓶压力
   E. 二氧化碳的气瓶接口为特殊接口，不容易与氧气瓶混淆

2. 以下说法正确的是
   A. 手术室内最佳湿度应维持在 40% ~ 50% 之间
   B. 当手术室内湿度低于标准范围时，干燥空气内特殊物质的流动会加快，增加感染几率
   C. 当手术室内湿度高于标准范围时，并不会有特别显著的影响
   D. 手术室内应保持轻度负压，有利于避免室内气体污染外界
   E. 手术室内应设计为新鲜空气从楼板平面进入，空气回收接近天花板附近

3. 以下说法正确的是
   A. 引发心室颤动的电流阈值为 100mA，而直接作用于心脏的电流阈值为 100μA
   B. 手术室设备所允许的最大漏电电流为 50μA
   C. 血液和生理盐水等不能作为导电物质
   D. 能够引发室颤的确切电流量取决于电击发生时相对于心脏去极化的时间
   E. 使用单极电刀时，无需暂停使用心脏植入式自动复律仪或除颤仪

4. 以下说法正确的是
   A. 使用浓度大于 30% 的氧气时，应该根据患者的临床表现而不是单纯凭借治疗方案或经验
   B. 医用纱布和海绵在接近火源前，须保持干燥
   C. 气道起火时，应尽快明确快速完成关闭气流和移除气管导管的先后顺序
   D. 在手术室火灾中，使用额外的氧气输送及手术部位低于剑突平面是最常引起火灾的情况
   E. 大部分手术室内火灾并不会因为限制开放式供氧而得到避免

5. 以下说法正确的是
   A. 顺应性低的长呼吸回路会增加由储气囊或呼吸器输送到回路的气体容量与实际到达患者体内的气体容量之间的差别
   B. 循环回路系统中设有单向活瓣，因此机

9

器无效腔仅存在于 Y 型管中吸入气和呼出气混合处的远端

C. 循环回路系统中的呼吸管路长度大大影响无效腔的大小

D. 吹气法可用于需要短时间停止呼吸以维持动脉氧合的情况，将其置于面部即可

E. 当抽吸型麻醉系统的氧流量为 4L/min 时，可以提供 FiO_2 50% ~ 60%

6. 以下说法不正确的是

A. 为减少对新鲜气流的需求，绝大多数麦氏通气系统的呼吸管路都应等于或大于患者的潮气量

B. 呼吸管路的顺应性在很大程度上取决于呼吸回路的顺应性

C. APL（限压阀）在系统中的位置决定了不同麦氏通气系统的功能

D. 呼吸管路的顺应性与储气囊容量成正比例关系

E. 储气囊存在天花板效应，可在一定程度上避免患者免受气道高压的损伤

7. 我国的医用氧气筒设置成

A. 黑色   B. 白色

C. 蓝色   D. 绿色

E. 红色

8. 气管导管前端的墨菲氏孔的作用是

A. 减少气管导管阻力

B. 便于术中吸引

C. 增加供气流量

D. 防止管路紧贴气管壁引起气道梗阻

E. 方便气管插管前塑形

9. 当麻醉机处于低压报警时，通常不考虑

A. 气管导管套囊漏气

B. 与患者的接口脱落

C. 钠石灰罐未紧闭

D. 胸腔导管漏气

E. 患者气道痉挛

10. 有关袖带测量动脉血压的叙述，不准确的是

A. 袖带的大小会影响测量结果的准确度

B. 袖带气囊的长度至少能包裹 50% 的上臂

C. 避免过于频繁的测量

D. 袖带的宽度应比肢体直径宽 20% ~ 50%

E. 测量前必须进行调零，与心脏保持同一水平

【X 型题】

1. 下列哪种情况可使得脉搏式氧饱和度仪的监测结果出现误差

A. 周围光线过强   B. 亚甲蓝染料

C. 重度贫血   D. 低体温

E. 感受器位置不准

2. 火灾三因素分别是

A. 燃料   B. 氧源

C. 气源   D. 环境

E. 火源

3. 有创动脉监测的信号质量依赖于导管 - 管路 - 换能器系统的动态特性，改善系统动力学的方法包括

A. 缩短管路长度

B. 去除不必要的旋塞

C. 尽可能排出管路中的气体

D. 应用低顺应性管道

E. 尽可能选择小直径套管

4. 关于 BIS 的说法，正确的是

A. BIS 即脑电双频指数，是通过综合脑电图中频率、功率、位相、谱波等特性采用多变量回归方程计算产生

B. BIS 的范围是 0 ~ 100 的连续数字测量，表示麻醉深度从熟睡到清醒

C. BIS 目前推荐的麻醉范围是 40 ~ 65

D. BIS 主要提示麻醉深度

E. BIS 显示为 0 时表示完全无脑电活动状态

5. 中心静脉压的压力波形与心脏收缩期间的对应关系是

A. a 波是心房收缩形成的，房颤时不消失

B. c 波是右心室收缩早期三尖瓣上抬产生的

C. v 波是静脉回心血流对关闭的三尖瓣产生的压力

D. x 波是收缩期三尖瓣下移产生的

E. y 波是舒张期三尖瓣开放产生的

第二节　麻醉解剖学

【A1 型题】

1. 关于上呼吸道的神经支配，下列说法不准确的是

A. 鼻黏膜前部由上颌神经分支（蝶腭神经）支配

B. 嗅神经支配鼻黏膜的嗅觉

C. 舌咽神经支配舌后 1/3 的大体感觉和咽顶、扁桃体及软腭的上表面

D. 迷走神经支配会厌以下呼吸道的感觉

E. 喉上神经的分支喉外侧神经支配环甲肌

2. 三叉神经为混合性神经，其三大分支为

A. 眶神经、上颌神经、下颌神经

B. 眼神经、上颌神经、下颌神经

C. 额神经、上颌神经、下颌神经

D. 颊神经、上颌神经、下颌神经

E. 面神经、上颌神经、下颌神经

3. 患者男性，甲状腺术后出现声音嘶哑，考虑喉返神经损伤。下列有关声带支配神经的说法，不准确的是

A. 单侧喉返神经麻痹会使同侧声带麻痹，

音质退化

B. 急性双侧喉返神经麻痹会导致喘鸣及呼吸窘迫

C. 慢性双侧喉返神经麻痹会慢慢产生呼吸窘迫

D. 双侧迷走神经损伤对喉上和喉返神经均有影响

E. 双侧迷走神经离断会使声带无力，但很少引起气道的问题

4. 麻醉前对患者进行气道评估，下面哪种情况提示患者可能存在气管插管困难

A. Mallampati 分级为 Ⅱ 级

B. 胡须茂盛

C. 甲颏距离为 5cm

D. 头颈活动度为 90°

E. 上下门齿间距为 3.5cm

5. 喉的软骨不包括

A. 甲状软骨　　　　B. 环状软骨

C. 甲状舌骨　　　　D. 会厌软骨

E. 楔状软骨

6. 关于成人气管的说法，不正确的是

A. 成人气管的平均长度是 8 ~ 11cm

B. 气管始于环状软骨水平，相当于 C_6 水平

C. 右主支气管较粗，与气管纵轴偏离的角度较小

D. 左支气管分为上、下两个叶支气管

E. 右上叶支气管距隆嵴 1 ~ 2.5cm

7. 喉咽位于喉口和喉的后方，在喉口的两侧各有一个深窝，是异物易滞留的部位，气管插管时也易误入此处，此处称为

A. 咽扁桃体窝　　　B. 腭扁桃体窝

C. 梨状隐窝　　　　D. 咽隐窝

E. 腭舌弓皱襞

8. 经口气管插管首先要经过的第一个狭窄是

A. 喉腔　　　　　　B. 咽峡

C. 声门裂　　　　D. 环状软骨

E. 会厌上方

9. 下列哪项不考虑可疑的潜在困难气道
   A. 面部肿物或畸形
   B. 戴颈托
   C. 颈围为 37cm
   D. 上下切牙间距小于 3cm
   E. 巨舌

10. 哪个组织可以防止异物进入气道
    A. 舌　　　　　　B. 扁桃体
    C. 会厌　　　　　D. 声门
    E. 牙齿

11. 具有支撑气管作用的重要软骨是
    A. 会厌软骨　　　B. 甲状软骨
    C. 环状软骨　　　D. 气管软骨环
    E. 杓状软骨

12. 成人脑室的脉络膜每天约产生多少脑脊液
    A. 200ml　　　　B. 300ml
    C. 400ml　　　　D. 500ml
    E. 600ml

13. 在下列屏障中，占药物转移阻力最多的是
    A. 头皮　　　　　B. 硬膜
    C. 蛛网膜　　　　D. 软脊膜
    E. 细胞膜

14. 下列关于硬膜外腔内容物的组成内容，表述不准确的是
    A. 神经根
    B. 脂肪和蜂窝组织
    C. 淋巴管
    D. Batson 静脉丛
    E. 黄韧带

15. 成人硬脊膜囊末端终止于
    A. L_1　　　　　B. L_3
    C. L_5　　　　　D. S_2

E. S_3

16. 下列关于脊髓的血液供应，说法不准确的是
    A. 脊髓的血液供应来源于 1 条脊髓前动脉，2 条脊髓后动脉和脊髓节段性动脉
    B. 脊髓静脉的分布与脊髓动脉相似
    C. 脊髓动脉的最大分支称为根最大动脉
    D. 由于脊髓后部的滋养血管较前部少，因此脊髓后部最易发生缺血
    E. 中胸段脊髓的滋养血管较少，易发生缺血

17. 下列哪类神经纤维对局麻药最为敏感
    A. B 纤维　　　　B. C 纤维
    C. Aδ 纤维　　　D. Aβ 纤维
    E. Aα 纤维

18. 在颈丛深支神经阻滞中，下列所述错误的是
    A. 穿刺针过深，进针方向偏内偏后时有可能将局麻药注入蛛网膜下腔
    B. 颈丛深支阻滞时，可累及膈神经或喉返神经，引起呼吸困难，声音嘶哑等症状
    C. 颈丛深支阻滞时，直接突破横突前结节，容易刺入颈动脉，或刺入后结节过深时易误入椎动脉
    D. 颈丛深支阻滞时，于 C_4 横突注药，在由前斜角肌、中斜角肌与颈 C_2、C_3、C_4 神经根围成的筋膜室内向下流动，形成臂丛神经阻滞
    E. 行颈丛深支神经阻滞时推荐双侧阻滞

19. 膈神经来源于
    A. C_4、C_5　　　B. C_3、C_4、C_5
    C. 臂丛神经　　　D. 颈浅丛
    E. 颅内神经

20. 在下列所述的臂丛神经的来源中，不正确

的是

A. C₃   B. C₅

C. C₇   D. C₈

E. T₁

21. 有关臂丛神经的描述，正确的是

  A. 在胸小肌外缘，臂丛神经的外侧束、前束、后束和内侧束分出上肢的外周神经

  B. 外侧束形成正中神经内侧头和肌皮神经

  C. 内侧束形成尺神经、前臂外侧皮神经和臂内外侧皮神经

  D. 后束形成腋神经和桡神经

  E. 臂丛神经不发出运动神经支配肌肉运动

22. 有关臂丛阻滞的描述，不正确的是

  A. 肌间沟入路臂丛神经阻滞可阻滞同侧膈神经，引起表现为呼吸困难的膈肌麻痹

  B. 肌间沟入路臂丛神经阻滞发生气胸的风险较高

  C. 锁骨上入路臂丛神经阻滞不能可靠地阻滞腋神经和肩胛上神经，不适宜用于肩部手术

  D. 锁骨下入路臂丛神经阻滞的特定风险包括血管穿刺和气胸

  E. 腋路臂丛神经阻滞时，通常不能阻滞腋神经和肌皮神经

23. 腰丛的组成不包含

  A. T₁₁   B. T₁₂

  C. L₁   D. L₂

  E. L₃

24. 有关于腰丛的说法，不准确的是

  A. 腰丛的低位组成成分（L₂、L₃、L₄）主要支配大腿后侧

  B. 腰丛与其分支位于腰大肌和腰方肌之间的腰肌间隙内

  C. 支配下肢的主要腰丛神经是股神经、股外侧皮神经、闭孔神经

  D. 腰丛的前支分支构成闭孔神经

  E. 腰丛的后支分支构成股神经

25. 进行紧急颈前环甲膜切开时，应避免损伤

  A. 气管后壁   B. 颈前静脉

  C. 环甲动脉   D. 甲状腺周围血管

  E. 以上均对

26. 在健康人群中，关于两侧胸膜腔的论述，正确的是

  A. 压力与外界相同

  B. 压力为正压

  C. 通过呼吸道与外界相通

  D. 通过膈肌与腹腔压力相当

  E. 互不相通

27. 下列哪项不被认为是呼吸肌

  A. 膈肌   B. 舌腭肌

  C. 胸锁乳突肌   D. 斜角肌

  E. 腹横肌

28. 下列关于气管支气管的相关数据，不准确的是

  A. 气管的平均长度为 10～13cm

  B. 男性气管外径的冠状位水平约为 2.3cm

  C. 男性气管外径的矢状位水平约为 1.8cm

  D. 女性气管外径的冠状位水平约为 1.8cm

  E. 女性气管外径的矢状位水平约为 1.4cm

29. 两肺下界的体表投影位于

  A. 肩胛处与第 6 肋相交

  B. 肩胛处与第 8 肋相交

  C. 肩胛处与第 10 肋相交

  D. 肩胛处与第 12 肋相交

  E. 肩胛处与第 4 肋相交

30. 有关心脏的神经支配，说法错误的是

A. 心脏右侧的交感神经和迷走神经主要影响窦房结

B. 心脏左侧的交感神经和迷走神经原则上只影响房室结

C. 窦性心律不齐是与呼吸相一致的心率的周期性变异

D. 交感神经主要支配心房和传导组织

E. 副交感神经主要产生负性传导、负性肌力等作用

31. 收集心脏静脉血的冠状窦注入
    A. 左心房   B. 右心房
    C. 上腔静脉   D. 下腔静脉
    E. 心大静脉

32. 心包间隙内通常存在多少液体
    A. 无   B. 5ml
    C. 30ml   D. 55ml
    E. 75ml

33. 下列哪项不属于肾单位的主要解剖部分
    A. 肾小体   B. 肾盂
    C. 近端小管   D. 髓袢
    E. 远端小管

34. 关于肝脏血流，说法不正确的是
    A. 正常的肝血流占心输出量的 40%
    B. 肝动脉提供肝氧供的 45% ~ 50%
    C. 门静脉提供肝氧供的 50% ~ 55%
    D. 肝动脉血流依赖于代谢
    E. 门静脉血流取决于胃肠道和脾的血流

35. 门静脉收集的血液范围不包括
    A. 肝脏   B. 胃
    C. 空肠   D. 回肠
    E. 脾脏

36. 新生儿环状软骨下界位于第几颈椎平面
    A. 2   B. 4
    C. 5   D. 6
    E. 7

【A3/A4 型题】

(1 ~ 2 题共用题干)

患者男性，52 岁，行鼻内窥镜术后于苏醒期间突发呛咳，并紧接着出现吸气性喘鸣。

1. 此时应考虑该患者发生了
    A. 喉痉挛   B. 喉头水肿
    C. 异物吸入   D. 声带功能障碍
    E. 以上均对

2. 如患者此时出现了咯血，采取一定措施后，出血难以控制，此时手术医生可结扎哪根动脉进行止血
    A. 上颌骨内动脉
    B. 下颌骨内动脉
    C. 面动脉
    D. 面横动脉
    E. 颈动脉

(3 ~ 4 题共用题干)

患者男性，57 岁，因膀胱结石拟行膀胱镜检术和取石术。患者既往有颈椎病，曾行颈椎椎体融合术，颈部活动度差。气道 Mallam-patti 分级为 Ⅲ 级。腰部 CT 提示有腰椎滑脱，骨质增生。

3. 此时患者不可接受何种麻醉方式
    A. 腰 - 硬联合麻醉   B. 腰麻
    C. 硬膜外麻醉   D. 全身麻醉
    E. 局部神经阻滞麻醉

4. 该患者最后选择硬膜外麻醉，在 $L_{1~2}$ 间隙穿刺时刺破了硬脊膜。此时有关下一步的方案，描述不正确的是
    A. 经硬脊膜穿刺针向蛛网膜下腔注入麻醉剂量的局麻药实施腰麻
    B. 更换间隙实施硬膜外麻醉
    C. 在 $L_{1~2}$ 下一穿刺点进行腰麻穿刺
    D. 直接进行全麻
    E. 直接采取局麻

第三节　麻醉生理学

【A1/A2 型题】

1. 下列关于肺－胸顺应性的描述，错误的是

　　A. 表示单位压力变化引起肺内气体容量的改变

　　B. 分为静态顺应性和动态顺应性

　　C. 肺静态顺应性降低反应肺实质的病变

　　D. 动态顺应性/静态顺应性比值的降低提示气道阻塞性病变或吸气流量减小

　　E. 监测顺应性可用于指导最佳 PEEP 的发现和应用

2. 下列关于肺－胸顺应性影响因素的说法，错误的是

　　A. 肺气肿患者的肺－胸顺应性降低

　　B. 哮喘患者的肺－胸顺应性降低

　　C. 胸壁畸形患者的肺－胸顺应性降低

　　D. 全麻后肺顺应性下降

　　E. 俯卧位可使肺顺应性增加

3. 正常成人肺循环的血容量为

　　A. 200 ~ 300ml 　　　　B. 300 ~ 400ml

　　C. 400 ~ 600ml 　　　　D. 600 ~ 700ml

　　E. 700 ~ 800ml

4. 肺循环压力为体循环压力的

　　A. 1/3 ~ 1/2 　　　　B. 1/4 ~ 1/3

　　C. 1/6 ~ 1/5 　　　　D. 1/8 ~ 1/7

　　E. 1/10 ~ 1/9

5. 下列关于影响肺泡无效腔量的因素，错误的有

　　A. 控制性降压时，肺泡无效腔量明显增加

　　B. 侧卧位使肺泡无效腔量降低

　　C. 肺栓塞患者的肺泡无效腔量增加

　　D. 胸外科手术患者的肺泡无效腔量增加

　　E. 全麻时无论自主呼吸或人工通气，均能使肺泡无效腔量增加

6. 生理无效腔量在潮气量中约占

　　A. 5% 　　　　　　　B. 10%

　　C. 15% 　　　　　　　D. 25%

　　E. 30%

7. 在下列因素中，可以导致氧解离曲线右移的是

　　A. pH 降低 　　　　　B. 温度降低

　　C. PCO_2 降低 　　　　D. ATP 降低

　　E. 血液中 2,3 - DPG 浓度降低

8. 心室的易颤期在

　　A. P - R 间期内

　　B. R 波降支中

　　C. R 波升支中

　　D. QRS 波末到 ST 段开始后 20ms

　　E. T 波升至顶峰之前约 30ms

9. 影响冠脉血流的最重要的因素是

　　A. 主动脉收缩压 　　　B. 主动脉舒张压

　　C. 主动脉平均压 　　　D. CVP

　　E. PCWP

10. 麻醉状态下可出现的脑电图波形是

　　A. α 波 　　　　　　　B. β 波

　　C. γ 波 　　　　　　　D. δ 波

　　E. θ 波

11. 交感神经节后纤维的递质是

　　A. 多巴胺 　　　　　　B. 乙酰胆碱

　　C. 5 - 羟色胺 　　　　D. 肾上腺素

　　E. 去甲肾上腺素或乙酰胆碱

12. 对肝病患者进行麻醉时，使用与白蛋白结合的麻醉药时剂量宜

　　A. 减少 　　　　　　　B. 增加

　　C. 不变 　　　　　　　D. 先增加后减少

　　E. 先减少后增加

13. 肝可以合成的血浆蛋白有

A. 白蛋白和纤维蛋白原

B. 白蛋白和全部凝血因子

C. 白蛋白和球蛋白

D. 球蛋白和纤维蛋白原

E. 球蛋白和全部凝血因子

14. 少尿是指

    A. 24 小时尿量 <400ml

    B. 24 小时尿量为 100 ~ 500ml

    C. 24 小时尿量为 500 ~ 1000ml

    D. 24 小时尿量为 1000 ~ 1500ml

    E. 24 小时尿量为 15000 ~ 2000ml

15. 行液体治疗时，用等张晶体液扩容的量须是失血量的多少倍

    A. 1 ~ 1.5 倍   B. 1.5 ~ 2 倍

    C. 2 ~ 3 倍   D. 3 ~ 4 倍

    E. 4 ~ 5 倍

16. 麻醉诱导时静脉滴注多少平衡盐溶液来实施补偿性扩容

    A. 2 ~ 4ml/kg   B. 4 ~ 5ml/kg

    C. 5 ~ 7ml/kg   D. 7 ~ 8ml/kg

    E. 8 ~ 9ml/kg

17. 激素具有的共同特性不包括

    A. 相对特异性   B. 高效能性

    C. 信息传递性   D. 低效能性

    E. 相互作用性

18. 甲状腺激素的生物学作用有

    A. 促进中枢神经的发育

    B. 促进长骨的生长

    C. 促进机体的能量代谢

    D. 促进糖、脂肪、蛋白质的分解代谢

    E. 以上均对

19. 关于躯体感觉的说法，错误的是

    A. 触 - 压觉感受器在皮肤呈点状分布且分布不均，四肢比躯干更为敏感

    B. 热觉感受高于体温的温度刺激，传入纤维为 C 类纤维

C. 冷觉感受低于体温的温度刺激，传入纤维为 C 类纤维

D. 本体感觉是指肌、腱、关节等运动器官本身在不同状态（运动或静止）时产生的感觉

E. 锐痛为定位明确且尖锐的疼痛，由有髓 Aδ 纤维传导

20. 关于妊娠对中枢神经系统的影响，叙述不正确的是

A. 药理学剂量的孕酮有镇静作用，β - 内啡肽水平的激增也可缓解分娩时的疼痛

B. 由于激素的介导和硬膜外静脉丛扩张和硬膜外血容量增加的因素影响，产妇在进行区域麻醉时对局麻药物的敏感性会增加

C. 产妇的硬膜外压力始终为负压

D. 所有吸入麻醉药的最低肺泡有效浓度在妊娠期逐步降低，足月时降低幅度可达 40%

E. 应用低浓度局麻药和阿片药物进行硬膜外镇痛不会导致第一产程延长或剖宫产率增加

【A3/A4 型题】

(1 ~ 4 题共用题干)

患者男性，75 岁，既往有高血压病史 12 年，冠心病病史 5 年，心功能 Ⅱ ~ Ⅲ 级，2 年前因心衰入院系统治疗好转后出院。此次入院为行右肺中叶切除术，术前心电图提示窦性心律。入室后血压 175/102mmHg，心率 72 次/分。术中较平稳，手术接近结束时，患者心率突然升高至 92 次/分，血压 101/54mmHg。

1. 下列关于心力衰竭的叙述，错误的是

A. 心脏无法泵出足够血液以满足机体代谢的需求时，即发生心脏收缩功能衰竭

B. 右心室衰竭最常发生于原发的心肌功能障碍，通常为冠状动脉疾病

C. 心力衰竭时静息状态下的心功能是降低的，心脏无法按照自身需求增加心输出量和氧供

D. 心力衰竭患者的代偿机制包括交感张力增加，增强的交感活性通过增快心率和增强心肌收缩力在初期可以保持心输出量

E. 当心肌细胞扩张时心脏中产生脑钠肽（BNP），当该值升高 >500pg/ml 时通常提示心衰

2. 关于冠状动脉循环的描述，不正确的是

A. 心肌的血液供应完全来自于左、右冠状动脉，且血液从心内膜血管流至心外膜

B. 右冠状动脉（RCA）通常供应右心房、大部分右心室和部分左心室（下壁）

C. 左冠状动脉通常供应左心房、大部分室间隔和左心室（间隔、前壁、侧壁）

D. 希氏束和二尖瓣前乳头肌均具有双重血液供应

E. 冠状灌注的独特性在于其灌注是间歇性的

3. 该患者在接受单肺通气后出现血氧饱和度下降，考虑可能出现大量的肺内分流，那么抑制缺氧性肺血管收缩而加重右向左分流的因素不包括

A. 肺动脉压过高或过低

B. 高碳酸血症

C. 混合静脉血氧分压过高或过低

D. 血管扩张剂

E. 肺部感染

4. 该患者在手术快结束时出现心率突然升高，此时心电监护提示出现快速房颤心律，此时处理措施不正确的是

A. 采用 β 受体拮抗剂控制心率

B. 可采用药物如胺碘酮或普鲁卡因胺进行药物心脏复律

C. 继续手术，无需特殊处理

D. 必要时可接受 TEE 检查以排除左心房或左心耳血栓

E. 加强监测，明确有无新发心肌缺血

（5~8 题共用题干）

患者男性，65 岁，接受颅内肿瘤切除术，采取常规全麻，接受有创动脉监测，术中平稳。

5. 下列关于脑血流量（CBF）的说法，错误的是

A. 影响 CBF 最重要的外源性因素为气体张力，尤其是 $PaCO_2$

B. $PaCO_2$ 在 20 ~ 80mmHg 之间变化时，CBF 随 $PaCO_2$ 变化而变化

C. 急性代谢性酸中毒对脑血流影响极大

D. 严重的过度通气可使氧解离曲线左移，并且脑血流改变，引起脑损伤

E. PaO_2 在发生显著改变时能使 CBF 发生变化

6. 关于脑脊液的说法，不正确的是

A. 脑脊液主要存在于脑室、脑池和蛛网膜下腔，包绕脑组织和脊髓

B. 大部分脑脊液由脑室（主要是侧脑室）内的脉络丛产生，小部分由室管膜细胞及血管周围的间隙产生，最后被大脑半球的蛛网膜粒吸收

C. 脑脊液总量约 150ml

D. 颅内容积相对灵活，脑脊液约占 8%，随着脑组织及血液的容积改变而发生改变，充当缓冲作用

E. 脑脊液的生成与脉络丛主动分泌钠离子有关

7. 以下哪种麻醉药物不会降低脑代谢率和 CBF

A. 依托咪酯　　　　B. 丙泊酚

C. 咪唑安定　　　　D. 瑞芬太尼

E. 氯胺酮

8. 此类颅内肿瘤手术除常规监测外，下列哪项监测可推荐

A. 诱发电位监测　　B. 脑电图监测

C. 脑氧饱和度监测　D. 颈静脉氧饱和度

E. 以上均可

（9～12题共用题干）

患者男性，47岁，慢性乙肝，慢性肝硬化，本次入院因肝脏恶性肿瘤拟行肝脏部分切除术。凝血功能监测提示 PT 为18s，INR 为1.7，APTT 为45s。

9. Child - Pugh 分级标准是一种临床上常用的用以对肝硬化患者的肝脏储备功能进行量化评估的分级标准，以下哪项不是其中的指标之一

A. 有无肝性脑病

B. 有无腹水

C. 丙氨酸氨基转移酶

D. 白蛋白

E. 总胆红素

10. 该患者实验室检查补充如下：无肝性脑病，轻度腹水，总胆红素 43umol/L，ALT 96U/L，白蛋白 31g/L。那么该患者的 Child - Pugh 分级评分为

A. 6分　　　　　　B. 7分

C. 8分　　　　　　D. 9分

E. 10分

11. 麻醉过程中肝脏血流会减少，其诱发因素不包括

A. 小剂量多巴胺持续输注

B. 心输出量下降

C. 控制性正压通气时

D. 肝脏本身的操作

E. β 受体拮抗剂

12. 对于该类患者而言，下列有关术中补液的治疗注意事项，说法正确的是

A. 优先考虑保护患者血管内容量和尿排出量

B. 首选液体为晶体液

C. 分离既往手术造成的粘连耗时长，此时应匀速输液，保证生理需求量

D. 仅部分患者存在贫血和凝血功能障碍，必要时需要输注红细胞

E. 谨慎输注凝血因子和血小板，避免过敏反应

【X 型题】

1. 麻醉期间预防功能残气量下降和肺不张的方法有

A. 取坐位或头高30°

B. 麻醉诱导时采用持续气道正压通气

C. 麻醉中设定最佳 PEEP

D. 吸纯氧

E. 肺复张

2. 以下关于恶性高热的叙述，正确的是

A. 全身肌肉强直性收缩

B. 具有家族遗传性

C. 属于代谢亢进性疾病

D. 麻醉药物中氟烷和琥珀胆碱是常见诱因

E. 死亡率高

（3～7题共用题干）

患者男性，65岁，70kg，既往有高血压、糖尿病病史，术前血压 165/90mmHg，HR 70 次/分，心电图示 ST - T 改变，左室高电压。其余化验检查未见异常。拟行经尿道前列腺电切术（TURP）。

3. 以下关于麻醉前评估和麻醉选择，正确的是

A. 患者 ASA 分级 Ⅱ 级，心功能 Ⅰ ~ Ⅱ 级

B. 患者 ASA 分级 Ⅲ 级，心功能 Ⅰ ~ Ⅱ 级

C. 首选全身麻醉

D. 可选硬膜外麻醉

E. 可选腰 - 硬联合麻醉

4. 患者入室后行腰 - 硬联合麻醉穿刺置管顺利，麻醉平面达到哪些平面时危险因素大大增加

A. T_6 B. T_8

C. T_9 D. T_{12}

E. S_1

5. TURP 术中常用的灌洗液包括

A. 生理盐水   B. 葡萄糖溶液

C. 注射用蒸馏水   D. 甘露醇

E. 山梨醇

6. 手术进行到 2 个小时的时候，患者自诉胸闷、气短、呼吸频率增快，继而出现烦躁不安，咳粉红色泡沫样痰，听诊双肺散在湿啰音，SpO_2 90%，意识模糊。其间，静脉输入林格液 400ml，20% 甘露醇冲洗液 5000ml。此时患者可能发生了

A. 低体温   B. 视乳头水肿

C. 低钠血症   D. 血浆低渗透压

E. 组织间质水肿

7. 关于下面采取的措施，正确的是

A. 立即气管插管

B. 立即面罩高浓度吸氧

C. 立即静脉注射毛花苷丙

D. 立即静脉注射呋塞米

E. 立即注射地塞米松

(8 ~ 9 题共用题干)

患者男性，体重 70kg，拟行胃切除术，该患者术前 Hb 150g/L，禁食 10h。

8. 该患者的麻醉前访视及评估包含

A. 既往病史

B. 气道评估

C. 备血

D. 既往麻醉手术情况

E. 液体状态

9. 关于循环系统的监测指标，下列描述正确的是

A. 颈静脉怒张   B. 心率

C. 脉搏血氧饱和度   D. 血压

E. 尿量

第四节　麻醉药理学

【A1/A2 型题】

1. 以下属于中央室的是

A. 脂肪   B. 皮肤

C. 肌肉   D. 腺体

E. 骨骼

2. 药物转运最常见的形式是

A. 简单扩散   B. 滤过

C. 载体转运   D. 膜动转运

E. 易化扩散

3. 被动转运的特点是

A. 逆浓度梯度转运   B. 需要载体

C. 消耗能量   D. 存在饱和现象

E. 无竞争抑制现象

4. 人体内氨基酸的转运方式是

A. 被动转运   B. 主动转运

C. 易化扩散   D. 简单扩散

E. 膜动转运

5. 主动转运的特点是

A. 顺浓度梯度转运

B. 不需要消耗能量

C. 不需要载体

D. 有结构特异性和部位特异性

E. 不受代谢抑制剂的影响

6. 药物与血浆蛋白结合的特点是
   A. 一种血浆蛋白只结合一种药物
   B. 结合后药物暂时失去活性
   C. 结合位点无限多
   D. 两药间不会产生竞争性置换作用
   E. 结合后是不可逆的

7. 能引起药理效应的最小剂量（浓度）称为
   A. 最小有效量　　　　B. 治疗量
   C. 极量　　　　　　　D. 最小中毒量
   E. 最小致死量

8. 药物的治疗指数是
   A. ED 50/LD 50　　　B. ED 95/LD 95
   C. ED 50/LD 50　　　D. LD 50/ED 50
   E. LD 5/ED 95

9. 弱碱性药物在酸性尿液中可出现
   A. 解离少，重吸收多，排泄慢
   B. 解离多，重吸收多，排泄慢
   C. 解离多，重吸收多，排泄快
   D. 解离多，重吸收少，排泄快
   E. 解离少，重吸收少，排泄慢

10. 以下说法错误的是
    A. 同一剂量的某一药物对不同的组织器官引起不同的反应称为药物作用的选择性
    B. 药物作用的选择性是相对的
    C. 同一种药物剂量小时往往选择性较低，剂量增大后则选择性增加
    D. 通常选择性高的药物针对性强
    E. 药物的副反应是药物本身所固有的，是在常用剂量下发生的

11. 以下说法错误的是
    A. 乙醚对呼吸道的刺激性最强，可引起呛咳、屏气、喉痉挛和反射性呼吸停止

B. 乙醚可引起呼吸道分泌物增加
C. 乙醚可刺激眼球引起眼结膜炎
D. 异氟烷、地氟烷的刺激性比乙醚弱
E. 恩氟烷、氟烷、七氟烷对呼吸道刺激明显

12. 机体对某些药物产生的遗传性异常反应称为
    A. 副反应　　　　　　B. 毒性反应
    C. 后遗效应　　　　　D. 变态反应
    E. 特异质反应

13. 长期使用 β 受体拮抗剂治疗高血压，当突然停药后出现血压升高的现象称为
    A. 耐药性　　　　　　B. 耐受性
    C. 躯体依赖性　　　　D. 精神依赖性
    E. 停药反应

14. 有关效价强度的描述，错误的是
    A. 药物产生某一效应所需剂量或浓度
    B. 药物所需剂量或浓度越大，效价强度越大
    C. 吸入全麻药的效价强度常用"肺泡气最低有效浓度（MAC）"表示
    D. 芬太尼的镇痛作用比吗啡强 100 倍，这是指效价强度而非效能
    E. 乙醚、氟烷效价强度不同

15. 关于 MAC 的表述，错误的是
    A. MAC 相当于效价强度
    B. 指在一个大气压下，使 50% 的患者或动物对伤害性刺激不再产生体动反应（逃避反射）时呼气末气体（相当于肺泡气）内麻醉药浓度
    C. MAC 仅反应吸入麻醉药的制动作用，用它来代替吸入麻醉药的全部作用是不全面的
    D. 不同吸入麻醉药的 MAC 可以相加
    E. 不同吸入麻醉药 MAC 相同时产生相同

的心血管效应

16. 如果吸入麻醉药的 MAC 大，则表明

    A. 镇痛作用强　　　B. 镇痛作用弱

    C. 催眠作用强　　　D. 催眠作用弱

    E. 肌松作用弱

17. 单用一种吸入麻醉药维持麻醉时，临床常用浓度为

    A. 0.3MAC　　　　B. 0.5MAC

    C. 1MAC　　　　　D. 1.3MAC

    E. 2MAC

18. 在下列选项中，属于苯二氮䓬类受体拮抗剂的是

    A. 氟马西尼　　　　B. 阿托品

    C. 地西泮　　　　　D. 咪达唑仑

    E. 纳洛酮

19. 下列关于竞争性拮抗药的说法，错误的是

    A. 能与激动药竞争相同受体

    B. 与受体结合是可逆的

    C. 能使激动药量效曲线平行右移，但最大效应不变

    D. pA2 可表示竞争性拮抗药的作用强度

    E. pA2 越大，表明拮抗作用越弱

20. 咪达唑仑的主要优点是

    A. 起效快、作用强

    B. 脂溶性好、口服生物利用度高

    C. 西咪替丁可减慢其代谢

    D. 易溶于水、消除半衰期短

    E. 静脉注射无明显的局部刺激作用

21. 以下不属于咪达唑仑特点的是

    A. 易溶于水

    B. 肝脏首过消除低

    C. 口服吸收迅速

    D. 作用短暂

    E. 主要经肾脏代谢

22. 吗啡治疗胆绞痛时宜与下列哪种药合用

    A. 阿托品　　　　　B. 芬太尼

    C. 纳洛酮　　　　　D. 地西泮

    E. 阿司匹林

23. 单次静脉注射芬太尼作用持续时间短暂的主要原因是

    A. 代谢快　　　　　B. 再分布

    C. 半衰期短　　　　D. 增强肝药酶活性

    E. 排泄快

24. 瑞芬太尼相比于芬太尼，其特点是

    A. 镇痛作用强而久

    B. 半衰期长

    C. 静脉输注即时半衰期不稳定

    D. 镇痛作用快而短

    E. 可控性差

25. 影响吸入麻醉药排出快慢的主要因素是

    A. MAC

    B. 血/气分配系数

    C. 吸入浓度

    D. 通气量

    E. 心排血量

26. 下列关于肌松药的说法，错误的是

    A. 肌松药无中枢作用

    B. 肌松药作用于 N 和 M 受体

    C. 肌松药不能产生心血管效应

    D. 机体不同部位的骨骼肌群对肌松药的敏感性存在很大差异

    E. 肌松药不能穿过细胞膜

27. 局部 pH 降低时，局麻药可表现为

    A. 解离度降低，局麻作用减弱

    B. 解离度增大，局麻作用减弱

    C. 解离度增大，局麻作用增强

    D. 解离度降低，局麻作用增强

    E. 惊厥阈升高，易引起中毒

28. 患儿男性，3 岁，因右眼斜视需行斜视矫

正术。患儿入室后，哭闹不止，无法完成静脉通路开放，拟行吸入麻醉诱导。此时应选择哪种吸入麻醉剂

A. 氧化亚氮   B. 恩氟烷

C. 异氟烷   D. 七氟烷

E. 地氟烷

【A3/A4 型题】

（1～3 题共用题干）

患者女性，22 岁，因乳腺肿物拟于全麻下接受乳腺肿物切除术，患者术前极为焦虑，请您为该患者制定全麻方案。

1. 下列关于术前用药的方案，不正确的是

A. 术前用药可用来预防术后恶心、呕吐，减少上呼吸道分泌物

B. 每个患者都需要术前用药，在一定程度上改变意识状态几乎对所有手术都有益处

C. 对于术前紧张、焦虑的患者，接受术前镇静尤为重要

D. 麻醉诱导不可在手术室外进行

E. 苯二氮䓬类药物可缓解焦虑，并产生顺行性遗忘

2. 该患者可接受术前镇静处理，麻醉诱导过程中关于阿片类药物使用的说法，不准确的是

A. 除瑞芬太尼外，所有的阿片类药物主要经肝脏生物转化

B. 芬太尼、舒芬太尼、阿芬太尼的终末代谢产物均无活性

C. 瑞芬太尼的药代学特性使其输注时间长短和剂量大小与其时量相关半衰期无关

D. 瑞芬太尼在假性胆碱酯酶缺乏的患者体内代谢减慢

E. 单剂给予哌替啶、二氢吗啡酮、吗啡可引起组胺释放

3. 该患者选择丙泊酚、舒芬太尼、顺式阿曲库铵顺序麻醉诱导，术中选择丙泊酚＋瑞芬太尼维持麻醉，手术时长约半小时，手术结束半小时后患者仍未完全苏醒，此时对该患者而言，其苏醒延迟的因素不考虑哪项

A. 术前复合使用长效镇静剂＋抗胆碱能药（长托宁）

B. 患者出现急性酒精中毒

C. 患者由于抑郁，术前长期服用三环类抗抑郁药

D. 患者术中予以过度通气

E. 患者术前长时间未予以进食，可能出现低血糖

（4～6 题共用题干）

患者男性，28 岁，因左尺骨骨折拟行切开复位术，麻醉方案定为臂丛阻滞。

4. 由于超声显像不清晰，为保证麻醉效果，麻醉医师加大了局麻药用量，患者突然出现抽搐，考虑局麻药中毒，有关局麻药中毒的说法，不准确的是

A. 局麻药物混合应用时，毒性作用不会累加

B. 血药浓度上升后可首先出现中枢神经系统的预警症状，表现为口周麻木、舌感觉异常、头晕、耳鸣和视物模糊

C. 中枢神经系统的兴奋症状是局麻药物选择性地阻滞了抑制性通路的结果

D. 一旦出现昏迷或呼吸停止则考虑中枢抑制

E. 苯二氮䓬类、过度通气可提高局麻药物引发癫痫发作的阈值

5. 若臂丛阻滞的局麻药物为布比卡因，当不慎注入血管后，其引发的严重心脏毒性反应很少出现

A. 左室功能抑制

B. 房室传导阻滞

C. 室性心动过速

D. 窦性心动过缓

E. 心室颤动

6. 局麻药物中毒需采取预防或治疗措施，下列说法不准确的是

A. 保护气道，备好全麻器具

B. 面罩吸氧

C. 予以咪唑安定提高癫痫发作的阈值

D. 丙泊酚（0.5～2mg/kg）可迅速有效地终止癫痫发作

E. 大量输液，促进局麻药物排出

【X 型题】

1. 变态反应的防治原则为

A. 询问药物过敏史

B. 皮肤敏感试验

C. 严密观察患者，警惕过敏先兆

D. 做好抢救过敏性休克的准备

E. 以前多次用过该药均无变态反应的，再次使用时不会引起变态反应

2. 影响局麻药最低麻醉浓度的因素为

A. 电解质浓度

B. pH

C. 钙浓度

D. 神经纤维轴径粗细

E. 神经兴奋的频率

3. 局麻药在体内的分布包括

A. 快速消散相　　B. 慢分布相

C. 稳定分布容积　D. 慢速消散相

E. 快分布相

4. 属于麻醉药物不良反应的是

A. 副反应　　　　B. 毒性反应

C. 后遗效应　　　D. 停药反应

E. 特异质反应

5. 可用于治疗快速性心律失常的药物是

A. 地尔硫䓬　　　B. 硝苯地平

C. 维拉帕米　　　D. 普萘洛尔

E. 奎尼丁

6. 患者男性，47 岁，因右大腿中段肿瘤拟行全麻下肿物切除术，由于术中大量出血，予以输注浓缩红细胞对症处理，输注过程中出现血压突然下降，同时可见肩颈部大量红疹，此时可采取下列哪些处理措施

A. 停止输注浓缩红细胞

B. 予以肾上腺素对症处理

C. 予以苯海拉明 20mg 静脉输注

D. 予以地塞米松 10mg 静脉输注

E. 予以大量输注胶体补充容量

第五节　相关疾病

【A1/A2 型题】

1. 下列不属于肺心病体征的是

A. 肝颈静脉回流征阳性

B. 颈静脉怒张

C. 肺动脉瓣听诊区第二心音亢进

D. 交替脉

E. 剑突下示心脏搏动

2. 以下关于支气管哮喘的描述，错误的是

A. 气道慢性炎症

B. 支气管平滑肌可逆性痉挛

C. 多为伴哮鸣音的吸气性呼吸困难

D. 随着病程的延长可产生气道不可逆性狭窄和气道重塑

E. 气道高反应性是支气管哮喘患者的共同病理生理特征

3. 进行支气管哮喘急性发作与急性左心功能不全的诊断性治疗时，可用下列哪种药物

A. 肾上腺素　　　B. 异丙肾上腺素

C. 吗啡　　　　　　D. 异丙托溴铵

E. 地高辛

4. 哮喘患者行术中机械通气时应

　A. 增加呼吸频率，延长呼气时间

　B. 增加呼吸频率，缩短呼气时间

　C. 降低呼吸频率，缩短呼气时间

　D. 降低呼吸频率，延长呼气时间

　E. 无需调整呼吸频率和吸呼比

5. 在冠心病患者非心脏病手术的麻醉管理中，有助于心肌氧耗判断的因素不包括

　A. 心率

　B. 心室壁张力

　C. 心率与中心静脉压比值

　D. 心肌收缩力

　E. 心率与收缩压乘积

6. 以下疾病中不适宜用洋地黄类药物的是

　A. 扩张型心肌病伴全心衰竭

　B. 无器质性心脏病患者发生阵发性心动过速

　C. 高血压心脏病伴慢性心衰

　D. 扩张型心肌病伴全心衰

　E. 下壁心梗伴完全性房室传导阻滞

7. 若心电图 P 波与 QRS 无关，心房率 84 次/分，心室率 39 次/分，可诊断为

　A. 窦性心动过缓

　B. 二度Ⅱ型房室传导阻滞

　C. 房性期前收缩未下传

　D. 预激综合征

　E. 三度房室传导阻滞

8. 以下关于肺动脉高压的诊断标准，正确的是

　A. 静息状态下肺动脉压 >15mmHg

　B. 静息状态下肺动脉压 >20mmHg

　C. 运动状态下肺动脉压 >25mmHg

　D. 运动状态下肺动脉压 >30mmHg

　E. 运动状态下肺动脉压 >40mmHg

9. 以下关于室上速的描述，错误的是

　A. 突发突止

　B. 第一心音强度恒定

　C. 心室率绝对规则

　D. 心率规则，为 100～120 次/分

　E. QRS 波群规则

10. 以下说法错误的是

　A. 室上速合并心绞痛时选用同步直流电复律

　B. 室上速合并心衰者选用胺碘酮

　C. 室上速合并洋地黄中毒者选用电复律

　D. 室上速合并休克者治疗休克，同步直流电复律

　E. 室上速合并预激综合征时选用奎尼丁

11. 患者男性，43 岁，因车祸伤，骨盆骨折行急诊手术，入室后脉率为 110 次/分，血压 85/40mmHg，该患者的失血量为

　A. 500～800ml

　B. 800～1000ml

　C. 1000～1500ml

　D. 1500～2000ml

　E. 2000～2500ml

12. 关于糖尿病患者术前血糖应达到多少的论述，以下正确的是

　A. 空腹血糖 6.1mmol/L 以下

　B. 空腹血糖 8.3mmol/L 以下，最高不应超过 11.1mmol/L

　C. 餐后血糖不超过 7.8mmol/L

　D. 24 小时尿糖在 1g/dl 以下

　E. 尿酮体阳性

13. 发生尿毒症时，治疗高血钾最有效的方法是

　A. 输入钙剂

　B. 输入 $NaHCO_3$

C. 输注葡萄糖＋胰岛素

D. 口服钠型阳离子交换树脂

E. 血液透析

14. 对嗜铬细胞瘤患者而言，术前降压药应选择

　　A. 利尿剂　　　　　B. ARB

　　C. ACEI　　　　　D. β受体拮抗剂

　　E. α受体拮抗剂

15. 下列关于颅内压急剧增高时的表现，不正确的是

　　A. 心率增快　　　　B. 血压升高

　　C. 脉压增大　　　　D. 心率减慢

　　E. 体温升高

16. 患者女性，45岁，入院诊断为右侧输尿管结石，既往乳腺癌化疗后1周，拟行输尿管镜下激光碎石术，最宜选择的麻醉方式为

　　A. 局部麻醉

　　B. 硬膜外麻醉

　　C. 全身麻醉

　　D. 蛛网膜下腔麻醉

　　E. 椎旁神经阻滞

17. 关于妊娠期血液改变的说法，不正确的是

　　A. 循环血容量于妊娠6~8周开始增加，到妊娠32~34周达高峰

　　B. 红细胞增多

　　C. 白细胞减少

　　D. 血液处于高凝状态

　　E. 血小板无明显改变，血浆纤维蛋白含量比非孕妇增加50%

【A3/A4型题】

(1~3题共用题干)

　　患者女性，68岁，既往有冠心病、心绞痛、甲亢病史，甲亢症状基本控制，甲功正常。现准备接受腹腔镜下胆囊切除术。入室后血压148/85mmHg，心率84次/分。常规麻醉诱导后行气管插管。

1. 该患者麻醉管理的重要原则是

　　A. 将患者血压维持在较高的水平

　　B. 提高患者的心率

　　C. 保持浅麻醉状态，提高患者的应激水平

　　D. 维持良好的心肌氧供需平衡

　　E. 以上说法均不对

2. 严密监测患者心电趋势，如出现下列哪项改变需要考虑出现心肌缺血

　　A. T波倒置或高尖

　　B. ST段进行性压低

　　C. ST段抬高

　　D. 不能解释的房性或室性心律失常

　　E. 以上选择均对

3. 如患者术中突然出现血压下降，心率增快，下列哪项原因不予考虑

　　A. 麻醉过深　　　　B. 容量不足

　　C. 呼末CO_2过高　　D. 甲亢危象

　　E. 心肌缺血

(4~6题共用题干)

　　患者男性，78岁，因髋关节外伤欲接受切开复位内固定术。详询病史发现患者并不能清楚记起摔倒过程，仅有醒来后躺在地上的记忆。术前心电图提示窦性心律，P-R间期230ms以及左前分支传导阻滞。

4. 该患者的晕厥病史对麻醉医师有何提示

　　A. 老年患者的晕厥病史应考虑有心律失常的可能

　　B. 亦可考虑潜在的器质性心脏病

　　C. 头晕、黑矇可提示轻度的脑损伤

　　D. 可能存在缓慢性或快速性心律失常

　　E. 以上均对

5. 该患者的心电监测结果提示

　　A. 该患者存在一度房室传导阻滞及左前分支传导阻滞，提示双束支传导阻滞

B. 患者存在快速性心律失常

C. 患者窦性心律，不存在危险的心律失常

D. 患者不需要接受进一步的心电检查来确定病因

E. 以上选择均不对

6. 该如何确定患者的下一步治疗方案

   A. 该患者需要接受进一步的专项评估

   B. 如为紧急手术，可在手术及麻醉前安装临时起搏器

   C. 如可暂缓，建议完成动态心电图监测

   D. 检测心肌同工酶水平，排除可能存在的心肌缺血或梗死

   E. 以上说法均正确

(7 ~ 10 题共用题干)

患者男性，67 岁，因急性阑尾炎需接受急诊腹腔镜下阑尾切除术，患者 BMI 为 32，长期吸烟史，慢性咳嗽，与季节相关。

7. 腹腔镜手术影响术中循环功能的机制是

   A. 中等充气压力即可极大影响心率、中心静脉压、心输出量，使其明显增高

   B. 过高的腹腔压力会导致腹腔血管塌陷，使得静脉回流减少，心输出量和心脏前负荷降低

   C. 高碳酸血症引起副交感神经系统兴奋，使得血压升高、心率增快，易引发心律失常

   D. 胸腔内压力明显减低，使得静脉回流增加，引起平均肺动脉压力降低

   E. 以上选项均不对

8. 对于该患者而言，下列监测哪项不是必要的

   A. 心电监测

   B. 呼末二氧化碳监测

   C. 有创动脉监测

   D. 脉氧饱和度监测

   E. 中心静脉压监测

9. 由于患者肥胖，肠腔内脏器粘连较为严重，术中麻醉医师发现患者的呼末二氧化碳持续升高且出现皮下气肿，建议手术医生暂停二氧化碳气腹，手术医生直接中转开腹手术。对于该类患者有何建议？

   A. 该患者存在与季节相关的慢性咳嗽，考虑存在慢性肺部疾患，如接受择期手术应接受一定的术前治疗

   B. 如接受择期手术，术前戒烟至少 6 ~ 8 周，可明确降低术后肺部并发症

   C. 该患者合并长期吸烟、肥胖以及慢性肺部疾病的多重高危因素，术后肺功能衰竭的风险极高，接受急诊全麻手术需加强监测各项生命体征

   D. 接受腹腔镜手术的该类患者，建议加快手术进程，尽量避免二氧化碳气腹的长时间影响，并尽可能减小气腹压力

   E. 以上说法全对

10. 手术顺利结束，如何掌握该患者的气管拔管时机

   A. 尽可能带管回监护病房，待时机成熟时拔管

   B. 无需给予镇痛，尽快促使患者苏醒，尽快拔管

   C. 术后患者睁眼即可拔管，避免进一步的刺激

   D. FEV_1 低于 70% 预测值的患者建议给予一段时间的呼吸支持

   E. 给予一定的呼吸支持，待排出多余的二氧化碳，没有明显的高碳酸血症和酸中毒，没有麻醉药物残留和肌松残留，可予以尽早拔管

【X 型题】

(1 ~ 3 题共用题干)

患者女性，36 岁，65kg，饭后 2 小时突发腹痛遂来急诊，腹痛性质为脐周痛，压痛和

反跳痛明显，测血压 99/56mmHg，心率 118 次/分，神志淡漠、肢端冷，妇产科会诊诊断为宫外孕，拟行急诊探查手术。

1. 下列有关宫外孕手术的麻醉前准备，正确的是

   A. 先抗休克治疗，再行手术治疗

   B. 先手术治疗，再抗休克治疗

   C. 一边抗休克，一边尽快手术治疗

   D. 抗休克治疗以输晶体液为主

   E. 抗休克治疗以输胶体液为主

   F. 应积极备血

2. 患者入手术室后血压 83/45mmHg，心率 128 次/分。下列表述不正确的是

   A. 麻醉方式可以选择硬膜外麻醉

   B. 麻醉方式可以选择全麻

   C. 麻醉诱导时应采用头低位

   D. 全麻药物宜选用依托咪酯、氯胺酮为妥

   E. 麻醉诱导前宜积极补液，输注血管活性药物维持血压

   F. 术中腹腔积血不能回收

3. 若麻醉诱导后，该患者的血压测不到，此时麻醉医师的处理措施包括

   A. 放弃麻醉

   B. 快速输血、输液

   C. 静脉注射肾上腺素

   D. 尽快气管插管，持续机械通气，保证氧供

   E. 给予脑保护措施

   F. 必要时行 CPR

第二章 麻醉学基础临床知识

第一节 麻醉方法

【A1/A2 型题】

1. 以下关于麻醉深度的判断，正确的是
   A. BIS 值为 85～95 时提示正常状态
   B. BIS 值为 65～85 时提示浅镇静状态
   C. BIS 值为 45～65 时提示麻醉手术镇静状态
   D. BIS 值小于 40 时提示深度镇静
   E. BIS 值小于 35 时提示深度镇静

2. 全身麻醉分为四期，以下对各时期阐述正确的是
   A. 第一期：兴奋期。从麻醉诱导开始至意识丧失和睫毛反射消失，机体仍处于兴奋、躁动状态，在此期痛觉仍未消失
   B. 第二期：遗忘期。在此期可出现兴奋、躁动，但无记忆，此期的特征是：意识消失，但呼吸、循环尚不稳定，神经反射仍处于高度敏感状态，不应于此期进行手术操作，适当的诱导可使此期迅速度过
   C. 第三期：外科麻醉期。此期麻醉达到所需深度，眼球固定于中央，瞳孔缩小。如未用肌松药，呼吸平衡、规律，循环也平稳，疼痛刺激已不能引起躯体反射和有害的自主神经反射（如血压增高、心动过速）。进一步加深麻醉则对呼吸、循环的抑制加重
   D. 第四期：延髓麻醉期。呼吸尚存在但瞳孔散大、血压剧降至循环衰竭。这种情况必

须绝对避免，如出现应尽快减浅麻醉
   E. 以上均正确

3. 吸入全身麻醉具有容易控制、安全、有效的特点，吸入麻醉药的麻醉强度与以下哪种系数有关
   A. 油/气分配系数
   B. 血/气分配系数
   C. 脂肪/血分配系数
   D. 脑/血分配系数
   E. 以上均不相关

4. 吸入麻醉按重复吸入程度及二氧化碳吸收装置的有无分为哪几种方法
   A. 开放、半开放、半紧闭、紧闭四种方法
   B. 开放、半开放、半开放半紧闭、紧闭四种方法
   C. 开放、半开放、紧闭三种方法
   D. 开放、半紧闭、紧闭三种方法
   E. 半开放、半紧闭、紧闭三种方法

5. 吸入麻醉一般按新鲜气流量分为高流量吸入麻醉和低流量吸入麻醉。以下说法正确的是
   A. 高流量为 >3L/min，低流量为 <2L/min
   B. 高流量为 >3L/min，低流量为 <3L/min
   C. 高流量为 >4L/min，低流量为 <3L/min
   D. 高流量为 >4L/min，低流量为 <2L/min
   E. 高流量为 >5L/min，低流量为 <3L/min

6. 蛛网膜下腔阻滞是将局麻药注入脑脊液，局麻药可随脑脊液流动扩散，达到麻醉效果，临床上的高位脊麻、中位脊麻、低位脊麻指的是
   A. 感觉阻滞平面超过 T_2 为高位脊麻、$T_{4～9}$ 为中位脊麻、T_{10} 平面以下为低位脊麻

B. 感觉阻滞平面超过 T_4 为高位脊麻、$T_{4 \sim 9}$ 为中位脊麻、T_{12} 平面以下为低位脊麻

C. 运动阻滞平面超过 T_2 为高位脊麻、$T_{4 \sim 9}$ 为中位脊麻、T_{10} 平面以下为低位脊麻

D. 运动阻滞平面超过 T_4 为高位脊麻、$T_{4 \sim 9}$ 为中位脊麻、T_{12} 平面以下为低位脊麻

E. 感觉阻滞平面超过 T_4 为高位脊麻、$T_{5 \sim 9}$ 为中位脊麻、T_{10} 平面以下为低位脊麻

7. 蛛网膜下腔阻滞作用分为直接作用和间接作用，直接作用是指
   A. 局麻药作用于脊神经前根、后根和脊髓，产生阻滞作用
   B. 局麻药作用于脊神经前根和脊髓，产生阻滞作用
   C. 局麻药作用于脊神经后根和脊髓，产生阻滞作用
   D. 局麻药直接作用于脊神经，造成自主神经麻痹，产生阻滞作用
   E. 局麻药直接作用于脊髓，造成自主神经麻痹，产生阻滞作用

8. 患者男性，77 岁，摔倒后造成下肢骨折，入院后完善相关检查，拟在腰麻下行股骨切开复位内固定术。患者腰麻后阻滞的顺序为
   A. 血管舒缩、冷觉、温觉、痛觉、触觉、运动、压力感觉、本体感觉
   B. 血管舒缩、温觉、冷觉、痛觉、触觉、运动、压力感觉、本体感觉
   C. 血管舒缩、痛觉、冷觉、温觉、触觉、运动、压力感觉、本体感觉
   D. 本体感觉、血管舒缩、痛觉、冷觉、温觉、触觉、运动、压力感觉
   E. 本体感觉、冷觉、温觉、痛觉、触觉、运动、压力感觉、血管舒缩

9. 关于蛛网膜下腔阻滞的绝对禁忌证，以下说法正确的是

A. 高血压患者收缩压超过 160mmHg，舒张压超过 110mmHg
B. 休克患者，但处于代偿期
C. 慢性贫血患者
D. 老年患者伴有心血管疾病，循环功能储备差
E. 脊柱畸形患者

10. 一位患者因膝关节置换行腰麻，术后 3 ~ 4 天突然出现头痛及颈项强直，患者很可能发生以下哪种并发症
    A. 脑脊液漏
    B. 假性脑脊膜炎
    C. 粘连性蛛网膜炎
    D. 马尾神经综合征
    E. 脊髓炎

11. 颈神经丛由哪些神经组成
    A. $C_{1 \sim 4}$ 脊神经的前支
    B. $C_{1 \sim 4}$ 脊神经的前支及后支
    C. $C_{5 \sim 8}$ 与 T_1 神经根
    D. $C_{5 \sim 8}$ 脊神经的前支
    E. $C_{5 \sim 8}$ 与 T_1 脊神经的前支

12. 患者男性，27 岁，因左侧颈部肿物行左侧颈深神经丛阻滞和双侧颈浅神经丛阻滞，麻醉后患者突然发生 Horner 综合征。以下描述正确的是
    A. 颈交感神经被阻滞，临床表现为阻滞侧眼睑下垂、瞳孔缩小、眼结膜充血，对侧鼻塞、面部发红及无汗
    B. 颈交感神经被阻滞，临床表现为阻滞侧眼睑下垂、瞳孔缩小、眼结膜充血、鼻塞、面部发红，对侧无汗
    C. 颈交感神经被阻滞，临床表现为阻滞侧眼睑下垂、瞳孔缩小、眼结膜充血、鼻塞、面部发红及无汗
    D. 颈迷走神经被阻滞，临床表现为阻滞侧眼睑下垂、瞳孔缩小、眼结膜充血、

对侧鼻塞、面部发红及无汗

E. 颈迷走神经被阻滞，临床表现为阻滞侧眼睑下垂、瞳孔缩小、眼结膜充血、鼻塞、面部发红，对侧无汗

13. 下列关于周围神经完全阻滞的顺序，正确的是

A. 交感神经、痛温感觉、本体感觉、触压感觉、运动

B. 交感神经、痛温感觉、触压感觉、运动、本体感觉

C. 痛温感觉、本体感觉、触压感觉、运动、交感神经

D. 痛温感觉、触压感觉、运动、本体感觉、交感神经

E. 本体感觉、交感神经、痛温感觉、触压感觉、运动

14. 关于局麻药全身毒性反应的说法，正确的是

A. 局麻药的中枢毒性反应比心血管毒性反应发生晚

B. 心血管对局麻药的耐受性比中枢神经系统弱

C. 高碳酸血症和缺氧不会加重对心血管的毒性反应

D. 局麻药中毒后，中枢神经系统最初表现为头晕、耳鸣、口舌麻木，之后发展为肌肉抽搐、意识消失、惊厥和深度昏迷

E. 局麻药中毒后，中枢神经系统最初表现为头晕、耳鸣、惊厥、口舌麻木，之后发展为肌肉抽搐、意识消失、不会造成深度昏迷

【A3/A4 型题】

(1~2 题共用题干)

患者男性，28 岁，身高 172cm，体重 98kg，因肝囊肿收住院，拟在腹腔镜下行肝部分切除术，该患者一般情况良好，既往无疾病史和手术史。

1. 以下哪种麻醉方式最佳

A. 气管插管全麻　　　B. 腰麻

C. 喉罩全麻　　　　　D. 硬膜外麻醉

E. 神经阻滞 + 硬膜外麻醉

2. 患者手术顺利，术后进入 PACU，关于拔管指征，以下说法错误的是

A. 吸入 40% 氧气时，$PaO_2 > 80mmHg$ 或 $SpO_2 > 90\%$

B. 呼吸肌的最大吸气力达到 $20cmH_2O$

C. 吸入 40% 氧气时，$PaCO_2 < 50mmHg$

D. 潮气量 $>5ml/kg$

E. 患者完全清醒

(3~4 题共用题干)

患者男性，67 岁，晨练时不慎摔倒，自述左下肢疼痛难耐，X 片示左股骨骨折。既往史：高血压 6 年，长期口服硝苯地平缓释片，控制尚可，吸烟史 15 年，3 年前患脑梗，无后遗症。体格检查：一般状况可，血压 145/96mmHg；听诊双肺有少许哮鸣音；心电图示完全性右束支传导阻滞，心率 67 次/分，律齐；其他检查无特殊。拟行股骨骨折切开复位内固定术。

3. 麻醉医师评估后决定行椎管内麻醉，以下关于硬膜外阻滞的叙述，错误的是

A. 高位硬膜外阻滞：于颈 5 至胸 8 之间进行穿刺，阻滞颈部及上胸段脊神经，适用于甲状腺、上肢或胸壁手术

B. 中位硬膜外阻滞：穿刺部位在胸 6 至胸 12 之间，常用于腹部手术

C. 低位硬膜外阻滞：穿刺部位在腰部各棘突间隙，用于下肢及盆腔手术

D. 骶管阻滞：经骶裂孔进行穿刺，阻滞骶神经，适用于肛门、会阴部手术

E. 硬膜外阻滞根据阻滞部位不同一共分为 4 类

4. 该患者行低位硬膜外阻滞并留置硬膜外导管，操作过程顺利。给予常规剂量局麻药后，下肢痛觉及运动消失，外科开始手术。半小时后患者突感胸闷、呼吸困难、烦躁，回答问题无力，血压无明显变化，该患者发生了哪种并发症

A. 异常广泛阻滞　　　B. 全脊麻

C. 空气栓塞　　　　　D. 局麻药中毒

E. 脊髓损伤

（5 ~ 7 题共用题干）

　　患者男性，27 岁，在骑车时不慎跌入施工沟壑中，左上肢着地，自述前臂疼痛。入院后经检查判断为尺桡骨骨折，需行手术治疗。患者一般情况可，无既往史和疾病史。

5. 如果你是麻醉医师，你选择以下哪种入路

A. 锁骨上臂丛神经阻滞

B. 肌间沟臂丛神经阻滞

C. 锁骨下臂丛神经阻滞

D. 腋路臂丛神经阻滞

E. 尺桡骨局部阻滞

6. 消毒完成后使患者仰卧，左上肢肩部外展 90 度，肘部外旋屈曲。使用神经电刺激定位，以下关于神经刺激引出的反射，说法错误的是

A. 引出肱二头肌收缩表现为屈肘，受肌皮神经阻滞

B. 引出掌长肌收缩表现为屈肘，受正中神经阻滞

C. 引出桡侧腕长肌收缩表现为伸腕，受桡神经阻滞

D. 引出指深屈肌收缩表现为屈指，受尺神经阻滞

E. 引出旋前圆肌收缩表现为屈肘，受正中神经阻滞

7. 腋路臂丛神经阻滞最常见的并发症是

A. 局麻药中毒　　　B. 气胸

C. 感染　　　　　　D. 血肿

E. 膈神经阻滞

（8 ~ 12 题共用题干）

　　患者男性，35 岁，胸壁上发现一个 5cm × 3cm 大小的可活动性肿物，怀疑是脂肪瘤，需要进行肿物切除并进行病理检查。患者既往有高血压病史 3 年，未规律服用药物治疗，血压 158/95mmHg，吸烟史 10 年。

8. 该患者最佳的麻醉方法为

A. 局麻　　　　　　B. 硬膜外神经阻滞

C. 喉罩全麻　　　　D. MAC

E. 气管插管全麻

9. 关于麻醉药的使用，以下说法错误的是

A. 酯类局麻药包括普鲁卡因、丁卡因

B. 酯类局麻药包括普鲁卡因、氯普鲁卡因

C. 酰胺类局麻药包括利多卡因、布比卡因、丙胺卡因

D. 利多卡因、甲哌卡因属于中效局麻药

E. 丁卡因、罗哌卡因、布比卡因、依替卡因、丙胺卡因属于长效局麻药

10. 如果选择使用罗哌卡因实施局部麻醉进行胸壁肿物切除，合适的浓度为

A. 0.25%　　　　　　B. 0.6%

C. 0.75%　　　　　　D. 1%

E. 0.8%

11. 给予 0.25% 罗哌卡因 20ml 后开始手术，手术进行过程中发现肿物较深，继续操作时患者感到疼痛，因此又追加药物 10ml，注药过程中患者突然感觉耳鸣、舌头麻木，该患者发生了何种情况

A. 局麻药中毒造成的中枢神经系统反应

B. 局麻药中毒造成的心血管系统反应

C. 低血糖

D. 高血压危象

E. 疼痛刺激反应

12. 关于局麻药中毒处理，以下说法正确的是

    A. 立即停止给药，面罩给氧，保持呼吸道通畅，必要时行气管插管

    B. 如果患者出现惊厥，可以使用咪达唑仑、丙泊酚或者硫喷妥钠

    C. 大剂量肾上腺素使用可提高心肺复苏的成功率

    D. 如果患者发生室性心律失常，可采用电复律或20%脂肪乳

    E. 以上均正确

（13～15 题共用题干）

患者女性，72 岁，因胸部不适就医，入院后完善相关检查，胸部 CT 示左肺上叶有一毛刺状阴影，怀疑周围型肺癌，拟行左肺上叶肿物切除术。既往史：高血压 30 年，口服利血平，血压控制尚可；糖尿病 30 年，口服二甲双胍，但控制不佳；剖宫产手术史。体格检查：身高 155cm，体重 72kg；张口度 4cm，马氏分级Ⅱ级，甲颏间距 4cm，心脏叩诊浊音界向两侧扩大，心尖部舒张期杂音，心率 67 次/分，双肺未闻及杂音。血常规及生化未见明显异常；心电图示左室高电压，ST、T 波低平，偶发室早。

13. 该患者最佳的麻醉方案为

    A. 左 35F 双腔支气管插管，全麻

    B. 纤支镜引导左 37F 双腔支气管插管，全麻

    C. 纤支镜引导左 35F 双腔支气管插管全麻＋椎旁神经阻滞

    D. 硬膜外麻醉＋基础麻醉

    E. 硬膜外麻醉＋椎旁神经阻滞

14. 麻醉诱导后患者血压为 65/40mmHg，给予 10mg 麻黄碱后效果不佳，进一步处理措施是

    A. 继续静脉注射麻黄碱

    B. 给予阿托品

    C. 给予肾上腺素

    D. 给予去甲肾上腺素

    E. 给予去氧肾上腺素

15. 服用利血平的患者要求术前停药多久更安全

    A. 5 天   B. 3～5 天

    C. 1 周   D. 1～2 周

    E. 3 周

【X 型题】

（1～3 题共用题干）

患者男性，56 岁，车祸伤 2 小时急诊入院。晚上出去聚餐后路上发生车祸造成全身多处骨折，生命体征平稳，神志清楚。体格检查：全身多处擦伤，伴胸腹部疼痛。完善相关检查并请创伤科、骨科、神外科、胸外科、普外科多科联合会诊，除上下肢骨折外其他相关检查未见明显异常。既往史如下：吸烟史 25 年，饮酒史 12 年，高血压 10 年，未规律用药，未监测血压。

1. 该患者需行骨折切开复位内固定术，最合适的麻醉方式为

    A. 纤维镜引导清醒气管插管

    B. 快速诱导气管插管全麻

    C. 快速诱导喉罩全麻

    D. Sellick 手法

    E. 臂丛神经阻滞＋椎管内神经阻滞

2. 全麻诱导的关注点是

    A. 低血压   B. 高血压

    C. 困难气道   D. 反流误吸

    E. 休克

3. 患者诱导过程突然从口中涌出大量胃内容物，患者发生了反流误吸。以下有关说法正确的是

A. 患者发生呼吸道梗阻，引起缺氧和高碳酸血症，若患者肌力未消失则会观察到用力呼吸，以吸气时更明显，之后出现窒息

B. 误吸发生后会出现 Mendelson 综合征，表现为心率快、发绀、支气管痉挛、呼吸困难。可在肺野听到啰音或哮鸣音，又称为"哮喘样综合征"

C. 患者会发生吸入性肺不张，肺叶受累面积大小和部位取决于体位和吸入量，平卧位时最易受累的是右下叶尖段

D. 应取头低脚高位，防止胃内容物进一步进入肺内

E. 以上均正确

（4~6 题共用题干）

患者女性，40 岁，因阑尾炎拟在硬膜外麻醉下行阑尾切除术。麻醉方式选择蛛网膜下腔与硬膜外联合阻滞麻醉，穿刺成功后，先向蛛网膜下腔注入 3ml 局麻药（使用生理盐水配置 0.5% 罗哌卡因），之后经硬膜外向头侧置管 3cm。等待 15 分钟后，患者麻醉平面不清楚。

4. 此时的处理措施为
   A. 调整为头高位
   B. 调整为头低位
   C. 继续等待麻醉起效
   D. 硬膜外导管回抽无血后注入 2% 利多卡因 5ml
   E. 硬膜外导管回抽无血后注入 2% 利多卡因 10ml

5. 追加药物后患者自诉双下肢有些麻木感，麻醉医师嘱外科可以开始准备手术。关于腰 – 硬联合麻醉的说法，正确的是
   A. 可选择一个穿刺点，也可选择两个穿刺点
   B. 可有效降低术后头痛的发生率
   C. 经硬膜外导管追加给药药量大于单纯硬

膜外给药剂量

D. 一点穿刺法为既向蛛网膜下腔注药，同时也经此穿刺针置入硬膜外导管

E. 硬膜外置管操作时间超过 8 分钟，不会影响经蛛网膜下腔途径给药的麻醉平面

6. 在外科消毒期间，患者突然出现血压降低，意识丧失，呼之不应，呼吸停止。此时需立即采取的抢救措施包括
   A. 面罩吸氧
   B. 气管插管机械通气
   C. 加快输液速度
   D. 静脉注射肾上腺素
   E. 电除颤

（7~10 题共用题干）

患者女性，65 岁，骑车摔倒后左肩部着地造成肩部疼痛，外敷膏药后疼痛未明显缓解，左上肢无力感，到医院就诊后诊断为肩袖损伤，拟肩关节镜下肩袖修补术。患者既往有高血压 30 年，长期服用硝苯地平缓释片，血压控制尚可，糖尿病 5 年，口服二甲双胍，控制尚可。患者自述无冠心病，但情绪激动、爬楼梯时偶有心前区疼痛，休息后缓解。入院完善相关检查，结果提示无特殊异常。

7. 如果你是她的麻醉医师，请为她制定合适的麻醉计划
   A. 臂丛神经阻滞
   B. 左侧颈浅丛神经阻滞
   C. 左侧颈深丛神经阻滞
   D. 气管插管全麻
   E. 臂丛神经阻滞 + 双侧颈浅丛神经阻滞

8. 若选择超声引导下肌间沟臂丛神经阻滞，超声定位和穿刺部位的选择是
   A. 选择高频线阵探头
   B. 选择高频凸阵探头
   C. 选择低频线阵探头
   D. 前中斜角肌之间

E. 胸锁乳突肌后缘，平环状软骨水平

9. 操作过程顺利，回抽注射器确认无血及脑脊液后缓慢注射 20ml 局麻药，之后又进行颈浅丛神经阻滞，过程顺利。麻醉完成后外科准备手术。手术时应警惕出现的临床表现和相关并发症为

 A. 抽搐、意识消失 – 局麻药毒性反应

 B. 声音嘶哑 – 喉上神经阻滞

 C. 呼吸困难 – 气胸

 D. 呼吸抑制 – 膈神经阻滞

 E. 眼睑下垂、瞳孔缩小、鼻塞、面部发红无汗 – Horner 综合征

10. 患者突发头晕和心慌，尖叫挣扎，心率由 65 次/分 增快到 92 次/分，血压由 145/75mmHg 增至 165/90mmHg。此时你的处理是

 A. 立即停止给药

 B. 立即静脉注射苯妥英钠

 C. 立即静脉注射硫喷妥钠

 D. 面罩吸氧，备好气管插管物品

 E. 保持呼吸道通畅

第二节　麻醉监测原理

【A1/A2 型题】

1. 以下不属于基本监测的是

 A. 心电图监测（ECG）

 B. 中心静脉压监测（CVP）

 C. 无创血压监测（NBP）

 D. 脉搏监测

 E. 失血量监测

2. 以下关于 CVP 和心功能关系的说法，错误的是

 A. CVP 低，血压低，原因为血容量严重不足

 B. CVP 低，血压正常，原因为血容量不足

 C. CVP 高，血压低，原因为心功能不全或血容量相对过多

 D. CVP 高，血压正常，原因为容量血管过度舒张

 E. CVP 正常，血压低，原因为心功能不全或血容量不足

3. 心排血量（CO）是指心脏每分钟将血液泵至周围循环的血量，正常范围是 4～6L/min，由 CO 衍生出来的心指数正常范围是

 A. 2.0～3.0L/（min·m^2）

 B. 2.5～3.5L/（min·m^2）

 C. 3.0～4.0L/（min·m^2）

 D. 2.2～3.7L/（min·m^2）

 E. 3.7～4.5L/（min·m^2）

4. 在以下呼吸功能监测指标中，属于扩展监测的是

 A. 潮气量　　　　B. 呼气末压力

 C. $P_{ET}CO_2$　　　D. 每分通气量

 E. 平台压

5. 上呼吸道梗阻时出现的呼吸特征是

 A. 三凹征　　　　B. 呼吸幅度变浅

 C. 呼吸幅度变深　D. 呼吸频率减慢

 E. 呼气期延长

6. 患者肠穿孔导致腹腔内严重感染拟行剖腹探查，肠切除、肠吻合、腹腔冲洗引流术。术后第 2 日因呼吸困难和低氧血症被送入重症监护病房行气管插管和机械通气治疗。行动脉血气分析示 PaO_2 72mmHg，$PaCO_2$ 65mmHg，吸入气氧浓度为 65%，呼气末正压为 8cmH$_2$O。此时患者的氧合指数约为

 A. 111　　　　　B. 90

 C. 200　　　　　D. 100

 E. 120

7. 临床上常用 MAC 来判断吸入麻醉的深度，

ED95 对应的 MAC 值是

A. 1.1MAC　　　　B. 1.3MAC

C. 1.5MAC　　　　D. 1.7MAC

E. 2.1MAC

8. 通过血气分析能够进行呼吸监测，以下关于 CaO_2 的说法，错误的是

A. 是指每升动脉血中含氧的数量或每分升动脉含氧的毫升数

B. 是红细胞和血浆中含氧量的总和

C. 包括血红蛋白中结合的氧和物理溶解氧

D. 正常值是 15~20ml/100ml

E. 吸入氧浓度升高会导致 CaO_2 升高

9. 通过动脉血气分析能够了解

A. 组织氧供　　　　B. 肺换气

C. 组织氧耗　　　　D. 酸碱失衡

E. 以上均是

10. 糖尿病患者由于治疗不当或感染、手术等原因可能会发生酮症酸中毒。其病理生理不正确的是

A. 代谢性酸中毒

B. 水肿

C. 电解质平衡紊乱

D. 中枢神经功能紊乱

E. 周围循环衰竭

11. 下列有关糖尿病酮症酸中毒（DKA）实验室检查，正确的是

A. 血糖≥21mmol/L

B. 血糖≥16.7mmol/L

C. 血酮体≥6.8mmol/L

D. 尿糖阴性

E. 尿酮体阴性

12. 高渗性非酮症糖尿病昏迷患者的实验室检查结果应符合

A. pH>7.3

B. 血浆渗透压常>320mmol/L

C. 血钾>4.5mmol/L

D. 血、尿酮体可阴性，也可阳性

E. 以上均正确

13. 关于心肌细胞结构特点的说法，错误的是

A. 心肌属于横纹肌

B. 包括自律细胞和非自律细胞

C. 自律细胞有舒缩性

D. 非自律细胞构成心房和心室壁

E. 自律细胞包括房室交界、浦肯野纤维、窦房结

14. 关于心脏传导的说法，错误的是

A. 整个心肌具有四种基本生理特性：兴奋性、自律性、传导性与收缩性

B. 心脏传导顺序：窦房结—结间束 - 房室结 - 希氏束、左右束支 - 心室肌

C. P - A 间期代表右房内传导时间，平均 40ms

D. 递减传导是经房室结传导的重要特征

E. 心肌自身的"机械性电活动"和"内在传导性"是随意的

15. 外周对心肌的影响包括

A. 心肌受到交感和副交感神经双重支配

B. 去甲肾上腺素导致心率增快

C. 副交感神经兴奋导致心肌细胞自律性增强

D. 肺动脉压升高能够降低心肌耗氧量

E. 以上均错误

16. 心肌的电生理特性是具有

A. 兴奋性、传导性、收缩性

B. 自律性、传导性、收缩性

C. 兴奋性、自律性、收缩性

D. 兴奋性、传导性、自律性

E. 自律性、传导性、收缩性

17. 房室延搁的生理意义是

A. 心室肌不应期短

B. 心室肌不应期长

C. 避免心室肌强直收缩

D. 保证心房、心室顺序收缩

E. 增加心肌收缩力

18. 射血分数是心脏搏出血量占哪个容积的百分比

A. 心室剩余血量

B. 回心血量

C. 心输出量

D. 心室收缩末期容积

E. 心室舒张末期容积

19. 关于全麻由深到浅四个时期的说法，正确的是

A. 兴奋期为第二期：此期可出现有意识的四肢活动

B. 延髓麻痹期为第四期：在该时期呼吸功能停止

C. 手术期为第三期：无自主呼吸

D. 兴奋期可持续一段时间才消失

E. 瞳孔明显散大表示患者已经进入手术期

20. 脑干听觉诱发电位监测能够反应麻醉深浅，以下说法错误的是

A. BAEP 记录的是听觉传导通路中的神经电位活动

B. 听觉通道病变会影响 BAEP

C. 40～60 为全麻状态

D. 60～100 为意识清醒

E. BAEP 比 BIS 反应快

21. 全麻深度最常使用 BIS 进行监测，但有些因素会影响监测结果，因此还需要结合血压、心率、呼吸、肌肉松弛等因素去判断。以下因素中影响 BIS 监测结果的是

A. 氯胺酮   B. 血氧水平

C. 体温   D. 血压

E. 以上均是

【A3/A4 型题】

（1～4 题共用题干）

患者男性，68 岁，因肺部肿物拟行胸腔镜下右肺肿物切除手术。既往史：吸烟史 50 年，慢阻肺 15 年，高血压 10 年，口服卡托普利、硝苯地平，血压控制尚可。体格检查：身高 170cm，体重 60kg。咳嗽，咳痰，胸廓前后径增大，听诊双肺呼吸音重，双肺干啰音，无明显呼吸困难及气喘。血生化、血常规大致正常。心电图大致正常。肺功能提示：VC = 3L，$FEV_1/FVC = 0.72$，FEV1% Pred = 78%，RV/TLC = 40%。

1. 患者说平时走路无呼吸困难，但走斜坡时感觉费力，呼吸不畅，需要休息缓解。以下关于患者术前诊断的说法，正确的是

A. 患者肺活量低

B. 患者存在气流受限

C. 患者 mMRC 达到 2 级

D. 患者处于不稳定期

E. 患者肺功能分级为轻度

2. 麻醉方式选择静脉复合全麻，双腔支气管插管。采取左侧卧位。此时关于患者通气血流的变化，正确的是

A. 左侧卧位双肺通气时，上侧肺 V/Q 血流比值降低

B. 左侧卧位双肺通气时，下侧肺 V/Q 血流比值升高

C. 肺萎陷后 CO_2 交换降低

D. 双肺通气后上侧肺灌注更好

E. CO_2 交换受到的影响小

3. 单肺通气后患者的氧饱和维持在 80%～90%，术中进行血气分析，诊断呼吸衰竭最重要的是

A. pH < 7.35

B. 二氧化碳结合力 > 29mmol/L

C. BE < −23mmol/L

D. $PaO_2 < 60mmHg$

E. $PaCO_2 > 50mmHg$

4. 该患者 SpO_2 为 88%，血气分析结果示 PaO_2 为 72mmHg，提示患者发生低氧血症。此时可以采取的措施是

A. 将吸氧浓度调节到 100%

B. 给予 $5 \sim 10cmH_2O$ PEEP

C. 加深麻醉

D. 按理想体重 $5 \sim 7ml/kg$ 调整潮气量

E. 以上均正确

（5~7 题共用题干）

患者男性，62 岁，因巨大肝囊肿入院，拟行肝囊肿切除术。既往史：乙型肝炎 6 年，未治疗。高血压 7 年，未规律服用药物治疗，血压波动在（140 ~ 180）/（80 ~ 100） mmHg。胃溃疡 3 年。体格检查：身高 168cm，体重 50kg，HR 88 次/分，BP 165/90mmHg。血生化检查：ALT 129U/L，AST 89U/L，ALB 33g/L，Cr 90umol/L，UA 400umol/L，TC 6.7mmol/L，HDL - C 0.4mmol/L，LDL - C 5.3mmol/L，Glu 6.7mmol/L，Ca^{2+} 1.7mmol/L。血常规检查：Hb 110g/L，PLT 124 10^9/L。

5. 麻醉方式选择气管插管静脉吸入复合全麻。术前进行 TAP 神经阻滞，左侧桡动脉穿刺置管，右侧颈内静脉穿刺置管。对于该患者麻醉用药的叙述，正确的是

A. 吸入麻醉药选择氟烷

B. 静脉维持药选择丙泊酚

C. 诱导时可使用氯胺酮

D. 该患者麻醉用药无明显禁忌

E. 以上均正确

6. 术中切除囊肿时出血 1000ml，输注红细胞 4U，急查动脉血气：pH 7.21，Hb 80g/L，$PaCO_2$ 40mmHg，PaO_2 100mmHg，Glu 8.9mmol/L，K^+ 5.0mmol/L，Ca^{2+} 0.7mmol/L。此时首

位处理为

A. 立刻输注葡萄糖酸钙

B. 立刻使用胰岛素

C. 继续补充红细胞

D. 减浅麻醉

E. 输注碳酸氢钠

7. 补钙后发现患者心电图 T 波高尖，此时患者的诊断最可能是

A. 低钙血症

B. 低钙血症合并高钾血症

C. 低钾血症

D. 高钾血症

E. 低钙血症合并低钾血症

（8 ~ 10 题共用题干）

患者女性，60 岁，因二尖瓣后叶脱垂合并二尖瓣重度反流拟行二尖瓣修复术。手术成功，观察患者情况：左心室射血分数 45%，肺动脉压 48/21mmHg，中心静脉压 11mmHg。心排血指数 2.0L/（min·m²），转入心胸重症监护病房。术后第 2 天，补液 500ml 后患者 CVP 18mmHg，持续泵注肾上腺素，血压维持在 (70 ~ 90)/（40 ~ 50）mmHg。

8. 血气分析示：pH 7.11，LAC 6.7mmol/L。床旁超声心动图示：三尖瓣重度反流，LVEF 50%。目前诊断右心衰，其最可能的病因是

A. 补液量过多

B. 急性肺动脉高压

C. 酸中毒

D. 脓毒血症

E. 左心衰

9. 患者心电图表现为所有 QRS 波提前，时限 0.18s，宽大畸形，T 波倒置，心率 160 次/分，以下说法正确的是

A. 患者发生室性期前收缩

B. 心室夺获和室性融合波为显著特征

C. 心肌为同步收缩、强直收缩

D. 患者发生心肌梗死

E. 代偿间歇缩短

10. 患者被紧急推往手术室进行抢救，通过电复律恢复窦性心律，右心室植入辅助装置改善患者心衰症状，缓解心肌功能。手术顺利，术后恢复良好。正常情况下心脏的搏动特点是

   A. 窦房结自律性最高

   B. 心房肌收缩力最强

   C. 房室交界处传导速度最快

   D. 心肌兴奋性周期的有效不应期包括全部收缩期和舒张期

   E. 传导途径为窦房结 - 心房肌 - 房室交界 - 浦肯野纤维 - 房室束、左右束支 - 心室肌

(11 ~ 12 题共用题干)

   患者男性，48 岁，因膀胱肿物行经尿道膀胱镜检查并准备行膀胱肿瘤电切术。患者既往腰椎手术史，伴下肢麻木，麻醉方式选择喉罩静脉复合全麻。使用咪达唑仑、丙泊酚、舒芬太尼、爱可松诱导，术中使用瑞芬太尼、丙泊酚维持。手术完毕静脉注射新斯的明与阿托品拮抗，观察患者呼吸恢复，在呼叫患者时患者突然睁眼，并摇头晃脑挣扎起身，外科与麻醉医师反复劝告患者不理睬，患者自行拔出喉罩，观察血压、心率明显升高。

11. 该患者很可能出现了

   A. 谵妄

   B. 术后躁动

   C. 有意对抗表达不满

   D. 喉罩不耐受

   E. 咪达唑仑副作用

12. 麻醉医师立刻静脉注射 50mg 丙泊酚镇静，并面罩吸氧，待患者再次苏醒时，可按指令睁眼及呼吸，提问简单问题时能够回答，追问刚才发生的事情无记忆，但能够说出术中听到的一些话，患者很可能发生了术中知晓。全麻患者 BIS 值控制在何种范围时能够尽可能避免这种并发症

   A. 小于 70   B. 小于 65

   C. 小于 60   D. 小于 55

   E. 小于 40

【X 型题】

(1 ~ 4 题共用题干)

   患者女性，78 岁，因突发昏迷被送入重症监护病房，患者意识及呼吸消失，立即行气管插管机械通气治疗。了解到患者既往有高血压 20 年，糖尿病 20 年，反复咳嗽、咳痰、喘息 18 年，活动后气短 3 年，近期加重。

1. 评价肺通气功能的指标包括

   A. 肺活量   B. 时间肺活量

   C. 肺泡通气量   D. 肺通气量

   E. 用力肺活量

2. 气管插管机械通气后，观察呼气末二氧化碳浓度为 68mmHg，二氧化碳对呼吸功能的影响包括

   A. $PaCO_2$ 轻度升高刺激呼吸中枢，导致深快呼吸

   B. $PaCO_2$ 过高会麻痹呼吸中枢，导致呼吸减弱或停止

   C. 外周化学感受器对 CO_2 更敏感

   D. 位于延髓外侧浅表部位的中枢化学感受器的生理刺激因子是 CO_2

   E. CO_2 蓄积患者可表现为头痛、头晕、嗜睡、面部潮红、昏迷

3. 此时患者诊断为 COPD 急性加重期，治疗措施包括

   A. 抗感染治疗，使用抗生素

   B. 静脉注射甲泼尼龙

   C. 调整氧浓度为 45%

D. 调整氧流量为 1L/min

E. 使用可待因

4. 该患者需要在重症监护病房接受治疗，长期机械通气可能会导致呼吸机相关性肺炎的发生，其机制包括

A. 下呼吸道细菌定植

B. 消化道反流误吸

C. 微量误吸

D. 医疗设备的病原微生物污染

E. 人工气道破坏呼吸道生理性屏障

（5~7题共用题干）

患者女性，68 岁，拟行全子宫及双附件切除术。既往有高血压、糖尿病、心绞痛病史。2 个月前因心前区疼痛行冠状动脉造影，提示左前降支严重病变，回旋支近端狭窄 60%。患者于术前 6 周行冠脉支架植入术，术后口服美托洛尔、阿司匹林和氯吡格雷。术前 7 天已停用氯吡格雷。麻醉医师选择气管插管全身麻醉。术前诱导药物为依托咪酯、咪达唑仑、舒芬太尼。肌松药选择维库溴铵。术中维持药物选择七氟烷、瑞芬太尼。术中使用 IN-BP 监测血压变化。

5. 伴有冠状动脉疾病的患者需要维持心肌氧供平衡，心肌耗氧因素包括

A. 心率　　　　B. 心肌收缩力

C. 心室壁张力　D. 血压

E. 心室前负荷

6. 为了更好地监测患者情况，以下可以选择的监测是

A. INBP　　　B. CVP

C. TEE　　　　D. ECG

E. 血压

7. 患者在术中牵拉子宫时心率突然从 67 次/分升高至 108 次/分，血压变化不大，ST 压低，立即给予舒芬太尼镇痛，患者心率降低至

88 次/分，此时观察患者心电图 ST 压低未改善。CVP 8cmH$_2$O，血压由 135/88 mmHg 下降至 120/68mmHg。此时需要进行的处理是

A. 使用艾司洛尔降心率

B. 使用多巴胺升高血压

C. 减浅麻醉

D. 去甲肾上腺素维持循环

E. 去氧肾上腺素维持循环

第三节　围术期输液与输血

【A1/A2 型题】

1. 患者男性，70kg，禁食水 8 小时，则他的生理需要量为

A. 880ml　　　B. 1000ml

C. 1200ml　　D. 1500ml

E. 2000ml

2. 围术期生理病理需要量包括

A. 每日正常基础生理需要量

B. 麻醉术前禁食后液体缺少量

C. 非正常体液丢失

D. 麻醉期间体液在体内的再分布

E. 以上均是

3. 麻醉手术期间液体治疗不包括

A. 围术期每天生理需要量

B. 手术前禁食缺失量

C. 麻醉药物导致血管扩张所需补充量

D. 手术期间失血量

E. 尿量

4. 关于额外体液丢失量，以下说法错误的是

A. 对于小手术创伤，额外体液需要量为 0~2ml/kg

B. 对于中手术创伤，额外体液需要量为 2~4ml/kg

C. 对于胆囊切除手术，额外体液需要量为
0～2ml/kg

D. 对于肠道切除手术，额外体液需要量为
4～8ml/kg

E. 对于大手术创伤，额外体液需要量为
4～8ml/kg

5. 患者男性，70kg，禁食水 8 小时，行阑尾切除手术治疗，麻醉手术时间为 4 小时。则他的围术期生理需要量为
   A. 1000ml　　　　B. 1600ml
   C. 1800ml　　　　D. 2000ml
   E. 2400ml

6. 围术期液体治疗的目的是
   A. 保证患者尿量大于 0.5ml/h
   B. 纠正酸碱失衡
   C. 纠正电解质紊乱
   D. 补充丢失的细胞外液
   E. 保证组织灌注和代谢需求

7. 以下情况不宜使用人工胶体溶液的情况为
   A. 麻醉诱导后低血压
   B. 严重低蛋白血症
   C. 感染性休克终末期
   D. 失血性休克
   E. 烧伤

8. 哪种指标无法反映患者组织的灌注状态
   A. 尿量　　　　　B. 神志
   C. 血乳酸　　　　D. 血红蛋白
   E. 动脉血 pH

9. 通常血红蛋白水平在多少以上时可不考虑输入红细胞
   A. 6g/dL　　　　B. 7g/dL
   C. 8g/dL　　　　D. 9g/dL
   E. 10g/dL

10. 下列关于大量输血的定义，正确的是
    A. 一次性输血量超过患者自身血容量的

1～2 倍

B. 1 小时输血大于自身血容量的一半

C. 输血速度大于 1ml/(kg·min)

D. 输血速度大于 2ml/(kg·min)

E. 一次性输血量超过患者自身血容量的
3 倍

11. 围术期输注红细胞的目的是
    A. 增加血容量
    B. 纠正酸碱失衡
    C. 提高血液的携氧能力
    D. 维持循环稳定
    E. 维持有效血容量

12. 关于输注红细胞，以下说法正确的是
    A. 洗涤红细胞用于仅需增加红细胞而不需增加血容量的患者
    B. 浓缩红细胞主要用于因输血而发生严重过敏反应的患者
    C. 冰冻红细胞则用于反复发热的非溶血性输血患者
    D. 当患者血液 Hb＜（60～70）g/L 时，开始输浓缩红细胞
    E. 当患者血液 Hb＞90g/L 时，不需要输入浓缩红细胞

13. 关于输注血浆指征的说法，正确的是
    A. 补充白蛋白
    B. 补充血容量
    C. 对抗阿司匹林的抗血小板作用
    D. 术中出血 500ml
    E. 补充凝血因子

14. 以下关于血液保护方法的描述，不正确的是
    A. 术中可采取控制性降压
    B. 可以提前进行血液稀释
    C. 可以让患者术前进行自体血储备
    D. 宫外孕破裂大出血患者可以采取术中

自体血回输

　　E. 髋关节瘤手术患者可以采取术中自体血回输

15. 以下关于术前自体血回输要求，错误的是

　　A. 患者无贫血

　　B. 患者未发生感染

　　C. 患者没有严重的心脏疾病

　　D. 患者没有严重的肺部疾病

　　E. 患者血红蛋白必须大于120g/L

16. 以下关于血液回收禁忌证的说法，错误的是

　　A. 胃肠道破裂出血

　　B. 腹腔肿瘤手术出血

　　C. 贫血

　　D. 凝血因子缺乏

　　E. 胸腔开放性损伤超过2小时

17. 一患者身高165cm，体重60kg，血清钠110mmol/L。该患者所需的氯化钠为

　　A. 22.1g　　　　　　B. 22.2g

　　C. 22.4g　　　　　　D. 22.5g

　　E. 22.6g

18. 关于低钠血症的临床表现，说法错误的是

　　A. 食欲减退　　　　B. 惊厥

　　C. 昏睡　　　　　　D. 颅内压降低

　　E. 恶心、呕吐

19. 某患儿体重为21kg，术中补液时，其生理需要量为

　　A. 61ml/h　　　　　B. 92ml/h

　　C. 100ml/h　　　　 D. 110ml/h

　　E. 122ml/h

20. 一行髋关节置换术患者在术中出现血压低，CVP 2mmHg。此时最可能的原因是

　　A. 心功能不全　　　B. 肺栓塞

　　C. 心梗　　　　　　D. 出血多

　　E. 换能器位置过高

【A3/A4 型题】

（1~3 题共用题干）

　　患者男性，47 岁，因车祸被送入院，头面部有出血，四肢可活动，急诊医师查体时患者可配合，自述胸前及腹部疼痛。体格检查：血压 110/60mmHg，脉搏 99 次/分，头面部创伤处有渗血，腹部紧张，有按压痛、反跳痛。急查血气示 Hb 99g/L。

1. 护士为该患者建立输液后，此时不应给予的液体为

　　A. 冷沉淀　　　　　B. 新鲜冰冻血浆

　　C. 血小板　　　　　D. 羟乙基淀粉

　　E. 氯化钠注射液

2. 患者完善相关检查后送入手术室，拟行开腹探查术。你作为他的麻醉医师想输入血小板以改善凝血。下列关于血小板的输注原则，正确的是

　　A. 血小板计数 > 100×10^9/L，不需输注血小板

　　B. 血小板计数 > 80×10^9/L，不需输注血小板

　　C. 血小板计数 < 100×10^9/L，需输注血小板

　　D. 血小板计数 < 80×10^9/L，需输注血小板

　　E. 血小板计数在（50~80）× 10^9/L 之间，根据伤口创面是否渗血选择是否输注血小板

3. 手术期间患者血压低，心率快，加速补液，复查血气 Hb 为 72g/L，手术还未完成，你作为他的麻醉医师决定输注红细胞。以下说法错误的是

　　A. 对于 ASA Ⅰ、Ⅱ级患者，当其 Hb > 100g/L 时，即使创面有少许出血也可密切观察，暂缓输血

　　B. 输注红细胞前可使用生理盐水 100ml 冲管

C. 对于 ASA Ⅲ、Ⅳ级患者，最好能维持 Hb > 100g/L

D. 对于 ASA Ⅰ、Ⅱ级患者，当其 Hb < 70g/L 时，应开始补充浓缩红细胞

E. 手术一开始就出血者即需补充浓缩红细胞

(4~6 题共用题干)

患者女性，72 岁，急诊入院。入院前 10 天无明显诱因出现腹痛，5 天前出现全腹部持续性胀痛，伴恶心、呕吐，呕吐后腹痛稍缓解，既往有糖尿病、胃病史。否认冠心病、高血压等病史。入院查体：身高 153cm，体重 43kg，T 37.8℃，BP 100/60mmHg，P 98 次/分，R 20 次/分。听诊双肺干啰音。腹部巨大膨隆，全腹散在压痛、反跳痛、肌紧张。血常规：WBC 3×10^9/L，Hb 92g/L，PLT 122×10^9/L，胸片：双侧肺部纹理增多，左侧肋膈角消失。血气分析：PaO_2 80mmHg，$PaCO_2$ 50mmHg，Hb 92g/L。拟急诊行剖腹探查术。

4. 该患者最可能的诊断是
   A. 腹部肿瘤
   B. 肠坏死
   C. 急性肠胃炎
   D. 完全性肠梗阻
   E. 急性肠坏死

5. 患者行气管插管全麻，建立中心静脉及外周动脉监测，手术 2 小时患者血压降低，心率增快，复查血气：PaO_2 75mmHg，$PaCO_2$ 45mmHg，Hb 70g/L，Hct 20%。此时最重要的处理措施为
   A. 提高吸氧浓度
   B. 增大潮气量
   C. 加速补液
   D. 输注红细胞
   E. 给予血管活性药物以维持循环稳定

6. 患者输注红细胞同时输注血浆，观察患者低血压未改善，氧饱和度下降，皮肤出现红色丘疹。该患者最可能的诊断是
   A. 急性血管内溶血反应
   B. 非溶血性发热性输血反应
   C. 过敏性输血反应
   D. 急性血管外溶血性输血反应
   E. 低血压性输血反应

(7~9 题共用题干)

患者男性，48 岁，施工时从 2 楼跌落，造成左侧多根肋骨骨折，入院时精神紧张，面色苍白，脉搏细数，为 112 次/分，BP 110/80mmHg，尿量减少。

7. 该患者的休克状态应属于
   A. 休克前期
   B. 中度休克
   C. 重度休克
   D. 暖休克
   E. 冷休克

8. 在以下所进行的检查中，最不重要的是
   A. 腹腔穿刺
   B. 中心静脉压
   C. 血常规
   D. 胸片
   E. 测定二氧化碳结合力

9. 此时应进行的抢救措施是
   A. 补充大量晶体液
   B. 补充大量胶体液
   C. 立即手术
   D. 输注红细胞
   E. 输注血浆

(10~13 题共用题干)

患者女性，28 岁，开车时发生车祸，急诊送入院，患者胸腹部疼痛，全腹压痛，无反跳痛，入院时神情紧张，面色苍白，脉搏为 120 次/分，血压为 96/52mmHg。

10. 此时最重要的检查是
    A. 心电图
    B. 中心静脉压
    C. 氧饱和度
    D. 腹部穿刺
    E. 胸腹部 CT

11. 进行腹部穿刺后穿出不凝血，立即行剖腹探查术，此时患者神志淡漠，血压为 78/50mmHg。此时最重要的处理是
    A. 先纠正休克再进行手术

B. 立即大量补液，待循环稳定后立即手术

C. 边大量补液边手术

D. 立即手术，术中使用血管活性药物以维持循环

E. 立即使用血管活性药物，待血压升高至 90/60mmHg 立即手术

12. 术中进行凝血功能检查：APTT 120s，PT 42s，FIB 70mg/dL，此时需要补充

A. 新鲜冰冻血浆　　B. 浓缩红细胞

C. 血小板　　　　　D. 冷沉淀

E. 白蛋白

13. 该患者可以采取的血液保护方法是

A. 控制性降压　　　B. 动脉阻断法

C. 使用去氨加压素　D. 血液回收

E. 血液稀释

【X 型题】

(1～3 题共用题干)

患者男性，58 岁，身高 178cm，体重 67kg，腰麻下行左侧髋关节置换术。手术进行半小时，失血 1000ml，输注 1U 浓缩红细胞。输血数分钟后患者突然寒战、恶心、呼吸困难、心慌，心率由 65 次/分升高至 130 次/分，血压由 135/70mmHg 降至 89/45mmHg，患者尿液颜色加深。

1. 该患者发生了输血反应，以下关于输血反应的说法，正确的是

A. 急性溶血反应是最严重、发生速度最快的输血反应

B. 迟发性输血反应是指发生在输血 12 小时以后的输血反应

C. 血液制品都可以引起输血反应

D. 最常引起过敏反应的血制品是血浆

E. 低血压性输血反应指输血后几分钟内出现收缩压或舒张压下降至少 30mmHg

2. 确认患者发生了输血反应后，进一步采取的措施是

A. 立刻停止输血

B. 面罩吸氧，必要时气管插管

C. 提高氧浓度

D. 使用去氧肾上腺素

E. 输注碳酸氢钠

3. 经过抢救，患者生命体征逐渐平稳，但该患者血容量不足，以下可以选择的液体包括

A. 乳酸林格液　　　B. 生理盐水

C. 5% 葡萄糖溶液　　D. 羟乙基淀粉

E. 白蛋白

(4～6 题共用题干)

患者男性，24 岁，身高 182cm，体重 80kg，因救火造成烧伤被紧急送入院。患者双前臂及上臂、大部分腹部及左侧大腿烧伤。入院时患者咳嗽，说话时声音嘶哑，生命体征：BP 102/56mmHg，HR 105 次/分，RR 20 次/分，氧饱和度为 94%。

4. 患者自诉烧伤部位疼痛，可见大小不一的水疱，创面潮红。以下说法正确的是

A. 患者为 Ⅱ 度烧伤

B. 患者为 Ⅲ 度烧伤

C. 患者烧伤面积为 36.5%

D. 患者为中度烧伤

E. 患者为重度烧伤

5. 该患者拟行清创术，术前患者精神状态良好，WBC 10×10^9/L，Hb 89g/L。术前动脉血气：pH 7.6，PaO_2 88mmHg，$PaCO_2$ 38mmHg，Lac 1.5mmol/L。选择静脉诱导，气管插管全麻。诱导后患者血压 70/45mmHg，此时需要做何处理

A. 进行气管插管刺激使患者血压升高

B. 立刻加速补液，以胶体液为主

C. 给予去氧肾上腺素升血压

D. 该患者第 1 小时需要补充的液体量约为 400ml

E. 该患者的晶胶体溶液比为 2 : 1

6. 手术开始 45min 后，患者血压数分钟内降至 70/40mmHg，心率 110 次/分，此时出血量约 500ml，共输入晶体液 1200ml，胶体 500ml。立即加快输液，推注去甲肾上腺素 20μg，血压无变化，再次静脉注射去甲肾上腺素 50μg 后持续泵注。立刻复查动脉血气：pH 7.3，PaO_2 432mmHg（FiO_2 100%），$PaCO_2$ 51mmHg，Hct 25%，Hb 78g/L，Lac 2.8mmol/L。以下说法正确的是

A. 患者可能发生感染性休克

B. 应立即补充大量胶体液

C. 应立即补充大量晶体液

D. 立即使用肾上腺素

E. 立刻输血

第四节 急慢性疼痛

【A1/A2 型题】

1. 疼痛按部位分为

A. 心因性疼痛   B. 局部疼痛

C. 放射痛   D. 神经病理性疼痛

E. 牵涉痛

2. 关于疼痛的说法，错误的是

A. 刺痛：又称快痛。特点是感觉清晰，定位明确，迅速发生，迅速消失，情绪变化不明显

B. 酸痛：又称第三痛。多属内脏痛或深部组织痛，疼痛性质不易描述，定位很差，可引起明显的情绪变化和内脏、躯体反应

C. 灼痛：又称第二痛、慢痛。特点是痛觉缓慢形成，持续时间长，定位较差，呈

烧灼感，使人不易忍受，常伴有自主神经系统反应

D. 慢性疼痛，发病缓慢或急性疼痛病因持续 1 个月以上

E. 心因性疼痛，包括个性改变、心理障碍、抑郁、精神疾病等

3. 关于疼痛评估的说法，错误的是

A. VAS 为视觉模拟量表

B. VAS 为语言评价量表

C. VRS 为语言评价量表

D. 语言评价量表中的疼痛用"无痛""轻微痛""中度痛""重度痛""极重度痛"来表示

E. 视觉模拟量表 0 表示无痛，10 表示剧烈疼痛

4. 患者自控性镇痛根据不同给药途径分为

A. 患者自控静脉镇痛（PCIA）

B. 患者自控硬膜外镇痛（PCEA）

C. 患者自控神经阻滞镇痛（PCNA）

D. 患者自控皮下镇痛（PCSA）

E. 以上均正确

5. 以下关于多模式镇痛的描述，正确的是

A. 用于末梢、外周神经、脊髓、皮质等多水平镇痛

B. 多种药物和技术联合应用

C. 包括术前、术中、术后

D. 有利于术后恢复

E. 以上均正确

6. 自控静脉镇痛最常见的不良反应为

A. 恶心、呕吐   B. 瘙痒

C. 体位性低血压   D. 尿潴留

E. 便秘或腹泻

7. 分娩镇痛的方式包括

A. 椎管内阻滞镇痛

B. 全身药物镇痛

C. 吸入麻醉药镇痛

D. 心理助产法镇痛

E. 以上均是

8. 对产妇而言，椎管内注药镇痛的适应证不包括

A. 主要用于第一产程、第二产程的分娩镇痛

B. 产妇存在分娩疼痛并主动要求镇痛时

C. 产妇有心脏病或肺部疾患并不宜过度屏气时

D. 有胎儿窘迫的产妇

E. 原发性或继发性子宫收缩无力者

9. 对产妇而言，椎管内药物注射镇痛的禁忌证不包括

A. 原发性或继发性子宫收缩无力者

B. 产程进展缓慢者

C. 失血较多，循环功能不稳定者

D. 妊娠期高血压疾病已用过大剂量镇痛、镇静药者

E. 产妇有心脏病或肺部疾患不宜过度屏气者

10. 带状疱疹的治疗原则是

A. 抗病毒感染　　　B. 消炎止痛

C. 保护局部皮肤　　D. 防止继发性感染

E. 以上均正确

11. 关于 CRPS 的说法，正确的是

A. 分为Ⅰ型、Ⅱ型

B. CRPS Ⅰ型无特异性组织学改变

C. 一般发生在外伤后，无明确的神经损伤，但出现顽固、持续性疼痛

D. CRPS 伴有交感神经功能亢进

E. 以上均正确

12. 患者女性，24 岁，在冬天会出现手指苍白、发绀，并有麻木、针刺样疼痛。该患者很可能是

A. 冻疮

B. 雷诺综合征

C. 颈椎病

D. 血栓闭塞性脉管炎

E. 腱鞘炎

13. WHO 的癌痛"三阶梯"治疗方案的核心是

A. 根据阿片类药物的镇痛强度分为三个逐步上升相对应的三个阶梯

B. 根据疼痛程度不同，应用不同镇痛药和辅助药相对应分为三个逐步上升形象的阶梯

C. 根据疼痛性质分为三个逐步上升相对应的三个阶梯

D. 根据镇痛治疗的方法分为三个逐步上升相对应的三个阶梯

E. 根据镇痛药种类分为三个逐步上升相对应的三个阶梯

14. 终末期癌症患者的癌痛治疗目的是

A. 尽可能减少痛苦和提高生存质量

B. 尽可能减少患者对镇痛药物的依赖

C. 尽可能延长生命

D. 尽可能减少并发症

E. 以上均是

15. 在癌痛"三阶梯"治疗方案中，属于第二阶梯的用药是

A. 非阿片类镇痛药，如阿司匹林

B. 可待因

C. 吗啡

D. 芬太尼

E. 瑞芬太尼

【A3/A4 型题】

(1～3 题共用题干)

患者男性，67 岁，因肺部肿物待查拟行胸腔镜下左肺下叶切除术。患者既往有高血

压、糖尿病，药物治疗控制尚可。3 年前因膝关节损伤行左膝关节置换术，自述天冷及阴天时双膝酸痛难忍，需口服去痛片。

1. 患者自述特别怕疼，为改善患者术后疼痛，可以采取以下哪种措施
   A. 术后连续硬膜外镇痛 + 口服镇痛药
   B. PICA
   C. 椎旁神经阻滞 + 口服止痛药
   D. 术后静脉输止痛药 + 口服去痛片
   E. 椎旁神经阻滞 + 一次性静脉镇痛泵

2. 该患者选择双腔支气管插管全麻，术中镇痛选择分次舒芬太尼，持续泵注瑞芬太尼。手术共用时 2.5 小时，术后患者带管返回 PACU。诱导苏醒时患者可按指令睁眼、张口、抬手，潮气量 400ml，顺利拔管，鼻导管吸氧。15 分钟后监护仪报警，此时患者的氧饱和度下降至 85%，呼吸频率为 8 次/分。目前应如何处理
   A. 立即面罩吸氧，备气管插管
   B. 面罩吸氧，给予丙泊酚镇静，防止躁动
   C. 给予纳洛酮
   D. 加大氧流量，提醒患者呼吸
   E. 面罩吸氧，继续观察

3. 经正确处理，患者氧饱和度维持在 98%，继续观察半小时后患者生命体征平稳，返回病房。术后第 2 天进行术后访视，患者自诉呼吸时伤口疼痛，若使用 VAS 评分让患者进行评估，该患者为 5 分。该患者的疼痛属于
   A. 轻微痛　　　　　B. 轻度疼痛
   C. 中度疼痛　　　　D. 重度疼痛
   E. 极重度疼痛

(4~6 题共用题干)

　　患者男性，50 岁，晨起刷牙时突然感觉上颌牙部位疼痛，数秒后缓解，自行服用消炎药治疗 1 周，症状未改善，疼痛在洗脸、剃胡须等过程中突然发作，数秒后疼痛消失，且疼痛部位扩大至上唇和鼻旁。

4. 该患者最可能的诊断是
   A. 牙髓炎　　　　　B. 三叉神经痛
   C. 面神经炎　　　　D. 龋齿
   E. 上颌窦炎

5. 目前首选的治疗方案是
   A. 卡马西平　　　　B. 眶上神经阻滞
   C. 眶下神经阻滞　　D. 颏神经阻滞
   E. 微血管减压术

6. 若患者药物治疗效果不佳，希望进行神经阻滞，针对该患者情况，应该阻滞哪根神经
   A. 上颌神经阻滞
   B. 眶上神经阻滞
   C. 眶下神经阻滞
   D. 颏神经阻滞
   E. 半月神经节阻滞

(7~8 题共用题干)

　　患者女性，30 岁，孕周 39^{+4}。经充分正常分娩尝试后，因长时间未娩出胎儿产科决定行剖宫产手术。麻醉方式选择腰 - 硬联合麻醉 + 硬膜外留置导管。

7. 椎管内麻醉用于剖宫产手术的相对禁忌证是
   A. 全身感染
   B. 严重血容量不足
   C. 颅内压增高
   D. 凝血功能异常
   E. 以上均是

8. 该患者没有相关禁忌证，麻醉操作过程顺利，麻醉最佳平面为
   A. $T_6 - S$　　　　　B. $T_4 - S$
   C. $T_2 - S$　　　　　D. $T_8 - S$
   E. $T_{10} - S$

【X型题】

（1～3题共用题干）

患者女性，40岁，3年前因骨肉瘤行右侧骨盆切除术，近两个月右侧骨盆及髋部疼痛，伴右下肢疼痛。检查发现骨肉瘤复发，胸部转移。患者疼痛时口服氢吗啡酮，自诉服药后疼痛不能完全缓解，常自行加量，有时会出现便秘、恶心等症状，夜间必须服用药物才能安心入睡。其他检查无异常。

1. 以下关于服用止痛药的说法，正确的是

A. 患者目前使用第三阶梯药物

B. 若突然停药可能会出现撤药综合征，表现为血压升高、心率增快、嗜睡

C. 长期服用有成瘾性风险

D. 若患者出现烦躁、幻觉，很可能发生了药物成瘾

E. 患者为达到充分镇痛，提高药物剂量的做法属于假性成瘾

2. 完善相关检查后外科决定施行开胸探查术，此时的关注点是

A. 选择双腔气管插管全麻

B. 需要提高术中镇痛药的剂量

C. 术前采用椎旁神经阻滞

D. 为避免患者苏醒延迟，术中只选择瑞芬太尼

E. 术前可应用美沙酮镇痛

3. 该患者术后镇痛不足可能会导致哪种并发症

A. 心肌耗氧量增加

B. 切口愈合不良

C. 炎症反应增强

D. 术后感染风险增加

E. 肺栓塞风险增加

（4～5题共用题干）

患者女性，24岁，孕39周$^{+3}$，临产。既往体健，检查无异常。

4. 理想的分娩镇痛特征是

A. 方便给药、起效快

B. 不影响宫缩和产妇运动

C. 对母婴影响小

D. 避免运动神经阻滞

E. 必要时可满足手术需要

5. 该患者进入第一产程后疼痛难忍，强烈要求分娩镇痛，经麻醉医师评估，该患者无椎管内注药镇痛的禁忌证，准备进行分娩镇痛。为了使患者行动不受影响，可采取的方法包括

A. 将首次剂量的镇痛药注入蛛网膜下腔

B. 采用间断控制性追加药物

C. 采用患者自控性镇痛

D. 局麻药和阿片类药物协同应用可将局麻药的需要量减半

E. 注入药物剂量减半

第五节　危重病的病理生理与诊断

【A1/A2型题】

1. 以下哪种原因会造成高渗性低钠血症

A. 高蛋白血症　　B. 尿毒症

C. 慢性充血性心衰　D. 肝衰竭

E. 大量喝水

2. 低钠血症可能会出现的症状包括

A. 神经精神症状　　B. 皮肤脱水表现

C. 低血压　　　　　D. 脑水肿

E. 以上均是

3. 关于低钠血症治疗的说法，错误的是

A. 患者出现脑水肿并伴有精神症状，使用高渗钠溶液治疗

B. 患者发生低钠血症伴低血容量，使用等渗钠溶液治疗

C. 患者血钠 < 115mmol/L，需要将血钠提高至 120 ~ 125mmol/L

D. 患者发生低钠血症并伴有容量不足、血压降低时，可以补充白蛋白

E. 无症状低钠血症也必须处理，防止血钠进一步降低

4. 以下关于高钠血症的说法，错误的是

A. 血清钠浓度 > 145mmol/L 称为高钠血症

B. 高钠血症患者的血浆不一定为高渗状态

C. 高钠血症患者体内的钠总量可有增高、正常或减少

D. 高钠血症分为低容量性、高容量性和等容量性高钠血症

E. 以低容量性高钠血症多见

5. 以下关于高钠血症的病因及发病机制，说法正确的是

A. 水摄入不足可能会导致高钠血症

B. 高温可能会导致高钠血症

C. 乳酸酸中毒可能会导致高钠血症

D. 右心衰竭患者可能会导致高钠血症

E. 以上均正确

6. 以下关于高钠血症的临床表现，说法不正确的是

A. 肌肉无力　　B. 昏迷

C. 体温低　　　D. 血压低

E. 神志兴奋或淡漠

7. 以下属于低血容量性休克的为

A. 过敏性休克　　B. 感染性休克

C. 烧伤性休克　　D. 心源性休克

E. 内分泌性休克

8. 患者男性，28 岁，既往有甲状腺功能减退病史，行腹腔镜下阑尾切除术，患者术中突然出现血压下降，使用升压药效果不明显，表现为顽固性低血压，术中出血200ml。该患者最可能的诊断为

A. 内分泌性休克　　B. 失血性休克

C. 甲亢危象　　　　D. 麻醉过深

E. 麻醉药过敏

9. 失血量与临床症状一般成相关性，以下说法错误的是

A. 失血量800 ~ 1000ml，患者表现为淡漠、烦躁不安、口干

B. 失血量1500 ~ 2000ml，患者表现为嗜睡、四肢发凉、心率 > 120 次/分

C. 失血量 > 2000ml，患者表现为神志不清或昏迷

D. 中量失血，患者会出现尿量减少、出汗、收缩压下降

E. 大量失血，患者会出现脉搏触摸不清、无尿

10. 以下关于感染中毒性休克的说法，不正确的是

A. 早期为"低排高阻"，中期为"高排低阻"，晚期为"低排低阻"

B. 早期出现暖休克，可表现为皮肤潮红、发热、血压升高、心率增快

C. 冷休克表现为皮肤湿冷、脉压减小、血压下降、心率增快

D. 低排低阻为感染中毒性休克的晚期特点，该时期心指数下降、外周血管阻力下降

E. 一旦进入低排低阻阶段，患者往往伴有多器官衰竭，死亡率高

11. 患者男性，27 岁，既往体健，因甲状腺结节拟行单侧甲状腺切除术。麻醉方式选择气管插管全麻。在静脉麻醉诱导时，给予常规剂量咪达唑仑、丙泊酚、舒芬太尼、罗库溴铵，待患者达到麻醉状态后准备插管，此时患者突然出现心率增快、血压降低、胸前可见红色丘疹。该患者最可能发生了

A. 麻醉药剂量过大

B. 麻醉诱导期间因缺氧导致

C. 过敏性休克

D. 心源性休克

E. 麻醉药的副作用

12. 患者在进行椎管内麻醉时发生全脊麻，所造成的休克类型是

A. 创伤性休克

B. 过敏性休克

C. 心源性休克

D. 神经源性休克

E. 低血容量性休克

13. MODS 的防治原则是

A. 积极消除危险因素

B. 阻断发病通路

C. 保护和支持器官系统功能

D. 促使受损器官系统恢复正常功能

E. 以上均是

14. 阻塞性肾衰属于

A. 器质性肾衰

B. 肾前性肾衰

C. 肾性肾衰

D. 肾后性肾衰

E. 功能性肾衰

15. 急性肝衰竭的特点包括

A. 黄疸急剧加深

B. 进行性神志改变

C. 伴出血倾向

D. 凝血酶原时间显著延长

E. 以上均是

16. 以下关于 MODS 的诱发因素，说法错误的是

A. 年龄必 ≥60 岁

B. 糖尿病

C. 嗜酒

D. 大量输血

E. 反流误吸

17. 以下关于 MODS 器官功能支持治疗的说法，正确的是

A. 循环支持的目标是 CI >4.5L/（min·m^2）

B. IABP 是循环支持的方法之一

C. 需要维持尿量在 0.5～1.0ml/（kg·h）

D. 机械通气是呼吸支持的方法之一

E. 以上均正确

18. 急性肾衰患者少尿期的并发症不包括

A. 钠潴留

B. 高钾血症

C. 低磷血症

D. 低钙血症

E. 高镁血症

【A3/A4 型题】

（1～3 题共用题干）

患者男性，72 岁，因肠梗阻伴呕吐 4 天急诊收住院，拟行开腹探查术。患者既往有高血压 20 年，口服厄贝沙坦氢氯噻嗪片，血压控制尚可；冠心病 10 年，支架植入术后 3 年，口服阿司匹林。体格检查：身高 178cm，体重 67kg，血压 145/67mmHg，心率 67 次/分，腹胀伴压痛及反跳痛。

1. 患者常规禁食水，自述晨起时呕吐大量胃内容物，腹胀稍有缓解。入室后出现抬手臂困难，握力下降。最可能的原因是

A. 低血糖

B. 血钾偏低

C. 低钠血症

D. 营养不良导致

E. 高钠血症

2. 为了进一步确定病因，需要进行哪项检查

A. 动脉血气

B. 血常规

C. 血生化

D. 测血糖

E. 十二导联心电图

3. 血气分析结果显示患者血清钾为 2.9mmol/L，需要立即补钾，以下关于补钾的叙述，正确的是

A. 使用通畅的外周静脉，补钾浓度 <0.3%

B. 尿量 ≥1ml/（kg·h）时才可以补钾

C. 患者中度低钾，补充速度越快越好

D. 补钾后监测血清钾浓度正常，可停止补充，不需要继续监测

E. 该患者需要补充的血钾量为 35mmol

（4～6 题共用题干）

患者男性，19 岁，身高 182cm，体重 82kg，因车祸外伤 2 小时入院。现病史：2 小时前过马路时被疾驰的货车碾压，全身多处骨折外伤，伴胸痛、头晕、恶心，意识清楚，无大小便失禁。入急诊室后急行胸腹部 CT 检查，结果示肝破裂，6～8 肋骨骨折。既往史：无手术史及外伤史。检查：心率 144 次/分，BP 89/50mmHg，R 21 次/分，SpO_2 100%。胸腹部 CT：右侧 6～8 肋骨骨折，肝破裂，盆腔积液。血常规：WBC 21.23×10^9/L，Hb 81g/L，Hct 24.7%，PLT 123×10^9/L。心电图：窦性心动过速，Ⅱ、Ⅲ、AVFQ 波异常。

4. 患者在急诊科已经建立通畅外周，静脉滴注乳酸钠林格液约 300ml，针对患者目前情况考虑发生低血容量性休克，观察内脏血液灌注状态最简单而有效的方法是

A. 观察中心静脉压高低

B. 观察血压及脉压

C. 观察脉搏快慢及强弱

D. 观察尿量

E. 观察口渴程度

5. 患者入室后面色苍白，四肢发凉，呼吸急促，尿量减少，心率 132 次/分，血压 82/47mmHg，估计患者出血量在 1500ml 以上，此时有关患者体内出现病理生理改变的说法，错误的是

A. 交感 - 肾上腺髓质兴奋

B. 肾素 - 血管紧张素 - 醛固酮系统兴奋

C. 垂体后叶抗利尿激素分泌减少

D. 代谢性酸中毒

E. 体液再分配

6. 麻醉医师选择气管插管全麻，在麻醉过程

中需要注意的是

A. 开放中心静脉及两条外周，快速大量补液以纠正循环血量不足

B. 选择咪达唑仑、依托咪酯、舒芬太尼、顺式阿曲库铵静脉诱导

C. 麻醉用药需减小药量

D. 该患者反流误吸的风险高，诱导时行 sellick 手法

E. 为预防插管时心率进一步增快可给予艾司洛尔

（7～8 题共用题干）

患者女性，68 岁，既往患有糖尿病，冠心病，因胃溃疡穿孔行剖腹探查术，术后进入 ICU 进一步观察治疗。生命体征：心率 121 次/分，血压 88/42mmHg，呼吸频率为 16 次/分，体温 38.8℃，吸氧浓度 50%，SpO_2 98%，PaO_2 90mmHg。监护病房通过输液进行液体复苏，观察结果示患者低血压未改善，无尿、伤口渗出血。

7. 急查血生化：AST 125 U/L，ALT 230 U/L，Cr 201umol/L，TBIL 62umol/L，Glu 15.2mmol/L。该患者可能的诊断为

A. 全身炎症反应综合征

B. 脓毒症

C. 严重脓毒症

D. 多器官功能障碍综合征

E. 血容量不足

8. 以下说法正确的是

A. SIRS 是 MODS 的早期阶段

B. MOF 是 MODS 的早期阶段

C. MODS 包括单纯几个器官短时间内同时或相继出现的功能障碍

D. MODS 包括一些慢性疾病的终末期，累及多个器官的功能障碍

E. 临床上对 MODS 有许多有效的治疗方法

【X 型题】

(1～4 题共用题干)

患者男性，72 岁，因左肺癌，行胸腔镜下左肺上叶切除术。既往史：高血压 12 年，口服厄贝沙坦氢氯噻嗪片治疗，血压控制可；糖尿病 10 年，口服二甲双胍治疗，空腹血糖 8.7mmol/L，餐后血糖 12mmol/L。4 年前行胆囊切除术。体格检查：身高 178cm，体重 77kg，T 36.6℃，HR 76 次/分，BP 148/98mmHg。血生化、血常规未见明显异常。

1. 麻醉医师选择双腔支气管插管，术中静脉全麻。手术进行 1 小时，患者突然出现血压升高，心率增快，$P_{ET}CO_2$ 55mmHg，此时的处理措施正确的是
   A. 立即停止手术操作
   B. 加深麻醉
   C. 追加肌松药
   D. 增加呼吸频率
   E. 增加潮气量

2. 立即进行动脉血气分析，结果显示：pH = 7.21，$PaCO_2$ = 56mmHg，BE = −5mmol/L。可诊断为
   A. 呼吸性酸中毒　　　B. 呼吸性碱中毒
   C. 代谢性酸中毒　　　D. 代谢性碱中毒
   E. 呼吸性酸中毒代偿

3. 以下治疗措施正确的是
   A. 使用碳酸氢钠纠正酸中毒
   B. 补充平衡盐溶液
   C. 加大潮气量
   D. 代谢性酸中毒需要补充钾
   E. 急性呼吸性酸中毒可考虑使用碱性药物

4. 有关酸碱平衡代偿的说法，正确的是
   A. 肺代偿的极限是 $PaCO_2$ 15～20mmol/L
   B. 肾脏的代偿极限是 HCO_3^- ≤15mmol/L
   C. 可能出现过度代偿
   D. 肾脏作用最强、时间最长
   E. 代偿消退为肺快肾慢

第三章　麻醉学

第一节　胸部外科手术的麻醉

【A1/A2 型题】

1. 确认双腔支气管导管定位的"金标准"是
   - A. 听诊法
   - B. 观察气道压力
   - C. 观察 $P_{ET}CO_2$ 的波形
   - D. 纤维支气管镜下定位
   - E. 使用吸痰管探测法

2. HPV 的重要意义在于
   - A. 肺内分流增加，加重低氧血症
   - B. 肺内分流增加，减轻低氧血症
   - C. 肺内分流减少，减轻低氧血症
   - D. 肺内分流减少，加重低氧血症
   - E. 肺血管扩张，肺血流量增加

3. 在胸科手术中，有关全麻患者侧卧位时上、下侧肺内通气血流的分布，正确的是
   - A. 下肺血流增加、通气减少
   - B. 下肺血流减少、通气增加
   - C. 下肺血流增加、通气增加
   - D. 上肺血流增加、通气增加
   - E. 上肺血流增加、通气减少

4. 预测术后 $FEV_1\%$（$FEV_{1-ppo}\%$）是预计术后肺功能的常用指标，数值为多少时术后容易发生呼吸功能不全
   - A. <10%
   - B. <20%
   - C. <30%
   - D. <40%
   - E. <50%

5. 在单肺通气过程中，影响机体氧合的最根本原因是
   - A. 生理无效腔
   - B. 解剖无效腔
   - C. 通气/血流比降低
   - D. 分流
   - E. 小气道闭合

6. 单肺通气期间，发生低氧血症最常见的原因是
   - A. 双腔支气管导管位置不佳
   - B. 血液、分泌物或组织碎屑堵塞导管
   - C. 肺小气道过早闭合
   - D. 肺通气/血流比失调
   - E. 手术操作

7. 开胸手术单肺通气时，V/Q 比值变化为
   - A. 减少
   - B. 增加
   - C. 不变
   - D. 先增加后减少
   - E. 先减少后增加

8. 术中可能需要两侧肺分别通气的情况是
   - A. 湿肺
   - B. 食管贲门成形术
   - C. 肺大疱破裂
   - D. 支气管破裂
   - E. 肺包虫囊肿

9. 关于胸部手术麻醉前准备，下列哪项是不正确的
   - A. 吸烟者术前 2 天停止吸烟可获得最佳效果
   - B. 治疗肺部感染
   - C. 控制支气管痉挛
   - D. 引流排痰，训练呼吸
   - E. 纠正营养不良

10. 下列关于急症开胸手术使用氯胺酮麻醉的叙述，错误的是
    - A. 有拟交感神经作用，有利于维持循环

功能的稳定

B. 作用快

C. 对哮喘患者有支气管解痉作用

D. 和其他手术一样，术后患者可能描述术中噩梦

E. 单肺通气时能抑制 HPV

11. 患者男性，60 岁，因咳嗽、咯血诊断为右上肺癌，拟行右上肺叶切除术，气管插管选用 DLT 37F，进胸后，阻断右侧肺通气，拟行左侧单肺通气，发现气道阻力高，口唇、指甲发绀。出现此种情况首先应判断为

A. 双腔管内径太细

B. 下呼吸道分泌物堵塞

C. 下呼吸道出血

D. 导管移位进入右主支气管

E. 麻醉过浅

12. 患者男性，75 岁，体检发现左上肺肿物而计划行左肺上叶切除术，插管选用左双腔导管。单肺通气 10 分钟后，脉搏氧饱和度从 100% 降至 90%。此时首选的处理措施为

A. 增加潮气量

B. 增加呼吸频率

C. 通气侧肺加用 5cmH₂O PEEP

D. 非通气侧肺加用 5cmH₂O CPAP

E. 纤维支气管镜检查导管位置

13. 患者男性，72 岁，在全身麻醉复合持续硬膜外麻醉下行食管癌术，麻醉效果满意。手术开始 2h 后，血压逐渐下降，经加快补液，血压下降更为明显，并出现颈外静脉怒张，此时应采取的措施应除外

A. 经硬膜外追加局麻药

B. 停止输液

C. 静脉注射呋塞米

D. 静脉注射毛花苷丙

E. 快速输入 6% 羟乙基淀粉

14. 患者男性，68 岁，怀疑食管癌幽门梗阻 10 天，剧烈呕吐 3 天，拟行开胸探查术。患者一般情况差，血压 82/60mmHg，心率 124 次/分，血气分析示代谢性酸中毒，下列有关此患者的处理，不适宜的是

A. 术前复查血气，纠正电解质、酸碱失衡

B. 输血、输液，补充血容量

C. 术中尽量选择对循环抑制轻微的麻醉药物

D. 术后拔出气管导管，返回病房

E. 胃肠减压

15. 患者男性，65 岁，既往病史无特殊，接受右全肺切除手术。于全身麻醉下在侧卧位行开胸手术，术中试阻断右肺动脉时出现血压下降，心率增快。此时恰当的处理是

A. 快速补液

B. 去甲肾上腺素提升血压

C. 多巴胺复合艾司洛尔提高血压、减慢心率

D. 手术暂停，立即利尿治疗

E. 静脉注射多巴酚丁胺

16. 患者女性，55 岁，全身麻醉下行全肺切除术。术中主支气管已钳夹，但血管尚未处理，此时最重要的生理影响是

A. 肺顺应性降低

B. 呼吸阻力增加

C. 静脉血掺杂

D. 血中二氧化碳升高

E. 通气量降低

【A3/A4 型题】

(1~4 题共用题干)

　　患者男性，73 岁，4 个月前下壁心肌梗死，现病情稳定。1 个月前胸部 X 线片发现左

下肺肿块。心电图示 Ⅱ、Ⅲ、aVF 病理性 Q 波。

1. 如果要确定肿块性质，最好的方法是

A. 复查胸部 X 线片

B. 胸部 CT

C. 胸部 MRI

D. 纤支镜取活检或脱落细胞行病理学检查

E. 痰查癌细胞

2. 下列有关麻醉期间管理，说法错误的是

A. 麻醉诱导力求平稳，充分保证气道通畅

B. 术中保持循环稳定

C. 多导心电图监测，放置颈内静脉及桡动脉测压

D. 维持足够麻醉深度

E. 维持浅麻醉，以防不测

3. 如果进行手术治疗，麻醉方法最好选用

A. 静吸复合全身麻醉

B. 椎旁神经阻滞加双腔支气管插管全身麻醉

C. 椎旁神经阻滞加气管插管全身麻醉

D. 硬膜外阻滞加气管插管全身麻醉

E. 吸入全身麻醉

4. 如果选用全身麻醉，麻醉诱导药物最好选用

A. 芬太尼、琥珀胆碱

B. 吗啡、琥珀胆碱

C. 芬太尼、箭毒碱

D. 芬太尼、维库溴铵

E. 吗啡、箭毒碱

(5~8题共用题干)

患者女性，50岁，身高162cm，胸痛伴吞咽困难1个月入院。半年前体重65kg，现在50kg。无呼吸困难，无声音嘶哑，偶有咳嗽、咳痰。无发热，血常规基本正常。有房颤病史多年。

5. 该患者欲行全麻下手术，预选的最佳双腔管规格为

A. 32F　　　　B. 35F

C. 37F　　　　D. 39F

E. 41F

6. 该患者左侧开胸后，患侧肺萎陷，无通气时

A. 肺内分流不变

B. 肺内分流减少

C. 肺血管阻力增加

D. 肺血管阻力减少

E. $PaCO_2$ 增高

7. 该患者手术切皮前输入抗生素，常规麻醉诱导顺利，术中循环稳定。当游离食管时，患者突然出现血压下降至 80/40mmHg，心率从 70 次/分减慢至 45 次/分，SpO_2 98%，全身无皮疹。最有可能的原因是

A. 抗生素过敏　　B. 血容量不足

C. 心脏受挤压　　D. 迷走神经反射

E. 心脏受挤压和/或迷走神经反射

8. 行全麻手术后，该患者术毕清醒拔出气管导管后，出现声音嘶哑，其可能的原因是

A. 喉上神经损伤

B. 喉返神经损伤

C. 伤口疼痛

D. 杓状软骨脱位

E. 喉返神经损伤和/或杓状软骨脱位

【X型题】

(1~3题共用题干)

患者男性，60岁，咳嗽、咯血、体重减轻2个月。吸烟40年，每天1包。入院查CT、MRI示右下肺癌，拟行右下肺叶切除术。

1. 在术前检查动脉血气分析的参数中，哪些项能反映肺通气与换气状况

A. $PaCO_2$　　　　B. PaO_2

C. SaO_2 D. pH

E. BE

2. 患者如期手术，麻醉行双腔支气管插管，下列哪些是单肺通气的绝对适应证

A. 肺脓肿，脓液量超过 50ml

B. 肺泡蛋白沉积症

C. 大咯血

D. 食管癌切除

E. 肺叶切除

3. 若开胸手术患者术后肺部并发症发生率显著增高，可见于下列哪些情况

A. 吸烟

B. 年龄超过 60 岁

C. 中度肥胖

D. 手术时间 >3 小时

E. 1 级高血压

（4 ~ 6 题共用题干）

患者男性，75 岁，因左下肺癌在支气管内于全麻下行左下肺叶切除。既往有十余年慢性支气管炎、肺气肿病史。咳嗽，痰量较多，术前肺功能提示中、重度通气功能障碍。高血压病史 15 年，不规则服用抗高血压药物，术前血压控制不够理想。冠心病、心绞痛病史 2 年。患者要求术后手术切口无痛或尽可能不痛，并能及早苏醒见到家人。

4. 下列关于该患者的麻醉方法，正确的是

A. 单肺通气全身麻醉有利于术中操作

B. 应用大剂量阿托品保持呼吸道干燥，也有利于术后苏醒

C. 复合胸段硬膜外麻醉，可预防术中应激反应和提供术后镇痛

D. 有创动脉测压有利于及时发现血流动力学不稳定

E. 无论肌松情况如何，术后立刻大剂量新斯的明、阿托品拮抗，帮助患者恢复呼吸

5. 术中行右单肺通气，SpO_2 保持在 97% 以上，50 分钟后气道阻力逐渐增大，患者 SpO_2 下降，不能维持在 93% 以上。听诊健侧肺呼吸音清晰。为保障氧合，下列哪些措施是正确的

A. 纤维支气管镜检查双腔管的位置

B. 减少单肺通气时间

C. 健侧肺 CPAP 与患侧肺 PEEP 结合

D. 间断双肺通气

E. 肺切除时，尽快钳闭肺动脉

6. 术者暂停手术，恢复双肺通气后，患者血氧饱和度升至 98%，余生命体征稳定。关于单肺通气时呼吸管理的叙述，正确的是

A. 改侧卧位后，应重新检查双腔管的位置

B. 呼吸机频率越快，越有利于单肺通气交换

C. 由于单肺通气，为了排出二氧化碳，因此要过度通气

D. 加强血气监测

E. 严密监测气道峰压

第二节　心脏与大血管手术的麻醉

【A1 型题】

1. "DeBakey Ⅰ型"夹层动脉瘤手术，常用的体外循环技术是

A. 浅低温体外循环

B. 中度低温体外循环

C. 深低温、低流量体外循环

D. 上、下半身分别灌注体外循环

E. 深低温体外循环

2. 哪类患者心率增快易诱发急性肺水肿

A. 三尖瓣关闭不全

B. 动脉导管未闭

C. 二尖瓣狭窄

D. 二尖瓣关闭不全

E. 法洛四联症

3. 术中均需要控制性降压的是

A. 二尖瓣狭窄

B. 主动脉瓣狭窄

C. 二尖瓣关闭不全

D. 动脉导管未闭

E. 房间隔缺损

4. 未使用肝素的患者使用鱼精蛋白会导致

A. 抗凝　　　　B. 高凝

C. 严重心动过缓　D. 惊厥

E. 高血压

5. 关于心脏瓣膜疾病手术的麻醉管理，下列哪项叙述是不正确的

A. 就二尖瓣狭窄患者而言，心动过速是不宜的

B. 瓣膜狭窄的患者需要一个适当的前负荷，但不能耐受外周血管阻力的快速下降

C. 对于主动脉瓣严重狭窄的患者，一般应避免使用正性肌力药，除非出现严重的血压下降

D. 对二尖瓣关闭不全的患者来说，将心脏后负荷保持在一个较低水平，可以减少反流率和增加前向性血流

E. 在对重度二尖瓣狭窄的患者进行颈内静脉穿刺置管操作时，应尽可能让患者取头低位，使颈内静脉充盈，便于穿刺

【A2 型题】

1. 梗阻性肥厚型心肌病患者麻醉诱导后血压由 130/80mmHg 降至 85/60mmHg，心率由 80 次/分降至 75 次/分。首选升压药为

A. 多巴胺

B. 麻黄碱

C. 多巴酚丁胺

D. 肾上腺素

E. 盐酸去氧肾上腺素

2. 患者男性，68 岁，行 OPCABG 手术，在吻合冠脉远端时，出现新发的 ST 段压低。在以下处理措施中，错误的是

A. 避免低血压

B. 控制心率

C. 维持适宜的冠脉灌注压力

D. 纠正可能存在的贫血，增加吸入氧浓度

E. 快速输液提高血压

3. 患者男性，66 岁，因冠心病多支病变行 CABG 术。术中主动脉插管时，CI 由 3.5 L/$(\min \cdot m^2)$ 降低到 2.2 L/$(\min \cdot m^2)$，此时若测得 PVR 90 dyne. s. cm^{-5}，SVR 940 dyne. s. cm^{-5}，VO_2 108ml/$(\min \cdot m^2)$，PCWP 5mmHg。那么首选处理措施为

A. 补充血容量

B. 提高 FiO_2

C. 去氧肾上腺素 50μg

D. 静脉注射麻黄素 20mg

E. 加深麻醉

【A3/A4 型题】

（1~3 题共用题干）

患者男性，35 岁，在体外循环下行室缺修补术，手术后 4 小时发现胸腔引流增加，呈血性出血。

1. 原因首先应考虑为

A. 止血不彻底　　B. 凝血因子不足

C. 纤溶亢进　　　D. 血小板因素

E. DIC

2. 若排除上述出血原因，查 ACT > 130 秒，则出血原因最可能为

A. 止血不彻底

B. 凝血因子不足

C. 循环血中残留肝素

D. 纤溶亢进

E. DIC

3. 此时应采取的措施是

A. 输 FFPB　　　　B. 补充血小板

C. 抗凝治疗　　　　D. 输 RBCE

E. 静脉注射鱼精蛋白

（4～7 题共用题干）

患者男性，63 岁，在全麻体外循环下行冠状动脉搭桥术，术前心功能Ⅰ级（NYHA），既往体健。查体：心率 70 次/分，血压 120/72mmHg，体温 36.3℃。实验室检查结果示 Hct 40%，Hb 136g/L。

4. 合适该患者的体外循环预充液方案是

A. 1000ml 羟乙基淀粉 130/0.4 + 600ml 复方电解质液

B. 800ml 羟乙基淀粉 130/0.4 + 800ml 复方电解质液

C. 600ml 羟乙基淀粉 130/0.4 + 1000ml 复方电解质液

D. 1600ml 羟乙基淀粉 130/0.4

E. 1600ml 复方电解质液

5. 该患者冠脉严重狭窄，采用冠状静脉窦逆行灌注，灌注压应低于

A. 70mmHg　　　　B. 60mmHg

C. 50mmHg　　　　D. 40mmHg

E. 30mmHg

6. 体外循环顺利停机后，血压 125/70mmHg，心率 76 次/分，硝酸甘油 1.0μg/(kg·min)，给予鱼精蛋白中和肝素，静脉注射鱼精蛋白 2 分钟后，血压降到 72/50mmHg，气道压由 15kPa 上升到 28kPa，心脏收缩有力。患者可能出现了

A. 急性左心衰

B. 急性右心衰

C. 冠状动脉桥堵塞

D. 鱼精蛋白反应

E. 大量活动性出血

7. 给予去甲肾上腺素和苯海拉明后，血压继续下降至 43/30mmHg，心率 50 次/分，心脏渐渐收缩无力，右心胀满。应立即采取什么措施

A. 加快输液

B. 停止给鱼精蛋白

C. 紧急建立体外循环再次转机

D. 给予肾上腺素

E. 给予葡萄糖酸钙

第三节　神经外科手术的麻醉

【A1 型题】

1. 神经外科手术中为获得过度通气的最佳降颅压效应，$PaCO_2$ 应保持的理想水平是

A. 15～20mmHg　　　B. 20～25mmHg

C. 25～30mmHg　　　D. 35～40mmHg

E. 40～45mmHg

2. 重度颅高压是指颅内压超过

A. 15mmHg　　　　B. 20mmHg

C. 30mmHg　　　　D. 40mmHg

E. 60mmHg

3. 下述哪项不是颅内压监测的适应证

A. 脑积水　　　　B. 脑水肿

C. 行颅内手术时　　D. 颅脑损伤

E. 急慢性颅内压升高

4. 下列选项与肢端肥大症患者行经鼻－蝶垂体瘤切除术有关，除了

A. 舌体和会厌增大

B. 声门开口狭窄

C. 因气管受压而出现声门下缩窄

D. 插管困难发生率为 20%～30%

E. 因阻塞性睡眠呼吸暂停（OSA）更常

见，术后需要持续气道正压通气（CPAP）的比例增加

【A2 型题】

1. 患者女性，46 岁，因颅内肿瘤行颅内肿瘤切除术，术中急性出血达1000ml，该患者1年前因为妇科手术于术中输液，导致全身荨麻疹。现在患者急需补充血容量，以下尽量避免输的是

   A. 5% 葡萄糖　　　　B. 羟乙基淀粉

   C. 浓缩红细胞　　　　D. 右旋糖酐

   E. 乳酸林格液

2. 患者男性，68 岁，因高血压脑出血紧急手术，入手术室时血压为 200/110mmHg。此时应首先

   A. 控制血压　　　　B. 降低颅压

   C. 过度通气　　　　D. 控制癫痫

   E. 控制输液

3. 患者男性，60kg，患脑动脉瘤。拟在控制性降压麻醉下接受夹闭手术，控制性降压的限度为

   A. 收缩压不低于 60～70mmHg

   B. 手术野不出血

   C. 血压降低不超过原水平的 40%

   D. 收缩压降至比术前收缩压低 0～20mmHg

   E. 舒张压降至比术前舒张压低 0～20mmHg

4. 患者女性，35 岁，因机动车事故后 2.5 小时由急诊直接送入手术室。入室后患者对任何刺激无睁眼，无言语和运动反应。该患者的 Glasgow 昏迷评分为

   A. 0 分　　　　　　B. 1 分

   C. 2 分　　　　　　D. 3 分

   E. 4 分

5. 患者女性，70 岁，拟在全身麻醉下行右颈内动脉内膜剥脱术，以下哪项监测手段对避免脑缺血无帮助

   A. BIS 监测

   B. 经颅多普勒超声（TCD）

   C. 皮质体感诱发电位（SEP）

   D. 脑电图

   E. 脑氧饱和度监测

【A3/A4 型题】

(1～3 题共用题干)

   患者女性，28 岁，65kg，于全麻下行右侧脑膜瘤切除术。手术切除骨瓣时，患者血压突然降低。

1. 患者血压突降的原因最可能是

   A. 静脉空气栓塞　　B. 静脉窦破裂

   C. 神经牵拉　　　　D. 麻醉过深

   E. 仪器故障

2. 如果监护仪出现一过性二氧化碳分压降低，怀疑空气栓塞，不正确的处理是

   A. 头低位

   B. 左侧卧位

   C. 生理盐水封闭切口

   D. TEE 检查

   E. 右侧卧位

3. 如果监护仪出现一过性二氧化碳分压降低，怀疑空气栓塞，此时正确的处理是

   A. 增大 PEEP

   B. 上腔静脉置管抽出气体

   C. 扩张外周血管

   D. 收缩外周血管

   E. 强心

【X 型题】

(1～3 题共用题干)

   患者男性，30 岁，拟行脑动脉瘤切除术。

1. 麻醉处理目标包括

   A. 预防动脉瘤破裂

   B. 避免术中呛咳

   C. 避免血管痉挛引起脑缺血

D. 控制性降压

E. 使用过度通气，$PaCO_2$ 降至 20mmHg 以下

2. 预防动脉瘤破裂的措施包括

A. 避免诱导时颅内压骤降

B. 避免插管时血压骤升

C. 避免诱导插管及术中呛咳

D. 动脉瘤切除前应快速输注甘露醇

E. 避免过度通气

3. 为防治因控制性降压可能造成脑血管痉挛或阻塞，下列有关瘤切除后的治疗措施，正确的是

A. 过度通气

B. 调整收缩压至 110mmHg 以上

C. 给予贺斯、血定安补充血容量

D. 给予尼莫地平

E. 血压过高（反射性脑血管痉挛）给予乌拉地尔

第四节　眼科手术的麻醉

【A1 型题】

1. 眼科手术时可引起心动过缓甚至停搏的是

A. 瞳孔对光反射

B. 眼睑反射

C. 眼 - 心反射

D. 主动脉弓和颈动脉窦的压力感受性反射

E. 眨眼反射

2. 关于眼 - 心反射的叙述，错误的是

A. 是在压迫、刺激眼球或眼眶，牵拉眼外肌引起的心动过缓或心律失常

B. 眼 - 心反射的传入神经为三叉神经，传出神经为迷走神经

C. 浅麻醉、缺氧或二氧化碳蓄积时眼 - 心反射加重

D. 眼 - 心反射在小儿斜视手术中发生率较低

E. 当出现眼 - 心反射时应暂停手术刺激，加深麻醉，静脉注射阿托品

3. 眼底手术常需眼内注入惰性气体，此时应注意

A. 注气前 5min 停用 N_2O

B. 注气前 5min 给予纯氧吸入

C. 注气前 15min 停用 N_2O

D. 注气前 15min 给予纯氧吸入

E. 无需特殊处理

4. 青光眼患者行全身麻醉时，下列叙述不正确的是

A. 眼内压高可用丙泊酚 + 七氟烷

B. 术前眼内压 16 ± 5mmHg 可视为正常

C. 眼内压大于 28mmHg 不能用氯胺酮、去极化肌松药

D. 患闭角型青光眼但未手术患者禁用抗胆碱药、肾上腺素、安定镇静药

E. 吗啡不能用于闭角型青光眼

5. 眼球破裂患者手术中禁用下列哪种麻醉药物

A. 吗啡　　　　　　B. 阿托品

C. 哌替啶　　　　　D. 异丙嗪

E. 琥珀胆碱

6. 眼科手术施行全麻时，以下哪项不恰当

A. 麻醉诱导、维持平稳，宜选用琥珀胆碱快速气管内插管

B. 辅以局部麻醉可减少全麻药用量

C. 保持呼吸道通畅，避免缺氧和二氧化碳蓄积

D. 忌用能引起眼内压增高的麻醉药物

E. 防止过度牵拉眼肌和压迫眼球，以避免眼 - 心反射

7. 下列关于小儿斜视矫正术后恶心呕吐的说法，不正确的是

A. 术前应用阿片类药者发生率较高

B. 麻醉时间小于 30 分钟，发生率较低

C. 3 岁以下幼儿发生率较高

D. 丙泊酚诱导可降低发生率

E. 术后应禁食一段时间并禁止过早活动

8. 早产低体重儿视网膜病变发生率较高，围术期为避免视网膜出现病变，应该使用氧气 – 空气混合后吸入或吸空气，不提倡吸纯氧，术中最佳 SpO_2 及 PaO_2 为

A. 建议术中维持 SpO_2 在 65% 以上，PaO_2 在 60 ~ 65mmHg 比较合适

B. 建议术中维持 SpO_2 在 75% 以上，PaO_2 在 65 ~ 70mmHg 比较合适

C. 建议术中维持 SpO_2 在 85% 以上，PaO_2 在 60 ~ 80mmHg 比较合适

D. 建议术中维持 SpO_2 在 95% 以上，PaO_2 在 80 ~ 90mmHg 比较合适

E. 建议术中维持 SpO_2 在 100% 以上，PaO_2 在 90 ~ 100mmHg 较合适

9. 手术中低血压造成的视网膜损伤在下列哪种眼病中最明显

A. 斜视 　　　　B. 白内障

C. 青光眼 　　　D. 开眶手术

E. 近视

【A2 型题】

1. 患者男性，70 岁，因双侧白内障，拟行超声乳化人工晶体植入术。入室后常规监测血压、心电图、脉氧饱和度，BP 129/73mmHg，HR 72 次分，SpO_2 98%。静脉给予咪达唑仑 1mg，芬太尼 0.05mg 后，术者行球后阻滞。阻滞时，患者心率突然降至 30 次/分，发生此心动过缓的神经传导通路是

A. 三叉神经→睫状神经→睫状神经节→三叉神经节→迷走神经背核→迷走神经

B. 视神经→睫状神经→视网膜神经节→迷走神经背核→迷走神经

C. 动眼神经→动眼神经节→迷走神经节→迷走神经

D. 展神经→睫状神经→睫状神经节→迷走神经背核→迷走神经

E. 迷走神经→迷走神经节→动眼神经节→动眼神经

2. 患者女性，45 岁，60kg，因视网膜脱离，拟于 MAC 下行玻璃体切除，网膜复位术，入室后常规监测血压、心电图、脉氧饱和度，BP 138/76mmHg，HR 88 次/分，SpO_2 97%。静脉予以咪达唑仑 1mg，芬太尼 0.05mg 后，术者行球后阻滞。注药结束，患者突发抽搐，意识消失，并逐渐出现呼吸暂停。此时患者可能发生了

A. 癫痫

B. 局麻药中毒

C. 恶性心律失常

D. 镇静镇痛药物过敏反应

E. 脑血管意外

3. 患儿 6 岁，22kg，1 天前左眼被剪刀刺伤，诊为左眼角巩膜裂伤，拟于全麻下行眼外伤清创缝合术。患儿入院时体温 37.5℃，少量流涕，干咳。听诊双肺呼吸音粗；胸片显示肺纹理增粗；血常规提示白细胞稍高，中性粒细胞 80%。患儿已禁食水 10 小时。对于是否可行全麻的说法，下列正确的是

A. 小儿有明确的上呼吸道感染，应暂停手术

B. 应经过短暂的抗感染治疗后再进行手术

C. 患儿发热可能是由眼科外伤引起，因此必须立即手术

D. 麻醉医师应综合评估局部情况和全身情况，并与眼科医师协商手术时机

E. 选择气管插管较选择喉罩更为安全

4. 患者男性，22 岁，75kg，双眼化学烧伤 1 个月余，述咽痛、偶咳无痰。拟全麻下行右眼穿透性角膜移植术。下列关于麻醉选择上的原则，正确的是

　A. 患者有上呼吸道感染体征，应推迟手术

　B. 角膜移植属于限期手术，可适当放宽全麻的要求

　C. 穿透性角膜移植疼痛刺激不大，可选择局部麻醉

　D. 角膜移植手术要求的麻醉深度较浅，因此用不用肌松剂麻醉效果差别不大

　E. 术中应维持 IOP 的稳定，在去除全层角膜组织时，应维持稍高的 IOP

5. 患儿男性，8 个月，9kg，头胎顺产，发育正常。诊为先天性白内障。拟行超声乳化＋前节玻璃体切割术。全麻最宜采用哪种方式

　A. 七氟烷吸入诱导，吸入维持

　B. 七氟烷吸入诱导，丙泊酚静脉维持

　C. 异氟烷吸入诱导，吸入维持

　D. 丙泊酚静脉诱导维持

　E. 氯胺酮静脉全麻

6. 患儿女性，3 岁，16kg，因左眼斜视，拟行斜视矫正术，在牵拉内直肌时，心电监护显示心率从 118 次/分减慢至 65 次/分，并出现室性期前收缩，此时应做的首要处理是

　A. 加深麻醉

　B. 静脉给予阿托品

　C. 立即暂停手术

　D. 不用处理，可以自然缓解

　E. 加深麻醉同时给予阿托品

7. 患儿男性，3 岁，18kg，自幼斜颈，曾行斜颈矫正术，但术后改善不明显，后发现右眼斜视，拟行全麻下斜视矫正术。下列关于围术期管理，描述错误的是

A. 手术中牵拉眼外肌容易发生眼 – 心反射

B. 易发生眼 – 胃反射，可能导致术后恶心呕吐

C. 患儿有恶性高热风险，应询问家族史，并且术中加强监测

D. 七氟烷吸入麻醉较氯胺酮麻醉更容易发生眼 – 心反射

E. 眼 – 心反射表现为牵拉眼外肌时，出现心率减慢

8. 患者女性，55 岁，因巨大视网膜脱落拟行视网膜修补术，应避免使用下列何种麻醉方式

A. 丙泊酚静脉全麻

B. 七氟烷吸入麻醉

C. 七氟烷＋丙泊酚静吸复合全麻

D. N_2O 吸入麻醉

E. 异氟烷吸入麻醉

9. 患者男性，20 岁，行斜视矫正术，术中牵拉眼内直肌时，心率从 80 次/分降至 45 次/分，伴恶心，停止操作并给予阿托品后仍无明显改善，此时应采取的措施为

A. 眼外肌局部浸润麻醉

B. 球后神经阻滞

C. 继续应用阿托品

D. 应用胃长宁

E. 应用镇静药

10. 患儿男性，5 岁，因斜视拟于气管内全麻下行矫正术，氟烷吸入诱导入睡后给予琥珀胆碱 1.0mg/kg，患儿咬肌强直致张口困难，行气管插管后给予氟烷吸入维持麻醉，20～30 分钟后，患儿出现心动过速，体温急剧上升达41℃，肌肉强直。最可能的诊断是

A. 高热惊厥

B. 恶性高热

C. 硬肿症

D. 恶性精神抑制综合征

E. Duchenne 肌营养不良

11. 患儿女性，6岁，全麻下行斜视手术，突然出现窦性心动过缓及间歇性心室逸搏，但血流动力学稳定。治疗该心律失常的恰当方法为

A. 告诉外科医生停止牵拉眼部肌肉

B. 告诉外科医生实施球后阻滞

C. 减少吸入麻醉药的深度

D. 减少静脉麻醉药的剂量

E. 给予阿托品

12. 患者女性，60岁，因右眼视物不清5天，门诊以右眼急性闭角型青光眼收住院，拟在全麻下行手术治疗。该患者应慎用

A. 地西泮　　　　B. 丙泊酚

C. 乙酰唑胺　　　D. 双氯磺胺

E. 硫喷妥钠

【A3/A4 型题】

(1~3题共用题干)

患者男性，21岁，钢铁工人，工作时铁屑溅入左眼，急诊行左眼异物取出术。术中突然出现交界性心律和房室传导阻滞。

1. 该患者心律失常产生的原因可能为

A. 缺氧

B. CO_2 蓄积

C. 眼-心反射

D. 焦虑不安

E. 术中应用拟胆碱药物

2. 下列有关眼-心反射的陈述，错误的是

A. 因强烈牵拉眼肌或压迫眼球引起

B. 由视神经传入

C. 由迷走神经传出

D. 引起心动过缓

E. 全麻过浅时容易发生

3. 下列处理眼-心反射的措施，错误的是

A. 暂停手术操作

B. 保证足够通气

C. 静脉注射阿托品

D. 加深麻醉

E. 静脉注射新斯的明

(4~5题共用题干)

患儿女性，7岁，24kg，拟行斜视矫正术。麻醉诱导采用丙泊酚60mg，琥珀胆碱25mg，由于肌松差，首次插管困难且致上中门齿脱落。再次静脉推注琥珀胆碱后插管成功。20~30分钟后，患儿出现心动过速，体温急剧上升达43℃，肌肉强直。

4. 最可能的诊断是

A. 高热惊厥

B. 恶性高热

C. 硬肿症

D. 恶性精神抑制综合征

E. Duchenne 肌营养不良

5. 下列治疗措施错误的是

A. 立即停止手术和麻醉，以纯氧行过度通气

B. 迅速用物理降温法降温

C. 维库溴铵0.05mg/kg，5~10分钟重复一次，总量可达0.5mg/kg，直至肌肉松弛

D. 静脉注射甘露醇0.5mg/kg，使尿量 > 2ml/（kg·h）

E. 静脉注射药理剂量的皮质激素

(6~7题共用题干)

患儿男性，6岁，体重20kg，左眼开放性外伤2小时，拟急诊行眼外伤清创、探查缝合术。患儿近1周有明显上呼吸道感染，咳嗽、咳痰。该患儿禁食时间小于5小时。由于患儿无法配合局部探查，需行全身麻醉。

6. 该患儿采用何种全身麻醉诱导方式为佳

A. 静脉诱导气管插管

B. 静脉诱导喉罩管理气道

C. 氯胺酮全静脉麻醉

D. 全吸入诱导喉罩插管

E. 全吸入诱导气管插管

7. 该患儿麻醉苏醒期最不可能出现的并发症是

A. 拔管期喉痉挛

B. 呼吸道分泌物增加，延长带管时间

C. 拔管期胃内容物反流误吸

D. 拔管后自主呼吸通气不足，出现低氧血症，需要再次进行控制气道

E. 心律失常

（8～9 题共用题干）

患者女性，58 岁，体重 75kg，青光眼 10 年，近日眼胀痛明显。患者有高血压病史 4 年，入室血压 150/98mmHg，HR 80 次/分。拟在全身麻醉下行手术治疗。

8. 下列哪种全麻药物不宜采用

A. γ- 羟基丁酸钠

B. 异丙酚

C. 七氟烷

D. 氧化亚氮

E. 氯胺酮

9. 术中患者的血压突然升高到 180/100mmHg，心率减慢为 50 次/分，此时最佳的做法是

A. 静脉给予阿托品 0.5mg

B. 静脉给予降压药物亚宁定 15mg

C. 暂停手术操作，观察血压、心率变化

D. 加深麻醉深度，给予镇痛药物

E. 检查患者的通气状态，必要时调整呼吸参数

（10～11 题共用题干）

患者女性，40 岁，体重 80kg，既往有糖尿病病史 18 年，胰岛素控制血糖，近 2 年出现糖尿病肾脏病变。近半年出现视力显著下降，诊断糖尿病视网膜病变。拟在 MAC 复合局部麻醉下行玻璃体视网膜联合术，下午 2 点手术开始。

10. 该患者在手术开始半小时后出现心率增快、心慌、大汗，首先需要考虑的原因是

A. 低血糖反应

B. 不能耐受局麻手术刺激

C. 电解质紊乱

D. 心功能不全

E. 血容量超负荷

11. 该患者在手术开始半小时后出现心率增快、心慌、大汗，对该患者不正确的处理方式是

A. 暂时停止手术操作

B. 增加镇静止痛药物

C. 测血糖水平

D. 快速进行血气与电解质分析

E. 调整体位

【X 型题】

（1～2 题共用题干）

患儿女性，10 岁，体重 30kg，拟全麻下行双眼斜视矫正术。全麻诱导、插管均顺利。眼科医师在手术开始时发现患儿眼压升高。

1. 此病例中可能导致眼压升高的原因是

A. 患儿诱导期间可能使用了肌松剂琥珀胆碱

B. 麻醉诱导时静脉使用了氯胺酮

C. 麻醉诱导后，气管插管时麻醉深度较浅

D. 麻醉诱导时使用七氟烷吸入诱导

E. 气管插管后通气不足

2. 眼压升高时正确的处理方式是

A. 加深麻醉，给予充分镇痛

B. 使用氯胺酮加深麻醉

C. 使用肌松药

D. 暂时延缓手术，观察眼压的变化

E. 充分供氧，防止通气不足和二氧化碳

蓄积

(3～5 题共用题干)

患儿男性，出生 5 个月龄，体重 5kg。诊断：早产儿，先天性视网膜发育不良。拟行全身麻醉下眼底检查，视网膜光凝治疗。

3. 该患儿的术前评估需要注意以下哪些问题

A. 了解患儿早产胎龄以及出生体重，评估发育状况

B. 了解是否存在其他发育异常

C. 术前常规检查

D. 了解近期有无上呼吸道感染及治疗状况

E. 了解患儿的喂养状况

F. 合并先天性心脏病患儿应由心外科进一步评估麻醉风险

4. 患儿为早产儿，胎龄 26 周$^{+5}$，出生体重 950g，目前喂养方式：人工喂养，无喂养困难。术前检查未发现其他发育异常，术前常规检查正常，否认近期上呼吸道感染。此患儿的全身麻醉采用以下何种方式为佳

A. 吸入七氟烷诱导喉罩置入管理气道，术中吸入七氟烷保留自主呼吸

B. 术中监测呼气末二氧化碳，关注通气和氧合状态

C. 手术时间超过半小时，可以间断人工辅助通气，改善通气和氧合

D. 术中补充含葡萄糖的溶液

E. 可在自主呼吸佳、深麻醉下拔出喉罩

F. 预防麻醉苏醒期躁动

5. 患儿吸入麻醉停药 1 小时后仍未苏醒，自主呼吸幅度小、频率低，未苏醒的常见原因是

A. 术中吸入七氟烷浓度过高，术毕呼吸抑制导致七氟烷排出受限

B. 每分通气量低，二氧化碳蓄积

C. 低血糖

D. 低体温

E. 电解质紊乱

F. 恶性高热

(6～8 题共用题干)

患者男性，50 岁，75kg，2 年前面颈部被稀盐酸烧伤，面颈部瘢痕形成，活动受限，双眼角膜结膜烧伤，角膜混浊。现出现视力显著下降，眼睑闭合不良，以左眼为著。拟行左眼睑球粘连松解及左眼穿透性角膜移植术。

6. 患者术前评估需要注意哪些问题

A. 询问患者既往的治疗史

B. 了解术前常规检查

C. 仔细检查患者的头颈部活动度及张口度，判断患者是否存在气道开放困难

D. 了解是否存在面罩通气困难

E. 了解鼻腔通畅程度

F. 了解是否有药物过敏史

7. 该患者颈胸粘连，颈部后仰受限，甲颏距离 6.0cm，张口度 4.0cm，无呼吸困难。可以采用下列哪种麻醉管理方式

A. 静脉快速诱导，可视喉镜暴露声门进行气管内插管

B. 保留自主呼吸，充分表面麻醉复合镇静镇痛下经鼻盲探气管插管

C. 静脉快速诱导，经口置入可弯曲 4# 喉罩

D. 局部麻醉复合清醒镇静镇痛术

E. 快速静脉诱导，硬质气管镜（视可尼）暴露声门气管内插管

F. 局部麻醉

8. 该患者在麻醉选择和管理上应注意哪些问题

A. 如患者有上呼吸道感染体征，应推迟手术

B. 角膜移植属于限期手术，可适当放宽全麻的要求

C. 角膜移植手术术中要求患者制动，要保持合适的麻醉深度和肌松效果

D. 穿透性角膜移植手术为了避免患者用力呛咳导致 IOP 升高,应采用全身麻醉

E. 术中应维持 IOP 的稳定,尤其在去除全层角膜组织时

F. 术中不需要肌松,没有必要使用肌松药

第五节 耳鼻喉科手术的麻醉

【A1 型题】

1. 耳鼻喉科手术麻醉最关键的问题是
   A. 减少出血
   B. 控制血压增高
   C. 预防水、电解质紊乱
   D. 保持气道通畅和充分的通气
   E. 预防迷走神经反射性心律失常

2. 中耳手术应尽量避免应用下列哪种药物
   A. 异丙酚   B. 吗啡
   C. 琥珀胆碱   D. N_2O
   E. 芬太尼

3. 中耳手术关闭中耳腔之前至少应停吸氧化亚氮多长时间
   A. 60 分钟   B. 45 分钟
   C. 30 分钟   D. 15 分钟
   E. 5 分钟

4. 施行鼻内镜手术麻醉时,下列哪项措施最不安全
   A. 局部麻醉   B. 血液稀释
   C. 控制性低压   D. 喉罩通气下全麻
   E. 气管内插管全麻

5. 扁桃体切除术后出血最常见于
   A. 术后最初 6 小时
   B. 术后 6 ~ 12 小时
   C. 术后 12 ~ 24 小时
   D. 术后第 3 天
   E. 术后第 7 天

6. 关于支撑喉镜下喉激光手术的说法,正确的是
   A. 该手术刺激较大,使用右美托咪定有利于血流动力学平稳
   B. 因手术时间短,术中不宜追加肌松药
   C. 因手术时间较短,麻醉镇痛药首选半衰期短,镇痛强的瑞芬太尼
   D. 成人手术气管导管一般选择 7.0# ~ 7.5#
   E. 固定支撑喉镜时出现心动过缓,应立即给予阿托品

7. 关于鼻内镜手术中控制性降压,下列说法错误的是
   A. 降压速度不宜过快
   B. 降压幅度不超过基础血压的 40%
   C. 维持合适的麻醉深度,确保通气及氧合
   D. 主要目的是节约用血
   E. 加强循环监测,避免血容量不足,妥善处理反射性心率加快

8. 直接喉镜检查用于行声带息肉摘除、气管异物取出和乳头状瘤电灼等治疗,其麻醉主要困难在于
   A. 麻醉与手术共用同一气道,相互干扰
   B. 要求维持足够的肺泡气体交换和检查后迅速恢复气道保护性反射
   C. 要注意保护牙齿
   D. 消除张口反射、咳嗽、喉痉挛和心律失常
   E. 术中要求咬肌和咽喉肌群松弛

【A2 型题】

1. 患者男性,40 岁,因患鼻咽部巨大纤维血管瘤拟行手术治疗,术前 HR 80 次/分,BP 110/70mmHg,无心肺疾患,如果术后 30min 患者意识未恢复。下列原因中,可能性最小的是
   A. 脑梗死

B. 脑缺氧性水肿

C. 麻醉药代谢缓慢

D. 脑出血

E. 苏醒延迟

2. 患者男性，38 岁，支撑喉镜下行声带息肉切除术。手术过程顺利，术毕患者可睁眼，自主呼吸恢复，无法耐受气管导管剧烈呛咳，故快速拔出导管。拔管后患者出现呼吸费力，通气不能，吸气喉鸣，反常呼吸。下面所给措施正确的是

A. 面罩吸氧

B. 吸痰

C. 面罩加压通气 + 丙泊酚 50mg

D. 再次快速气管插管

E. 紧急气管切开

3. 患者女性，16 岁，40kg，拟于局麻下行扁桃体摘除术。使用 2% 利多卡因 18ml 做局部浸润，待 15 分钟后，患者突然颜面苍白，意识恍惚，全身抽搐，末梢发绀，呼吸停止，心音听不清。经急救、复苏等处理 2 分钟后心跳、自主呼吸恢复，1 小时后神志恢复正常。根据患者的临床表现，可以诊断为

A. 局麻药高敏反应

B. 局麻药毒性反应

C. 局麻药变态反应

D. 局麻药过敏性休克

E. 癫痫大发作

4. 患者男性，50 岁，65kg，拟在气管内插管全麻下行支撑喉镜声带息肉切除术。手术时间预计 15 ~ 25 分钟。肌松药的使用原则是

A. 米库氯铵作用时间短，可用于此类手术

B. 为了缩短起效时间，顺式阿曲库铵可以 4 倍 ED95 的量给予

C. 可以使用泮库溴铵

D. 罗库溴铵可使用，为了缩短起效时间应快速推注

E. 琥珀胆碱可用于短小手术，术毕用新斯的明拮抗

5. 患者男性，70 岁，因喉癌拟于全麻下行全喉切除 + 双侧颈淋巴结清扫术。既往高血压、冠心病病史，术前检查可见偶发室性期前收缩。常规麻醉诱导行气管插管。术中血压 115/65mmHg，心率 70 次/分。当术者牵拉患者喉部准备切除时，患者心率突然下降至 46 次/分，血压下降至 88/50mmHg。要求术者停止操作，患者心率很快回升至 68 次/分。心动过缓的原因可能是

A. 麻醉过深

B. 房室传导阻滞

C. 喉迷走神经反射

D. 失血性休克

E. 监护仪测量不准

6. 患者男性，55 岁，诊断为喉癌，拟行全喉切除 + 淋巴结清扫术。专科查体：频闪喉镜示会厌喉面、双室带、声门及声门下多发肿物，前联合较多，遮挡声门约 1/3。患者声嘶，剧烈活动后一度呼吸困难，术者要求于插管全麻下手术。该患者最安全的麻醉方式为

A. 常规静脉诱导，丙泊酚，芬太尼，顺式阿曲库铵，气管内插管

B. 静脉诱导，丙泊酚，氯化琥珀胆碱，芬太尼，气管内插管

C. 七氟烷吸入诱导，保留自主呼吸，气管内插管

D. 清醒气管内插管

E. 坚决要求术者先做气管切开

7. 患儿女性，5 岁，因中耳炎拟行双耳鼓膜置管，手术约 10 分钟。患儿查体和化验检查

正常。家属述曾患哮喘，输液治疗后痊愈，目前已有 3 年未再出现哮喘。下列关于该患儿的麻醉选择，正确的是

A. 鼓膜置管操作简单，患儿也可在局麻下进行

B. 全麻下手术必须使用足够的肌松药以保证患儿不动

C. 全麻中无须使用镇痛药

D. 七氟烷可舒张支气管平滑肌，因此可以使用

E. 手术时间短可使用琥珀胆碱

8. 患儿男性，3 岁，气管异物（花生）后 3 天，咳嗽、痰多、低热。入院拟行支气管异物取出术。胸片示右肺斑片状影，左肺清亮，听诊左肺呼吸音清，右肺呼吸音微弱。全麻下气管镜取异物，当钳夹异物到声门下时，因异物较大脱落，术者再次下气管镜，此时患儿 SpO_2 开始下降，目前应采取的措施是

A. 嘱术者尽快找到异物取出

B. 面罩通气

C. 紧急气管插管

D. 嘱术者将异物推到一侧支气管后面罩通气

E. 紧急气管切开

9. 患者男性，50 岁，因慢性中耳炎行中耳成形人工听骨置入术。术毕最应注意的问题是

A. 避免术后恶心、呕吐

B. 避免高血压引起出血

C. 避免剧烈咳嗽及头部剧烈晃动

D. 早期下地活动避免尿潴留

E. 早期进食避免低血糖

【A3/A4 型题】

(1～3 题共用题干)

患儿，5 岁，27kg，因睡眠打鼾 2～3 年，

诊断为扁桃体增大，左侧Ⅱ度、右侧Ⅲ度，拟在全麻下行扁桃体切除术。

1. 关于术前准备，不妥的是

A. 与患儿建立一定感情

B. 出凝血时间检查

C. 术前访视患者，与家属沟通

D. 血常规检查

E. 禁食 12 小时

2. 于气管内麻醉下行手术时，术中在取出右侧扁桃体后创口出血，呼吸道阻力增加，最不可能的原因是

A. 导管脱出卡入食道口

B. 导管打折

C. 导管被血液阻塞

D. 导管被痰液阻塞

E. 导管误入支气管

3. 如不及时发现，不可能出现的是

A. 窒息　　　　　　B. $PaCO_2$ 下降

C. 缺氧　　　　　　D. 心脏骤停

E. 二氧化碳蓄积

(4～6 题共用题干)

患者男性，55 岁，体重 102kg，诊断为阻塞性睡眠呼吸暂停综合征，术前检查 BP 175/95mmHg，SpO_2 90%。ECG 提示窦性心动过速，ST 段下移 > 0.05mV，伴偶发室性期前收缩。拟于全麻下行悬雍垂腭咽成形术。

4. 下列关于阻塞性睡眠呼吸暂停综合征患者行悬雍垂腭咽成形术的麻醉特点，不包含的选项是

A. 常伴有气管插管困难

B. 该病常引起全身各系统的病理生理改变

C. 可清醒镇静下经鼻气管插管

D. 必须使用控制性降压

E. 防止气管拔管后的呼吸抑制

5. 下列哪种方法最不宜采用

A. 经鼻慢诱导盲探气管插管

B. 经口表麻气管插管

C. 经鼻快速诱导气管插管

D. 经口慢诱导气管插管

E. 表麻下纤维支气管镜引导气管插管

6. 术毕患者清醒，拔出气管导管后，出现呼吸困难、发绀，最不可能的原因是

A. 术区出血　　　　 B. 喉头水肿

C. 麻醉药残余作用　 D. 气道梗阻

E. 气胸

【X 型题】

(1 ~ 5 题共用题干)

患者男性，67 岁，因喉癌拟在全身麻醉下行显微喉镜下喉癌 CO_2 激光切除术，备全喉切除 + 左侧颈淋巴结清扫。有吸烟史 40 年，每天 30 支，既往有 COPD 病史 10 年，登 2 楼有气喘。术前访视建议患者行肺功能检查和血气分析。

1. 以下异常的肺功能指标符合阻塞性通气功能障碍改变的是

A. 第 1 秒用力呼气量/用力肺活量比值（FEV_1/FVC）降低

B. 第 1 秒用力呼气量占预计值百分比（$FEV_1\%$ 预计值）降低

C. 最大呼气中期流量（FEF 25% ~ 75%）降低

D. 最大呼气中期流量（FEF 25% ~ 75%）升高

E. 肺总量（TLC）升高

F. 功能残气量（FRC）升高

G. 残气量/肺总量比值（RV/TLC）降低

2. 以下术前准备措施可能降低术后肺部并发症的是

A. 戒烟

B. 加强营养支持

C. 咳嗽训练

D. 心肺功能训练

E. 抗炎、祛痰、平喘治疗

F. COPD 急性加重时加用糖皮质激素

3. 喉部激光手术必须采取措施预防气管导管燃烧，以下做法正确的是

A. 外科医师要尽量降低激光能量，把握激光束的发射角度

B. 采用抗激光导管，导管用液状石蜡润滑

C. 气管导管套囊注入染色的生理盐水

D. 气管导管尽可能放置浅一些，以免进入一侧支气管

E. 用湿脑棉覆盖暴露于视野的导管

F. 吸入氧化亚氮和氧气混合气体以降低吸入氧浓度

4. 一旦术中发生气管导管燃烧，应该采取的措施是

A. 立刻拔除气管导管

B. 立即断开供氧管

C. 立即在气道内注入生理盐水熄灭余火

D. 立即在直接喉镜和硬支气管镜下评估上、下呼吸道的损伤情况

E. 损伤严重的患者应重新插管或气管切开

F. 立即清理术区棉片，纱布等可燃物

5. 术后 1 小时，患者出现吸气性呼吸困难，出现明显的三凹征，此时可能发生的情况是

A. 麻醉药物残留

B. 喉痉挛

C. 分泌物导致的吸入性肺炎

D. 气胸

E. 喉水肿

F. 肺不张

(6 ~ 8 题共用题干)

患儿男性，10 岁，拟于全身麻醉下行扁

桃体摘除术。

6. 术中应注意的问题包括

A. 选择气管内插管更安全

B. 套囊充气防止血流入气管内

C. 注意开口器造成的气管导管受压

D. 出血量估计较困难

E. 气道压变化

7. 该手术采用气管插管全身麻醉较局部麻醉的优点包括

A. 有利于提高患者的舒适度

B. 有利于抑制咽喉部反射

C. 有利于气道管理和保持气道通畅

D. 有利于咽喉部肌肉松弛

E. 有利于术后及时清除血液和分泌物

8. 患儿术后创面出血，经评估需手术止血，此时麻醉处理的主要问题包括

A. 正确估计失血量，纠正低血容量

B. 进一步寻找再出血的原因

C. 避免用术前药

D. 一律清醒插管

E. 诱导时按饱胃处理

（9～14 题共用题干）

　　患者男性，30 岁，70kg，诊断为慢性鼻窦炎，既往无特殊病史，无麻醉手术史，无药物过敏史。拟在全身麻醉下行 FESS 手术。

9. 麻醉医师术前访视患者时预测气管插管困难的检查包括

A. 张口度　　　　B. 头颈活动度

C. Mallampati 试验　D. 甲颏间距

E. 屏气试验　　　F. 吹火柴试验

G. 肺部听诊

10. 该患者使用芬太尼 0.2mg，异丙酚 120mg，罗库溴铵 50mg 静脉诱导插管，发现无法暴露声门，正确的处理方法是

A. 同一人使用普通喉镜再次试插管

B. 使用弯头光纤喉镜重新插管

C. 面罩维持通气，等待有经验的上级医师协助

D. 使用纤维喉镜经鼻插管

E. 经口放置喉罩维持通气

F. 环甲膜切开

G. 气管切开

11. 在有经验的医师协助下，对该患者完成插管，挤压呼吸囊发现气道阻力大，气体监护仪显示有 CO_2 波形，可能的原因是

A. 气管导管误入食道

B. 气管导管进入一侧支气管

C. 气管导管扭曲或打折

D. 患者发生气胸

E. 患者发生支气管痉挛

12. 听诊患者双肺有哮鸣音，正确的处理是

A. 加深麻醉

B. 减浅麻醉

C. 吸痰

D. 追加非去极化肌松药

E. 将气管导管拔出 1cm

F. 使用支气管解痉药

13. 该患者术毕拔管时应注意

A. 在深麻醉下拔管

B. 呼吸功能完全恢复后再拔管

C. 待患者完全清醒后再拔管

D. 患者一出现呛咳反应，无论是否清醒，立即拔管

E. 拔管前吸引口咽腔分泌物及血液

F. 拔管后放置鼻咽通气道

14. 该患者拔管后 BP 130/75mmHg，呼吸 10 次/分，HR 75 次/分，SpO_2 88%（吸空气时），OAAS 评分 4 级，双侧瞳孔呈针尖样，正确的处理是

A. 予以纳洛酮 0.4mg 拮抗

B. 立即送往病房

C. 送麻醉恢复室吸氧观察

D. 予以新斯的明拮抗

E. 面罩加压控制通气

F. 马上重新气管插管

G. 清理呼吸道血液及分泌物

（15~17 题共用题干）

患者男性，33 岁，身高 175cm，体重 120kg。主诉睡眠打鼾 10 年，呼吸暂停 2 年，诊断为睡眠呼吸暂停综合征，拟于全麻下行腭咽成形术。

15. 关于肥胖患者功能残气量的说法，正确的是

A. 肥胖患者功能残气量下降

B. 功能残气量为正常呼气末肺内所含气体量

C. 此时，肺的内向弹性回缩力与胸廓向外的弹性回缩力相等

D. 功能残气量可以通过吸出氮气法或是吸入氦气的方法测定

E. 直立位转变为仰卧位后，功能残气量减少

F. 闭合容量约等于功能残气量

16. 手术期间，发现气道峰压升高至 40cmH$_2$O，此时考虑哪些原因

A. 肌松药物作用消失，自主呼吸恢复，与呼吸机对抗

B. 气管导管过深

C. 支气管痉挛

D. 分泌物过多

E. 气管导管打折

F. 呼吸环路脱开

17. 手术期间，发现气道峰压升高至 40cmH$_2$O，如何鉴别诊断并处理

A. 检查气管导管位置

B. 吸痰

C. 听诊双肺

D. 适时追加肌松剂，并加深麻醉

E. 立即更换导管

F. 如发生支气管痉挛，给予 β 受体激动剂，无效者给予小剂量肾上腺素

第六节　骨科手术的麻醉

【A1 型题】

1. 左髋部骨折患者，拟行择期手术，口服氯吡格雷需在术前几天停药

A. 3 天　　　　B. 5 天

C. 7 天　　　　D. 10 天

E. 14 天

2. 术中脊髓功能常见的监测方法不包括

A. 术中唤醒　　B. 肌电图

C. SSEP　　　　D. BAEP

E. MEP

3. 在创伤后应激反应中，说法错误的是

A. 抗利尿激素分泌增多

B. 胰岛素分泌增多

C. 可出现 SIRS（全身性炎症反应综合征）

D. 在创伤早期，血液处于高凝状态

E. 微血管通透性增高导致组织水肿

4. 放置止血带的位置应正确，下肢的止血带应放在

A. 大腿中部

B. 膝上 20cm 处

C. 大腿根近腹股沟部

D. 腿中、上 1/3 交界处

E. 大腿中、下 1/3 交界处

5. 以下哪项不是骨科止血带的不良作用

A. 低血压　　　　B. 神经损伤

C. 气栓　　　　　D. 横纹肌溶解

E. 远端坏死

6. 做足跟部手术时，除了阻滞腘神经外，还能阻滞哪个神经以使患者完全无痛

    A. 隐神经   B. 腓肠神经

    C. 腓总神经   D. 胫后神经

    E. 坐骨神经

7. 长期卧床的骨科手术患者应特别注意

    A. 脑梗死   B. 心肌梗死

    C. 心功能障碍   D. 上呼吸道感染

    E. 深静脉血栓形成

【A2 型题】

1. 患者男性，32 岁，拟行右肱骨骨折开放复位术。肌沟法臂丛神经阻滞麻醉，穿刺获得异感后注 0.25% 布比卡因与 1% 利多卡因混合液（含肾上腺素）共 30ml，注完药后约 3min，患者打哈欠，瞪眼不语，口唇明显发绀，$SpO_2$85%，心率 40 次/分，脉搏微弱，随后神志消失，呼吸停止。发生上述情况的原因可能是

    A. 气胸   B. 出血及血肿

    C. 膈神经麻痹   D. 声音嘶哑

    E. 全脊麻

2. 患者女性，20 岁，左前臂外伤，经锁骨上路行臂丛神经阻滞，穿刺针指向内、后及下方刺入，当时除了咳嗽一声外，未见其他不适，麻醉效果满意，术后 8 小时，患者自感胸闷、呼吸困难，急诊做了胸部 X 线摄片。此时最可能的诊断是

    A. 气胸   B. 声音嘶哑

    C. 膈神经麻痹   D. 出血及血肿

    E. 全脊髓麻醉

3. 患者男性，28 岁，常感头晕乏力、心慌气短，手指有轻微颤动，睡眠差。因右食指、中指近端离断伤，拟选用臂丛神经阻滞麻醉，下列药物应禁用的是

    A. 布比卡因   B. 丁卡因

    C. 肾上腺素   D. 利多卡因

    E. 罗哌卡因

4. 患者男性，78 岁，既往有高血压，糖尿病，冠心病病史，银屑病 20 年。目前血压 150/90mmHg，心功能 Ⅲ 级，肺部有感染，听诊有少量湿啰音，拟行右下肢膝关节截肢术。最合适的麻醉方式是

    A. 股神经 + 坐骨神经 + 股外侧皮神经三合一阻滞

    B. 全麻插管

    C. 坐骨神经阻滞

    D. 腰 – 硬联合麻醉

    E. 连续硬膜外麻醉

5. 患者男性，28 岁，平素体健，因膝关节外伤在腰 – 硬联合麻醉下行髌骨切除术。术后第 2 天发生剧烈头痛，坐起时加重，平卧后减轻。该患者术后头痛发生的原因是

    A. 局麻药中加入肾上腺素

    B. 硬膜外穿刺过程中穿破硬脊膜，脑脊液外流引起的低压性头痛

    C. 同时伴有颅内病变

    D. 麻醉药物选择不当

    E. 局麻药物注射过快

6. 患者女性，74 岁，因股骨颈骨折 11 天拟于椎管内麻醉下行股骨头置换术。既往有高血压病史 30 年，规律服药治疗。否认冠心病、糖尿病病史。患者取左侧卧位准备行椎管内麻醉时突发呼吸、心脏骤停，最可能的原因是

    A. 脑梗死   B. 心肌梗死

    C. 充血性心衰   D. 肺栓塞

    E. 过敏性休克

7. 患者女性，28 岁，因上肢骨折入手术室，对该患者应用神经刺激器进行臂丛神经阻滞，注入局麻药物适合的电流刺激强度是

    A. 小于 0.2mA   B. 0.2 ~ 0.5mA

C. 0.5～1mA　　　　D. 1～2mA

E. 大于2mA

8. 患者女性，62岁，因右股骨粗隆间骨折6天拟行手术治疗。术前下肢血管超声检查发现右下肢静脉血栓。下列哪种下肢静脉血栓应该先行放置下腔静脉滤器

A. 小腿肌间静脉血栓

B. 髂静脉血栓

C. 胫前静脉血栓

D. 腓静脉血栓

E. 大隐静脉血栓

9. 患者女性，80岁，因髋部骨折，术前情况不清，急诊行椎管内麻醉下切开复位固定术，术中无明显诱因突发脉氧饱和度下降至70%，呼吸困难，烦躁不安，血压下降，心率增快。发生上述情况最可能的原因为

A. 液体输入量不足

B. 冠心病，突发心肌梗死

C. 支气管痉挛

D. 肺栓塞

E. 恶性高热

10. 患者男性，75岁，因股骨颈骨折，拟行全髋关节置换术，为防深静脉血栓形成，术后需低分子肝素抗凝7天。术后早期可行的镇痛方案不包括

A. 口服 NSAIDs 药物

B. 硬膜外镇痛，并在3天镇痛后拔出导管

C. 静脉注射阿片类药物

D. 使用芬太尼透皮贴剂

E. 单次注射长效局麻药物

11. 患者男性，50岁，全身麻醉下行颈5～7间盘切除术，手术结束后拔出气管导管并被送回病房。术后2小时出现烦躁、呼吸困难。此时最可能发生的并发症是

A. 休克　　　　　　B. 气胸

C. 肺栓塞　　　　　D. 颈前血肿

E. 心衰

12. 患者男性，55岁，既往体健。因右桡骨骨折于臂丛神经阻滞下行切开复位内固定术，术中给予舒芬太尼5μg，咪达唑仑2mg后，出现不规则鼾声，脉搏血氧饱和度下降。此时首要的处理措施是

A. 气管插管　　　　B. 置入喉罩

C. 头后仰托下颌　　D. 暂停手术

E. 继续观察

13. 患者女性，30岁，因尺骨鹰嘴骨折在臂丛神经阻滞下行骨折内固定手术。麻醉后患者诉头晕、耳鸣、口唇发麻。最可能的诊断是

A. 神经阻滞药物浓度过高

B. Horner 征

C. 局麻药中毒

D. 膈肌麻痹

E. 神经阻滞不全

14. 患者男性，35岁，因从高处坠地致四肢麻木、无法行走5天入院，经检查诊断为第2颈椎骨折并脱位，拟急症行椎管探查，骨折复位固定术。该患者禁用下列哪种肌松药

A. 维库溴铵　　　　B. 泮库溴铵

C. 筒箭毒碱　　　　D. 琥珀胆碱

E. 阿曲库铵

【A3/A4 型题】

(1～3 题共用题干)

患者男性，87岁，身高 166cm，体重 76kg，因髋部骨折2小时入院。拟行人工股骨头置换手术。

1. 此患者入院后术前评估发现患者有严重 COPD，吸空气状态行动脉血气分析结果为 pH 7.32、$PaCO_2$ 52mmHg、PaO_2 58mmHg。

此结果提示

　A. 低氧血症合并呼吸性酸中毒

　B. 低氧血症合并代谢性酸中毒

　C. 低氧血症合并呼吸性碱中毒

　D. 呼吸性酸中毒合并代谢性碱中毒

　E. 呼吸性碱中毒合并代谢性酸中毒

2. 在下列麻醉方法中，该患者可能获益最大的是

　A. 气管内插管全身麻醉

　B. 喉罩全身麻醉

　C. 外周神经阻滞

　D. 外周神经阻滞复合喉罩全身麻醉

　E. 椎管内麻醉

3. 如该患者术中需使用骨水泥型假体，减少骨水泥对患者循环影响的措施不包括

　A. 灌入骨水泥前充分止血

　B. 使用水泥枪灌入骨水泥

　C. 避免放入骨水泥时患者存在低血容量

　D. 小剂量预防性使用血管活性药物

　E. 使用长柄假体

(4~6题共用题干)

　患者男性，85岁，70kg，8个月前摔伤后致左股骨颈骨折，未治疗致骨折不愈合，卧床不起，拟行左全关节置换术。患者既往有吸烟史60余年，已戒烟2年余。20余年前诊为慢性阻塞性肺疾病，间断咳白痰。10年前曾行L_{2-5}腰椎减压内固定术。入院体检：神志清楚，体温36.7℃，脉搏90次/分，呼吸16次/分，血压135/85mmHg，听诊双肺呼吸音低，未闻及干湿啰音。辅助检查：血常规、凝血功能、肝肾功能、血糖正常；胸片：双肺纹理紊乱，肺气肿；心电图：ST-T改变。

4. 该患者术前还需完善的检查不包括

　A. 心脏超声

　B. 动脉血气

　C. 双下肢静脉超声

　D. 肺功能

　E. 头颅CT

5. 该患者首选以下哪种麻醉方式

　A. 连续硬膜外麻醉

　B. 单次蛛网膜下腔麻醉

　C. 神经阻滞（腰丛+骶丛）

　D. 神经阻滞（腰丛+骶丛）+镇静或浅全麻

　E. 气管插管全身麻醉

6. 患者在术中突发血压下降至80/40mmHg，心率102次/分，窦性心律不齐，SpO_2下降，最低88%（面罩吸氧5L/min），考虑最可能由以下哪个原因造成

　A. 低血容量

　B. 麻醉深度过深

　C. 术中镇痛不足

　D. 骨水泥植入综合征

　E. 支气管痉挛

(7~9题共用题干)

　患者男性，80岁，因股骨粗隆间骨折1天入院，患者既往有高血压10年，最高200/130mmHg，目前控制在150/100mmHg；糖尿病10年，目前采取胰岛素控制，空腹及三餐后血糖10mmol/L、15mmol/L、13mmol/L、15mmol/L；冠心病5年，在上一层楼后即有心绞痛症状发作，包括胸痛、胸闷以及头晕等症状。吸烟史30年，1包/天。拟急诊行骨折切开复位内固定术。

7. 该患者术前需完善的检查不包括

　A. 冠状动脉造影

　B. 超声心动图

　C. 下肢血管超声

　D. 凝血功能

　E. 血气分析

8. 给患者实施蛛网膜下腔阻滞，L_{3-4}穿刺，患

侧给予罗哌卡因10mg（重比重局麻药），该患者取平卧位后，血压90/60mmHg，麻醉平面 T$_6$ 水平。此时正确的处理不包括

A. 加快输液治疗

B. 手术床改为头低脚高位

C. 给予去氧肾上腺素

D. 给予吸氧治疗

E. 检查血气分析

9. 围术期间，患者的血压应控制在

    A. 基础水平的100%～140%

    B. 基础水平的80%～120%

    C. 基础水平的80%～100%

    D. 基础水平的60%～100%

    E. 基础水平的60%～140%

（10～12题共用题干）

患儿女性，10岁，因诊断胸段特发性脊柱侧弯，CObb角95°收入院。

10. 在下列肺功能检查指标中，最易受损的是

    A. 功能残气量   B. 肺活量

    C. 补呼气量   D. FEV$_1$/FVC

    E. FEV$_1$

11. 该患者手术期间如果出现体感诱发电位（SSEP）或运动诱发电位（MEP）异常，首选的处理措施是

    A. 过度通气

    B. 唤醒试验

    C. 纠正低血容量和贫血

    D. 尽快结束手术

    E. 控制性降压

12. 患者术中出现呼气末二氧化碳分压突然从36mmHg降至15mmHg，心率从72次/分升至120次/分，血压开始下降。最可能的诊断是

    A. 过敏反应   B. 心衰

    C. 脊髓损伤   D. 空气栓塞

    E. 恶性高热

（13～15题共用题干）

患者女性，88岁，主因外伤致左大腿部肿胀伴活动受限1天，行下肢X线提示左股骨粗隆间骨折，为进一步诊治，经急诊收入院。既往有慢性支气管炎病史40余年；高血压病史15年，口服药物控制稳定；糖尿病病史8年，现规律注射胰岛素。否认心脏病及脑血管病史。术前诊断为左股骨粗隆间骨折，慢性支气管炎，Ⅰ型呼吸衰竭。

13. 该患者最适宜的麻醉方案为

    A. 全身麻醉

    B. 椎管内麻醉

    C. 髂筋膜间隙阻滞

    D. 坐骨神经阻滞

    E. 局部麻醉

14. 该患者的哪种情况对实施麻醉干扰最大

    A. 慢性支气管炎   B. 髋部疼痛

    C. 高血压   D. 糖尿病

    E. 高龄

15. 如何缓解该患者围术期疼痛

    A. 口服止痛药

    B. 肌内注射哌替啶

    C. 应用静脉镇痛泵

    D. 股神经阻滞

    E. 髂筋膜间隙阻滞

【X型题】

（1～4题共用题干）

患者女性，56岁，因跌倒致右股骨颈骨折入院。既往有高血压、糖尿病病史，自述平时常服用利血平，血压稳定于（110～150）/（70～90）mmHg；口服二甲双胍，空腹血糖控制在7～9mmol/L。择期在连续硬膜外麻醉下行人工股骨头置换术。麻醉效果佳，术中患者突然出现大汗、颤抖、视物模糊、软弱无力、

心悸等症状。

1. 患者出现上述症状的原因可能为

　　A. 低血压

　　B. 高血压

　　C. 电解质紊乱

　　D. 低血糖

　　E. 高渗性非酮症高血糖

　　F. 局麻药中毒

　　G. 疼痛

2. 为了进一步确诊，你认为需要做哪些检查

　　A. 血压　　　　　B. 血糖

　　C. 尿糖　　　　　D. 电解质

　　E. 头颅 CT　　　 F. ECG

　　G. 体温

3. 围术期低血糖的病因有哪些

　　A. 术前口服降糖药或胰岛素用量过大

　　B. 应用中长效胰岛素不适当

　　C. 使用 β 受体拮抗剂

　　D. 甲状腺功能亢进

　　E. 肝硬化

　　F. 肝占位性病变

　　G. 垂体功能减退

4. 为了防治围术期低血糖，下列哪些做法是正确的

　　A. 围术期应尽量维持患者血糖在正常或稍高水平

　　B. 怀疑患者有低血糖时，应及时测定血糖并根据测定结果迅速处理

　　C. 术中严禁用胰岛素

　　D. 治疗的有效方法是给予葡萄糖，轻者可口服葡萄糖水，严重者可快速输注葡萄糖

　　E. 还可使用胰高血糖素、糖皮质激素

　　F. 术前停用降糖药物

第七节　泌尿外科手术的麻醉

【A1/A2 型题】

1. 经尿道前列腺切除术（TURP）首选的麻醉方法是

　　A. 吸入全身麻醉

　　B. 静吸复合全身麻醉

　　C. 椎管内麻醉

　　D. 全凭静脉全身麻醉

　　E. 基础麻醉

2. 患者男性，67 岁，一般情况尚可，心率 85 次/分、心律齐、血压 145/70mmHg。因前列腺增生症在腰 – 硬联合麻醉下行经尿道前列腺电切术。90 分钟后，患者出现烦躁、轻度呼吸困难、血压升高至 160/100mmHg，心率 68 次/分。该患者最可能发生了

　　A. 心肌梗死　　　 B. 失血性休克

　　C. TURP 综合征　 D. 神经阻滞不全

　　E. 高钠血症

3. 前列腺切除术行硬膜外麻醉时，应达到的麻醉平面是

　　A. $S_{2 \sim 4}$　　　　　B. $L_{3 \sim 4}$

　　C. T_{10}　　　　　 D. T_6

　　E. T_4

4. 下列对肾功能有害的药物是

　　A. 安氟醚　　　　 B. 阿曲库铵

　　C. 多巴胺　　　　 D. 异氟醚

　　E. 丙泊酚

5. 对于嗜铬细胞瘤手术的麻醉，下面正确的观点是

　　A. 麻醉处理原则主要是针对嗜铬细胞瘤切除前的高血压和心律失常，切除后即安全

　　B. 术前因儿茶酚胺大量分泌，血压收缩，

故不能考虑补充血容量

C. 全麻诱导插管及探查分离肿瘤时常造成血压剧烈升高，甚至高血压危象，应特别注意

D. 选用硬膜外阻滞的优点是肿瘤切除前后血流动力学稳定

E. 肿瘤切除后不会出现高血压

6. 患者女性，48岁，拟行回肠膀胱成型术。下列说法不恰当的是

A. 手术可能时间长、创伤大、出血多

B. 应注意血流动力学和内环境的调控

C. 为防止休克，应有大量输血准备

D. 输血速度与输血量一般应快于出血量

E. 由于回肠膀胱都在下腹部，因此采用低位硬膜外麻醉即可满足手术的要求

7. 患者男性，68岁，既往有高血压病史30余年，心脏彩超示左室扩大，室壁肥厚，EF值48%。患者拟行经尿道膀胱肿瘤电灼术，对其麻醉处理不当的是

A. 首选连续硬膜外麻醉，适当控制麻醉平面，术中适量补液

B. 禁行蛛网膜下腔阻滞

C. 若采用全身麻醉，注意防血流动力学剧烈波动

D. 术毕改平卧位时动作应轻、缓

E. 改平卧位时若血压下降，可给予少量血管收缩药以纠正

8. 患儿，3岁，因先天性尿道下裂行修补术，首选的麻醉方式是

A. 腰麻　　　　　B. 局麻

C. 基础麻醉 + 骶麻　　D. 气管内全麻

E. 全凭静脉麻醉

9. 对 TURP 综合征患者应采取的措施是

A. 积极补钾

B. 积极补钙

C. 限制钾摄入

D. 维持血钾 > 4.0mmol/L

E. 提高血钠，补充高渗盐水

10. 对肾衰竭尿毒症患者应采取的措施是

A. 积极补钾

B. 积极补钙

C. 限制钾摄入

D. 维持血钾 > 4.0mmol/L

E. 提高血钠，补充高渗盐水

11. 对原发性醛固酮增多症患者应采取的措施是

A. 积极补钾

B. 积极补钙

C. 限制钾摄入

D. 维持血钾 > 4.0mmol/L

E. 提高血钠，补充高渗盐水

12. 长期口服洋地黄类药物应注意

A. 积极补钾

B. 积极补钙

C. 限制钾摄入

D. 维持血钾 > 4.0mmol/L

E. 提高血钠，补充高渗盐水

13. 抗利尿激素的作用是

A. 收缩外周血管

B. 引起水钠潴留

C. 引起水潴留

D. 排钠排水

E. 引起高钾和高钠血症

14. 糖皮质激素的作用是

A. 收缩外周血管

B. 引起水钠潴留

C. 引起水潴留

D. 排钠排水

E. 引起高钾和高钠血症

15. 血管紧张素 II 的作用是

A. 收缩外周血管

B. 引起水钠潴留

C. 引起水潴留

D. 排钠排水

E. 引起高钾和高钠血症

16. 正常肾血流占心排血量的

A. 2%～3%　　　B. 5%～7%

C. 10%～15%　　D. 20%～25%

E. 40%～45%

17. 肾氧耗约占全身的

A. 2%　　　　　B. 4%

C. 7%　　　　　D. 15%

E. 20%

18. 当灌注压低于多少时，肾血流明显随灌注压变化

A. 150mmHg　　　B. 130mmHg

C. 110mmHg　　　D. 100mmHg

E. 80mmHg

19. 肾最易受缺氧损害的部位是

A. 肾皮质　　　　B. 肾小球

C. 肾毛细血管　　D. 肾盂

E. 肾小管

20. 下列哪一因素不引起肾血流减少

A. 呼吸性酸中毒

B. 呼吸性碱中毒

C. PEEP

D. 心排血量下降30%

E. PaO_2 降至60mmHg

21. 以肾素为主导所致的高血压可表现为

A. 血容量增加

B. 血管痉挛和血容量增加

C. 血液稀释

D. 血管痉挛和血液稀释

E. 血容量减少和血管痉挛

22. 下列药物不能随尿排出的是

A. 脂溶性药物

B. 水溶性药物

C. 蛋白结合率较高的药物

D. 游离型药物

E. 甘露醇

23. 患者男性，57岁，右肾积水致功能丧失。术前血压（180～195）/（105～130）mmHg，长期服用抗高血压药，但血压控制仍不理想，此次欲行肾切除术。该患者的术前准备包括

A. 继续服用抗高血压药，直至血压正常为止

B. 控制血压相对稳定以后，尽早手术

C. 使用利舍平控制血压

D. 术前用药禁用哌替啶

E. 麻醉前2小时禁食

24. 患者男性，50岁，冠心病病史10年，在全麻下行右侧肾癌根治术，术前生命体征平稳，术中血压维持在120/80mmHg左右，心率67次/分，突然发生心搏骤停，其最可能的原因是

A. 癌栓脱落造成肺梗死

B. 输入液体量过多

C. 麻醉深度过深

D. 气管导管脱出

E. 突发心肌梗死

【A3/A4 型题】

（1～6题共用题干）

患者男性，46岁，发现肾功能不全10年，诊为尿毒症2年。要求行同种异体肾移植术。术前规律透析，每周3次。

1. 下列哪项不属于肾移植手术的麻醉管理要点

A. 监测血钠浓度　　　B. 防治低血压

C. 防治高血压　　　D. 注意尿量

E. 监测中心静脉压及血容量

2. 下列最适用于肾移植的静脉麻醉药是

A. 硫喷妥钠和芬太尼

B. 异丙酚和芬太尼

C. 氟哌利多和芬太尼

D. 地西泮和芬太尼

E. 哌替啶和芬太尼

3. 关于肾移植手术的麻醉，下列哪项是错误的

A. 术前适当延长禁食时间

B. 麻醉前用药宜选择阿托品

C. 静脉通道应置于非动静脉瘘一侧

D. 避免使用肾毒性药物

E. 术中宜维持血压在相对较高水平

4. 拟行肾移植手术的尿毒症患者术前最重要的准备是

A. 控制高血压　　　B. 纠正贫血

C. 控制感染　　　　D. 充分透析

E. 改善心功能

5. 于硬膜外麻醉下行肾移植手术时，下列所述错误的是

A. 适当提高局麻药浓度

B. 开放肾动脉后血压下降，首先使用升压药物维持血压

C. 局麻药中不能常规加入肾上腺素

D. 开放前后应适当输血和补液以维持正常血压

E. 应给患者吸氧，防止低氧血症的发生

6. 若手术选择全身麻醉，最恰当的肌松药是

A. 泮库溴铵　　　　B. 琥珀酰胆碱

C. 维库溴铵　　　　D. 阿曲库铵

E. 罗库溴铵

（7~10 题共用题干）

患者男性，46 岁，既往无高血压病史，近 3 个月出现阵发性头痛、心悸伴大汗，发作时血压可达 240/120mmHg，发病以来体重下降 3kg。术前 CT 示左肾上腺肿物。拟行手术切除。

7. 若在结扎肿瘤血管或切除肿瘤之后出现低血压，首先应该

A. 减浅麻醉

B. 快速补充全血，升高血色素

C. 改变体位，保证脑部供血

D. 加快补液同时静脉给予血管活性药，必要时持续泵入

E. 补充钾离子

8. 手术中容易出现低血压的情况是

A. 全麻诱导　　　　B. 改变体位

C. 挤压肿瘤　　　　D. 手术探查

E. 肿物切除后

9. 该患者最有可能的诊断是

A. 原发性高血压

B. 原发性醛固酮增多症

C. 皮质醇增多症

D. 嗜铬细胞瘤

E. 肾血管性高血压

10. 有关该手术的麻醉管理要点，不正确的是

A. 避免应用氯胺酮作为全麻用药

B. 首选连续硬膜外麻醉，保持患者清醒，易于术中管理

C. 在结扎血管与切除肿瘤前停用 α 或 β 受体拮抗剂，补充血容量

D. 有创动脉压监测

E. 发生持续性低血压时可考虑应用肾上腺皮质激素

（11~13 题共用题干）

患者男性，65 岁，进行性排尿困难伴夜间尿频 3 年。曾数次发生急性尿潴留。B 超查前列腺增大约 121ml，残余尿量 80ml。入院后

查体，体温 36.2℃，血压 135/85mmHg，心肺功能正常，Hb 140g/L，凝血功能正常。

11. 手术进行约 2h 的时候，患者出现烦躁不安、恶心、呕吐、头痛。血压先升高之后下降，伴随心动过缓，血氧饱和度下降。该患者可能发生了

    A. 蛛网膜下腔出血

    B. 水中毒，TURP 综合征

    C. 失血性休克

    D. ARDS

    E. 高血压危象

12. 该患者欲做经尿道电切手术，最佳的麻醉方式是

    A. 局部麻醉   B. 全身麻醉

    C. 骶麻   D. 腰 – 硬联合麻醉

    E. 连续硬膜外复合全身麻醉

13. 不宜选用的静脉麻醉药是

    A. 苯巴比妥   B. 丙泊酚

    C. 咪达唑仑   D. 依托咪酯

    E. 氯胺酮

【X 型题】

1. 肾脏手术应注意的问题是

    A. 肾功能不全的患者一般不用术前药

    B. 警惕胸膜损伤导致气胸，注意做好通气监测

    C. 注意可能的下腔静脉损伤致大出血，做好应急准备

    D. 侧卧折刀体位可能造成低血压及压迫损伤

    E. 透析患者要严格限制输液量，仅补充生理需求量和生理消耗量即可

2. 下列关于泌尿外科手术麻醉的特点，说法正确的是

    A. 经尿道前列腺切除术的出血量不易估计，并可能发生 TURP 综合征

    B. 尿路梗阻的患者常伴有肾功能损害，应特别注意保护肾功能

    C. 慢性肾衰的患者多伴有低钾、低钠血症，故应注意补钠、补钾

    D. 右侧肾癌手术中易发生癌栓脱落造成肺栓塞

    E. 患者术中易发生低体温

3. 关于泌尿外科手术麻醉选择的一般原则，错误的是

    A. 肾脏切开手术一般需全身麻醉

    B. 行 TURP 手术时，为安全起见，一般需全身麻醉

    C. 膀胱三角区手术和前列腺手术同属盆腔手术，故对麻醉平面的要求没有区别

    D. 肾衰的患者血透后即可行硬膜外穿刺

    E. 行腹腔镜下手术时，硬膜外阻滞优于全身麻醉

第八节　普通外科手术的麻醉

【A1/A2 型题】

1. 饱食、腹胀患者因急腹症行剖腹探查术，为安全起见，宜采用以下哪种麻醉方式

    A. 局麻

    B. 硬膜外麻醉

    C. 保留自主呼吸静脉全麻

    D. 蛛网膜下隙麻醉

    E. 气管内插管全麻或硬膜外联合气管内插管全麻

2. 肝叶切除术中常需阻断肝门，常温下阻断安全时间不超过

    A. 15 分钟   B. 20 分钟

    C. 30 分钟   D. 40 分钟

    E. 50 分钟

3. 在下列吸入麻醉药中，对肝脏的毒性作用

最小的是

A. 恩氟醚   B. 异氟醚

C. 七氟醚   D. 氟醚

E. 甲氧氟烷

4. 巨大甲状腺肿或瘤体过大，压迫气管，导致不同程度的上呼吸道梗阻，宜采用以下哪种麻醉方式更为安全

A. 局麻

B. 硬膜外麻醉

C. 保留自主呼吸静脉全麻

D. 颈丛神经阻滞

E. 气管内插管全麻

5. 大量腹水患者择期手术前可适量放腹水减轻腹内压，首次排腹水量应小于

A. 1000ml   B. 2000ml

C. 3000ml   D. 4000ml

E. 5000ml

6. 肠梗阻患者不能使用的吸入麻醉药是

A. 氟烷   B. 氧化亚氮

C. 七氟醚   D. 地氟醚

E. 甲氧氟烷

7. 对于阻塞性黄疸凝血功能障碍的患者，术前应静脉补充

A. 冷沉淀   B. 红细胞

C. 血小板   D. 维生素 B_{12}

E. 维生素 K

8. 上消化道疾病呕吐致大量胃酸丢失可导致

A. 高钾血症   B. 高氯血症

C. 代谢性酸中毒   D. 低钾血症

E. 低血糖

9. 术前有肝脏损伤、疑有肝炎患者应禁用

A. 恩氟烷   B. 氧化亚氮

C. 七氟烷   D. 地氟烷

E. 氟烷

10. 对于全身情况较差或有肝性脑病征兆的患者，在术前用药中，镇静镇痛药应

A. 减量   B. 加量

C. 正常使用   D. 镇痛药可不减量

E. 不用

11. 大量腹水患者行开腹手术时，打开腹腔后最可能发生

A. 心力衰竭   B. 肺水肿

C. 肾衰竭   D. 呼吸衰竭

E. 低血容量性休克

12. 下列哪种疾病最容易发生胆心反射

A. 胆囊炎   B. 胆囊结石

C. 胆囊癌   D. 重度阻塞性黄疸

E. 胆囊息肉

13. 以下哪项不是 CO_2 气腹的并发症

A. 高碳酸血症

B. 高血压

C. 增加肺栓塞风险

D. 气栓

E. 胃内容物反流

14. 麻醉与手术期间影响肝功能的最主要因素是

A. 肝门静脉压降低

B. 肝动脉压降低

C. 肝血管收缩

D. 肝血流量减少

E. 全身血压下降

15. 下列关于预防胃内容物反流和误吸的措施，不常用的是

A. 术前成人禁食固体食物 6 小时，禁饮清水 4 小时

B. 急症饱胃患者放置胃管吸引

C. 术前洗胃

D. 术前晚口服 H_2 受体拮抗剂

E. 术前口服甲氧氯普胺

16. 对于肝功能受损患者，以下哪种情况不是行择期手术的禁忌证
    A. 凝血机制障碍　　B. 低蛋白血症
    C. 大量腹水　　　　D. 早期肝硬化
    E. 肝昏迷前期

17. 以下哪项不是评价肝功能的指标
    A. 蛋白质合成　　B. 凝血机制
    C. 酸碱平衡　　　D. 胆红素代谢
    E. 药物的生物转化

18. 以下哪项不是甲状腺术后引起呼吸困难的原因
    A. 切口内出血
    B. 喉头水肿
    C. 气管软化
    D. 双侧喉返神经损伤
    E. 双侧喉上神经损伤

19. 若甲状腺术后出现手足抽搐，应
    A. 补糖
    B. 镇静
    C. 给肌松剂后气管插管
    D. 静脉注射钙剂
    E. 吸氧

20. 下列关于肝功能异常与麻醉关系的叙述，不正确的是
    A. 肝功能异常使麻醉难度增加
    B. 肝功能异常为麻醉和手术的禁忌
    C. 可能发生凝血机制障碍
    D. 在麻醉前准备中，应注意对肝功能的维护和改善
    E. 可影响某些麻醉药物的代谢

【A3/A4 型题】

(1~3 题共用题干)

患者男性，30 岁，实质性脏器破裂，急诊剖腹探查。入室时贫血面容，心率 120 次/分，律齐，两肺呼吸音清，血压 80/60mmHg。患者曾患乙肝、肝硬化腹水。

1. 应选择何种麻醉方法
    A. 局麻加强化
    B. 硬膜外麻醉
    C. 气管插管全身麻醉
    D. 腰麻
    E. 硬膜外复合全身麻醉

2. 术中出现低血压时首选
    A. 强心药
    B. 缩血管药
    C. 改用局麻加强化
    D. 扩充血容量
    E. 利尿

3. 在下列选项中，术前哪一项准备不必要
    A. 输液输血
    B. 护肝治疗
    C. 纠正酸碱平衡
    D. 改善凝血功能
    E. 加强营养

(4~5 题共用题干)

患者男性，35 岁，因慢性胆囊炎、胆囊结石行腹腔镜胆囊切除术。术中以 1.5% 的异氟烷维持麻醉，小剂量芬太尼辅助。手术进行到 1 小时后患者的血压升高、心率增快，将异氟烷的浓度升至 2%，效果不良，考虑患者可能出现了二氧化碳蓄积。

4. 本病例确定二氧化碳蓄积的最简便有效的方法为
    A. 观察钠石灰的颜色
    B. 患者的临床表现
    C. 测定呼气末二氧化碳分压
    D. 动脉血气分析
    E. 测定每分通气量

5. 正确的处理方法为
    A. 给予 β 受体拮抗剂以降低心率

B. 给予血管扩张剂以降低血压

C. 加深麻醉以降低血压和心率

D. 增加每分通气量

E. 不需要处理,等待手术后自然恢复

(6~8题共用题干)

患者男性,49岁,因急性外伤性脾破裂拟行剖腹探查术。查体:面色苍白,神志淡漠,呼吸急促,心率120次/分,律齐,血压80/60mmHg,ECG提示ST-T段改变。患者系酒后驾车。

6. 有关术前处理,下列选项不当的是

A. 放置鼻胃管　　　B. 快速输液

C. 速配血型　　　　D. 抗感染

E. 催吐

7. 出现ST段改变时,应考虑

A. 失血性休克　　　B. 冠心病

C. 心肌缺血　　　　D. 高血压

E. 肺心病

8. 气管插管时如已误吸,需紧急处理,此时处理措施不恰当的是

A. 插管后气管内吸引

B. 气管内给予生理盐水、碳酸氢钠冲洗

C. 给予5~10cmH$_2$O PEEP通气

D. 大剂量皮质激素应用

E. 应用扩血管药

(9~10题共用题干)

患者女性,43岁,诊断为乳腺癌,选择高位硬膜外阻滞麻醉,拟施行乳癌根治术。硬膜外腔穿刺插管后,注射1.0%利多卡因5ml,2分钟后出现呼吸困难,血压下降,不久意识消失,接着发生呼吸、心脏停止。事后从硬膜外导管中抽出脑脊液。

9. 该患者引起呼吸、心脏停止的原因最可能是

A. 全脊椎麻醉

B. 麻醉药物过敏反应

C. 硬膜外腔血肿形成

D. 急性心肌梗死

E. 气胸

10. 心肺复苏时,首选药物是

A. 肾上腺素　　　　B. 阿托品

C. 10%氯化钙　　　D. 2%利多卡因

E. 5%碳酸氢钠

(11~12题共用题干)

患者女性,59岁,慢性胆囊炎、胆石症急性发作,行胆囊切除加胆总管切开取石,术中处理胆囊时突然出现心律减慢、室早二联律。

11. 术中处理胆囊时突然出现心律减慢、室早二联律的原因首先应考虑

A. 胆心反射

B. 缺氧

C. 高碳酸血症

D. 手术牵拉刺激心脏

E. 低血压

12. 预防上述不良反应的最好方法是

A. 术前肌内注射阿托品

B. 预防用麻黄素

C. 胆囊三角区局麻药封闭

D. 静脉注射异丙肾上腺素

E. 静脉注射氯胺酮

(13~15题共用题干)

患者男性,65岁,因转移性右下腹痛10小时诊断为急性阑尾炎,急诊行阑尾切除术,既往有高血压病史10余年,控制欠佳,本次病程中有卧位转坐位时头晕、恶心发作的感觉,入室前4小时曾进食少量稀饭,入室体温39℃,血压85/55mmHg,心率90次/分。

13. 该病例最佳的麻醉方式是

A. 硬膜外麻醉　　　B. 局麻加监护

C. 全身麻醉　　　　D. 腰麻

E. 暂不手术

14. 如该患者行 0.375% 布比卡因和 1% 利多卡因混合液 10ml 硬膜外麻醉后，述头晕并呕吐，测血压 70/50mmHg，心率 110 次/分，首先考虑麻醉后出现或加重了

A. 局麻药毒性反应　B. 全脊麻

C. 心力衰竭　　　　D. 感染性休克

E. 恶性心律失常

15. 如在全麻下手术，行全麻诱导气管插管时不应

A. 插管前快速补液

B. 辅用血管活性药物

C. 头低脚高位

D. 按压胃区

E. 降低面罩通气潮气量

（16～18 题共用题干）

患者男性，55 岁，因胆囊炎在全麻下行腹腔镜胆囊切除术，既往无心肺疾病史。机械通气参数设置如下：VT 10ml/kg，f 12 次/分，I：E＝1：2。麻醉后及术前生命体征平稳，术中 CO_2 气腹压力维持在 10～15mmHg。

16. 气腹 20 分钟时 $P_{ET}CO_2$ 升至 50mmHg，$P_{IT}CO_2$ 0mmHg，Paw 28mmHg。此时宜

A. 暂停手术　　　　B. 改开腹手术

C. 更换钠石灰　　　D. 更换麻醉机

E. 增加通气

17. 气腹 60 分钟时发现颈胸部皮下气肿，动脉血气示 PaO_2 200mmHg，$PaCO_2$ 78mmHg，pH 7.20。此时不宜

A. 增加通气

B. 暂停手术

C. 改开腹手术

D. 5% 碳酸氢钠静脉滴注

E. 皮下抽气

18. 术后查胸部平片示右侧气胸，右肺压缩 20%，宜

A. 紧急粗针排气

B. 穿刺抽气

C. 开胸探查

D. 严密观察，待自行吸收

E. 胸腔闭式引流

【X 型题】

1. 普外科手术有时需要输入大量库血，此时机体出现的病理生理变化有

A. 低钙血症　　　　B. 高钾血症

C. 酸中毒　　　　　D. 凝血功能障碍

E. 高钙血症

2. 下述关于腹部外科麻醉前准备，说法正确的是

A. 消化系统疾病往往造成全身生理功能改变，麻醉医师应系统掌握相关知识并能作出正确评价

B. 纠正体液、电解质、酸碱失衡是麻醉手术前的重要内容

C. 对于麻醉手术期间以及手术后的重危患者，一般应维持患者血红蛋白超过 10g/dL

D. 急腹症患者也须尽量在短时间内对病情作出全面评估和准备

E. 消化道出血的出血量可根据呕血或便血量估计

第九节　整形外科手术的麻醉

【A1/A2 型题】

1. 关于整形手术麻醉方式的选择，错误的是

A. 应结合患者全身情况

B. 应结合手术的大小

C. 应结合手术部位

D. 应考虑患者意愿

E. 术前无需禁食水

2. 下列关于整形手术麻醉方式的选择，错误的是

    A. 面部激光治疗：利多卡因乳膏涂抹浸润麻醉

    B. 鼻部整形：局麻或全麻

    C. 吸脂隆胸：全麻或高位椎管内麻醉

    D. 严重面部烧伤：非插管全麻

    E. 面部埋线：局麻

3. 关于整形手术的描述，错误的是

    A. 整形外科患者以身体健康的中青年居多，故无需进行术前访视

    B. 整形美容手术以表皮和骨骼组织的中小手术为主

    C. 整形美容手术的麻醉以无痛和提供手术操作条件为要点

    D. 整形美容手术的麻醉可采取局麻＋强化的方式

    E. 当患者为面部手术时，气道管理的安全性必须被重视

4. 整形美容外科的气道管理常选用

    A. 经口气管插管   B. 放置口咽通气道

    C. 经鼻气管插管   D. 放置喉罩

    E. 以上均是

5. 关于先天畸形患者整形手术的描述，错误的是

    A. 多为分期手术

    B. 患者或可合并多种畸形

    C. 可合并多器官退化

    D. 唇腭裂患者应充分评估插管条件

    E. 应拒绝合并先心病的患者实施全麻手术

6. 氯胺酮可用于

    A. 各种体表短小手术、烧伤清创

    B. 高血压患者

    C. 肺心病患者

    D. 精神病患者

    E. 颅内高压患者

7. 呼吸道烧伤患者最可能出现

    A. 休克   B. 呼吸困难

    C. 严重脱水   D. 心衰

    E. 谵妄

8. 烧伤患者行扩创、取皮、植皮时，较实用的全麻药是

    A. 硫喷妥钠   B. 羟丁酸钠

    C. 依托咪酯   D. 氯胺酮

    E. 丙泊酚

9. 大面积烧伤致血容量减少的主要原因是

    A. 创面感染   B. 疼痛

    C. 大量水分蒸发   D. 大量红细胞丧失

    E. 以上都是

10. 严重烧伤后发生的酸碱失衡最常表现为

    A. 代谢性酸中毒

    B. 代谢性碱中毒

    C. 呼吸性酸中毒

    D. 呼吸性碱中毒

    E. 代谢性酸中毒合并呼吸性碱中毒

11. 患儿男性，2岁，下肢2% Ⅲ度烧伤，拟行清创手术，首选麻醉方法是

    A. 氯胺酮静脉麻醉

    B. 椎管内麻醉

    C. 气管插管全身麻醉

    D. 局麻加强化

    E. 局部浸润麻醉

【A3/A4 型题】

(1~3 题共用题干)

    患者女性，26岁，Ⅱ度烧伤60%，伴呼吸道烧伤2小时。

1. 首先应采取的治疗措施不应包括

A. 输液　　　　　　B. 导尿

C. 气管切开　　　　D. 吸氧

E. 削痂植皮

2. 局麻行气管切开时患者躁动不安，静脉推注芬太尼 0.1mg，5min 后患者心搏骤停，可能性最大的是

A. 迷走神经反射　　B. 呼吸抑制

C. 循环衰竭　　　　D. 心肌梗死

E. 肾衰竭

3. 患者建立气道后成功复苏，其清创手术应注意

A. 充分镇痛　　　　B. 补充血容量

C. 应用抗生素　　　D. 抗炎治疗

E. 以上均是

【X 型题】

下列关于整形手术安全管理的描述，正确的是

A. 吸脂手术因皮下注射大量肿胀液，因此应注意液体容量的监测和控制

B. ASAⅢ级的患者可能无法承受共振抽脂引起的血流动力学波动

C. 下颌整形的患者存在严重出血的风险，且止血难度大，应警惕局部肿胀和过度压迫导致的气道梗阻的风险

D. 面部整形应根据手术需求行气管插管全麻，根据手术范围，可不对气管插管进行固定

E. 患者不应佩戴有色美甲，为麻醉监测创造充分稳定的条件

第十节　妇科手术的麻醉

【A1／A2 型题】

1. 行子宫及附件手术的患者多伴有

A. 贫血　　　　　　B. 肝功能不良

C. 肾功能不全　　　D. 呼吸功能不全

E. 血容量不足

2. 妇科手术麻醉前最好使血红蛋白高于

A. 60g/L　　　　　B. 80g/L

C. 90g/L　　　　　D. 100g/L

E. 110g/L

3. 宫外孕破裂的麻醉选择主要取决于

A. 患者年龄　　　　B. 患者身高

C. 患者脊柱形态　　D. 患者失血程度

E. 患者体重

4. 在下列选项中，不是巨大卵巢肿瘤摘除术后的并发症是

A. 诱发急性肺水肿

B. 血压骤降

C. 心率增快

D. 左心衰竭

E. 右心衰竭

5. 关于巨大卵巢肿瘤患者在术中探查、放囊内液及搬动肿瘤过程中，描述错误的是

A. 放囊内液速度宜慢

B. 后负荷突然降低应作腹部加压

C. 右心回心血量增加

D. 搬出肿瘤后应作腹部加压

E. 注意有效循环血量的补充

6. 对于巨大卵巢肿瘤难以平卧的患者，最适麻醉选择是

A. 连续硬膜外麻醉　　B. 气管内插管全麻

C. 肾衰　　　　　　　D. 针刺麻醉

E. 局麻加强化

7. 行经腹子宫全切术时，硬膜外麻醉平面最好应控制在

A. $T_6 \sim S_4$　　　　　B. $T_2 \sim S_4$

C. $T_{10} \sim S_2$　　　　D. $T_2 \sim S_2$

E. $T_{10} \sim S_4$

8. 妇科手术麻醉要求
   A. 患者必须使用术前用药
   B. 肌松完善，便于暴露盆腔内脏器官
   C. 要求肌松完善，故以全麻首选
   D. 麻醉平面满足手术切口就行
   E. 只重视麻醉期间循环管理

9. 于腹腔镜下行全子宫双附件切除术时，首选的麻醉方式是
   A. 局麻
   B. 气管插管全麻
   C. 全凭静脉麻醉
   D. 连续硬膜外麻醉
   E. 腰麻

10. 对于宫外孕破裂，失血性休克患者，应禁用的麻醉方法是
    A. 静吸复合全麻
    B. 单纯吸入全麻
    C. 腰麻或硬膜外麻醉
    D. 局麻
    E. 全凭静脉麻醉

11. 行腹部手术时，对呼吸循环影响最轻的体位是
    A. 侧卧位
    B. 仰卧位
    C. 截石位
    D. 折刀位
    E. 头低位

12. 腹部手术操作易引起血压下降的主要原因是
    A. 迷走神经反射
    B. 腹腔神经丛反射
    C. 动脉丛反射
    D. 膈神经反射
    E. 交感神经反射

13. 对急腹症患者进行手术时，不可能在硬膜外麻醉下进行的是
    A. 胃十二指肠穿孔
    B. 宫外孕破裂
    C. 上消化道出血
    D. 腹主动脉瘤破裂
    E. 阑尾炎

14. 低蛋白血症患者手术麻醉前白蛋白应提高到
    A. 20g/L 以上
    B. 25g/L 以上
    C. 30g/L 以上
    D. 35g/L 以上
    E. 40g/L 以上

15. 腹腔镜下子宫内膜异位切除术最适宜的麻醉方法是
    A. 静脉麻醉
    B. 腰麻
    C. 连续硬膜外麻醉
    D. 腰 – 硬联合麻醉
    E. 气管内插管全身麻醉

16. 对子宫肌瘤合并 SLE 及肝肾功能不全患者实施全身麻醉时，最适宜的肌松药是
    A. 琥珀胆碱
    B. 阿曲库铵
    C. 哌库溴铵
    D. 罗库溴铵
    E. 右旋筒箭毒

17. 对于手术牵拉所致的低血压，正确的处理是
    A. 立即减浅麻醉深度，同时应用抗胆碱药
    B. 暂停牵拉，并静脉注射少量麻黄碱以升高血压
    C. 立即使用辅助强化药，减轻牵拉反应
    D. 立即行头低脚高位，同时加快输液
    E. 立即静脉注射甲氧氯普胺，预防因低血压引起的呕吐

18. 异位妊娠严重休克患者在麻醉诱导时可以选择下列药物，但应除外
    A. 丙泊酚
    B. 氯胺酮
    C. 咪达唑仑
    D. 维库溴铵
    E. 依托咪酯

19. 患者女性，35 岁，不孕症。在芬太尼复合丙泊酚静脉麻醉下行宫腔镜检查、粘连松解术。起初麻醉时呼吸循环平稳，脉氧饱

和度正常。手术进行半小时后患者突然心率减慢、氧饱和度降低，血压测不到，立即行心肺复苏，但无效，最终患者死亡。最可能的原因是

  A. 空气栓塞   B. 急性肺水肿

  C. 麻醉性呼吸抑制   D. 麻醉性心脏抑制

  E. 过敏反应

20. 预防硬膜外血肿最重要的措施是

  A. 采用较细的穿刺针

  B. 由有经验的麻醉医师进行操作

  C. 硬膜外单次给药，避免置管

  D. 对有凝血障碍及接受抗凝治疗的患者避免实施椎管内麻醉

  E. 静脉输注止血药物

21. 一般认为，血小板低于多少时，椎管内血肿风险明显增加

  A. $300 \times 10^9/L$ B. $100 \times 10^9/L$

  C. $80 \times 10^9/L$ D. $50 \times 10^9/L$

  E. $10 \times 10^9/L$

22. 下腹部内脏手术最低感觉阻滞平面为

  A. T_4 B. T_6

  C. T_8 D. T_{10}

  E. T_{12}

23. 能增强子宫收缩力的吸入麻醉药是

  A. 氧化亚氮   B. 乙醚

  C. 氟烷   D. 恩氟烷

  E. 地氟烷

【A3/A4 型题】

(1~3 题共用题干)

患者女性，35 岁，患有妊娠高血压综合征，剖宫产术前喘憋，不能平卧，全麻手术后入 PACU，行气管插管机械通气，Bp 190/110mmHg，HR 120 次/分，两肺底吸气末可闻及大量湿啰音。

1. 目前最可能的诊断是

  A. 支气管哮喘   B. 输血输液过多

  C. 急性左心衰竭   D. 急性右心衰竭

  E. 非心源性肺水肿

2. 目前宜采取的处理措施是

  A. 大量利尿 + 血管扩张剂 + PEEP

  B. 利尿 + 加大镇静肌松剂剂量

  C. 洋地黄 + 血管扩张剂

  D. β 受体拮抗剂 + 洋地黄

  E. 大量利尿，尽快撤离呼吸机并拔除气管导管

3. 此时应采取何种积极措施以尽快缓解病情

  A. 加大利尿剂用量

  B. 血液透析

  C. 更换其他利尿剂

  D. 限制液体入量

  E. 维持原治疗方案

(4~7 题共用题干)

患者女性，30 岁，体重50kg，经后穹隆穿刺后诊断为异位妊娠，需急诊行剖腹探查术，既往无特殊病史。病房已输注红细胞4U，术前查 Hb 70g/L（输血后），PLT $90 \times 10^9/L$，凝血功能正常。入室 BP 90/60mmHg，HR 150 次/分，SpO_2 99%。

4. 麻醉方案选择

  A. 硬膜外麻醉   B. 局麻加监护

  C. 全身麻醉   D. 腰麻

  E. 暂不手术，输血补液抗休克治疗

5. 该患者复苏治疗的原则是

  A. 血管活性药物维持

  B. 补充大量平衡盐溶液

  C. 补充大量液体

  D. 补充大量晶体加胶体液

  E. 补液扩容并适量输血

6. 该患者术中吸出不凝血 3000ml，从血液保护的角度考虑，该患者可采用的节约用血

措施不正确的是

A. 控制性降压

B. 控制低中心静脉压

C. 自体血回输

D. 血液稀释

E. 尽快止血

7. 如本例术中输注红细胞 6U，血浆 600ml，补液 1000ml，CVP 升至 12mmHg，BP 80/60mmHg,HR 100 次/分，应作何处理

A. 强心

B. 继续补液增加有效循环血容量

C. 静脉注射氯化钙

D. 利尿

E. 补充激素

(8~9 题共用题干)

患者女性，30 岁，妊娠 35 周，因转移性右下腹疼痛考虑为急性阑尾炎并入院治疗。入院后查血常规：Hb 90g/L，WBC 12.4 × 10^9/L，PLT 120×10^9/L，凝血功能正常。

8. 关于手术，下列哪项是正确的

A. 立即手术

B. 保守治疗

C. 保守治疗至分娩后手术

D. 完善各项检查，积极术前准备后手术

E. 继续观察病情变化

9. 如该患者考虑手术，最佳的麻醉方案是

A. 局麻

B. 硬膜外麻醉

C. 保留自主呼吸静脉全麻

D. 吸入全麻

E. 气管内插管全麻

【X 型题】

1. 以下关于局部麻醉在腹部手术中应用的说法，正确的是

A. 安全，对机体生理影响小

B. 麻醉完善，肌松满意

C. 内脏牵拉反射剧烈

D. 局部麻醉药可采用 0.25% ~ 1% 利多卡因

E. 局部麻醉药可采用 0.25% ~ 0.75% 罗哌卡因

2. 急腹症手术麻醉中的管理要点为

A. 硬膜外阻滞期间注意防治内脏牵拉反应

B. 积极纠正水、电解质、酸碱失衡

C. 防止缺氧和二氧化碳蓄积

D. 合理输液、输血

E. 维持有效循环血量，保持收缩压 ≥ 90mmHg、尿量≥30ml/h

3. 二氧化碳气腹对机体的影响有

A. 高碳酸血症

B. 回心血量减少

C. 血浆肾素、血管加压素升高

D. 膈肌抬高，肺顺应性下降

E. 脑血管收缩，颅内压下降

4. 关于宫腔镜手术麻醉，错误的是

A. 可选用非插管全麻、硬膜外阻滞、蛛网膜下腔阻滞、腰 - 硬联合阻滞

B. 术中可发生迷走神经紧张综合征，临床表现为心动过缓、低血压、大汗，甚至心搏骤停

C. 椎管内阻滞范围应达到 $T_{6~10}$

D. 非插管全麻无需使用镇痛药

E. 以晶体液为膨宫介质的患者应注意液体超负荷或水中毒的问题

5. 下列有关异位妊娠破裂的说法，错误的是

A. 麻醉前评估的重点为患者的失血量以及全身状态

B. 休克前期可按照常规方法选用椎管内麻醉，无需补充循环血容量

C. 患者可能存在饱胃情况，麻醉时应谨防

呕吐误吸

D. 对于严重休克患者，可在积极抗休克治疗下行保守治疗

E. 对于严重休克患者，无需术前准备应即刻实施全麻手术

6. 下列对于巨大卵巢囊肿患者实施的措施，正确的是

A. 应提供充分镇痛和肌松

B. 麻醉前应做补偿性扩容

C. 患者难以平卧时，可进行肿物穿刺放液以避免全麻后低血压的发生

D. 进行术中探查、搬动肿瘤等操作时应严密监测血流动力学变化

E. 取下肿瘤后应立即腹部加压

第十一节 产科手术的麻醉

【A1/A2 型题】

1. 产妇行硬膜外穿刺易误入血管的主要原因是

A. 硬膜外间隙血管怒张

B. 高血压

C. 硬膜外间隙狭窄

D. 脊椎弯曲度改变

E. 孕激素水平升高

2. 于全麻下行剖宫产手术时，下列选项中会抑制子宫收缩、应慎用的是

A. 硫喷妥钠　　　　B. 氯胺酮

C. 琥珀胆碱　　　　D. 氧化亚氮

E. 异氟醚

3. 仰卧位低血压综合征是因为增大的子宫压迫了

A. 下腔静脉　　　　B. 髂内静脉

C. 髂外静脉　　　　D. 髂总静脉

E. 子宫静脉

4. 下列关于仰卧位低血压综合征的叙述，错误的是

A. 临床表现为低血压、面色苍白、恶心、呕吐等

B. 左侧倾斜 30°体位可减轻子宫对下腔静脉的压迫

C. 可见于妊娠末期的孕妇

D. 仰卧位时出现血压急剧下降

E. 对胎儿的生长发育没有影响

5. 为防止仰卧位低血压综合征，以下措施不恰当的是

A. 产妇取左侧倾斜 30°体位

B. 垫高产妇右髋部

C. 产妇取头高足低位

D. 常规开放上肢静脉

E. 预防性输液 500ml

6. 妊娠高血压综合征的最基本的病理生理变化是

A. 全身小动脉痉挛

B. 血液黏稠度增加

C. 高血压

D. 蛋白尿

E. 肾小球滤过率降低

7. 重度妊娠高血压综合征是指

A. 高血压、水肿、蛋白尿

B. 妊娠高血压、视盘水肿及肺水肿

C. 妊娠高血压、子痫前期及子痫

D. 慢性高血压并发蛋白尿

E. 妊娠合并慢性高血压

8. 下列情况不是妊娠高血压综合征并发症的是

A. 肾功能不全

B. 胎儿宫内发育迟缓

C. 弥散性血管内凝血

D. 前置胎盘

E. 胎盘功能减退

9. 下列哪项不是羊水栓塞的常见原因或诱因

   A. 胎膜早破   B. 前置胎盘

   C. 胎盘早剥   D. 胎位不正

   E. 子宫破裂

10. 最易通过胎盘的药物是

   A. 维库溴铵   B. 琥珀胆碱

   C. 硫喷妥钠   D. 泮库溴铵

   E. 罗库溴铵

11. 下列有关孕妇血流动力学改变的叙述,错误的是

   A. 氧耗量增加

   B. 心排血量增加

   C. 外周血管阻力增加

   D. 水钠潴留

   E. 子宫血流增加

12. 妊娠期间血流量持续增加的器官是

   A. 肾   B. 脑

   C. 皮肤   D. 子宫

   E. 肝

13. 有关孕妇呼吸功能变化,说法错误的是

   A. 肺活量无明显变化

   B. 最大通气量减少

   C. 功能残气量下降

   D. 潮气量下降

   E. 肺泡弥散正常

14. 妊娠高血压综合征的高危因素不包括

   A. 多胎妊娠

   B. 高龄产妇(年龄>40岁)

   C. 低龄产妇(年龄<18岁)

   D. 经产妇

   E. 高血压家族史

15. 在子痫前期诊断的必备条件中,不包括的是

A. 妊娠≥29周

B. 尿蛋白≥300mg/24h

C. 下肢凹陷性水肿

D. 动脉血压≥160/100mg

E. 随机尿蛋白≥(+)

16. 对妊娠高血压患者而言,静脉降压治疗首选

   A. 硝酸甘油静脉滴注

   B. 肼苯哒嗪(肼屈嗪)静脉滴注

   C. 拉贝洛尔静脉或口服用药

   D. 硝普钠静脉滴注

   E. 美托洛尔静脉或口服用药

17. 妊娠高血压使用硫酸镁时应定时检查

   A. 血钾浓度   B. 血钙浓度

   C. 对光反射   D. 腹壁反射

   E. 膝反射的强弱与消失

18. 羊水栓塞一般不出现下列哪些病理生理改变

   A. 急性左心衰竭

   B. 急性肺栓塞

   C. 过敏性休克

   D. 弥散性血管内凝血

   E. 急性肾衰竭

19. 产妇不宜使用0.75%布比卡因的主要原因是

   A. 作用时间长

   B. 易通过胎盘屏障

   C. 可对胎儿产生毒性作用

   D. 对心肌有抑制作用

   E. 与蛋白结合

20. 马来酸麦角新碱适用于

   A. 催产

   B. 子宫收缩不良引起的产后出血

   C. 患甲亢性心脏病的产妇

   D. 伴有高血压性心脏病的产妇

E. 患妊高征的产妇

21. 一子痫患者采用硫酸镁治疗 1 周，判断患者是否出现高血镁的方法为检查患者是否出现了
    A. 眼球震颤
    B. 共济失调
    C. 膝反射减弱或消失
    D. 精神症状
    E. 心律失常

22. 重度妊高征患者首选的治疗措施是
    A. 降压药
    B. 利尿药
    C. 50% 葡萄糖 + 维生素 C
    D. 镇静药
    E. 硫酸镁

23. 为预防产妇误吸，术前禁食至少多长时间
    A. 3h　　　　　　　B. 4h
    C. 5h　　　　　　　D. 7h
    E. 6h

24. 于硬膜外阻滞下行剖腹产术，最合适的麻醉平面上界为
    A. T_6　　　　　　B. T_2
    C. T_{10}　　　　　D. T_8
    E. T_4

25. 下列关于羊水栓塞的复苏处理，错误的是
    A. 肝素宜早期使用
    B. 对宫腔出血和凝血障碍者，应优先快速输注红细胞
    C. 立即行气管内插管，正压呼吸
    D. 可用 α 受体拮抗剂降低周围血管阻力
    E. 可用异丙肾上腺素扩张支气管

26. 一新生儿娩出 1 分钟时心率为 95 次/分，呼吸缓慢且不规则，四肢屈曲，叩足底有皱眉，躯干皮肤红，四肢发绀，Apgar 评分为

A. 9 分　　　　　　B. 8 分
C. 7 分　　　　　　D. 6 分
E. 5 分

27. 一新生儿娩出 1 分钟时心率 120 次/分，自主呼吸规律，四肢能自主活动，手脚发绀，叩足底有皱眉，Apgar 评分为
    A. 10 分　　　　　B. 9 分
    C. 8 分　　　　　　D. 7 分
    E. 6 分

28. 一新生儿娩出后哭声弱，全身发绀，四肢屈曲，心率 < 60 次/分，在给氧和正压通气后心率仍小于 60 次/分，对通气反应差，此时应给予
    A. 1∶100000 低剂量肾上腺素（0.01 ~ 0.03mg/kg），如无反应 3 ~ 5 分钟重复应用
    B. 1∶10000 低剂量肾上腺素（0.01 ~ 0.03mg/kg），如无反应 1 ~ 2 分钟重复应用
    C. 1∶10000 低剂量肾上腺素（0.1 ~ 0.3mg/kg），如无反应 1 ~ 2 分钟重复应用
    D. 1∶10000 低剂量肾上腺素（0.1 ~ 0.3mg/kg），如无反应 3 ~ 5 分钟重复应用
    E. 1∶10000 低剂量肾上腺素（0.01 ~ 0.03mg/kg），如无反应 3 ~ 5 分钟重复应用

29. 患者女性，29 岁，G1P0，妊娠 42 周，自然分娩，胎儿娩出后无哭声，全身发绀，Apgar 评分为 7 分。此时首先进行的处理为
    A. 氧气吸入
    B. 呼吸兴奋剂
    C. 清理呼吸道
    D. 拍打足底

E. 人工呼吸，胸外按压

30. 患者女性，27 岁，孕 36 周，因胎儿宫内窘迫急诊行剖宫产。羊水浑浊含胎粪，分娩即刻胎儿的心率为 59 次/分，无呼吸，全身发绀，四肢软。此时最适当的处理措施为
    A. 盲吸口咽气道胎粪，行面罩 - 气囊通气
    B. 肌内注射阿托品并行胸外按压
    C. 气管插管并给予 100% 纯氧通气
    D. 气管插管并吸引气管内胎粪
    E. 监测呼吸、血压，抽血检查血糖

【X 型题】

1. 关于分娩和产褥期的血流动力学变化，叙述错误的是
    A. 第一产程心输出量不增加
    B. 第二产程心输出量开始增加
    C. 分娩期血容量降低并且回心血量减少
    D. 分娩时交感神经系统张力增加引起每搏量增加
    E. 分娩后心脏的解剖和功能变化很难完全恢复至产前水平

2. 关于妊娠期呼吸系统的变化，正确的是
    A. 膈肌上移
    B. 潮气量和每分通气量增加
    C. $PaCO_2$ 下降
    D. 咽喉、鼻和口腔黏膜毛细血管充血
    E. 功能残气量增加

3. 关于妊娠期凝血功能的变化，正确的是
    A. 妊娠期血小板数量下降是病理状态
    B. 妊娠期大多数凝血因子增加
    C. 妊娠期出血时间没有变化
    D. 血栓弹力图提示高凝状态
    E. 纤溶活性增强

第十二节　口腔颌面外科患者的麻醉

【A1/A2 型题】

1. 下列哪种手术需选用鼻腔插管
    A. 上颌骨手术　　　　B. 下颌骨手术
    C. 上颌窦手术　　　　D. 下颌窦手术
    E. 以上都不是

2. 颞下颌关节强直完全不能张口的患者最安全可靠的气管内插管方法是
    A. 快诱导插管
    B. 慢诱导插管
    C. 清醒盲探插管
    D. 清醒纤支镜下插管
    E. 全麻下盲探插管

3. 口腔颌面外科手术患者应注意
    A. 术后应尽早拔管
    B. 为保持手术顺利，术中应使用较一般手术更深的吸入麻醉
    C. 常需控制性降压
    D. 应使用作用时间较长的安定及氟哌利多类药物
    E. 必须行鼻腔插管

4. 口腔颌面外科手术患者术后最可能出现哪种并发症
    A. 低氧血症　　　　　B. 低血压
    C. 大出血　　　　　　D. 脑梗
    E. 心衰

5. 颌面部外伤经鼻气管插管前应排除
    A. 牙齿松动　　　　　B. 下颌关节脱位
    C. 下颌骨骨折　　　　D. 颅底骨折
    E. 舌外伤

6. 具有微弱收缩血管作用的药物是
    A. 丁卡因　　　　　　B. 普鲁卡因
    C. 利多卡因　　　　　D. 布比卡因

E. 卡波卡因

7. 毒性较小并有较强的组织穿透性和扩散性的局麻药是

A. 利多卡因   B. 丁卡因

C. 布比卡因   D. 卡波卡因

E. 普鲁卡因

8. 具有抑制磺胺类药物抗菌作用的局麻药是

A. 利多卡因   B. 普鲁卡因

C. 丁卡因   D. 卡波卡因

E. 布比卡因

9. 麻醉维持时间最长的局麻药是

A. 普鲁卡因   B. 卡波卡因

C. 利多卡因   D. 丁卡因

E. 布比卡因

10. 2% 的利多卡因用于小儿眶下神经阻滞麻醉时，一次注射最大剂量是

A. 1mg/kg   B. 5mg/kg

C. 10mg/kg   D. 15mg/kg

E. 30mg/kg

11. 牙列完整的患者经口内注射行上牙槽后神经阻滞时，进针点是

A. 上颌第 1 磨牙近中颊侧根部前庭沟

B. 上颌第 1 磨牙远中颊侧根部前庭沟

C. 上颌第 2 磨牙近中颊侧根部前庭沟

D. 上颌第 2 磨牙远中颊侧根部前庭沟

E. 上颌第 2 双尖牙颊侧根部前庭沟

12. 舌神经阻滞麻醉可麻醉的区域为

A. 同侧下颌舌侧牙龈、黏骨膜、口底黏膜及舌前 2/3 部分

B. 同侧下颌磨牙舌侧牙龈、黏骨膜、口底黏膜及舌后 2/3 部分

C. 同侧下颌前牙舌侧牙龈、黏骨膜、口底黏膜及舌前 2/3 部分

D. 同侧下颌前牙及双尖牙舌侧牙龈、黏骨膜、口底黏膜及舌前 2/3 部分

E. 同侧下颌舌侧牙龈、黏骨膜、口底黏膜及舌后 2/3 部分

【A3/A4 型题】

(1~2 题共用题干)

患者男性，38 岁，体重 60kg，因高处坠落伤导致下颌骨骨折，该患者张口困难Ⅲ度。

1. 该患者最安全可靠的气管内插管方法是

A. 快诱导插管   B. 慢诱导插管

C. 清醒盲探插管   D. 全麻下盲探插管

E. 清醒纤支镜下插管

2. 该患者插管前应排除

A. 牙齿松动   B. 下颌关节脱位

C. 下颌骨骨折   D. 颅底骨折

E. 舌外伤

【X 型题】

下列哪些是关于口腔颌面部手术的特点

A. 容易发生气道梗阻

B. 常需经鼻插管

C. 麻醉医师常需远距离操作

D. 失血常很多

E. 降压麻醉在口腔颌面部手术中很有价值

第十三节　烧伤患者的麻醉

【A1 型题】

1. 下列情况属于浅Ⅱ度烧伤的是

A. 伤及表皮浅层，生发层健在

B. 伤及表皮层

C. 伤及表皮生发层、真皮乳头层

D. 伤及皮肤全层

E. 伤及皮下组织

2. 烧伤休克患者行液体复苏时，应用哪种胶体液最理想

A. 白蛋白   B. 血浆

C. 全血   D. 低分子右旋糖酐

E. 血安定

3. 烧伤渗出期液体渗出的速度一般以伤后多少时间内最快

A. 2~4 小时   B. 6~8 小时

C. 10~12 小时   D. 14~16 小时

E. 18~20 小时

4. 成人烧伤面积大于多少时，如抢救不及时，将会导致休克的发生

A. 5%   B. 10%

C. 15%   D. 20%

E. 25%

5. 烧伤休克期通常指烧伤后多长时间内

A. 24 小时   B. 36 小时

C. 48 小时   D. 72 小时

E. 96 小时

6. 大面积烧伤伴有明显呼吸困难、气道梗阻者常选用

A. 经口气管插管   B. 气管造口

C. 放置口咽通气道   D. 经鼻气管插管

E. 放置喉罩

7. 严重烧伤后出现的最严重的酸碱失衡为

A. 代谢性酸中毒   B. 代谢性碱中毒

C. 呼吸性酸中毒   D. 呼吸性碱中毒

E. 代谢性酸中毒和呼吸性酸中毒

8. 下列关于烧伤的分期，不正确的是

A. 液体渗出期   B. 急性感染期

C. 创面修复期   D. 瘢痕期

E. 康复期

9. 下列哪项不是浅Ⅱ度烧伤的特点

A. 有水疱

B. 创底肿胀发红、剧痛

C. 可见网状栓塞血管

D. 约 2 周可愈

E. 愈后不留瘢痕

10. 伤及真皮乳头层，创基红白相间，感觉迟钝，拔毛痛，该创面为典型的几度烧伤

A. Ⅰ度   B. 浅Ⅱ度

C. 深Ⅱ度   D. 混合度

E. Ⅲ度

11. "仅损伤表皮的角质层、透明层、颗粒层"的描述所指的烧伤创面属于几度

A. Ⅰ度   B. 浅Ⅱ度

C. 深Ⅱ度   D. 混合度

E. Ⅲ度

12. 关于深Ⅱ度烧伤的描述，错误的是

A. 创面疼痛剧烈

B. 创面基底湿润，苍白

C. 伤及真皮层

D. 3~5 周愈合

E. 愈合后有瘢痕

13. 不符合电烧伤特点的是

A. 皮肤的损伤轻微，而全身性损伤较重

B. 主要损害心脏，引起血流动力学改变

C. 可发生电休克，甚至心脏、呼吸骤停

D. 有"入口"和"出口"，均为Ⅲ度烧伤

E. 深部损伤范围不超过皮肤"入口"处

14. 9 岁中国儿童整个头颈部烧伤，此时烧伤面积应该是

A. 9%   B. 10%

C. 11%   D. 12%

E. 13%

15. 成人双下肢烧伤的面积占体表面积的

A. 26%   B. 36%

C. 46%   D. 56%

E. 66%

16. 低血容量性休克常发生于烧伤后多长时间

A. 72 小时   B. 48 小时

C. 36 小时　　　　D. 24 小时

E. 12 小时

17. 大面积烧伤 24 小时的患者，首选的治疗措施是

A. 处理创面　　　　B. 镇静镇痛

C. 液体复苏　　　　D. 控制感染

E. 补充营养，增强免疫

18. 何种原因引起的烧伤创面逐渐加深

A. 强酸烧伤　　　　B. 强碱烧伤

C. 磷烧伤　　　　　D. 电烧伤

E. 沸水烧伤

19. 危重烧伤者入院后立即采取的急救措施是

A. 全面细致的体检

B. 仔细而准确的诊断烧伤面积和深度

C. 留置导尿管，每小时测定尿量

D. 建立输液通道

E. 吸氧

20. 烧伤休克期实施早期肠道喂养，下列哪项是错误的

A. 保护胃肠道黏膜，增强其屏障功能

B. 改善吸收功能

C. 预防消化道出血

D. 减轻高代反应

E. 易引起胃扩

21. 按照我国通用的烧伤补液公式，下列描述正确的是

A. 胶体液首选全血

B. 面积计算为 Ⅰ、Ⅱ、Ⅲ 度烧伤面积之和

C. 基础水分为 2000ml

D. 第一个 8 小时应输入液体总量的 1/3

E. 胶体与晶体比例为 1 : 2

22. 下列关于烧伤现场急救的叙述，错误的是

A. 凡有吸入性损伤一律做气管切开

B. 热力烧伤宜尽快用冷水冲洗

C. 简单包扎保护创面

D. 立即消除致伤原因

E. 需要对患者进行基本评估

23. 下列关于烧伤面积的叙述，不正确的是

A. 新九分法将体表面积分成 11 个 9%

B. 新九分法主要适用于成人

C. 一个手掌为体表面积的 2%

D. 临床上判断烧伤面积，Ⅰ 度不计算在内

E. 会阴部占体表面积的 1%

24. 烧伤患者出现下列哪种情况时，应考虑合并吸入性损伤

A. 烦躁不安

B. 恶心、呕吐

C. 烧伤面积 >85%

D. 口鼻周围深度烧伤

E. 发热

25. 电烧伤的并发症包括

A. 继发性出血

B. 急性肾功能衰竭

C. 白内障

D. 厌氧菌感染

E. 以上都是

26. 治疗烧伤休克的主要措施是

A. 止痛　　　　　　B. 补液

C. 吸氧　　　　　　D. 抗感染

E. 正确处理创面

27. 符合 Ⅲ 度烧伤创面病理改变特点的是

A. 水疱小、疱皮厚

B. 可见毛细血管网

C. 基底苍白

D. 创面呈皮革样改变

E. 伤口处神经受损，伴有剧烈疼痛

28. 按照 1970 年全国烧伤会议提出的标准，哪项属于重度烧伤

A. Ⅱ度烧伤面积9%

B. Ⅱ度烧伤面积15%或Ⅲ度烧伤面积5%

C. 总面积29%合并呼吸道烧伤

D. 总面积25%或Ⅲ度烧伤面积9%

E. 烧伤总面积为82%以上

29. 氯胺酮用于烧伤患者麻醉时，可与以下哪种药物配伍

A. 咪达唑仑
B. 丙泊酚

C. 依托咪酯
D. 舒芬太尼

E. 以上均可

【A2 型题】

1. 一成人烧伤面积60%，7 小时后入院，注射吗啡、头孢类抗生素和生理盐水 1000ml后，仍有休克，此时可考虑为

A. 神经性休克
B. 感染性休克

C. 心源性休克
D. 低血容量性休克

E. 中毒性休克

2. 成年伤员，其两下肢被热水烫伤后出现水疱，渗出较多，剧痛。伤后 1 小时就诊，其创面处理应选择

A. 清创后行包扎疗法

B. 清创后行暴露疗法

C. 早期切痂植皮

D. 早期削痂植皮

E. 自然脱痂等待肉芽创面形成后，游离植皮

3. 患者女性，35 岁，体重50kg，汽油火焰Ⅱ度烧伤，面积为73%，第一个 24 小时的补液总量为

A. 5500ml
B. 6500ml

C. 7500ml
D. 8500ml

E. 9500ml

4. 患者男性，25 岁，体重50kg，Ⅱ度以上烧伤面积为40%，其第一个 24 小时的前 8 小时内的补液量为

A. 1000ml
B. 1500ml

C. 2000ml
D. 2500ml

E. 3000ml

5. 一大面积烧伤患者，近日常有寒战、高热，呈间歇热，四肢厥冷，发绀，尿量明显减少，很快发生血压下降，休克。其原因最大可能是

A. 革兰阳性细菌败血症

B. 革兰阴性细菌败血症

C. 真菌性败血症

D. 厌氧菌性败血症

E. 二重感染

6. 患者男性，70 岁，70%烧伤第 2 日，收缩压：80mmHg，呼吸 34 次/分，平均尿量18ml/h，有黑色大便，血胆红素36umol/L，血小板 40×10^9/L。Glasgow 计分：5 分。目前最恰当的诊断是

A. ARDS
B. ARF

C. DIC
D. ATN

E. MSOF

7. 患者男性，30 岁，Ⅱ度烧伤面积60%，给予积极补充血容量治疗，为判断其休克是否好转，下列哪项观察指标不可靠

A. 血压是否升高
B. 每小时尿量

C. 血细胞比容
D. 中心静脉压

E. 肢体微循环状态

【A3/A4 型题】

(1~5 题共用题干)

患者男性，30 岁，因深度烧伤60%，伴呼吸道烧伤 3 小时，送入手术室。

1. 下列关于首先应采取的治疗措施，不合适的是

A. 输液
B. 导尿

C. 气管切开
D. 吸氧

E. 削痂植皮

2. 局麻下行气管切开时患者出现躁动，下列所述原因可能性不大的是

    A. 烧伤面疼痛   B. 缺氧

    C. 切口疼痛   D. 心功能衰竭

    E. 不全昏迷

3. 静脉推注芬太尼 0.1mg 和氯胺酮 50mg，3 分钟后患者心搏停止，此时最可能的原因是

    A. 迷走神经反射   B. 呼吸抑制

    C. 循环衰竭   D. 心肌梗死

    E. 肾衰竭

4. 出现上述情况时，首选药物为

    A. 阿托品   B. 利多卡因

    C. 麻黄碱   D. 肾上腺素

    E. 纳洛酮

5. 出现上述情况时，首选操作为

    A. 继续行气管切开

    B. 胸外按压与面罩通气

    C. 置入喉罩

    D. 气管插管

    E. 胸外除颤

【X 型题】

1. 对大面积烧伤患者而言，气管插管指征包括

    A. 呼吸窘迫

    B. 低氧血症和（或）高碳酸血症

    C. 意识消失

    D. 喘鸣

    E. 精神状态改变

2. 若烧伤患者无法测量血压，此时判断循环情况可凭

    A. 听心音   B. 测中心静脉压

    C. 观察创面渗血   D. 心电图

    E. 尿量

第十四节 内分泌患者的麻醉

【A1 型题】

1. 下列哪种患者进行神经阻滞时，局麻药中可加肾上腺素

    A. 甲状腺功能亢进症患者

    B. 严重心脏病患者

    C. 采用氟烷全麻的患者

    D. 高血压患者

    E. 哮喘患者

2. 对糖代谢影响较大的麻醉是

    A. 局部麻醉   B. 神经阻滞麻醉

    C. 椎管内阻滞麻醉   D. 全身麻醉

    E. 硬膜外麻醉

3. 有血管硬化或心脑疾病的糖尿病患者进行椎管内阻滞麻醉时，麻醉药用量应

    A. 增加   B. 减少

    C. 增加 1/3   D. 不变

    E. 增加或减少均可

4. 甲状腺功能亢进症患者在术前用药时，通常肌内注射

    A. 哌替啶和阿托品

    B. 哌替啶和东莨菪碱

    C. 芬太尼和阿托品

    D. 地西泮（安定）和阿托品

    E. 地西泮和东莨菪碱

5. 糖尿病患者择期手术前，化验指标至少应满足

    A. 尿酮体阴性、空腹血糖 $<6.7mmol/L$

    B. 尿酮体阴性、空腹血糖 $<8.9mmol/L$

    C. 尿酮体阴性、空腹血糖 $<11.1mmol/L$

    D. 尿酮体阴性、空腹血糖 $<7.8mmol/L$

    E. 尿酮体阴性、空腹血糖 $<10mmol/L$

6. 手术中对胰岛素需要较少的糖尿病患者是

A. 脆性青年型患者

B. 肥胖患者

C. 老年有心血管并发症患者

D. 已用肾上腺皮质类固醇治疗的患者

E. 继发性糖尿病患者

7. 术后疼痛可引起内分泌激素的变化，下列除哪项外均升高

A. 皮质醇　　　　B. 抗利尿激素

C. 胰高血糖素　　D. 醛固酮

E. 胰岛素

8. 对因情绪紧张易引起症状发作的嗜铬细胞瘤患者，应选择

A. 硬膜外麻醉

B. 全身麻醉

C. 硬膜外麻醉或全身麻醉均可

D. 全身麻醉和硬膜外麻醉联合使用

E. 区域阻滞麻醉

9. 胸骨后甲状腺肿大患者于全麻下进行手术，术前有较重气管受压和呼吸困难，麻醉中操作不妥的是

A. 改变头颈位置，观察呼吸情况

B. 术前行 X 线检查，确定受压部位

C. 行 CT 检查，确定气管内径大小

D. 插管失败改行气管切开

E. 插管深度应超过气管狭窄部位

10. 甲亢危象的治疗措施不包括

A. 甲硫氧嘧啶　　B. 普萘洛尔

C. 降温、吸氧　　D. 镇静药

E. 抗生素

11. 糖尿病患者在接受椎管内阻滞麻醉时特别应注意

A. 麻醉药过敏　　B. 心动过速

C. 无菌操作　　　D. 直立性低血压

E. 心律失常

12. 下列哪项叙述是错误的

A. 局部浸润麻醉是阻滞组织中的神经末梢

B. 对甲亢患者而言，局麻药中不宜加肾上腺素

C. 氟烷全麻时，辅用局麻药不宜加肾上腺素

D. 罗哌卡因没有运动阻滞与感觉阻滞分离效应

E. 不同部位的黏膜，吸收局麻药的速度不同

13. 有关嗜铬细胞瘤患者手术的麻醉，错误的是

A. 防止肿瘤切除后的低血压

B. 需要建立有创监测

C. 成功切除肿瘤后儿茶酚胺即可恢复正常

D. 术后多发生低血糖

E. 手术前需充分进行术前准备

14. 甲亢患者接受甲状腺部分切除，如患者情绪紧张，甲状腺较大，甲亢症状控制不稳定，此时宜选择

A. 全身麻醉　　　B. 针刺麻醉

C. 局部麻醉　　　D. 颈丛阻滞麻醉

E. 连续硬膜外麻醉

【A3/A4 型题】

(1~4 题共用题干)

患者男性，43 岁，身高 180cm，体重 171kg，既往有高血压病史 3 年，阻塞性睡眠呼吸暂停综合征和胰岛素依赖型糖尿病病史，拟行腹腔镜下胃旁路术。既往服用美托洛尔、吡格列酮和氢氯噻嗪。术前血糖：200mg/dL，心电图提示左室肥厚和右心劳损，超声心动图提示中度三尖瓣关闭不全，右室肥厚和肺动脉收缩峰压 45mmHg，左室功能正常。体格检查：双肺呼吸音清晰，心音正常，气道马氏分

级为Ⅲ级，且颈部伸展受限。吸空气时血氧饱和度为 94%。

1. 根据 BMI 可以将患者划分为

A. 超重　　　　　B. 显著超重

C. 肥胖　　　　　D. 显著肥胖

E. 病态肥胖

2. 实施减肥手术后，下列哪一种疾病的发生率降低的最少

A. 高血压　　　　B. 冠心病

C. 糖尿病　　　　D. 高脂血症

E. 睡眠呼吸暂停综合征

3. 下列哪一种药物应该按照总体重给药

A. 芬太尼

B. 罗库溴铵

C. 丙泊酚（负荷剂量）

D. 瑞芬太尼

E. 维库溴铵

4. 下列哪种特征可增加减肥手术后的发病率和死亡率

A. 女性

B. BMI > $40kg/m^2$

C. 年龄 > 40 岁

D. 阻塞性睡眠呼吸暂停综合征

E. 糖尿病

第十五节　合并呼吸系统严重疾病患者的麻醉

【A1/A2 型题】

1. 双腔气管导管插入过深最易引起哪一侧肺叶不张

A. 左上肺叶　　　B. 右上肺叶

C. 右中肺叶　　　D. 左下肺叶

E. 右下肺叶

2. Ⅱ型呼吸衰竭的血气诊断标准是

A. PaO_2 < 60mmHg（8.0kPa），$PaCO_2$ 正常

B. PaO_2 < 50mmHg（6.7kPa），$PaCO_2$ 正常

C. PaO_2 < 60mmHg（8.0kPa），$PaCO_2$ > 50mmHg（6.7kPa）

D. PaO_2 < 60mmHg（8.0kPa），$PaCO_2$ < 50mmHg（6.7kPa）

E. PaO_2 < 50mmHg（6.7kPa），$PaCO_2$ < 50mmHg（6.7kPa）

3. 以下哪种吸入麻醉药最适于哮喘患者的麻醉

A. 氟烷

B. 安氟醚（恩氟烷）

C. 异氟醚（烷）

D. 地氟醚（烷）

E. 氧化亚氮

4. 机械控制通气（CMV）适用于

A. 呼吸停止的患者

B. 撤离呼吸机之前的呼吸肌锻炼

C. 呼吸运动不稳定的患者，作为撤机前的过渡方式比较安全

D. 治疗伴有弥漫性肺浸润的低氧血症

E. 各种需要通气治疗的患者

5. 分钟指令性通气（MMV）主要适用于

A. 呼吸停止的患者

B. 撤离呼吸机之前的呼吸肌锻炼

C. 呼吸运动不稳定的患者，作为撤机前的过渡方式比较安全

D. 治疗伴有弥漫性肺浸润的低氧血症

E. 各种需要机械通气的患者

6. 下列关于术前肺功能评估的描述，错误的是

A. 肺活量低于预计值的 60%，术后有发生呼吸功能不全的可能

B. FEV_1/FVC < 60%，术后有发生呼吸功能不全的可能

C. 进行屏气试验，屏气时间在 20s 以上时为正常

D. 对于行全肺切除者最好能进行健侧肺功能测定

E. 术前 PaO_2 55mmHg，$PaCO_2$ 50mmHg，术后有发生呼吸功能不全的可能

7. 下列关于侧卧位开胸对呼吸生理的影响，描述正确的是

A. 上侧肺顺应性下降

B. 上侧肺灌流比下侧肺好

C. 相对开胸前而言肺内分流减少

D. 通气/灌流比例失调

E. 功能残气量无明显减少

8. 单肺通气时决定动脉血氧合的最重要的因素是

A. 潮气量

B. 每分通气量

C. 流经未通气肺的血流量

D. 吸入麻醉药的选择

E. 取决于呼吸压力模式

9. 下列关于有呼吸系统疾病患者的术前评估或准备，说法错误的是

A. 慢性呼吸系统感染常与肺部阻塞性疾病并存，可互为因果

B. 急性呼吸系统感染一般可在感染得到充分控制 1～2 周后行择期手术

C. 慢性阻塞性肺疾病的患者均有肺泡通气/血流比值失调

D. 停止吸烟不能降低气道反应性

E. 慢阻肺患者行较大或较长的手术时，选择全麻与硬膜外阻滞的联合应用是较合理的

10. 气管内插管对气道死腔量的影响是

A. 使气道死腔量减少约 50%

B. 使气道死腔量减少约 30%

C. 使气道死腔量增加约 50%

D. 使气道死腔量增加约 30%

E. 无影响

11. 对于肌间沟法臂丛神经阻滞引起的气胸，常用的最快速可靠的诊断措施是

A. 肺听诊

B. X 线胸部摄片

C. 动脉血气分析

D. 胸部叩诊及诊断性穿刺抽气

E. 胸部 CT 扫描

12. 麻醉期间最常见的上呼吸道梗阻的原因是

A. 喉痉挛

B. 支气管痉挛

C. 舌后坠

D. 分泌物阻塞气道

E. 反流误吸

13. 发生急性呼吸窘迫综合征时，在产生肺内分流量增加的因素中表述不正确的是

A. 肺血管收缩

B. 支气管痉挛

C. 肺功能残气量增加

D. 肺透明膜形成

E. 肺毛细血管血栓形成

14. 对重度支气管哮喘患者进行抢救时，不必要的措施是

A. 静脉滴注氨茶碱

B. 静脉滴注糖皮质激素

C. 氧气吸入

D. 注射强心药

E. 脱离变应原

15. 对合并有呼吸系统疾病的患者而言，在麻醉期间判断气道梗阻及通气状态的最敏感的监测指标为

A. 幅度和节律

B. SpO_2

C. 呼气末二氧化碳

D. 气量计通气功能监测

E. 以上都是

16. 对于麻醉前已怀疑或确认为困难气管插管的患者，下列哪种插管方法最安全

A. 清醒气管插管

B. 气管切开

C. 喉罩通气

D. 全麻下纤维支气管镜插管

E. 以上都不是

17. 高浓度氧疗是指吸入氧浓度为

A. 35% ~50%　　　B. >50%

C. >90%　　　　　D. >30%

E. >40%

18. 对合并呼吸系统疾病的患者而言，麻醉前准备应注意

A. 了解既往有无呼吸衰竭史

B. 呼吸道感染是否控制

C. 已用的药物及效果

D. 肺功能检查

E. 以上都是

19. 下列关于肺泡－动脉氧分压差的说法，不正确的是

A. 正常人肺泡－动脉氧分压差的值一般为 6mmHg，最大不超过 15 ~20mmHg

B. 其值随年龄增加而增大

C. 肺水肿可使其增加

D. 心排血量下降可使其增加

E. 是判断通气功能的重要指标

20. 下列说法错误的是

A. 高压氧疗适合缺氧不伴二氧化碳潴留的患者

B. 高压氧疗适用于一氧化碳中毒的治疗

C. 高压氧疗对排出二氧化碳毫无作用

D. 在高氧分压下可加速二氧化碳排出

E. 重症上呼吸道感染、重症肺气肿为高压氧疗相对禁忌证

21. 呼吸衰竭伴有严重低氧血症时可能发生的酸碱平衡紊乱是

A. 代谢性酸中毒

B. 呼吸性酸中毒

C. 代谢性碱中毒

D. 呼吸性碱中毒

E. 混合性酸碱紊乱

22. 在急性呼吸窘迫综合征发病机制中，下列何种细胞发挥重要作用

A. 肺泡Ⅰ型上皮细胞

B. 肺泡Ⅱ型上皮细胞

C. 中性粒细胞

D. 单核细胞

E. 巨噬细胞

23. 急性呼吸窘迫综合征的基本病理生理不包括

A. 肺微循环障碍

B. 肺间质水肿

C. 肺泡萎陷

D. 通气/血流比例失衡

E. 气体弥散功能增强

24. 下列哪项不是单肺通气期间氧饱和度下降的原因

A. 导管位置不当

B. 气管内分泌物

C. PEEP 压力过高

D. 吸气时间过短

E. 使用了肌松药

25. 关于 $A-aDO_2$，下述哪项是错误的

A. 是反映肺通气的指标

B. 其值一般为 6 ~15mmHg

C. 随年龄增加而加大

D. 发生 ARDS 时该指标显著增加

E. 老年人可增高至 30mmHg

26. 氧疗时最佳的吸入氧浓度是指
    A. 能达到最佳氧合又不引起二氧化碳潴留及氧中毒等相关并发症的最高氧浓度
    B. 能达到最佳氧合的最低氧浓度
    C. 能达到适宜氧合又不引起二氧化碳潴留及氧中毒等相关并发症的最低氧浓度
    D. 能达到最佳氧合的最高氧浓度
    E. 能达到 $SaO_2 > 90\%$，$PaO_2 > 80mmHg$ 的最低氧浓度

27. 关于麻醉期间支气管痉挛，以下说法错误的是
    A. 常见于气道呈高敏感反应的患者
    B. 表现为吸气性呼吸困难，常伴哮鸣音
    C. 浅麻醉下手术刺激可引起反射性支气管痉挛
    D. 吗啡由于释放组胺可引发支气管痉挛
    E. 严重的支气管痉挛需用肌松药后行气管插管

28. 术中可能需要两侧肺分别通气的情况是
    A. 湿肺
    B. 食管贲门成形术
    C. 肺大疱破裂
    D. 支气管破裂
    E. 肺包虫囊肿

29. 闭合气量和闭合容量可以反映
    A. 小气道功能
    B. 肺的储备容量
    C. 肺的换气功能
    D. 肺的通气/血流比值
    E. 大气道功能

30. 临床上 $FEV_1/FVC\%$ 正常值是
    A. 50% 以上
    B. 60% 以上

C. 65% 以上
D. 70% 以上
E. 80% 以上

31. 成年人屏气试验的正常值是
    A. 大于 50 秒
    B. 大于 40 秒
    C. 大于 30 秒
    D. 大于 20 秒
    E. 大于 10 秒

32. 开胸后出现病理呼吸是
    A. 摆动呼吸
    B. 成串呼吸
    C. 反常呼吸
    D. 失调呼吸
    E. 长吸呼吸

33. 哪项不是气管拔管后负压性肺水肿的临床特征
    A. 上呼吸道梗阻
    B. 皮肤出血点
    C. 呼气延长
    D. 咳粉红色泡沫样痰
    E. 低氧血症

34. 对患有低氧血症伴高二氧化碳血症，不用机械通气的慢性呼吸衰竭患者而言，适宜的吸入氧气浓度为
    A. 25% ~ 30%
    B. 35% ~ 40%
    C. 40% ~ 45%
    D. 45% ~ 50%
    E. 55% ~ 60%

35. 能更早更准确地反映肺换气功能障碍的参数是
    A. SaO_2
    B. SpO_2
    C. SvO_2
    D. $PaCO_2$
    E. PaO_2/FiO_2

36. 哪项血气分析可以提示存在 ARDS
    A. FiO_2 50%，PaO_2 300mmHg，$PaCO_2$ 30mmHg
    B. FiO_2 50%，PaO_2 150mmHg，$PaCO_2$ 77mmHg
    C. FiO_2 50%，PaO_2 63mmHg，$PaCO_2$ 28mmHg
    D. FiO_2 50%，PaO_2 300mmHg，$PaCO_2$ 42mmHg
    E. FiO_2 50%，PaO_2 320mmHg，$PaCO_2$ 54mmHg

37. 哪项血气分析可以提示存在慢性阻塞性肺气肿

    A. FiO_2 50%，PaO_2 300mmHg，$PaCO_2$ 30mmHg

    B. FiO_2 50%，PaO_2 150mmHg，$PaCO_2$ 77mmHg

    C. FiO_2 50%，PaO_2 63mmHg，$PaCO_2$ 28mmHg

    D. FiO_2 50%，PaO_2 300mmHg，$PaCO_2$ 42mmHg

    E. FiO_2 50%，PaO_2 320mmHg，$PaCO_2$ 54mmHg

38. 对 COPD 患者麻醉前评估体检时应特别注意

    A. 胸廓形态　　　　B. 呼气时间

    C. 呼吸音改变　　　D. 是否有肺实变

    E. 以上都是

【A3/A4 型题】

(1~4 题共用题干)

　　患者男性，49 岁，右上肺支气管扩张症，拟行右上肺切除。痰液每天超过 50ml。

1. 最适当的麻醉方法是

    A. 快速诱导，单腔气管插管

    B. 快速诱导，双腔气管插管

    C. 快速诱导，经鼻气管插管

    D. 慢诱导，单腔气管插管

    E. 慢诱导，双腔气管插管

2. 麻醉诱导时应尽量避免

    A. 心动过速　　　　B. 血压升高

    C. 呛咳　　　　　　D. 心律失常

    E. 血压降低

3. 该患者取侧卧位后首先应

    A. 听呼吸音　　　　B. 监测心电图

    C. 测量血压　　　　D. 调整呼吸机

    E. 吸痰

4. 术中气道压升高，首先应考虑

    A. 支气管痉挛　　　B. 手术挤压

    C. 麻醉偏浅　　　　D. 分泌物阻塞

    E. 麻醉药故障

【X 型题】

1. 单肺通气期间的低氧血症最常由双腔导管内阻塞与分流引起，下列哪些处理是正确的

    A. 吸引分泌物

    B. 健侧肺采用 PEEP

    C. 患侧肺采用 CPAP

    D. 间断双侧通气

    E. 调整双腔气管导管的位置

2. CO_2 潴留的征象有哪些

    A. 面部潮红　　　　B. 血压上升

    C. 呼吸深而慢　　　D. 肌张力减退

    E. 心率增快

第十六节　心血管患者行非心脏手术的麻醉

【A1/A2 型题】

1. 三度房室传导阻滞的患者进行手术时需要考虑

    A. 择期手术需推迟，并对之进行治疗

    B. 麻醉时需要电复律和电除颤准备

    C. 麻醉可无顾虑

    D. 麻醉前宜将室性心律控制在 80 次/分左右，至少 <100 次/分

    E. 应考虑安装起搏器或做好起搏准备

2. 下列关于妊娠合并主动脉瓣关闭不全患者的麻醉处理原则，不正确的是

    A. 减慢心率以降低心肌氧耗

    B. 降低前负荷，以减轻左室过度扩张

    C. 降低后负荷，以减少反流

    D. 避免任何原因抑制心肌使其收缩力减弱

    E. 避免心动过缓以减少舒张期血液反流

3. 患者男性，58 岁，有房颤病史多年，因肺癌行右上肺叶切除术后 2 小时，在 ICU 行

心电、血压、SpO₂ 及呼气末二氧化碳监测，突然心率增快至 118 次/分，血压短暂上升后下降，ETCO₂ 由原来的 38mmHg 下降至 15mmHg，请问最可能发生了什么情况

A. 心肌梗塞　　　　B. 肺栓塞

C. 气道梗阻　　　　D. 呼吸机接头脱落

E. 以上都不是

4. 患有下列疾病的患者不宜行择期手术，但应除外

A. 2 个月前患有广泛前壁心肌梗死

B. 肝病急性期

C. 女性患者月经期

D. 患有急性呼吸系统感染

E. 房颤，心室率 80 次/分

5. 一般不主张术前停用高血压药，但应除外下列哪一种药物

A. 硝苯地平　　　　B. 比索洛尔

C. 氨氯地平　　　　D. 美托洛尔

E. 利血平

6. 有关高血压患者的术前评估和准备，叙述正确的是

A. 术前宜使用中枢性降压药控制血压

B. 术前一天应停用所有的高血压药物

C. 术前血压应降至正常才能手术

D. 收缩压升高比舒张压升高危害性小

E. 麻醉危险性主要决定于重要器官是否受累以及其受累的严重程度

7. 围术期心肌梗死的危险高峰发生在什么时间

A. 手术前　　　　　B. 手术中

C. 手术后即刻　　　D. 术后 3 日内

E. 术后 2 周后

8. 下列哪项叙述是不正确的

A. 冠心病患者实施非心血管手术的死亡率为普通患者的 2~3 倍

B. 心绞痛频繁发作，轻微活动甚或静息时也可发作者，麻醉和手术危险性大

C. 有心机梗死史，特别是广泛的心肌梗死或多次心肌梗死者，麻醉和手术危险性大

D. 手术后心肌再梗死的发生率与手术距心肌梗死的时间无关

E. 心肌梗死后 6 个月内不宜实施择期手术

9. 下列有关冠状动脉粥样硬化性心脏病患者的麻醉要点的叙述，错误的是

A. 防止低血压　　　B. 防止高血压

C. 防止心动过速　　D. 麻醉宜浅

E. 维持心肌氧的供需平衡

10. 心肌缺血最早、最敏感的临床检查是

A. ECG　　　　　　B. 心率

C. PAEP　　　　　 D. TEE

E. 心肌酶

11. 患者男性，49 岁，急性外伤性脾破裂，拟剖腹探查术。查体：面色苍白、神志淡漠、呼吸急促、心率 120 次/分，律齐，血压 80/60mmHg；心电图提示：ST - T 段改变。患者系酒后驾车。ST 段改变应考虑

A. 失血性休克　　　B. 冠心病

C. 心肌缺血　　　　D. 高血压

E. 肺心病

12. 患者男性，58 岁，近 2 个月反复出现发作性胸部压抑感，自咽喉部放射，持续 10 分钟左右能够自行缓解，既往有高血压、糖尿病病史，吸烟 25 年。为明确诊断，不宜进行的检查是

A. 冠状动脉 CT

B. 24 小时动态心电图

C. 心电图活动平板负荷试验

D. 冠状动脉造影

E. 核素心肌显像

13. 患者女性，60 岁，有风心病二尖瓣狭窄。因颅内肿瘤行开颅手术。术中无明显血容量不足，出现心率加快达 160 次/分，血压下降 80/60mmHg。处理应选用
   A. 艾司洛尔　　　　B. 利多卡因
   C. 西地兰　　　　　D. 硝酸甘油
   E. 氢化可的松

14. 患者男性，48 岁，患有梗阻性肥厚型心肌病，麻醉诱导后血压由 130/80mmHg 降至 85/60mmHg，心率由 80 次/分降至 75 次/分，首选升压药为
   A. 多巴胺　　　　　B. 麻黄碱
   C. 多巴酚丁胺　　　D. 肾上腺素
   E. 去氧肾上腺素

15. 频发室性期前收缩呈二联律或三联律，如需行择期手术，如何处理
   A. 择期手术需推迟，并对其进行治疗
   B. 麻醉时需要电复律和电除颤准备
   C. 麻醉可无顾虑
   D. 麻醉前宜将室性心率控制在 80 次/分左右，至少 <100 次/分
   E. 应考虑安装起搏器或做好起搏准备

16. 高钾血症的心电图表现为
   A. T 波高尖，Q - T 间期延长，QRS 波增宽
   B. P - R 间期延长，QRS 波缩短
   C. P - R 间期缩短，QRS 波增宽
   D. ST 段明显抬高
   E. U 波增高，ST 段下移，T 波低平或倒置

17. 心肌缺血的典型心电图改变是
   A. ST 段改变
   B. T 波改变
   C. 新出现的心律失常
   D. QRS 波增宽
   E. Q - T 间期延长

18. 对血流动力学影响最严重的心律失常是
   A. 房室传导阻滞
   B. 阵发性室上性心动过速
   C. 心房颤动
   D. 室性心动过速
   E. 心室扑动和心室颤动

19. 术前采用肝素治疗的心脏病患者，如拟采用区域阻滞麻醉，术前肝素停药时间应为
   A. 术前 72 小时　　B. 术前 48 小时
   C. 术前 24 小时　　D. 前 4 小时
   E. 至术晨

20. 心脏病患者行非心脏手术麻醉时危险性较小的因素是
   A. 偶发房性期前收缩
   B. 二度房室传导阻滞
   C. 6 个月内发生过心肌梗死
   D. 室性期前收缩 >5 次/分
   E. 奔马律，颈静脉压增高

21. 心律失常可能会增加麻醉的风险，下列诸项中哪项危险性最小
   A. R - on - T
   B. 束支传导阻滞
   C. 房性异位心律
   D. 三度房室传导阻滞
   E. 多源性室性期前收缩

22. 下列哪项改变不是诊断心肌缺血的依据
   A. ST 段压低 0.1mv
   B. 心率 150 次/分
   C. 新进发生心律失常
   D. ST 段抬高超过 0.2mv
   E. TEE 提示节段性室壁运动异常

23. 以下提示心肌缺血的心电图变化是
   A. V₅ 导联 R 波增高
   B. T 波和 U 波融合
   C. T 波振幅 <1/4R

D. $V_{4\sim6}$ 导联 ST 段水平型或下斜型下移
≥0.1mv

E. 心电轴明显左偏

【A3/A4 型题】

(1~3 题共用题干)

患者女性，72 岁，因乙状结肠癌在全麻下行乙状结肠癌根治术。术前患者自述无心脏疾病史；既往有高血压病史 10 年，自述平时血压控制可；心电图提示：心肌缺血；血常规检查正常。术中出血 1200ml，输悬浮红细胞 800ml，血浆 400ml。手术中一度出现低血压，并同时出现快速房颤，给予普罗帕酮 35mg 缓慢静脉推注，同时心律转为窦性心律。术后入 ICU 监护。

1. 术中出现快速房颤的原因最可能是

   A. 应激　　　　　B. 低血压

   C. 贫血　　　　　D. 电解质紊乱

   E. 以上都不是

2. 为避免术后再次发生心律失常，下列措施不恰当的是

   A. 吸氧

   B. 纠正贫血

   C. 稳定血压

   D. 预防应用盐酸普罗帕酮

   E. 术后镇痛

3. 如果患者术后再次发生快速房颤，最好选择下列哪种药物

   A. 氯化钙　　　　B. 毛花苷丙

   C. 普罗帕酮　　　D. 利多卡因

   E. 多巴胺

(4~6 题共用题干)

患者女性，70 岁，冠心病 2 年，4 周前发生急性前壁心肌梗死，经治疗后好转，现 NY-HA 心功能 I 级，心电图示窦性心律，未见心律失常，拟行乙状结肠癌根治术。

4. 手术时间可放在

   A. 5 个月后　　　B. 4 个月后

   C. 3 个月后　　　D. 2 个月后

   E. 2 周后

5. 麻醉中监测心肌缺血最敏感和准确的手段是

   A. 有创动脉血压　B. 经食管心脏超声

   C. X 线　　　　　D. 十二导联心电图

   E. 心肌酶谱测定

6. 术中既能增加患者的氧耗又能减少氧供的因素是

   A. 缺氧　　　　　B. 高热

   C. 心动过速　　　D. 低血压

   E. 高血压

(7~9 题共用题干)

患者男性，78 岁，拟行胆囊切除术。有活动后胸前区不适感。

7. 手术中监测的重点为

   A. 中心静脉压

   B. 心电图

   C. 直接动脉压

   D. 漂浮导管监测肺动脉压

   E. 呼气末二氧化碳

8. 患者最有可能的诊断为

   A. 冠状动脉粥样硬化性心脏病

   B. 心力衰竭

   C. 肺心病

   D. 支气管哮喘

   E. 胸膜炎

9. 术前哪一项检查对麻醉最重要

   A. 胃镜　　　　　B. 心电图

   C. 胃肠造影　　　D. 血气分析

   E. 肝功能

【X 型题】

1. 增加心肌氧耗的因素包括

A. 心率增加　　　B. 心肌收缩力增加

C. 心室壁张力增加　D. 前负荷增加

E. 后负荷增加

2. 以下叙述正确的是

A. 快心率（＞120 次/分）房颤对血流动力学影响大，麻醉中应尽量避免

B. 原有房颤患者术中出现快室率首选电复律

C. 主动脉瓣狭窄患者出现心绞痛时硝酸甘油可能无效

D. 保持窦性心律对主动脉瓣狭窄患者非常重要

E. 适当应用扩血管药物可增加瓣膜关闭不全患者的心排量

3. 关于有创动脉血压监测，正确的是

A. 正常动脉血压波形分为升支、降支和重搏波

B. 有创动脉血压收缩压正常值为 100 ~ 140mmHg，舒张压为 60 ~ 100mmHg

C. 股动脉收缩压比主动脉压高

D. 下肢动脉的收缩压比上肢动脉收缩压高

E. 一般认为足背动脉的收缩压比桡动脉收缩压高 10mmHg

4. 关于循环超负荷所致心力衰竭和急性肺水肿的临床表现，描述正确的是

A. 剧烈头部胀痛、呼吸困难

B. 发绀、咳嗽、咳大量粉红色泡沫样痰

C. 颈静脉怒张、肺部湿啰音

D. 静脉压升高

E. 严重者可致死

第十七节　小儿麻醉

【A1 型题】

1. 为防止反流误吸，对于 6 个月以内行择期手术的小儿，禁食时间为

A. 术前应禁食、水 8 小时

B. 术前 2 小时禁奶，术前 1 小时禁清亮液体

C. 术前 6 小时禁奶及固体食物，术前 3 小时禁清亮液体

D. 术前 8 小时禁奶及固体食物，术前 3 小时禁清亮液体

E. 术前 4 小时禁奶及固体食物，术前 2 小时禁清亮液体

2. 新生儿，体重 3kg，术中出血 50ml，其出血量相当于成人（体重 60kg）失血多少毫升

A. 420　　　　B. 500

C. 820　　　　D. 4200

E. 1250

3. 小儿行包皮环切术最好选用

A. 吸入全麻

B. 腰麻

C. 骶麻

D. 基础麻醉 + 浸润麻醉

E. 静脉全麻

4. 小儿术前用药的目的主要是

A. 使小儿安静入睡

B. 减少误吸的危险

C. 加快麻醉药物的代谢

D. 减少或抑制呼吸道黏膜分泌

E. 降低小儿新陈代谢

5. 关于小儿硬膜外阻滞的特点及用药量，下列描述正确的是

A. 硬膜外间隙相对较小

B. 硬膜外穿刺层次感不明显

C. 利多卡因一次最大剂量不超过 300mg

D. 硬膜外阻滞麻醉作用起效与成人相同

E. 骶管阻滞麻醉平面较局限

6. 麻醉期间婴幼儿出现上呼吸道梗阻的原因

最可能是

A. 喉痉挛　　　　B. 支气管痉挛

C. 舌后坠　　　　D. 分泌物阻塞气道

E. 反流误吸

7. 4岁小儿做气管内插管时，最合适的气管导管内径及插管深度为

A. 内径4.5mm，深度10cm

B. 内径5.5mm，深度14cm

C. 内径5.5mm，深度13.5cm

D. 内径5.0mm，深度14cm

E. 内径4.5mm，深度15cm

8. 小儿行骶管麻醉时应注意

A. 穿刺针针尖不可以超过第4腰椎间隙，以防误入蛛网膜下腔

B. 穿刺针针尖不可以超过第4腰椎，以防误入蛛网膜下腔

C. 穿刺针针尖不可以超过髂后上棘连线，以防误入蛛网膜下腔

D. 穿刺针针尖不可以超过第5腰椎，以防误入蛛网膜下腔

E. 以上都不对

9. 新生儿细胞外液在体重中所占比例是

A. 20%　　　　B. 30%

C. 40%　　　　D. 50%

E. 60%

10. 在小儿麻醉呼吸系统的并发症中，最常见的是

A. 呼吸骤停　　　　B. 肺梗死

C. 肺不张　　　　D. 肺气肿

E. 呼吸道梗阻

11. 新生儿脊髓终止于

A. $T_{12} \sim L_1$　　　　B. $L_{1 \sim 2}$

C. $L_{2 \sim 3}$　　　　D. $L_{3 \sim 4}$

E. $L_{4 \sim 5}$

12. 相较于成人脊麻，小儿脊麻不具备的特

点是

A. 小儿相对药量较小

B. 小儿阻滞平面容易扩散

C. 小儿血压平稳

D. 小儿较少出现脊麻后头痛

E. 小儿恶心、呕吐的发生率较高

13. 小儿置入LMA时，正确操作是

A. 开口向后，插入过程中旋转180°

B. 开口向前，插入过程中旋转180°

C. 开口向后，插入过程中旋转90°

D. 开口向左，插入过程中旋转90°

E. 开口向右，插入过程中旋转90°

14. 儿童扁桃体摘除术行气管内插管的优点除外

A. 减少吸入血液的危险

B. 减少创面出血

C. 有利于气道通畅

D. 可用较浅的麻醉

E. 减轻患儿的痛苦

15. 关于婴幼儿中等以下手术的全身麻醉，下列哪一项不是常规监测项目

A. 心率及血压　　　　B. 体温及尿量

C. 脑电双频指数　　　　D. 脉搏氧饱和度

E. 呼气末二氧化碳浓度

16. 10~20kg体重小儿手术期间每小时正常维持量（ml）是

A. kg×4　　　　B. kg×2

C. kg×2+10　　　　D. kg×3+20

E. kg×2+20

17. 新生儿出生后身体红润、四肢发绀、心率120次/分，哭声响，能活动，弹足底哭。该新生儿的Apgar评分为

A. 6分　　　　B. 7分

C. 8分　　　　D. 9分

E. 10分

18. 小儿麻醉期间的液体需要量应包括
    A. 正常维持输液量
    B. 麻醉引起的失液量
    C. 手术引起的失液量
    D. 术前禁食禁水所致的失液量
    E. 以上都包括

19. 下列哪项措施最能有效预防婴幼儿气管插管后喉头水肿或声门下水肿
    A. 术中不保留自主呼吸
    B. 插管前应用甲泼尼龙
    C. 不用带套囊的气管导管
    D. 插管前局部用麻黄碱 10mg 雾化吸入
    E. 用聚氯乙烯导管和硅胶管代替橡胶导管

20. 有关小儿头面部手术麻醉的注意事项，以下不正确的是
    A. 术后应尽量吸净口咽部分泌物、血液等
    B. 由于手术开始后必须不干扰手术区，应有相应监测系统
    C. 固定好导管，以避免导管脱出、导管弯曲等影响通气
    D. 为避免麻醉后患者躁动，一定尽早拔除气管内导管
    E. 为保持术中和术后的呼吸通畅，除少数时间很短的手术之外，都应选择气管插管麻醉

21. 法洛四联症患儿麻醉时 BP 为 86/42mmHg，FiO_2 0.60，SpO_2 87%。下述何项措施对改善血氧最有效
    A. 提高 FiO_2　　　B. 加快输液
    C. PEEP 通气　　　D. 增加潮气量
    E. 静脉注射去氧肾上腺素 1～2μg/kg 或麻黄碱 0.5～1mg/kg

22. 对于不易合作的困难气道患儿，宜采用何种方式插管
    A. 清醒盲探经鼻插管
    B. 逆行盲探插管
    C. 快速诱导插管
    D. 气管造口插管
    E. 麻醉后保留自主呼吸插管

23. 对于小儿腭裂手术，其手术麻醉最关键的是
    A. 心电图监测
    B. 二氧化碳监测
    C. 氧饱和度监测
    D. 保证呼吸道通畅，防止分泌物、血液误吸
    E. 以上都不对

24. 关于脊麻后头痛，下列哪一项描述是错误的
    A. 小儿的发生率高于成人
    B. 疼痛时可伴有恶心、呕吐
    C. 典型头痛可在穿刺后 6～12 小时内发生
    D. 用 25～26G 的穿刺针，头痛的发生率低
    E. 疼痛多位于枕部、顶部或额部，呈搏动性疼痛

25. 小儿硬膜外穿刺时穿破硬膜的主要原因是
    A. 操作者动作不熟练
    B. 脊柱畸形或病变
    C. 韧带钙化，穿刺时用力过大
    D. 硬膜外间隙较成人狭窄，操作困难
    E. 多次接受硬膜外阻滞，硬膜外间隙因粘连而变狭窄

26. 7 岁患儿午餐时，不慎将花生米误吸入气管，拟行急诊气管内异物取出，术前有助于迅速诊断的检查是
    A. 查血常规　　　B. 检查心电图
    C. 拍胸部 X 线片　　D. 听诊双侧呼吸音

E. 以上都不是

27. 一10岁患儿行斜视矫正术，下列关于麻醉时的注意事项，不正确的是
    A. 监测心率变化
    B. 不用阿托品
    C. 使用阿托品
    D. 注意体温变化
    E. 避免使用琥珀胆碱

28. 根据臂丛神经分布，行臂丛神经阻滞时可有多个入路，小儿最常用的入路是
    A. 腋路臂丛神经阻滞法
    B. 锁骨上臂丛神经阻滞法
    C. 肌间沟臂丛神经阻滞法
    D. 喙突下臂丛神经阻滞法
    E. 经锁骨臂丛神经阻滞法

29. 下列关于小儿解剖的生理特点，错误的是
    A. 小儿胸式呼吸不发达
    B. 婴儿支气管分叉高
    C. 小儿环状软骨处是气管最狭窄部位
    D. 小儿鼻孔大小约与环状软骨内径相当
    E. 小儿气管导管插入过深较易进入左侧支气管

30. 新生儿复苏行人工呼吸时，频率应为
    A. 50～60次/分　　B. 40～50次/分
    C. 30～40次/分　　D. 20～30次/分
    E. 15～20次/分

31. 有关先天性心脏病患者的麻醉注意点的叙述，不正确的是
    A. 法洛四联症患者静脉注射时微小的气泡可能导致比一般患者严重的后果
    B. 先天性心脏病患者需给予充分的麻醉前用药，使患儿安静
    C. 为防止脱水，术前禁饮时间不宜太久
    D. 法洛四联症患者血压下降时可用小剂量去氧肾上腺素静脉注射

E. 左向右分流型先心病患者吸入麻醉容易加深，而用静脉麻醉药时需加大药量

32. 人工心肺复苏指南中，小儿心外按压的幅度是
    A. 胸骨前后径的 1/3～1/2
    B. 胸骨前后径的 1/4～1/3
    C. 胸骨前后径的 1/5～1/4
    D. 越深越好
    E. 越浅越好

【A3型题】

(1～3题共用题干)

患儿男性，11岁，右下腹痛24小时，伴腹泻、呕吐，以阑尾炎收入院。在基础+腰麻下行阑尾切除术。腰麻药选用轻比重布比卡因，术后2天出现左小腿及踝以下足背麻木，左足背屈无力。

1. 该患儿出现上述情况的原因为
    A. 腰麻并发症
    B. 腰麻意外
    C. 麻醉药过敏反应
    D. 与手术操作有关
    E. 因抗生素所致

2. 下列治疗措施中，对该患儿无意义的是
    A. 维生素B族药　　B. 功能训练
    C. 针灸、按摩　　　D. 钙剂
    E. 激素

3. 本例神经损伤的部位可能为
    A. $T_{11～12}$　　　　　　　　B. $L_{1～2}$
    C. $L_{3～4}$　　　　　　　　　D. $L_4～S_1$
    E. 骶神经

(4～6题共用题干)

患儿女性，6岁，因坠落致头颅外伤，进入手术室时，浅昏迷，面色苍白，左侧瞳孔散大，呼吸20次/分。拟在全麻下行开颅血肿清

除术。

4. 在下列药物中，进行诱导时不应选用

A. 氯胺酮　　　　B. 芬太尼

C. 依托咪酯　　　D. 丙泊酚

E. 咪达唑仑

5. 在下列药物中，麻醉维持不应选用的是

A. 咪达唑仑　　　B. 丙泊酚

C. 芬太尼　　　　D. 恩氟烷

E. 依托咪酯

6. 下列有关麻醉前准备，错误的是

A. 准备吸引装置　　B. 仔细听诊双肺

C. 检查腹部状况　　D. 免除术前用药

E. 禁食水 6h 后入室

【X 型题】

1. 小儿全麻后的并发症有

A. 呼吸再抑制　　　B. 喉痉挛

C. 呕吐、误吸　　　D. 心搏骤停

E. 体温过低或过高

2. 术前注射阿托品的目的是

A. 抑制胃肠道蠕动

B. 减少呼吸道分泌

C. 减少消化道分泌

D. 减少麻醉药的副作用

E. 延长麻醉药的作用时间

3. 小儿出现麻醉并发症的主要原因是

A. 手术前准备不足

B. 麻醉器械准备不足

C. 麻醉期间观察和监测不够严密

D. 输液、输血不当

E. 用力气管插管

第十八节　老年患者的麻醉

【A1/A2 型题】

1. 老年患者脊麻的特点是

A. 起效慢、扩散广

B. 起效快、扩散广、作用维持短

C. 起效快、扩散广、作用时间长

D. 起效快、扩散范围小

E. 起效慢、扩散范围狭小

2. 老年患者吸入异氟醚后与年轻人比较，以下指标变化正确的是

A. 血压下降不明显

B. 血压下降明显

C. 心动过缓

D. 血压升高

E. 脉压增加

3. 老年患者全麻后易导致通气不足和低氧血症的最主要原因是

A. 由于功能残气量增加致肺不张

B. 弥散功能障碍

C. 镇痛不全

D. 离子紊乱

E. 血流动力学不稳定

4. 下列有关老年人心血管系统特点的描述，错误的是

A. 主动脉和周围动脉管壁增厚，收缩压和脉压增加

B. 动静脉氧分压差增加

C. 左心室渐行肥厚，左室顺应性下降

D. 心脏传导系统弹性纤维及胶原纤维增加，常出现慢性方式传导阻滞

E. 交感神经系统调节能力降低

5. 老年人吸入麻醉药的 MAC 与年轻人相比

A. 增大

B. 减小

C. 与吸入麻醉药的性质有关

D. 与老年人胖瘦有关

E. 与老年人肺功能有关

6. 静息状态下老年人血中去甲肾上腺素和肾

上腺素较年轻人

A. 低 50%　　　　B. 基本相同

C. 高 10%　　　　D. 高 50%

E. 高 2～4 倍

7. 老年人的药物第一次分布容积（中央室）随年龄增长

A. 线性上升　　　　B. 没有改变

C. 线性下降　　　　D. 指数上升

E. 指数下降

8. 老年人的肺泡气最低有效浓度（MAC）随着年龄增长呈

A. 线性上升　　　　B. 没有改变

C. 线性下降　　　　D. 指数上升

E. 指数下降

9. 关于老年人的循环系统功能改变的特点，不正确的是

A. 随着年龄的增长，冠状动脉梗死的发生率增加

B. 随着年龄的增长，应激时心做功能力增加

C. 随着年龄的增长，心律失常的发生率增加

D. 随着年龄的增长，交感神经系统的调节效能降低

E. 随着年龄的增长，心肌呈退行性改变

10. 老年人呼吸功能降低的主要原因不包括

A. 胸壁僵硬

B. 呼吸肌力变弱

C. 大气道阻力增加

D. 闭合气量增加

E. 肺弹性回缩力下降

11. 下列关于老年人用药的注意事项，正确的是

A. 使用中枢神经抑制药时，用量需增加

B. 使用与白蛋白结合的药物时，用量

增加

C. 对吸入麻醉药的耐受性好

D. 追加给药的时间间隔应延长

E. 口服给药后，血药浓度高峰期的出现时间提前

12. 关于老年人肾生理功能的改变，错误的是

A. 肾单位明显减少

B. 肾血管硬化

C. 一般情况下尿量较少，可耐受一定程度的脱水

D. 肾小球滤过率逐年降低 1%～1.5%

E. 老年人体液总量少，在脱水、失血、低血压时更易发生肾功能障碍

13. 一老年人下肢手术选用布比卡因脊麻，其剂量应该是

A. 5～6mg　　　　B. 7～8mg

C. 10～12mg　　　D. 12～15mg

E. 15～20mg

14. 老年人肺炎常见致病菌是

A. 细菌性　　　　B. 病毒性

C. 真菌性　　　　D. 吸入性异物

E. 寄生虫感染

15. 合并缺血性心脏病的老年患者术前血红蛋白不宜低于

A. 80g/L　　　　B. 90g/L

C. 100g/L　　　　D. 110g/L

E. 120g/L

16. 高血压和老年患者控制性降压时血压降低不宜超过原水平的

A. 10%　　　　B. 20%

C. 30%　　　　D. 40%

E. 50%

17. 随着年龄的增长，正确的心血管系统的变化是

A. 血压降低

B. 心血管的可逆性增加

C. 瓣膜系统的弹性降低

D. 心肌纤维的数量减少

E. 心输出量增加

18. 下列关于老年人的病理生理特点，错误的是

　　A. 体液总量减少，以细胞外液减少为主

　　B. $PA - aDO_2$ 增加

　　C. 肾素 – 血管紧张素 – 醛固酮反应减弱

　　D. 心脏组织发生变化，纤维增多

　　E. 瓣膜增厚或变硬

19. 老年人吸入麻醉加深慢的主要原因是

　　A. 心排血量低　　B. 气道阻力小

　　C. 肺活量大　　　D. 功能残气量大

　　E. 肺内分流高

20. 有关氧中毒的说法，正确的是

　　A. 氧中毒肺损害多发生于吸高浓度氧24小时内

　　B. 氧中毒视网膜病变多发生于老年人

　　C. 高浓度吸氧可引起肺不张

　　D. 高浓度吸氧对中枢神经系统无明显损害

　　E. 中枢神经病变多发于常压氧疗

21. 下列哪项不是 MODS 的高危因素

　　A. 各种原因引起的休克

　　B. Glasgow 昏迷评分≥10 分

　　C. 创伤严重评分≥25 分

　　D. 严重感染

　　E. 大量输血、输液

22. 在老年患者中，决定手术风险和预后的主要因素不包括

　　A. 年龄

　　B. 患者的生理状况和伴随疾病（ASA 分级）

　　C. 择期手术还是急诊手术

D. 手术类型

E. 检测方法

23. 老年人麻醉期间容易缺氧的主要原因是

　　A. 呼吸频率减慢

　　B. 心脏疾病导致

　　C. 功能残气量增加

　　D. 呼吸功能减退

　　E. 并存肺部疾病

第十九节　血液病患者的麻醉

【A1/A2 型题】

1. 关于血液病患者的麻醉处理，错误的是

　　A. 有凝血异常的血液病患者不宜选择需穿刺的麻醉方法

　　B. 血液病患者即使没有明显凝血功能障碍，仍以全麻为安全选择

　　C. 巨幼细胞贫血（缺乏维生素 B_{12}）伴有严重神经系统病理改变者禁忌用椎管内阻滞

　　D. 慢性贫血患者手术中出血时，应快速输血输液以补充血容量

　　E. 缺乏维生素 B_{12} 的巨幼细胞贫血患者禁用 N_2O

2. 关于出凝血功能障碍患者的麻醉处理，不正确的为

　　A. 均应采用局部浸润麻醉以防血肿形成

　　B. 全身麻醉气管内插管仍应注意保护口咽部黏膜

　　C. 术前输新鲜血或凝血因子后可慎重选用硬膜外麻醉

　　D. 可选用全凭静脉麻醉

　　E. 不宜选择椎管内麻醉

3. 对于慢性贫血患者或伴有心脏扩大、心力衰竭的患者，术中输血应尽量采用

A. 少量输红细胞　　B. 少量输血浆

C. 大量输血　　　　D. 快速输血

E. 分次小量输血

4. 以下哪项不是筛选出血性疾病的实验项目

　　A. 凝血酶时间

　　B. 血小板形态

　　C. 血小板计数

　　D. 纤维蛋白有关因子

　　E. 凝血因子活性

5. 血友病患者多缺乏下列哪种凝血因子

　　A. 凝血活酶（因子Ⅲ）

　　B. AHF（因子Ⅷ）

　　C. SPCA（因子Ⅶ）

　　D. 因子Ⅳ

　　E. PTC（因子Ⅸ）

6. 当血友病患者必须手术时，一般把 FⅧ（或 FⅨ）提升到正常凝血活性的多少时即可达到止血水平。如做大手术或出现严重出血时，FⅧ浓度需提高到

　　A. 15%～20%，30%～50%

　　B. 50%～70%，50%～80%

　　C. 15%～20%，70%～80%

　　D. 15%～40%，40%～80%

　　E. 10%～20%，20%～30%

7. 有关血液病患者病情特点的描述，不正确的有

　　A. 对麻醉的耐受性显著下降

　　B. 免疫功能降低，易并发各种感染

　　C. 缺氧时就一定会有发绀

　　D. 术中可有异常出血

　　E. 对缺氧耐受性差

8. 测定外源性凝血途径的检验是

A. BT　　　　　　B. ACT

C. PTT　　　　　D. PT

E. APTT

9. 成人每输 1 单位浓缩血小板可使血小板计数增加

　　A. 1000～2000 个/mm^3

　　B. 2000～3000 个/mm^3

　　C. 3000～5000 个/mm^3

　　D. 5000～8000 个/mm^3

　　E. 8000～10000 个/mm^3

10. 关于输血溶血反应的治疗，错误的是

　　A. 静脉输注碳酸氢钠以碱化尿液

　　B. 静脉输注甘露醇以利尿

　　C. 减慢输血速度，继续输血

　　D. 维持有效血容量，防止低血压

　　E. 输血浆

11. 临床上使用肝素时，其抗凝作用是通过下列哪个环节来实现的

A. 凝血酶原　　　　B. 抗凝血酶Ⅲ

C. 凝血酶Ⅲ　　　　D. 纤维蛋白原

E. 纤维酶原

12. 血液病患者常用的麻醉方法是

　　A. 局部麻醉

　　B. 连续硬膜外麻醉

　　C. 腰麻

　　D. 硬膜外麻醉联合腰麻

　　E. 全麻

13. 临床上禁忌应用血小板的疾病是

　　A. 血栓性血小板减少性紫癜

　　B. 肝硬化

　　C. 重症肝病

　　D. 腹型紫癜

　　E. 急性单核细胞白血病

14. 下列关于输血可能发挥的作用，正确的是

　　A. 出血时补充血容量

　　B. 纠正贫血或低蛋白血症

　　C. 严重感染时输入抗体补体

　　D. 凝血异常时补充各种凝血因子

E. 以上均正确

15. 患者女性，27 岁，因胎儿宫内窘迫行剖宫产术，3 年前被确诊患有血友病。关于该患者的麻醉处理，下列叙述正确的是
   A. 术前必须补充 5U/kg 的浓缩 vWF
   B. 产后 vWF 迅速下降，需补充浓缩 vWF
   C. 术中禁用吸入麻醉药 N_2O
   D. 术中常规补充血小板
   E. 术中禁用右美托咪定

【X 型题】

下列哪些是血液病患者术中异常出血的诱因
   A. 高碳酸血症可引起循环迟滞，渗血增多
   B. 不论是酸中毒还是碱中毒都可显著延长纤维蛋白原转变为纤维蛋白所需的时间
   C. 低温可延长出血时间
   D. 枸橼酸钠可降低毛细血管的张力
   E. 肝功能正常的患者也可出现原发性纤溶

第二十节　严重创伤患者的麻醉

【A1/A2 型题】

1. 严重创伤患者生命体征异常的典型表现不包括
   A. 意识障碍　　　　B. 发热
   C. 血压升高或降低　D. 呼吸无明显变化
   E. 心动过速

2. 挤压综合征会出现
   A. 低钠血症　　　　B. 高钠血症
   C. 高血钙　　　　　D. 低钾血症
   E. 高钾血症

3. 患者男性，25 岁，饭后发生车祸，紧急被送入急诊室，表现为双目睁开，眼睑开闭自如，无意识内容，无反应。此时可考虑

发生了
   A. 谵妄　　　　　　B. 昏睡
   C. 意识模糊　　　　D. 昏迷
   E. 醒状昏迷

4. 患者男性，50 岁，创伤性脾破裂，血压 83/60mmHg（11/8kPa），心率 130 次/分，尿量 30ml/h，神经系统症状萎靡，估计其失血量达
   A. 400～600ml　　　B. 600～800ml
   C. 1500～2000ml　　D. 800～1500ml
   E. ＞2000ml

5. 某患者车祸外伤，右眼肿胀，过度通气，血压 170/100mmHg，急诊手术术前用药应使用
   A. 可不给术前用药　B. 吗啡
   C. 阿托品　　　　　D. 杜冷丁
   E. 安定

6. 患者男性，45 岁，身高 170cm，体重 100kg。因车祸导致多发伤、失血性休克、脾破裂、股骨干多发骨折。行急诊剖腹探查术。下列哪项不属于患者术中发生低体温的危险因素
   A. 患者因素：体重指数（BMI）过高
   B. 手术因素：腹腔开放手术、手术时间长
   C. 麻醉因素：全身麻醉
   D. 环境因素：手术室室温设定为 20℃
   E. 术中大量输血、输液

7. 一饱胃脑外伤患者行急诊手术，术后拔管时因呕吐发生误吸，下列处理错误的是
   A. 立即将患者置于头低位，并将头转向一侧
   B. 若该患者症状持续加重，可在气管插管后用 0.9% 的生理盐水进行气管灌洗
   C. 给予一定量支气管解痉药
   D. 避免吸纯氧，以防氧中毒

E. 将口咽腔及气管的呕吐物和反流物吸出

8. 下列关于颅脑外伤患者的补液原则，错误的是
   A. 输注葡萄糖溶液
   B. 适量输注林格液
   C. 适量输注羟乙基淀粉
   D. 依据中心静脉压指导输液
   E. 适当补充血浆及红细胞

9. 患者，22 岁，车祸所致闭合性头部创伤，转入手术室行降低颅内压治疗，此时不宜采用的措施是
   A. 渗透性利尿
   B. 皮质激素
   C. 头高位
   D. 过度通气
   E. 巴比妥类药物

10. 有关创伤后应激反应，说法错误的是
    A. 是一种非特异性全身反应
    B. 主要以神经内分泌反应为主
    C. 免疫和凝血等系统也参与反应
    D. 对机体有防御性和保护性作用
    E. 免疫功能发生不同程度的抑制

11. 患者男性，45 岁，因创伤入院，呼吸深快，pH 7.1，给予 5% 的碳酸氢钠纠正酸中毒。下列描述不正确的是
    A. 快速给予 5% 的碳酸氢钠 500ml
    B. 注意补钾
    C. 及时补充钙剂
    D. 同时补液
    E. 必要时给予血管活性药物维持循环

12. 患者男性，70kg，患有多发性创伤。目前发生全身性感染，在 ICU 接受机械通气治疗。患者需要应用多少速度的标准能量密度肠内营养制剂（如百普力）才能提供充分的热卡摄入
    A. 约 80ml/h
    B. 约 40ml/h
    C. 约 200ml/h
    D. 约 1000ml/d

E. 约 20ml/h

13. 身体后面冲击车祸伤常伴随
    A. 主动脉夹层
    B. 连枷胸
    C. 颅脑损伤
    D. 髋臼骨折
    E. 颈椎损伤

14. 患者女性，33 岁，因腹部穿透伤进行肠切除术后，放置锁骨下静脉导管，随后出现吸气性呼吸困难。最可能的原因是
    A. 谵妄
    B. 疼痛
    C. 血胸
    D. 气胸
    E. 肺栓塞

15. 患者男性，25 岁，餐后从上腹部至脐部遭受穿透伤。皮肤湿冷，大汗淋漓。血压 74/40mmHg，脉搏 130 次/分，腹胀，明显肌紧张。下列哪项处置是当前最适合的措施
    A. 腹部 CT
    B. 腹腔镜
    C. 剖腹探查
    D. 局部伤口探查
    E. 抗感染治疗

16. 患者女性，28 岁，因双下肢挤压伤急诊入院，测血钾 7.0mmol/L，ECG 示室性心律失常，下列治疗措施不必要的是
    A. 5% 碳酸氢钠
    B. 10% 葡萄糖酸钙
    C. 50% 葡萄糖
    D. 10% 葡萄糖加胰岛素
    E. 床旁血滤

17. 患者为年轻男性，车祸，急诊行脾摘除术，术后出现抽搐。实验室检查示血清钠 116mmol/L，应用高渗盐水治疗 3 小时后血清钠 120mmol/L，发生低钠血症的原因可能是
    A. 抗利尿激素分泌过多
    B. 高张溶液的应用
    C. 容量缺失

D. 外伤后癫痫

E. 血液浓缩

18. 一车祸致肺挫裂伤的患者，辅助检查结果提示：pH 为 7.30，$PaCO_2$ 为 40mmHg，PO_2 为 50mmHg，BE 为 -7.6mmol/L，FiO_2 为 40%，Hb 为 7.5g/L。请问患者氧合指数及换气功能如何

    A. 1.25mmHg，换气功能一般

    B. 12.5mmHg，换气功能较差

    C. 125mmHg，换气功能较差

    D. 100mmHg，换气功能较差

    E. 80mmHg，换气功能较差

19. 下列关于心脏压塞，说法不正确的是

    A. 静脉压升高

    B. 心音低

    C. 动脉压低

    D. 首选治疗是手术

    E. 可以先缓解症状后进行治疗

20. 严重创伤患者的"死亡三联征"是指

    A. 低氧血症、低血压、低体温

    B. 颅内高压、心动过缓、高血压

    C. 心绞痛、晕厥、呼吸困难

    D. 低体温、凝血障碍、代谢性酸中毒

    E. 低血糖、低体温、低氧血症

21. 患者男性，36 岁，因从高处坠地致四肢麻木、不能行走 5 天入院，经检查诊断为第 5 颈椎骨折并脱位，拟行椎管探查骨折复位固定术。关于该患者的麻醉处理，不恰当的是

    A. 首选气管内全麻

    B. 插管时应将头尽量后仰以暴露声门

    C. 避免过度通气

    D. 加强呼吸功能支持

    E. 加强循环功能支持

【A3/A4 型题】

(1~3 题共用题干)

患者男性，35 岁，因外伤急诊手术。选择全身麻醉，在麻醉诱导中发生胃内容物反流，气管内插管后进行人工呼吸，发现气道阻力增加，气道压 45~50cmH_2O，两肺闻及哮鸣音，同时伴有痉挛，血氧饱和度（SpO_2）降至 95% 以下。

1. 该患者可以诊断为

    A. 上呼吸道梗阻   B. Mendelson

    C. 急性肺水肿   D. 急性心肌梗死

    E. 上呼吸道感染

2. 紧急处理的方法是

    A. 停用所有的吸入性麻醉药

    B. 使用机械通气，以 PEEP 方式改善氧供

    C. 激素、抗生素、气管内冲洗、纠正低氧血症

    D. 强心、利尿，以维持循环稳定

    E. 增加肌松药剂量，降低气道阻力

3. 下列哪项预防措施是正确的

    A. 暂缓手术，待 6 小时后再麻醉

    B. 麻醉诱导时禁用吸入性麻醉药

    C. 术前预防性使用氨茶碱

    D. 术前置大口径胃管，尽可能吸除胃内容物，降低胃内压

    E. 术前应用大剂量抗胆碱能药物

(4~6 题共用题干)

患者男性，36 岁，自 3 楼跌下，左腹部损伤，左侧第 6、7、8 肋骨骨折，2 小时后入院，诊断脾破裂、肠破裂。入院时意识模糊，体温 38.5℃，皮肤发绀，肢端湿冷，脉搏细速，血压 70/50mmHg，全腹压痛，反跳痛，无尿。

4. 不宜首先考虑的诊断是

    A. 重度低血容量性休克

B. 中度感染性休克

C. 急性肾功能衰竭

D. 重度感染性休克

E. 中度低血容量性休克

5. 为确诊,下列最有价值的检查是

  A. 静脉肾盂造影

  B. 腹腔穿刺

  C. 测定肌酐、尿素氮

  D. 心电图

  E. 胸片

6. 首先考虑的治疗措施是

  A. 迅速补充血容量

  B. 滴注利尿剂,改善肾功能

  C. 胸腔穿刺减压

  D. 大剂量应用抗生素

  E. 静脉输注血管收缩药物

(7~10题共用题干)

患者男性,25岁,因车祸伤,颅脑损伤入院。行颅内血肿清除术后带气管插管入ICU。查体:昏迷,生命体征平稳,刺痛无反应,瞳孔等大等圆,无对光反射,无自主呼吸,无咳嗽反射。

7. 对患者行机械通气,不宜选择的模式是

  A. BIPAP   B. A/C

  C. PSV   D. APRV

  E. SIMV

8. 如果呼吸机参数设置不当,患者最容易在短期出现哪种并发症

  A. 高碳酸血症   B. 肺部感染

  C. ARDS   D. 低氧血症

  E. DIC

9. 患者痰量逐渐增多,行床旁胸片示:右肺全肺高密度影。听诊右肺呼吸音降低,呼吸动度下降,B超未发现胸腔积液。心率75次/分,血压115/85mmHg,SpO₂ 99%,

该患者现在最可能出现的问题是

  A. 痰液堵塞气道   B. 急性肺水肿

  C. 胸腔积液   D. ARDS

  E. 气胸

10. 此时应做的处理是

  A. 纤支镜吸痰

  B. 安置胸腔闭式引流

  C. 使用吗啡、利尿剂

  D. 增加氧浓度

  E. 增加 PEEP

(11~16题共用题干)

患者男性,27岁,15分钟前被刀刺伤,伤口约20cm,位于右侧4~5肋间腋中线前方,右侧胸部听不到呼吸音,在急救车转运途中患者意识清楚,对声音和疼痛刺激有反应,但皮肤湿冷,颈静脉充盈,查体:BP 80/40 mmHg,HR 140 次/分,RR 50 次/分,SpO₂ 98%。到达急诊时伤口已经用敷料覆盖,已开放静脉输注林格液,血压继续下降至50/30mmHg。

11. 首先应当进行的处理是

  A. 胸部 X 线检查   B. 放置导尿管

  C. 评估气道   D. 缝合伤口

  E. 改用胶体液复苏

12. 给予面罩吸氧,FiO₂ 80%,查体发现气管向左侧偏移,且右胸有皮下气肿,初步诊断为

  A. 肺癌   B. 右侧张力性气胸

  C. 肺不张   D. 肋骨骨折

  E. 连枷胸

13. 患者的呼吸窘迫没有改善,最适当的处理是

  A. 胸部 X 线检查   B. 气管插管

  C. 评估循环情况   D. 放置胸腔引流管

  E. 手术缝合伤口

14. 在右侧腋前线放置胸腔引流管后有气体涌出，连接水封瓶负压引流。患者生命体征仅有轻微改善，BP 70/40mmHg，HR 130 次/分，RR 35 次/分，SpO_2 93%，颈静脉仍充盈，脉搏细弱，呼吸浅快，且仅对强烈疼痛刺激有反应。此时最适当的处理是

    A. 经口气管插管

    B. 再放置一根胸引管

    C. 提高吸氧浓度至100%

    D. 留置胃管

    E. 加快补液复苏的速度

15. 进行循环评估时发现颈静脉充盈，心音低钝，脉搏描记为奇脉，胸部 X 线示心影呈烧瓶形，诊断为

    A. 主动脉夹层   B. 血气胸

    C. 心脏压塞   D. 胸主动脉瘤

    E. 急性全心衰竭

16. 接下来最适当的处理是

    A. 胸部增强 CT 扫描

    B. 行开胸手术修补心脏

    C. 介入科行覆膜支架植入术

    D. 局麻下心包穿刺

    E. 给予多巴酚丁胺强心治疗

（17 ~ 19 题共用题干）

    患者男性，25 岁。从三楼坠下，脑外伤、下颌骨粉碎性骨折。急诊行下颌骨固定术后，在 ICU 病房观察治疗，3 日后，自感腹痛，穿刺腹腔有淤血。查体：一般情况差、精神恍惚，头部肿大，口不能张开，心率 120 次/分、律齐，两肺呼吸音正常，血压 130/80mmHg。B 超提示：肝脏右叶面破裂，再行急诊剖腹探查术。

17. 应选择的麻醉方式是

    A. 经鼻气管内插管全麻

    B. 局麻加强化

    C. 全麻经口气管内插管

    D. 全麻（静脉麻醉）

    E. 针麻

18. 术中需要重视的是

    A. 呼吸道通畅   B. 心脏功能监测

    C. 液体的输入   D. 血压变化

    E. 以上都是

19. 术后患者呼吸道不通畅，适宜的处理措施是

    A. 再次气管插管

    B. 托起下颌

    C. 应用呼吸兴奋剂

    D. 口腔吸引分泌物

    E. 应用口咽或鼻咽通气道

第二十一节　肥胖患者的麻醉

【A1/A2 型题】

1. 下列关于肥胖对呼吸功能的影响，错误的是

    A. 肺 – 胸廓顺应性降低

    B. 肺活量、深吸气量减少

    C. 通气/血流比值失调

    D. 功能余气量增加

    E. 肺泡通气量降低

2. 与肥胖患者无关的是

    A. 低通气低氧血症

    B. 肺淤血

    C. 呼吸做功减少

    D. 高 CO_2 血症及呼吸性酸中毒

    E. 切口感染率增加

3. 肥胖患者存在使补呼气量（ERV）降低的因素，除外

    A. 腹腔内容物增加使膈肌上抬

    B. 胸壁脂肪使呼吸系统顺应性下降

    C. 长时间负荷增加和呼吸做功增加致呼吸

肌肌力增强

D. 膈肌的过度伸展（尤其在仰卧位时）增加呼吸的机械性负担

E. 重度肥胖患者的呼吸肌发生脂肪浸润

4. 对于肥胖患者的术后并发症，说法错误的是

A. 术后低氧可持续至术后 2~3 天

B. 术后宜采用硬膜外镇痛

C. 术后半坐位优于卧位

D. 为防止气管拔管并发症，应在患者清醒前拔管

E. 有低通气综合征的患者术后第 1 天给予呼吸机辅助通气

5. 不是肥胖患者的常见并发症的是

A. 糖尿病　　　　　B. 高血压

C. 心力衰竭　　　　D. 乳糖不耐症

E. 胆石症

6. 肥胖患者使用罗库溴铵时，按实际体重给药时会出现

A. 起效快、时效缩短

B. 起效慢、时效缩短

C. 起效快、时效延长

D. 起效慢、时效延长

E. 起效快，但时效不变

7. 患者女性，45 岁，身高 1.55m，体重 80kg。患胆总管结石、梗阻性黄疸。拟行胆总管探查术。该患者属于

A. 低体重　　　　　B. 正常体重

C. 超重　　　　　　D. 肥胖

E. 病态肥胖

8. 该患者若使用异氟烷吸入麻醉，诱导后当异氟烷浓度达 1.6MAC 时，血压降至 100/50mmHg、心率 100 次/分、ECG 示室性期前收缩（4 个/分）。此时首先应做的处理是

A. 立即快速输液，扩充血容量

B. 麻黄碱 15mg 静脉注射，必要时连续追加

C. 立即静脉滴注多巴胺 5~10μg/(kg·min)

D. 静脉注射 2% 利多卡因 1~2mg/kg

E. 先减浅麻醉，再视情况给予升压和抗心律失常治疗

9. 患者男性，35 岁，身高 1.7m. 体重 120kg。跌倒致左胫骨、腓骨下段骨折，未见患处皮肤破裂。患者既往有 5 年高血压病史，2 年前发现夜间睡眠打鼾时常见鼾声中断。急诊石膏外固定后收骨科住院并择期手术，病房监护下鼾声中断，每次鼾声中断持续时间 15 秒，每小时发生 8 次，打鼾时 SpO_2 为 91%。术前检查血压 160/95mmHg、心率 68 次/分、ECG 示左室肥厚。该患者目前最恰当的诊断是

A. 左胫骨、腓骨下段骨折，超重，高血压病

B. 左胫骨、腓骨下段骨折，肥胖，高血压病

C. 左胫骨、腓骨下段骨折，病态肥胖，高血压病

D. 左胫骨、腓骨下段骨折，肥胖，OSAS，高血压病

E. 左胫骨、腓骨下段骨折，病态肥胖，OSAS，高血压病

10. 患者女性，55 岁，身高 1.55m，体重 95kg，拟行悬雍垂腭咽成形术，术后气管导管拔除的注意事项如下，错误的是

A. 患者完全清醒

B. 肌松剂及阿片类药物作用完全消失

C. 循环功能稳定

D. 在拔管前还必须吸尽咽喉部的分泌物和残留物，且确保手术野无活动性出血

E. 患者的体位采用头低位

【A3/A4 型题】

(1~6 题共用题干)

患者女性，55 岁，身高 1.55m，体重 87kg，拟行胃大部切除术。

1. 如果预测该患者气管插管非常困难，最安全的方法是
   A. 为避免插管不良反应，常规快速诱导插管
   B. 表面麻醉慢诱导经口气管插管
   C. 快诱导先插插管型喉罩，再经喉罩气管插管
   D. 表面麻醉慢诱导经鼻盲探气管插管
   E. 环甲膜穿刺逆行气管插管

2. 为确定气管插管的位置，最准确的方法是
   A. 听诊法
   B. SpO_2 监测
   C. 纤维喉镜
   D. 呼气末 CO_2 监测
   E. 纤维支气管镜

3. 关于术中通气维持，正确的是
   A. 采用大潮气量人工通气
   B. 采用 CPAP 通气
   C. 采用 PEEP $15cmH_2O$ 通气
   D. 采用潮气量酌减、呼吸频率酌增通气
   E. 采用潮气量酌减、呼吸频率酌减通气

4. 该患者按上述拔管后送麻醉恢复室或病房，最易出现的问题是
   A. 再发呼吸抑制　　B. 再发循环抑制
   C. 胸腔内出血　　D. 张力性气胸
   E. 纵隔摆动

5. 下列关于此患者术后易发生的并发症，除了
   A. 低氧血症　　B. 肺部感染

C. 肺萎陷　　D. 深静脉血栓
E. 脑栓塞

6. 为防止术后并发症，错误的措施是
   A. 术后于 4~5 日内坚持给氧治疗
   B. 术后应用低分子肝素
   C. 尽早用半坐位
   D. 尽早下地活动
   E. 尽量卧床休息

(7~14 题共用题干)

患者男性，38 岁，身高 1.68m，体重 105kg，拟在全麻下行腹腔镜胆囊切除术，患者甲颏距离 2 横指，张口度 3 横指，麻醉选择清醒诱导全麻。

7. 麻醉诱导过程中最重要的是预防
   A. 呛咳　　B. 喉痉挛
   C. 缺氧　　D. 血压波动
   E. 舌后坠

8. 术中通气应采取
   A. 经喉罩人工通气
   B. 人工通气、增大每分通气量
   C. 高频喷射通气
   D. 呼气末正压通气
   E. 同步辅助通气

9. 下列关于麻醉维持的注意事项，错误的是
   A. 监测 ECG、血压、心率变化
   B. $FiO_2 \geqslant 50\%$
   C. 谨慎使用 N_2O
   D. 瑞芬太尼为高脂溶性药物，用药剂量应根据患者的 TBW 计算
   E. 根据肌松监测追加肌松剂

10. 如果充分表面麻醉 3 分钟后放置喉镜，只能看见会厌前端，未见声门，困难气道分级属于
    A. Ⅰ级　　B. Ⅱ级
    C. Ⅲ级　　D. Ⅳ级

E. Ⅴ级

11. 该患者重要器官功能无异常，活动未受限，ASA 分级属于
    A. Ⅰ级   B. Ⅱ级
    C. Ⅲ级   D. Ⅳ级
    E. Ⅴ级

12. 插管完成后，利用呼吸机控制呼吸，下列描述不妥的是
    A. FiO_2 不低于 50%
    B. 潮气量 500ml，呼吸频率 12 次/分
    C. $ETCO_2$ 及 SpO_2 监测
    D. 气道压力监测
    E. 维持 $PaCO_2 \geqslant 30mmHg$

13. 下列关于患者拔管时的注意事项，不妥的是
    A. 患者须完全清醒
    B. 体位采用仰卧位
    C. 在 ICU 或 PACU 中拔管
    D. 拔管后一般需放置口咽和鼻咽通气道，并做好面罩通气的准备
    E. 拔管后仍应鼻导管吸氧，维持 SpO_2 >95%

14. 在过度肥胖患者中，阻塞性睡眠呼吸暂停
    A. 与白天的氧饱和度有关
    B. 可通过降低体重改善
    C. 可根据体重指数预测
    D. 与高血压有关
    E. 与患者颈围相关

第二十二节 高原地区患者的麻醉

【A1/A2 型题】

1. 医学将海拔多少米以上的地区定为高原地区
   A. 2500m   B. 3000m
   C. 3500m   D. 4000m
   E. 5000m

2. 下列关于高原地区的气候特点，描述错误的是
   A. 海拔越高，空气氧分压越高
   B. 海拔越高，紫外线强度越高
   C. 海拔越高，空气二氧化碳分压越低
   D. 海拔越高，大气湿度越低
   E. 海拔越高，红外线强度越高

3. 下列关于高原气候对人体的影响，描述正确的是
   A. 久居高原者，胃排空时间缩短
   B. 初入高原最早出现的循环反应是心率加快
   C. 高原低氧使患者肺通气量减少，肺活量降低
   D. 高原低氧不会影响视力
   E. 血小板数量随海拔增高而有上升趋势

4. 下列关于高原气候对人体循环和血液系统的影响，错误的是
   A. 久居高原者常伴有不同程度的肺动脉高压
   B. 高原缺氧使机体 RBC 数量增多，Hb 浓度增高
   C. 血小板数量随海拔增高而有上升趋势
   D. 高原缺氧可使肝、肾血流量减少，药物代谢及排泄降低
   E. 高原缺氧可使子宫血液供应不足，加重妊娠病理改变

5. 下列关于高原性肺水肿的发病机制和病情特征，错误的是
   A. 多在进入高原后 1~3 天发病
   B. 双肺可闻及湿啰音，胸片呈典型肺水肿影像
   C. ECG 示心动过速，左前分支传导阻滞，

肺型 P 波

  D. 因缺氧使肺小动脉收缩导致肺高压和相应的临床症候群

  E. 发病由高原低氧引起

6. 下列关于高原地区围术期"富氧"环境建立的方法，错误的是

  A. 手术患者住院后即开始氧治疗直到手术日

  B. 术中全身麻醉给予高浓度 100% 氧供

  C. 术后患者从手术室转移到病房或监护室的途中仍需吸氧治疗

  D. 围术期氧治疗采用吸氧面罩，氧流量控制在 6~8L/min，建议术前、术后吸氧时间每天不少于 6~8 小时

  E. 在区域麻醉中可以不吸氧

7. 在下列选项中，不适用高原地区硬膜外阻滞的是

  A. 不具备维持呼吸条件时，不宜选用

  B. 必须严格控制麻醉平面，防止过高

  C. 术终阻滞平面在 T_7 以上者，不宜立刻送回病房

  D. 硬膜外导管可以消毒再使用

  E. 不具备给氧条件时不宜选用

8. 下列关于在高原地区实施全身麻醉的叙述，错误的是

  A. 术中应特别重视防止低氧

  B. 麻醉后根据患者实际情况给予适当氧疗

  C. 患者完全清醒后才能拔除气管导管

  D. 术后患者尽量推迟下床活动时间

  E. 术后镇痛宜选用神经阻滞镇痛

9. 下列关于高原红细胞增多症的症状，不正确的是

  A. 头痛   B. 心悸

  C. 胸闷   D. 乏力

  E. 血液黏滞度降低

10. 随海拔高度升高，以下数据的变化正确的是

  A. 吸入氧分压升高

  B. 肺泡氧分压升高

  C. 血氧饱和度降低

  D. 水沸点升高

  E. 大气压力升高

11. 患者男性，84 岁，78kg，为青海玉树人（海拔 3700m）。因股骨头无菌性坏死入院治疗，患者术前 Hb 为 195g/L，下列关于该患者麻醉前的准备，不正确的是

  A. 做好患者自体输血准备

  B. 围术期建立"富氧"环境

  C. 完善患者心肺、肝肾功能、凝血功能、血常规、血电解质等检查

  D. 可以不做下肢血栓检查

  E. 麻醉前要充分准备供氧设备，麻醉机及常用急救药品

12. 患者女性，40 岁，去西藏旅游，从青海的格尔木到拉萨的途中发现头痛、恶心、呼吸困难、倦怠、口唇发绀，送入当地医院进行治疗，体检：心率 100 次/分，血压 110/70mmHg，肺动脉瓣区第二心音亢进，面部及下肢浮肿。其诊断首先考虑

  A. 急性高原病 B. 高原肺水肿

  C. 高原脑水肿 D. 急性肺水肿

  E. 急性脑水肿

【X 型题】

1. 高原地区全麻术后应监测通气功能，必须有

  A. 循环功能稳定

  B. 足够的潮气量

  C. 脱机后在吸氧的情况下 SpO_2 维持在 90%~93% 以上

  D. 呼吸次数

E. 体温

2. 下列关于高原地区各类手术的麻醉的叙述，正确的有
   A. 气管内插管全麻为首选
   B. 吸入麻醉药浓度与平原地区一样
   C. 全麻术后待 SpO_2 维持在 90% ~93% 以上，清醒，方可拔管
   D. 疼痛会增加氧耗，主张术后镇痛
   E. 危重患者麻醉后常规血气分析

第二十三节 腔镜手术麻醉

【A1/A2 型题】

1. 关于人工气腹，不正确的描述是
   A. CO_2 是目前建立人工气腹最常用的气体
   B. 外源性的吸收，CO_2 可导致高碳酸血症
   C. 人工气腹可使肺顺应性增高
   D. 人工气腹导致的腹内压增高是血流动力学改变的主要原因
   E. 人工气腹时尿量减少

2. 腹腔镜胆囊手术中维持自主呼吸时，呼吸系统可能发生的病理生理变化有
   A. 高二氧化碳血症　　B. 潮气量下降
   C. 呼吸死腔增大　　　D. 肺顺应性下降
   E. 以上都是

3. 腹腔镜胆囊手术中循环系统可能发生的病理生理变化有
   A. 肺动脉压增高　　　B. 血压升高
   C. 外周阻力增加　　　D. 心排血量下降
   E. 以上都是

4. 术中最易发生气道压增高且伴有高碳酸血症的是
   A. 经胸腔镜主动脉导管未闭结扎术
   B. 经尿道小病灶膀胱肿瘤切除术
   C. 经尿道前列腺切除术

D. 经腹腔镜胆囊切除术
E. 经腹腔镜肾上腺肿瘤切除术

5. 术中最易发生皮下气肿的是
   A. 经胸腔镜主动脉导管未闭结扎术
   B. 经尿道小病灶膀胱肿瘤切除术
   C. 经尿道前列腺切除术
   D. 经腹腔镜胆囊切除术
   E. 经腹腔镜肾上腺肿瘤切除术

6. 人工气腹对心血管的影响为
   A. 血压升高
   B. 心输出量下降
   C. 肺血管阻力增加
   D. 外周血管阻力增加
   E. 以上都是

7. 有关腹腔镜手术中 CO_2 栓塞的说法，不正确的是
   A. 主要是因为 CO_2 通过开放的静脉或者气腹针误入血管
   B. $P_{ET}CO_2$ 监测较 TEE 监测更敏感
   C. 临床主要表现为低血压、发绀和苍白
   D. 胸前听诊可闻及"泪泪样"杂音
   E. 一旦诊断成立，应立即停止手术，解除气腹

8. 患者女性，48 岁，因胆囊结石行经腹腔镜胆囊切除术。术中以 2% 的异氟烷吸入，丙泊酚 4mg/kg 静脉泵入维持麻醉，小剂量芬太尼辅助。手术进行到 0.5h 后患者的血压升高、心率增快，考虑患者可能出现了二氧化碳蓄积。正确的处理方法为
   A. 给予 β 受体拮抗剂以降低心率
   B. 给予血管扩张剂以降低血压
   C. 加深麻醉以降低血压和心率
   D. 增加每分通气量
   E. 不需要处理，等待手术后自然恢复

9. 下列不属于腹腔镜手术麻醉常规监测的是

A. 有创动脉血压监测

B. ETCO₂ 与气道压监测

C. SpO₂ 监测

D. 气道压监测

E. 无创血压监测与心率、脉搏监测

10. 腹腔镜手术全麻一般不宜选用的药物是

A. 丙泊酚　　　　　B. 维库溴铵

C. 氧化亚氮　　　　D. 异氟烷

E. 瑞芬太尼

11. 在妇科腹腔镜手术过程中，患者突然出现呼气末 CO_2 压力下降，心动过缓，动脉血氧饱和度下降，心前区听诊闻及大水泡音。此时应首先考虑的原因为

A. 空气栓塞

B. 麻醉过深

C. 气管导管位置过深

D. 皮下气肿

E. 药物过敏

12. 关于腔镜手术麻醉方式的选择，说法不正确的是

A. 局部麻醉可用于某些操作简单、持续时间短的下腹部腹腔镜检查

B. 硬膜外麻醉可用于妇科、泌尿科腔镜手术

C. 全身麻醉复合硬膜外麻醉可用于任何腹腔镜手术

D. 胸腔镜手术一般采用支气管内局麻

E. CESA 较硬膜外麻醉更适合于经尿道腔镜手术

13. 关于妇科腹腔镜手术中人工气腹对心血管系统的影响，不正确的是

A. 气腹后 CVP 升高

B. 气腹后肺内分流减少

C. 下腔静脉受压回流减少，心排血量下降

D. CO_2 吸收入血致总外周阻力增加

E. 气腹后增加心肺负荷

14. 非全麻下行妇科腹腔镜手术，下列关于呼吸系统的变化，正确的是

A. 肺泡无效腔减少

B. 功能残气量增大

C. 肺容量不变

D. 每分通气量增加

E. 以上都不对

【A3/A4 型题】

（1～2 题共用题干）

患者女性，57 岁，因胆囊结石伴慢性胆囊炎、行经腹腔镜胆囊切除术。术中以 1.5% 的异氟烷维持麻醉，辅助小剂量芬太尼。手术进行到 1h 后患者的血压升高、心率增快，将异氟烷的浓度升至 2%，效果不良。

1. 该患者血压升高、心率增快最可能的原因为

A. 缺氧　　　　　　B. 镇痛药剂量不够

C. 麻醉过浅　　　　D. 恶性高热

E. 二氧化碳蓄积

2. 确诊二氧化碳蓄积的最简便有效的方法是

A. 患者的临床表现

B. 观察钠石灰的颜色

C. 测定呼气末二氧化碳分压

D. 行动脉血气分析

E. 测定每分通气量

【X 型题】

（1～4 题共用题干）

患者男性，65 岁，因左肾上腺肿物行腹腔镜肿物切除术。术中 $P_{ET}CO_2$ 和 SpO_2 突然下降，血压降低，心率减慢。

1. 此时应考虑的情况为

A. 气管导管位置过深

B. 气体栓塞

C. 意外损伤一侧胸膜导致肺不张

D. 麻醉药过敏

E. 手术区静脉破损

2. 此时可采取的措施有

A. 立即给予升压药维持循环

B. 立即停止手术，停止注气，解除气腹

C. 立即置患者于头低足高左侧卧位

D. 纯氧人工通气

E. 心肺复苏

3. 为进一步确诊可行下列哪些检查

A. 床旁胸片

B. 颈内静脉置管至右心室抽气

C. 胸部 CT

D. 食管心脏超声

E. 支气管镜检查

4. 预防措施为

A. 气管插管时反复确认导管位置

B. 体位采取头高足低位

C. 严格控制气腹压力

D. 预防性给予糖皮质激素

E. 尽量缩短手术时间

第二十四节　门诊、诊断性检查及介入性诊断与治疗的麻醉

【A1/A2 型题】

1. 关于诊断性检查及介入性诊断治疗的麻醉，错误的是

A. 均需要在全身麻醉下完成

B. 减少生理干扰，保障患者安全

C. 保证检查治疗的准确性和成功率

D. 满足特殊体位患者需要和难以配合的检查与治疗

E. 减轻患者的痛苦

2. 关于介入性诊断治疗麻醉的特殊性，错误的是

A. 工作环境的特殊性

B. 手术操作的特殊性

C. 可能因使用造影剂而发生造影剂不良反应

D. 麻醉需常规准备

E. 禁忌使用吸入麻醉

3. 下列关于脑血管造影术，不正确的叙述是

A. 药物的选择应视病情和全身状况决定

B. 颅内压增高者常单独使用氯胺酮

C. 全身情况极差和呼吸近于停止的患者，应于气管插管全身麻醉下进行

D. 全麻管理中应避免一切使颅内压增高的因素

E. 高浓度造影剂快速注入，可诱发急性脑水肿

4. 下列关于血管栓塞治疗，不正确的叙述是

A. 预防性给予止吐药

B. 要避免术中咳嗽与躁动

C. 对需要进行术中唤醒和神经功能评价的手术均应在局麻下进行

D. 术中控制性降压

E. 为防止栓塞并发症，术中常给予肝素治疗

5. 下列关于心导管检查及相关麻醉的描述，错误的是

A. 要求患者绝对安静配合

B. 强调保持呼吸和心血管状态的相对稳定，维持动脉血氧分压和二氧化碳分压正常，保持麻醉平稳

C. 小儿和不能配合者必须在镇静/镇痛法联合局麻或全麻下完成

D. 常见并发症是室颤

E. 对于导管相关并发症需做好紧急外科手术的准备

6. 心导管检查和心导管造影中最常见的并发

症是

A. 血压降低   B. 急性肺水肿

C. 心肌梗死   D. 呼吸抑制

E. 心律失常

7. 支气管镜检查时必须避免

A. 麻醉偏浅，心率快

B. 麻醉较深，血压偏低

C. 过度通气

D. 缺氧、支气管痉挛

E. 患者轻微体动

8. MRI 麻醉时需要特殊处理和考量的问题有许多，除外

A. 禁忌金属、磁性物品进入检查室

B. 监护仪和 MRI 仪器的相互干扰

C. 患者自我感觉的压抑感和麻醉医师难以靠近患者

D. 气管插管控制呼吸

E. MRI 的患者均应监测体温

9. 下列有关胃镜检查，不正确的是

A. 丙泊酚用于深度镇静或静脉全身麻醉，是无痛胃镜的首选药物

B. 咪达唑仑、芬太尼常为辅助药物，静脉依托咪酯也为常用药物

C. 呼吸抑制与呼吸暂停是常见并发症，一般为轻度、短暂、充分吸氧后缓解

D. 老年患者要特别注意诱发原发疾病，如心脏病

E. 局部麻醉基本不用于此类检查

10. 电痉挛治疗常用的麻醉药物是

A. 美索比妥、咪伐氯铵

B. 依托咪酯、维库溴铵

C. 氯胺酮、咪伐氯铵

D. 硫喷妥钠、顺式阿曲库铵

E. 丙泊酚、阿曲库铵

11. 关于门诊患者的麻醉，下列描述不正确

的是

A. 术前禁食标准是年龄小于 6 个月者术前 2h 可饮清亮液体，大于 6 个月的儿童术前 4h 可饮清亮液体，成人则从午夜开始禁食

B. 成人一般不用麻醉前用药

C. 合作的学龄前后儿童无须给予镇静药，不合作者或智力发育不全或娇惯的小儿，需给镇静药

D. 阿托品有发热、心动过速和口渴不适等副作用，一般可避免应用

E. 手术后患者均应进入麻醉后恢复室（PACU）

12. 门诊手术离院的标准是

A. 意识清楚和定向力恢复正常

B. 下肢感觉和肌张力恢复正常

C. 呼吸和循环等体征稳定

D. 坐起与走动后无明显眩晕、恶心或呕吐

E. 以上都是

13. 小儿支气管造影的麻醉选择

A. 表面麻醉

B. 基础麻醉

C. 全凭静脉麻醉

D. 全麻气管插管麻醉

E. 以上都可

14. 支气管造影全麻的拔管指征为

A. 造影剂大部分已经排除

B. 呼吸交换已经恢复正常

C. 咳嗽、吞咽反射已经恢复正常

D. 无呼吸困难

E. 以上都是

15. 心血管介入治疗时，因导管刺激出现窦性心动过缓，首选治疗药物为

A. 利多卡因   B. 阿托品

C. 肾上腺素   D. 异丙肾上腺素

E. 毛花苷丙

16. 下列关于脑血管造影的麻醉选择和注意事项，不正确的是
    A. 成年人并且能合作时，可采用局麻
    B. 造影前不予以镇静催眠药或神经安定镇静合剂，以免影响摄片效果
    C. 儿童和浅昏迷等不能合作者，可采用基础麻醉或全身麻醉
    D. 全麻过程中应避免一切使颅内压增高的因素
    E. 颅内压增高者禁止单独使用氯胺酮

17. MRI 的绝对禁忌证是
    A. 体内安装了起搏器
    B. 动脉瘤夹闭金属夹
    C. 金属节育环
    D. 植入式生物泵
    E. 以上都是

18. 对 COPD 患者麻醉前评估体检时应特别注意
    A. 胸廓形态　　　　B. 呼气时间
    C. 呼吸音改变　　　D. 是否有肺实变
    E. 以上都是

19. 患儿，7 岁，午餐时不慎将花生米误吸入气管，拟行急诊气管内异物取出，术前有助于快速诊断的检查是
    A. 查血常规
    B. 检查心电图
    C. 拍胸部 X 线片
    D. 听诊双侧呼吸音
    E. 以上都不是

20. 目前临床上监测心肌缺血最敏感和准确的手段是
    A. 心电图监测
    B. 肺动脉压楔压
    C. 中心静脉压

    D. 经食道超声心动图
    E. 以上均不是

21. 可导致颅内压增高的是
    A. 氯胺酮
    B. 咪达唑仑、芬太尼
    C. 硫喷妥钠
    D. 依托咪酯
    E. 丙泊酚

22. 常用的镇静/镇痛辅助药物是
    A. 氯胺酮
    B. 咪达唑仑、芬太尼
    C. 硫喷妥钠
    D. 依托咪酯
    E. 丙泊酚

23. 心血管造影，尤其是左心造影时，造影剂于高压下快速注入可引起患者不适，甚至发生严重并发症，麻醉者除了可以在造影前给患者吸氧或面罩辅助呼吸，还可以选择使用
    A. 利多卡因　　　　B. 氯胺酮
    C. 丙泊酚　　　　　D. 芬太尼
    E. 杜冷丁

24. 心血管造影过程中出现偶见室早或二联律时，应暂停检查，同时可使用
    A. 利多卡因　　　　B. 氯胺酮
    C. 丙泊酚　　　　　D. 芬太尼
    E. 杜冷丁

25. 患者女性，78 岁，因咯血在镇静/镇痛麻醉下行纤维支气管镜检查，术中突然出现氧饱和度急剧下降，立即将支气管镜退到主气管并充分供氧，出现上述症状可能发生了
    A. 喉头水肿　　　　B. 支气管痉挛
    C. 二氧化碳潴留　　D. 呕吐误吸
    E. 支气管阻塞

【A3/A4 型题】

(1~2 题共用题干)

患者女性，42 岁，因神志不清 2 小时入院，2 小时前患者解大便时突感头痛，很快呼之不应，恶心、呕吐，立即送到医院。头颅 CT：蛛网膜下出血。2 天后患者基本转醒，但有些烦躁，GCS 评分 13 分。

1. 为进一步明确诊断，此时可选择的最有效的检查是

A. CT
B. MRI
C. 脑室造影
D. 脑血管造影
E. 侧脑室造影

2. 该患者麻醉时禁用

A. 芬太尼
B. 氯胺酮
C. 利多卡因
D. 丙泊酚
E. γ-羟丁酸钠

(3~4 题共用题干)

患儿，4 岁，20 分钟前吃花生时突然发生剧烈呛咳，顿时面红耳赤，并有憋气、呼吸不畅，5 分钟后，症状较前缓解，但仍不断咳嗽，呼吸时有异声，家人送患儿入院就诊。

3. 首选检查是

A. X 线
B. 支气管镜检
C. CT
D. B 超
E. 以上都不是

4. 于支气管镜下取异物时，以下麻醉方法最合适的是

A. 表面麻醉
B. 全麻
C. 全麻加表面麻醉
D. 基础麻醉
E. 以上都不是

(5~6 题共用题干)

患者男性，56 岁，因心绞痛行冠状动脉造影，术中偶见室早，部分呈二联律。

5. 此时该采取的措施是

A. 无需治疗，继续检查
B. 暂停检查，观察一段时间
C. 静脉注射利多卡因，继续检查
D. 静脉注射利多卡因，暂停检查
E. 放弃检查

6. 术中患者突然神志模糊，面色苍白，出汗，脉搏细弱，心率 48 次/分，血压 85/55mmHg，考虑为迷走神经反射引起的晕厥，此时应该采取的措施除了

A. 立即将导管撤出心脏
B. 取头低位
C. 吸纯氧
D. 静脉注射肾上腺素
E. 静脉注射阿托品

【X 型题】

1. 诊断性检查麻醉的特殊性包括

A. 工作环境的特殊性
B. 患者的特殊性
C. 造影剂及其他药物的不良反应
D. 技术操作的危险性
E. 患者术前准备的程度

2. 心血管介入检查时，晕厥发生的处理措施是

A. 停止检查
B. 取头低位
C. 吸氧
D. 有窦性心动过缓者给予阿托品
E. 缺氧而致抽搐者可用巴比妥类药物控制

3. 支气管造影的麻醉前准备有

A. 湿肺多痰者，需要术前控制炎症和行体位引流排痰，待炎症基本控制后进行
B. 足量的镇静镇痛药，充分给予氧气
C. 2 周内仍有咯血者，应暂缓造影
D. 造影前按全麻准备，术前强调禁食禁饮

E. 麻醉前应检查麻醉机、氧气、吸引器

4. 气管、支气管镜麻醉的并发症是

   A. 心律失常　　　　B. 喉水肿

   C. 呕吐误吸　　　　D. 窒息

   E. 心脏停搏

第二十五节　急症手术的麻醉

【A1/A2 型题】

1. 创伤性休克的原因多为

   A. 感染中毒性休克

   B. 低血容量性休克

   C. 心源性休克

   D. 神经源性休克

   E. 过敏性休克

2. 大面积烧伤早期休克的原因多为

   A. 感染中毒性休克

   B. 低血容量性休克

   C. 心源性休克

   D. 神经源性休克

   E. 过敏性休克

3. 创伤性休克早期最主要的治疗措施是

   A. 使用血管活性药物

   B. 快速输血、血浆

   C. 及时开放静脉通路，开放补液

   D. 抗感染治疗

   E. 利尿

4. 一患者因外伤大量失血后行急症手术，术中输血时发生了溶血反应，请问该反应为哪种变态反应

   A. Ⅰ型变态反应　　B. Ⅱ型变态反应

   C. Ⅲ型变态反应　　D. Ⅳ型变态反应

   E. Ⅴ型变态反应

5. 关于麻醉前的禁食禁饮，下列不正确的是

   A. 成人择期手术禁食12h，禁饮4h

   B. 急症患者病情危急时，不能等待禁食禁饮，立即手术

   C. 于饱胃情况下进行手术，应诱发呕吐

   D. 急症手术病情危急时，可以行鼻胃管吸引

   E. 清醒插管

6. 腹部创伤最容易出现

   A. 胰破裂　　　　　B. 肝脾破裂

   C. 肠破裂　　　　　D. 肠系膜血管破裂

   E. 肾破裂

7. 成年男性双下肢（含臀部）面积占体表面积的百分比是

   A. 7%　　　　　　B. 9%

   C. 11%　　　　　　D. 21%

   E. 46%

8. 严重大面积烧伤患者麻醉诱导不能用的药物是

   A. 七氟烷　　　　　B. 异丙酚

   C. 依托咪酯　　　　D. 维库溴铵

   E. 琥珀酰胆碱

9. 治疗低血容量性休克，最常用的液体是

   A. 全血　　　　　　B. 成分血

   C. 血浆代用品　　　D. 晶体液

   E. 胶体液

10. 大面积烧伤伴有明显呼吸困难者应采取的措施是

   A. 经口气管插管　　B. 气管切开

   C. 口咽通气道　　　D. 经鼻气管插管

   E. 放置喉罩

11. 一患者因上腹部被汽车撞伤4h入院，入院后该患者面色苍白、四肢厥冷，血压为60/45mmHg，脉搏104次/分，全腹压痛及反跳痛明显，肠鸣音减弱。此时应考虑

   A. 胆囊破裂，胆汁性腹膜炎

B. 小肠破裂，弥漫性腹膜炎

C. 肝脾破裂，血性腹膜炎

D. 严重腹壁软组织挫伤

E. 胰十二指肠破裂、腹膜炎

12. 一患者车祸后半小时被送至医院，诉咳嗽、胸部疼痛。查体示 T 36.5℃，P 80 次/分，R 25 次/分，BP 90/60mmHg，神志清，右胸部压痛明显，右肺呼吸音低，右下肢有骨折征象。胸片示右侧液气胸。首先应采取的处理是

A. 止痛　　　　　　B. 骨折固定

C. 镇静　　　　　　D. 胸腔闭式引流

E. 吸氧

13. 患者男性，40 岁，全腹痛 8h，持续性腹痛伴呕吐胃内容物。查体：T 38℃，BP 90/60mmHg，全腹压痛、肌紧张，移动性浊音阳性，对该患者的处理错误的是

A. 大剂量静脉使用抗生素，观察病情变化

B. 胃肠减压

C. 快速建立静脉输液通路

D. 行急诊手术

E. 急诊行立位腹平片

14. 患者男性，因外伤致股动脉破裂大出血，压迫止血 2h，查体示脉搏 120 次/分，血压 80/50mmHg，此时为进一步处理所采取的措施不正确的是

A. 继续压迫至血压回升

B. 输血扩容

C. 与手术医生沟通尽快修补股动脉

D. 准备肝素

E. 使用血管活性药维持血压

15. 患者男性，建筑工人，于工地施工时不慎从脚手架跌落，臀部着地，下肢无感觉不能运动，入院前判断脊髓损伤，神经源性

休克。下列有关患者可能出现的体征，不恰当的是

A. 低体温　　　　　B. 低血压

C. 大小便失禁　　　D. 心动过缓

E. 体温升高

16. 患者男性，工作时不慎双足电烧伤 24h，拟行双足切痂植皮术，首选的麻醉方式是

A. 腰麻　　　　　　B. 硬膜外麻醉

C. 周围神经阻滞　　D. 全麻

E. 以上都可以

17. 患者为老年男性，肠梗阻 10 余天，剧烈呕吐 2 天，拟行剖腹探查术。患者一般情况差，血压 80/60mmHg，心率 120 次/分，血气分析提示代酸，应选择的麻醉方法是

A. 硬膜外麻醉　　　B. 全麻

C. 腰麻　　　　　　D. 区域阻滞

E. 局麻加强化

18. 患者男性，25 岁，Ⅲ度烧伤面积 60%，积极补充血容量后为判断治疗是否有效果，下列选项不合适的是

A. 血压是否升高　　B. 尿量

C. 血液乳酸水平　　D. 中心静脉压

E. 微循环状态

19. 患者男性，70 岁，无诱因突发左前胸剧痛 1h，首选检查应为

A. 胸部 X 线　　　　B. 胸部 CT

C. 胸部诱发电位　　D. 肌电图

E. 心电图

【A3/A4 型题】

(1~3 题共用题干)

患者男性，30 岁，因外伤行急诊手术。选用全身麻醉，在麻醉诱导中发生胃内容物反流，气管内插管后进行机械通气，发现气道阻力增加，气道压力高达 4.5~5.0kPa，两肺闻及哮鸣音，同时伴有痉挛，血氧饱和度

（SaO$_2$）降低至95%以下。

1. 该患者的诊断应为
   A. 急性心肌梗死
   B. 上呼吸道感染
   C. 急性肺水肿
   D. 上呼吸道梗阻
   E. Mendelson综合征

2. 发生以上情况，我们进行紧急处理的方法是
   A. 增加肌松药剂量，降低气道阻力
   B. 使用机械通气，以PEEP方式改善氧供
   C. 激素、氨茶碱、抗生素，并给予气管内冲洗
   D. 停用所有吸入麻醉药
   E. 强心、利尿，以维持循环稳定

3. 为了避免以上情况出现，处理该患者时我们应用的预防措施是
   A. 暂缓手术，待6小时后再麻醉
   B. 术前应用大剂量抗胆碱能药
   C. 术前置大口径胃管，尽可能吸除胃内容物
   D. 术前预防性应用氨茶碱
   E. 麻醉诱导时禁用吸入性麻醉药

（4~5题共用题干）

患者男性，36岁，因高处坠地致四肢麻木、不能行走4天，经检查诊断为第5颈椎骨折并脱位，拟行急诊椎管探查、骨折复位固定术。

4. 对于该患者的麻醉处理，下列哪项不合适
   A. 首选气管内插管全麻
   B. 避免过度通气
   C. 加强呼吸功能支持
   D. 插管时应将头尽量后仰以利于声门的暴露
   E. 加强循环功能支持

5. 对于该患者最终选择了气管内插管全麻，下列肌松药哪种应该禁用
   A. 阿曲库铵
   B. 维库溴铵
   C. 琥珀胆碱
   D. 筒箭毒碱
   E. 泮库溴铵

（6~8题共用题干）

患者女性，28岁，因停经56天，下腹痛1天入院，诊断异位妊娠破裂出血。现患者面色苍白，手足湿冷，血压80/50mmHg，心率140次/分。既往史无特殊。

6. 现决定对该患者行急诊剖腹探查术，则该患者的ASA级别是
   A. Ⅲ
   B. Ⅳ
   C. Ⅱ
   D. Ⅴ
   E. Ⅰ

7. 该患者的最佳麻醉方式是
   A. 腰麻
   B. 全麻
   C. 硬膜外麻醉+全身麻醉
   D. 硬膜外麻醉
   E. 腰-硬联合麻醉

8. 对于该患者的术前准备，不正确的是
   A. 导尿
   B. 静脉滴注多巴胺
   C. 静脉注射β受体拮抗剂
   D. 开放静脉快速补液
   E. 吸氧

（9~12题共用题干）

患者女性，70岁，因从楼梯跌倒致裆部撞击铁桶后面部、前胸着地急诊入院。患者呼吸急促、神志欠清。BP 130/60mmHg，呼吸35~40次/分。SpO$_2$ 85%~88%，脉搏115~140次/分。听诊双肺无哮鸣音。

9. 患者初步诊断可以排除
   A. 会阴外伤
   B. 颅脑外伤

C. 肋骨骨折　　　　D. 哮喘

E. 心律失常

10. 若术前心电图提示频发交界区期前收缩、偶发室早、右心肥厚、心肌缺血。下列处理不当的是

   A. 立即纠正心律失常

   B. 暂不处理

   C. 吸氧

   D. 给予 β 受体拮抗剂

   E. 硝酸甘油静脉泵注

11. 如需进行急诊手术，下列检查哪项不是必要的

   A. 胸部 X 线　　　　B. 血气分析

   C. 心脏彩超　　　　D. 肺功能

   E. 凝血功能

12. 如该患者因"会阴部挫裂伤"拟行手术治疗，麻醉方法是

   A. 局麻　　　　　　B. 腰麻

   C. 全麻　　　　　　D. 硬膜外麻醉

   E. 区域麻醉

【X 型题】

1. 宫外孕手术麻醉选择的原则是

   A. 饱胃患者可以选择清醒气管插管

   B. 中度以上休克应选用气管插管全麻

   C. 轻度休克可选用连续硬膜外阻滞

   D. 麻醉后送至麻醉恢复室进行观察

   E. 休克前期可采用连续硬膜外麻醉

2. 急性严重创伤者手术麻醉的特点包括

   A. 难以配合麻醉

   B. 麻醉药物作用时间明显缩短

   C. 可以良好耐受深麻醉

   D. 易发生呕吐误吸

   E. 常需循环功能支持

3. 关于急腹症手术麻醉的描述，正确的是

A. 尿量维持在 30ml/h 以上

B. 采用全麻时应酌情选用对循环影响小的药物

C. 保持血压在 80mmHg 以上

D. 呼吸循环功能稳定的患者可以选用硬膜外麻醉

E. 麻醉维持多采用复合麻醉

4. 患者男性，30 岁，因车祸急诊入院，来院时面色苍白、皮肤湿冷，耻骨联合及右大腿根部见大片皮肤青紫瘀斑，血压 75/50mmHg，脉率 116 次/分。此时首选的治疗措施是

   A. 建立静脉通路

   B. 留置尿管，观察尿量

   C. 大腿根部热敷

   D. 迅速输血

   E. 吸氧

5. 对于羊水栓塞患者的复苏处理，以下正确的措施有

   A. 抗休克治疗　　　　B. 行气管插管

   C. 应用激素　　　　　D. 鼻导管给氧

   E. 用肺血管扩张剂

6. 对于严重创伤患者，麻醉期间重要的循环管理是

   A. 维持良好的血压水平

   B. 控制心律失常

   C. 改善微循环

   D. 支持心泵功能

   E. 选择椎管内麻醉

第二十六节　器官移植手术的麻醉

【A1/A2 型题】

1. 肾移植术麻醉药选择的主要原则是

   A. 药物肾毒性大　　　　B. 蛋白结合率低

C. 水溶性弱
D. 药物肾毒性小

E. 脂溶性弱

2. 肾移植时供体肾热缺血时间最好控制在多久之内
   A. 20min
   B. 5min
   C. 30min
   D. 10min
   E. 40min

3. 肾移植供肾的冷缺血时间原则上控制在
   A. 36h 以内
   B. 8h 以内
   C. 4h 以内
   D. 24h 以内
   E. 12h 以内

4. 肝脏移植的冷缺血时间原则上控制在
   A. 36h 以内
   B. 8h 以内
   C. 4h 以内
   D. 24h 以内
   E. 12h 以内

5. 心脏移植的冷缺血时间原则上控制在
   A. 2~4h
   B. 4~6h
   C. 6~8h
   D. 8~12h
   E. 12~24h

6. 肾移植术中，以下哪种吸入麻醉药禁用
   A. 七氟烷
   B. 地氟烷
   C. 氧化亚氮
   D. 异氟烷
   E. 恩氟烷

7. 一般情况下，哪种器官移植术中失血量最大
   A. 心脏移植
   B. 肝移植
   C. 心肺联合移植
   D. 肾脏移植
   E. 肺移植

8. 心脏移植前患者血钾应不超过
   A. 6.0mmol/L
   B. 5.0mmol/L
   C. 3.0mmol/L
   D. 3.5mmol/L
   E. 4.0mmol/L

9. 下列关于心脏移植的麻醉处理，错误的是
   A. 麻醉中采取大潮气量过度通气

B. 麻醉诱导选用舒芬太尼

C. 肌松药选用阿曲库铵

D. 麻醉维持以麻醉性镇痛药为主，吸入麻醉药为辅

E. 吸入麻醉药可选择七氟烷

10. 以下选项中为心肺联合移植术的绝对禁忌证的是
    A. 有心胸手术史
    B. 重度高血压
    C. 肺动脉高压
    D. 糖尿病
    E. 有全身性感染

11. 移植肝术后再通血流时，出现收缩压降低至 35mmHg 并持续 5min 以上，其可能的原因与下列哪项无关
    A. 肝中储藏大量血液
    B. 体循环血管扩张
    C. 保存液入循环
    D. 低体温
    E. 吻合口处前列腺素释放

12. 肾移植术取尸体供体时，下列所述原则错误的是
    A. 尽量维持供体呼吸和循环功能
    B. 遇脊髓反射可给予一定肌松药
    C. 原则上可不给予麻醉药
    D. 如供体血压不易维持可用强效缩血管药以稳定循环
    E. 仍应监测各项指标，及时调整参数避免 PaO_2 和 $PaCO_2$ 异常

13. 下列不是肾移植禁忌证的是
    A. 明确的转移性肿瘤
    B. 近期发生过心肌梗死
    C. 重度慢性阻塞性肺疾病
    D. 血肌酐达 1000umol/L 以上
    E. 活动性结核病灶

14. 肾移植时应慎用的肌松药是

A. 阿曲库铵

B. 顺式阿曲库铵

C. 罗库溴铵

D. 维库溴铵

E. 琥珀胆碱

15. 患者男性，50 岁，体重 68kg，平时血压 140/85mmHg，心电图示右束支传导阻滞。因慢性肾衰竭、尿毒症，拟行同种异体肾移植术。下列关于术中输液的叙述，正确的是

A. 根据出血量输注晶体液与胶体液，比例 1：3

B. 以晶体液为主

C. 以胶体液为主

D. 控制总量，晶体液及全血适当输注

E. 不能使用胶体液

第二十七节　麻醉恢复室

【A1/A2 型题】

1. 关于 PACU 的任务，下列叙述错误的是

A. 为手术患者提供专业的术后恢复服务

B. 提高连台手术和麻醉衔接的安全、质量与效率

C. 观察患者术后状态，如稳定可返回病房，不稳定则可护送入 ICU 进一步观察监测

D. 麻醉苏醒期患者集中管理，更有针对性

E. 恢复期间完全不需要主麻医生的参与

2. 下列关于成人全麻后拔管的标准，错误的是

A. 吸空气情况下 $SpO_2 > 92\%$

B. 意识清晰，对各种指令可以清楚配合

C. 保护性吞咽、咳嗽反射恢复

D. 肌力恢复，持续握拳有力

E. 抬头试验无支撑下可坚持 3~5s

3. 关于患者可安全离开恢复室的标准。下列所述错误的是

A. 保护性咽喉反射已完全恢复

B. 患者在无支持情况下可保持气道通畅

C. 血流动力学稳定

D. 距麻醉结束已超过 2 小时以上

E. 患者神志清楚，定向正确

4. 当全麻手术后的患者出现苏醒延迟，下列原因中最不可能的是

A. 全麻药物的残余作用

B. 患者自身呼吸功能差

C. 术中低体温

D. 低血糖

E. 术中有一过性血压升高

5. 患者男性，30 岁，于全身麻醉气管内插管下行阑尾切除术，术程顺利、体征平稳。送至恢复室后在患者清醒拔管时发生喉痉挛，此时我们应采取的措施是

A. 立即给予琥珀胆碱

B. 放置口咽通气道

C. 托下颌，面罩给氧或持续正压辅助呼吸

D. 使用糖皮质激素

E. 雾化吸入麻黄碱混悬液

6. 关于全麻清醒期出现低血压的原因，以下描述不正确的是

A. 前负荷降低　　　　B. 寒战

C. 高热　　　　　　　D. 心功能受抑制

E. 外周阻力显著下降

7. 关于患者全麻苏醒期出现高血压的原因，以下不正确的是

A. 气管导管的刺激

B. 疼痛

C. 二氧化碳蓄积

D. 急性心梗

E. 膀胱憋胀、尿潴留

8. 患者男性，50岁，既往有睡眠呼吸暂停病史，全麻术后送至恢复室，拔管后观察，现突然出现鼾声，可能的原因是

A. 痰液阻塞呼吸道

B. 舌后坠

C. 喉痉挛

D. 即将完全清醒

E. 以上都错

9. 患者由手术室转入 PACU 后，采用 Aldrete 评分标准，根据肌力、呼吸、循环、指脉氧饱和度、神志情况判断患者状况，那么患者需至少达到多少分才可以安全出室

A. 6　　　　　B. 7

C. 8　　　　　D. 9

E. 10

10. 患者携带桡动脉穿刺置管入 PACU，出室前需拔除，则拔除桡动脉置管后需按压多久再行加压包扎出室

A. 2~3 分钟　　　B. 5~6 分钟

C. 5~10 分钟　　D. 10~15 分钟

E. 30 分钟以上

11. 舒芬太尼的拮抗药是

A. 氟马西尼　　　B. 纳洛酮

C. 氨茶碱　　　　D. 新斯的明

E. 丹曲林

12. 罗库溴铵的拮抗药是

A. 氟马西尼　　　B. 纳洛酮

C. 氨茶碱　　　　D. 新斯的明

E. 丹曲林

13. 咪达唑仑等苯二氮䓬类药的拮抗药是

A. 氟马西尼　　　B. 纳洛酮

C. 氨茶碱　　　　D. 新斯的明

E. 丹曲林

14. 患者男性，46岁，因肩袖损伤在全身麻醉下行肩关节镜检术，术程顺利，结束后送至 PACU，患者出现寒战、嗜睡，此时测量体温为 35.5℃。关于低温对血液的影响，正确的是

A. 使血液稀释

B. 血浆蛋白浓度降低

C. 血黏滞度降低

D. 血流缓慢

E. 以上都不对

15. 急诊饱胃患者全麻后送至 PACU 苏醒，苏醒期出现反流误吸，以下的处理措施中不必要的是

A. 呼吸兴奋剂

B. 右侧卧位头低足高

C. 支气管冲洗

D. PEEP 通气

E. 激素治疗

16. 急性肺水肿的早期表现是

A. 肺部听诊湿啰音

B. 咳粉红色泡沫样痰

C. 呼吸停止

D. 气管痉挛

E. 低血压

17. 患者苏醒期呕吐时的紧急处理是

A. 立即静脉注射阿托品

B. 立刻插胃管进行吸引

C. 加深麻醉

D. 头低足高，头转至一侧并行吸引

E. 可让患者直接呕吐

18. 下列关于全麻患者术后苏醒期的处理，最重要的是

A. 保持安静

B. 注意保温

C. 定时测量 BP、T、R

D. 保持呼吸、输液通畅

E. 查看患者瞳孔大小

19. 全身麻醉后引起肺不张的主要原因是

A. 疼痛

B. 痰液等分泌物阻塞支气管

C. 肌松药物的残留作用

D. 术后腹胀，压力高

E. 使用吗啡

20. 苏醒延迟是指麻醉结束后意识超过几小时仍未恢复

A. 30min

B. 1h

C. 1.5h

D. 2h

E. 3h

21. 患者体温低于多少时称为低体温

A. 28℃

B. 30℃

C. 33℃

D. 35℃

E. 36℃

22. 关于二氧化碳蓄积的早期表现，以下哪项是正确的

A. 呼吸变浅

B. 脉搏变慢

C. 血压上升

D. 肌张力减弱

E. $PaCO_2$ 升高

23. 出现呼吸性酸中毒时，应首先采取的措施是

A. 抗感染治疗

B. 立即手控呼吸

C. 使用呼吸兴奋剂

D. 解除呼吸道梗阻，改善肺换气功能

E. 静脉输注碳酸氢钠

24. 全身麻醉后拔管前吸痰的主要目的是预防

A. 肺栓塞

B. 肺不张

C. 肺脓肿

D. 吸入性肺炎

E. 呼吸衰竭

25. 患者全麻苏醒后应由谁送至恢复室

A. 麻醉医师与巡回护士

B. 巡回护士与手术医师

C. 麻醉医师与手术医师

D. 麻醉医师、手术医师与巡回护士

E. 手术医师与巡回护士

26. 静脉全麻患者完全清醒前应采取的体位是

A. 仰卧位

B. 去枕平卧，头偏向一侧

C. 半卧位

D. 头高卧位

E. 俯卧位

27. 患者男性，70 岁，既往有高血压、糖尿病、肾功能不全病史，全麻下行下肢内固定取出术，术后拔除喉罩，患者诉伤口剧烈疼痛，情绪躁动，此时最佳的处理方法是

A. 再次给予阿片类镇痛药

B. 给予 NSAIDs 类药

C. 股神经阻滞

D. 苯二氮䓬类药物镇静

E. 言语安慰患者，缓解紧张情绪

【X 型题】

1. 下列是 PACU 常见并发症的是

A. 低氧血症

B. 高血压

C. 心律失常

D. 恶心、呕吐

E. 躁动

2. 下列关于在麻醉恢复期发生误吸的处理，正确的是

A. 迅速清除喉部胃内容物

B. 气管插管反复吸引气管及支气管误吸物

C. 生理盐水反复冲洗

D. 静脉注射激素

E. 5 ~ 10cmH₂O PEEP 通气

3. 出现误吸的临床表现包括

A. Mendeleson 综合征

B. 急性呼吸道梗阻

C. 吸入性肺炎

D. 吸入性肺不张

E. 发绀

4. 在全身麻醉中能导致呼吸道分泌物增多的药物有

　A. 硫喷妥钠　　　　B. 七氟烷

　C. 氯胺酮　　　　　D. 异丙酚

　E. 地氟烷

第二十八节　全身麻醉严重并发症的防治

【A1/A2 型题】

1. 关于 Mendelson 综合征，以下说法错误的是

　A. 误吸入相对无菌的胃内容物

　B. 误吸入含菌的口咽部物质

　C. 由酸性或含有特殊物质（如胆汁）的胃内容物造成急性肺损伤

　D. 早期误吸物无菌，后期可继发细菌感染

　E. 首要易发因素是患者有严重意识障碍

2. 关于吸入性肺炎，以下说法错误的是

　A. 误吸入含菌的口咽部物质（含分泌物）

　B. 感染性因素造成急性肺炎

　C. 首要易发因素是吞咽困难或胃动力障碍

　D. 易发人群常以老年人为主

　E. 易发人群为所有人

3. 下列关于围手术期反流误吸的常见诱发因素，错误的是

　A. 胃内容物增加

　B. 食管下段括约肌张力降低

　C. 咽部反射功能低下

　D. 手术操作牵拉刺激等

　E. 麻醉过深

4. 关于饱胃患者全麻插管，以下操作错误

的是

　A. 在镇静和2% 利多卡因表面麻醉的作用下清醒插管

　B. 插管体位采用头高脚低位

　C. 诱导前充分给氧去氮，减少给药后面罩加压给氧次数

　D. 快速诱导插管时减少操作及诱导时间，使用琥珀胆碱进行快速肌松

　E. 术后拔管时应在患者完全清醒、肌力恢复后进行

5. 关于喉痉挛发生机制，以下说法正确的是

　A. 气管插管刺激会厌造成交感兴奋

　B. 喉痉挛发生时会引起继发性肺气肿

　C. 患者在深麻醉状态下更易引发喉痉挛

　D. 喉部区域刺激使支配喉部的迷走神经兴奋，致喉内肌群强烈收缩

　E. 喉痉挛的发生与麻醉深度无关

6. 以下关于喉痉挛的处理，错误的是

　A. 以预防为主，尽量避免在浅麻醉状态下刺激喉部

　B. 去除诱因，停止刺激性操作并立即行氧疗和通气支持治疗

　C. 轻度喉痉挛在面罩通气给氧的条件下可加用呼吸兴奋剂

　D. 中至重度喉痉挛在面罩加压给氧效果差的情况下应立即加深麻醉、准备快速肌松药做好插管准备

　E. 如遇插管困难，应立即行环甲膜穿刺喷射通气或气管切开

7. 下列关于全麻期间肺栓塞的临床表现，描述错误的是

　A. 通气良好但有进展性发绀

　B. 低血压

　C. 呼吸困难

　D. 心动过速

　E. 肺部哮鸣音

8. 患者女性，23 岁，在腰麻下行剖宫产术，剖出一活男婴后静脉滴注缩宫素且台上给予麦角新碱促进宫缩止血并缝合子宫，给药 3～5min 后患者出现呼吸困难、嘴唇发绀并逐渐意识丧失，血压、血氧进行性下降。立即行气管插管并给予呼吸、循环支持，请问该患者最可能出现了什么问题
   A. 羊水栓塞　　　　　B. 脂肪栓塞
   C. 空气栓塞　　　　　D. 血栓栓塞
   E. 急性肺不张

9. 患者男性，70 岁，在腰麻下行右侧膝关节置换术，术中患者突发呼吸困难，嘴唇发绀、血压、血氧进行性下降并伴有意识丧失，请问该患者最可能发生了什么情况
   A. 羊水栓塞　　　　　B. 脂肪栓塞
   C. 空气栓塞　　　　　D. 血栓栓塞
   E. 急性肺不张

10. 脑血栓形成的最主要原因是
   A. 血液成分改变　　　B. 脑动脉硬化
   C. 脑血管痉挛　　　　D. 高血压
   E. 栓子脱落

11. 下列哪项一定不是全身麻醉所致的严重并发症
   A. 恶性高热　　　　　B. 脑血管意外
   C. 急性肺不张　　　　D. 药物过敏反应
   E. 全脊麻

12. 下列哪项不是全麻中出现中枢性呼吸抑制的常见原因
   A. 麻醉过深　　　　　B. 通气过度
   C. 体温过低　　　　　D. 肌松药过量
   E. 阿片类药物过量

13. 脑栓塞的栓子主要来自于下述疾病或者部位，除外
   A. 风湿性心脏病
   B. 细菌性心内膜炎

C. 主动脉壁粥样斑块脱落
   D. 主动脉夹层瘤血块脱落
   E. 左心房血栓脱落

14. 关于恶性高热发生后的早期表现，以下选项中错误的是
   A. 用琥珀胆碱后出现肌肉强直
   B. 心动过速，血压异常，呼吸急促
   C. 肌强直最终为全身性
   D. 体温数分钟内升高
   E. 肌纤维成束收缩后麻痹

15. 关于恶性高热的发生机制，下列选项正确的是
   A. 骨骼肌肌质网释放钙离子障碍
   B. 骨骼肌肌质网摄取钙离子障碍
   C. 骨骼肌纤维乙酰胆碱受体异常
   D. 骨骼肌纤维 M 型胆碱受体异常
   E. 骨骼肌肌钙蛋白功能异常

【A3/A4 型题】

（1～2 题共用题干）

患者男性，35 岁，身高 170cm，体重 95kg，自述打鼾且睡眠偶有憋醒，在全麻下行腹腔镜下胆囊切除术，术程顺利，术毕送至恢复室清醒后拔管观察，患者发生嗜睡、血氧降低，经恢复室医生托下颌开放通气后很快缓解。

1. 请问该患者出现了下列哪一种情况
   A. 舌后坠　　　　　　B. 喉痉挛
   C. 支气管痉挛　　　　D. 昏迷
   E. 急性肺不张

2. 以下处理错误的是
   A. 单手抬下颌（EC 法）
   B. 双手抬下颌
   C. 置入口咽、鼻咽通气道
   D. 在遇到张口困难且鼻腔畸形或有鼻腔感染、鼻部手术等情况的患者时，可用压

舌板打开口腔放置通气道

E. 增加面罩或鼻导管吸氧流量

（3～7题共用题干）

　　患者男性，50岁，因急性阑尾炎拟在全麻下行开腹阑尾切除术。既往有支气管哮喘病史5年。

3. 关于该患者的术前准备，最重要的是

　　A. 支气管扩张剂　　B. 抗炎治疗

　　C. 肺功能检查　　　D. 过敏原检查

　　E. 免疫治疗

4. 在麻醉诱导过程中，该患者最好不用的麻醉药是

　　A. 咪达唑仑　　　　B. 丙泊酚

　　C. 依托咪酯　　　　D. 硫喷妥钠

　　E. 氯胺酮

5. 该患者最好不使用的肌松药为

　　A. 琥珀胆碱　　　　B. 泮库溴铵

　　C. 维库溴铵　　　　D. 筒箭毒碱

　　E. 罗库溴铵

6. 下列关于可能诱发该患者支气管痉挛的因素，错误的是

　　A. 误吸物的刺激

　　B. 机械性刺激

　　C. 组胺、白三烯等炎性介质

　　D. β受体拮抗剂

　　E. β受体激动剂

7. 以下药物中，不易引发该患者支气管痉挛的是

　　A. 吗啡　　　　　　B. 硫喷妥钠

　　C. 阿曲库铵　　　　D. 筒箭毒碱

　　E. 丙泊酚

（8～10题共用题干）

　　患者男性，65岁，60kg，有COPD病史10年、肺大疱病史，现在因胆囊结石于全麻下行腹腔镜下胆囊切除术，术中因CO_2过高

增加潮气量至600ml，患者苏醒后出现呼吸困难伴右侧胸剧烈疼痛，影像学检查提示气管向左侧移位。

8. 该患者出现了什么问题

　　A. 张力性气胸　　　B. 支气管痉挛

　　C. 哮喘发作　　　　D. 支气管扩张症

　　E. 开放性气胸

9. 以下关于该患者发生此情况的易发因素，错误的是

　　A. 患者既往有肺大疱、肺气肿病史

　　B. 腹腔、胸腔之间藏有发育残留的通道

　　C. 胸壁及附近部位的操作

　　D. 气道压过高

　　E. 麻醉药物过量

10. 对该患者的紧急处理，下列所述不正确的是

　　A. 立即开胸寻找破损点

　　B. 胸腔穿刺排气，使肺尽早复张

　　C. 使用N_2O麻醉的患者应停止吸入N_2O

　　D. 充分氧疗、呼吸支持、循环支持

　　E. 胸腔闭式引流

【X型题】

1. 常规用于预防误吸和吸入性肺炎的措施有

　　A. 术前禁食禁饮

　　B. 胃管吸引或机械催吐

　　C. 使用H_2受体拮抗剂

　　D. 使用镇吐药

　　E. 诱导时头高位，使用带有套囊的气管插管

2. 下列关于手术室内发生反流误吸后的处理，正确的是

　　A. 条件允许的情况下取头低位和侧卧位

　　B. 尽量清理和吸引口咽部及气道

　　C. 吸入100%的纯氧，以免出现低氧血症而加重肺损伤

D. 如在诱导过程中发生，尽快完成插管，使用 Selick 手法封闭食管

E. 酌情考虑加深麻醉

3. 若患者在全麻期间发生支气管痉挛，以下处理正确的是

A. 如有可疑变应原，立即停止使用

B. 加深麻醉

C. 使用糖皮质激素

D. 使用茶碱类药物

E. 术前预防性使用抗胆碱能药物

4. 下列关于预防和治疗肺不张的措施，正确的是

A. 尽量降低吸入氧浓度

B. 术中定期进行手法肺复张

C. 加用 $5 \sim 10 cmH_2O$ 的 PEEP

D. 加大潮气量

E. 加快呼吸频率

5. 发生急性肺栓塞时可能的栓子种类有

A. 血栓栓塞　　　　B. 脂肪栓塞

C. 空气栓塞　　　　D. 羊水栓塞

E. 白色血栓

6. 下列关于预防、降低肺栓塞发生概率的措施，正确的是

A. 术前避免长期卧床

B. 下肢静脉曲张患者可应用弹力袜

C. 治疗心律失常，纠正心衰

D. 红细胞比容过高者，可采取血液稀释

E. 避免应用下肢静脉进行输液输血

7. 下列属于全身麻醉期间严重并发症的是

A. 反流误吸　　　　B. 张力性气胸

C. 支气管痉挛　　　D. 急性心肌梗死

E. 肺栓塞

8. 全麻过程中出现恶性高热后采取的下列措施，正确的是

A. 立即停止手术和麻醉药物

B. 用高流量氧气进行过度通气

C. 体表物理降温

D. 补碱、利尿

E. 静脉使用丹曲林

9. 下列易发生呕吐反应的是

A. 丙泊酚麻醉　　　B. 乙醚麻醉

C. 氯胺酮麻醉　　　D. 产科麻醉

E. 芬太尼麻醉

10. 关于全身麻醉后苏醒延迟的处理措施，以下正确的是

A. 无论何种原因，先要保证患者呼吸道通畅

B. 补充血容量不足，维持电解质平衡

C. 进行必要的实验室检查

D. 加深麻醉

E. 等待患者自然苏醒

11. 关于围术期低氧血症的原因，下列说法正确的是

A. FiO_2 过低

B. 阻塞性或限制性通气障碍致肺泡通气不足

C. 弥散障碍

D. V/Q 比值失调，导致肺内分流增加

E. 解剖分流增加，如先心病

12. 关于术后急性高血压的预防和处理，正确的是

A. 力争术前将患者慢性高血压调整至理想水平

B. 口服降压药至术前一日晨

C. 术前确定基础（理想）水平，作为术后血压判断的参考

D. 积极处理疼痛、寒战、肌松残留等术后高血压的诱因

E. 拔管时机要掌握好，避免刺激过大造成血压快速升高

第二十九节 分娩镇痛

【A1/A2 型题】

1. 下列关于产痛的描述，错误的是

A. 第一产程和第二产程的产痛性质不同

B. 第一产程产痛源于子宫体部的收缩和宫颈的扩张

C. 第一产程的冲动来自宫体及宫颈的内脏感觉纤维

D. 第二产程的产痛由软产道、外阴、会阴部被挤压和撕裂导致

E. 第二产程的疼痛性质为机械性钝痛

2. 关于生产痛对产妇的影响，下列说法不正确的是

A. 产痛可使产妇情绪紧张、焦虑、进食减少

B. 过度消耗体力后宫缩乏力致产程延长

C. 导致产妇过度通气、耗氧量增加，可引起胎儿低氧血症

D. 促进儿茶酚胺释放，抑制子宫收缩、使产程延长

E. 生产痛痛感剧烈，在疼痛指数中排名最高

3. 关于分娩镇痛的多种方法，效果最切实可靠的是

A. 精神镇痛法

B. 针刺镇痛法

C. 氧化亚氮吸入

D. 曲马多静脉注射

E. 椎管内阻滞镇痛

4. 下列关于可用于分娩镇痛的区域阻滞类型，不正确的是

A. 宫颈旁阻滞　　B. 腹横肌阻滞

C. 阴部神经阻滞　　D. 骶管神经阻滞

E. 硬膜外阻滞

5. 关于分娩镇痛的应用时机，正确的是

A. 传统观点认为应在产妇宫口开全后再应用分娩镇痛

B. 潜伏期分娩镇痛指规律宫缩开始至宫口开大至 3cm

C. 传统观点认为应在产妇开始开宫口后应用分娩镇痛

D. 潜伏期镇痛指宫口未开即提前镇痛

E. 活跃期为宫口张开 3～5cm

6. 关于下列可行分娩镇痛方法的描述，错误的是

A. 采用 0.1% 罗哌卡因复合 0.5μg/ml 舒芬太尼做单纯硬膜外麻醉

B. 采用 0.125% 布比卡因于第二产程做硬膜外麻醉

C. 采用 0.3% 布比卡因于第二产程做硬膜外麻醉

D. 采用 50% N_2O 进行吸入麻醉

E. 可静脉给予瑞芬太尼 0.5μg/kg 单次镇痛

7. 分娩镇痛行硬膜外阻滞时，可能出现的并发症不包括

A. 全脊髓麻醉

B. 低颅压性头痛

C. 神经损伤、感染

D. 局麻药中毒

E. 硬膜外腔血肿

8. 做分娩镇痛时产妇的准备应有

A. 进入产房后避免摄入固体食物、可以饮用高能量无渣饮料

B. 签署分娩镇痛知情同意书

C. 开放静脉通路

D. 做好术前准备，保证产妇有较好的体力和精神

E. 以上都正确

9. 关于分娩镇痛的禁忌证，下列说法错误
的是

　　A. 严重低血容量

　　B. 持续性宫缩乏力或宫缩异常

　　C. 神经系统疾病

　　D. 产妇自愿且产科医师评估后确认可进行
阴道分娩者

　　E. 凝血功能异常者

10. 分娩镇痛时，下列关于镇痛后移监测内
容，表述错误的是

　　A. 基础生命体征、血压、血氧、心电

　　B. 下肢运动阻滞情况

　　C. 与产妇加强沟通，及时提供产程中发
生的相关信息

　　D. 孕妇无明显痛感时无需阴道检查

　　E. 需要胎心监护

11. 患者女性，28岁，初产妇，正常妊娠，平
素体健，无其他并发疾病；3h前破水出现
规律宫缩，强烈要求分娩镇痛。该患者最
适宜接受何种分娩镇痛

　　A. 间断注射哌替啶镇痛

　　B. 硬膜外PCA镇痛

　　C. 单次椎管内注药

　　D. 连续蛛网膜下腔阻滞

　　E. 间断注射地西泮和吗啡

【A3/A4型题】

(1~3题共用题干)

　　患者女性，26岁，孕1产0孕39^{+5}周，
有产兆，胎方位为左枕前。宫口开至1cm，患
者产痛难忍要求行分娩镇痛。术前血尿常规、
凝血功能、生化全项、心电图等大致正常。
T 36.7℃，P 80次/分，R 20次/分，BP
130/80mmHg，胎儿估计3000g。

1. 对该患者采取的最佳操作是

　　A. 立即行剖宫产

B. 继续观察至宫口开到3cm以上

C. 与患者或家属沟通后签署分娩镇痛知情
同意后立即行分娩镇痛

D. 直接行分娩镇痛

E. 嘱患者继续顺产不进行处理

2. 该患者行硬膜外阻滞分娩镇痛，患者
160cm，95kg，穿刺困难且患者接受多次穿
刺后烦躁不安，则此时应该进行的处理是

　　A. 继续穿刺至穿刺成功

　　B. 命护士协助医师控制住患者不再乱动后
继续穿刺

　　C. 给予咪达唑仑镇静后继续穿刺

　　D. 给予患者语言安慰并暂停穿刺，同时呼
叫上级医生协助处理

　　E. 大声呵斥患者使其不再乱动配合穿刺

3. 若该患者穿刺过程顺利，置管未见脑脊液
和血液流出，但在给予试验量2%利多卡因
2ml后却发生了患者意识丧失、血压测量不
出，则下列处理措施错误的是

　　A. 立即开放气道，保持通气，必要时气管
插管

　　B. 使用血管活性药物

　　C. 打开输液并立即开放多路输液

　　D. 立即呼叫上级医生并行呼吸、循环支持
治疗

　　E. 待患者生命体征平稳后继续从硬膜外管
给药

(4~6题共用题干)

　　患者女性，35岁，孕1产0，孕36周，
身高158cm，体重85kg。浮肿（++），血压
160/110mmHg，蛋白尿（+），产妇1天前出
现头晕、恶心。入院后诊断为重度妊高症，先
兆子痫。

4. 患者入院后行硫酸镁治疗，今日患者仍有
浮肿但无头痛、头晕、恶心等，该患者为
初产妇且已有规律宫缩，请问以下麻醉操

作最好的是

A. 向患者交代风险并签署知情同意后进行硬膜外分娩镇痛

B. 立即与产科医师沟通行剖宫产

C. 为避免麻醉风险，让患者自然分娩

D. 待产妇宫口开大至3cm以上行分娩镇痛

E. 以上都不对

5. 该患者成功进行硬膜外分娩镇痛后，取平卧位并行血压血氧心电监护、胎心监护，约麻醉后5分钟，患者出现血压、血氧进行性降低并伴发头晕、恶心，几欲呕吐，请问患者最可能发生了

A. 全脊麻

B. 局麻药中毒

C. 颅内压过高

D. 仰卧位低血压综合征

E. 药物的自然反应

6. 下列对该患者的处理措施，正确的是

A. 立即给予大量血管活性药物观察血压情况

B. 立刻转剖

C. 立即行气管插管全麻

D. 嘱患者取左侧卧位或立即将患者腹内胎儿推向左侧并给予血管活性药物、开放输液

E. 不予以处理

（7~9题共用题干）

患者女性，为经产妇，5年前曾行剖宫产1次，现孕37周，产程开始后产妇腹痛剧烈，宫口开大2cm。查：宫高34cm，胎位LOA，头浮，胎心音152次/分，宫缩50s/2min，强。

7. 产妇情绪紧张，血压120/80mmHg，心率110次/分，此时最好的处理是

A. 安抚患者并在签字后行硬膜外分娩镇痛

B. 给予咪达唑仑和阿片类镇痛药进行镇痛

C. 立即转剖

D. 等待宫口开大至3cm以上再行分娩镇痛

E. 不予以处理

8. 该患者于产程中突然发生面色苍白、腹痛减轻，阴道少量出血，有血尿，BP 70/40mmHg，P 130次/分，此时该产妇最可能出现了

A. 麻醉平面过高

B. 全脊髓麻醉

C. 局麻药中毒

D. 子宫破裂

E. 前置胎盘

9. 该产妇出现子宫破裂，应如何处理

A. 开放输液，保障循环并立即转入手术室开腹探查

B. 继续分娩

C. 加大硬膜外麻醉药剂量，减轻产妇疼痛

D. 继续观察，等待血压回升

E. 以上都不对

（10~12题共用题干）

患者女性，30岁，孕1产0孕38周，有产兆，胎方位LOA。宫口开至2cm，患者因产痛难忍要求行分娩镇痛。术前血尿常规、凝血功能、生化全项、心电图等大致正常，在监护下行硬膜外阻滞分娩镇痛。

10. 产妇完成阻滞后诉足背发麻但肌力正常，以下处理正确的是

A. 立即停止给药并拔除硬膜外导管

B. 立即转剖

C. 立即行气管内插管全麻

D. 继续观察肌力水平、阻滞平面和镇痛水平，可暂停给药

E. 以上都不对

11. 对该产妇继续观察后发现麻木区域未进展，镇痛水平好，阻滞平面正常，产程后期诉痛感加剧渐难忍受，则以下操作错误的是

A. 于持续泵注的基础上给予一次较大的

追加剂量

B. 言语安慰患者

C. 嘱产妇集中精神配合助产士进行分娩动作

D. 增加用药浓度

E. 以上都不对

12. 该产妇胎儿娩出顺利，关于第三产程管理，下述正确的是

A. 使用大剂量缩宫素

B. 立即协助产妇排尿

C. 产后 2 小时无异常，可以拔除硬膜外导管

D. 胎盘娩出后即可拔除硬膜外导管

E. 以上都不对

(13~15 题共用题干)

一产妇于 $L_{2~3}$ 间隙行硬膜外阻滞分娩镇痛时，出现落空感并发现穿刺针内流出无色透明液体。

13. 出现不明液体后立刻退出穿刺针，调整至 $L_{1~2}$ 间隙重新操作，操作顺利镇痛效果好，待产妇分娩结束后给予去枕平卧和增加补液，目的是预防

A. 全脊髓麻醉　　　B. 高位神经阻滞

C. 脑脊液漏　　　　D. 局麻药中毒

E. 硬膜外血肿

14. 若仅稍向后退针发现不再有液体流出，此时顺利置入硬膜外导管，给予 2ml 2% 利多卡因作为试验剂量，患者突然出现意识消失、血压测量不出。此时首先应考虑为

A. 麻醉平面过高　　B. 全脊髓麻醉

C. 局麻药中毒　　　D. 脑脊液漏

E. 硬膜外血肿

15. 若此时重新更换穿刺点至 $L_{1~2}$，有突破感后发现仍有无色透明液体流出，则我们应该进行的操作是

A. 继续向上更换穿刺位点

B. 直接置管给药

C. 将硬膜外腔液体吸引干净后再置管

D. 硬膜外使用血补丁后将患者平卧，选择其他分娩镇痛方法

E. 立即转剖宫产

【X 型题】

1. 下列关于分娩镇痛的操作规范，正确的是

A. 产妇自愿条件下经妇产科医师评估具有经阴道分娩条件

B. 麻醉医师评估后需要向产妇及家属交代相关利弊后签署知情同意

C. 开放静脉通路、连接监护仪，监测生命体征、胎心监护

D. 穿刺成功后需给予硬膜外试验剂量以确定导管位置

E. 产妇离开产房前拔除硬膜外导管，覆以无菌敷料

2. 关于分娩镇痛操作，麻醉医师的职责是

A. 进行麻醉前的镇痛评估

B. 向产妇及家属告知风险、签署知情同意书

C. 提供产妇满意的镇痛、随时调整镇痛剂量

D. 保持镇痛期间产妇的循环及呼吸稳定

E. 完成分娩镇痛的记录、登记工作

3. 关于分娩镇痛的优势，下列说法正确的是

A. 对母婴影响小

B. 起效快，作用可靠

C. 对产程无影响

D. 产妇意识清醒，可以配合分娩

E. 产程不顺利需要转剖时方便给药

4. 分娩镇痛的禁忌证有

A. 产妇拒绝行此类操作

B. 有穿刺位点或全身性感染者

C. 使用抗凝剂者

D. 凝血功能障碍

E. 重度贫血

5. 分娩镇痛期间，如有下列情况，需要立即转剖的是

A. 子宫破裂大出血

B. 严重胎儿宫内窘迫

C. 羊水栓塞

D. 完全前置胎盘

E. 阻滞效果较差

6. 我国目前椎管内分娩镇痛常用的局麻药是

A. 布比卡因　　　　B. 利多卡因

C. 罗哌卡因　　　　D. 丁卡因

E. 普鲁卡因

7. 下列是非药物性分娩镇痛的是

A. 放松法　　　　　B. 水中分娩

C. 氧化亚氮吸入　　D. 硬膜外阻滞

E. 经皮电刺激疗法

8. 下述中是硬膜外分娩镇痛的并发症的有

A. 感染　　　　　　B. 呼吸抑制

C. 血肿　　　　　　D. 神经根损伤

E. 下肢感觉异常

9. 分娩镇痛前的准备包括

A. 建立静脉通道

B. 监测产妇及胎儿生命体征

C. 协助摆好穿刺体位

D. 与产妇耐心沟通，减轻产妇焦虑并获得配合

E. 以上都不是

10. 以下属于分娩镇痛常见并发症的是

A. 仰卧位低血压综合征

B. 宫缩乏力

C. 穿破硬脊膜

D. 镇痛不全

E. 胎心减慢

11. 椎管内注射分娩镇痛的给药方式包括

A. 连续硬膜外镇痛

B. 硬膜外 PCA 镇痛

C. 单次椎管内注药镇痛

D. 腰 – 硬联合阻滞镇痛

E. 以上都不对

12. 关于硬膜外阻滞分娩镇痛，穿破硬脊膜后的处理操作，正确的是

A. 术后嘱患者去枕平卧

B. 大量补液

C. 有条件情况下可使用血补丁

D. 体外加压包扎穿刺点

E. 以上都不对

第三十节　急性创伤后及术后疼痛治疗

【A1/A2 型题】

1. 我们关于临床上对一般成人的疼痛评估，最常用的方法是

A. 视觉模拟评分法（VAS）

B. 数字等级评定量表法（NRS）

C. 语言等级评定量表法（VRS）

D. Wong – Baker 面部表情量表法

E. 精神行为评分法

2. 关于患者疼痛的主诉，我们的问诊内容中哪项是不必要的

A. 疼痛的部位、性质和程度

B. 疼痛发作的时间特点

C. 疼痛的伴随症状

D. 疼痛的诱因和缓解因素

E. 患者的经济条件

3. 患者在发生急性创伤后常进入应激状态，可判断应激状态强度的激素是

A. 生长激素　　　　B. 血浆皮质醇

C. 血浆皮质酮　　　D. 胰岛素

E. 胰高血糖素

4. 关于创伤后应激，我们防治的根本原则是

A. 及时使用肾上腺皮质激素

B. 避免强烈或持久的应激原作用于人体

C. 加强肠外营养

D. 及时处理伴有应激的疾病或病理过程

E. 以上都正确

5. 创伤后机体耗氧量增加，肺动脉压升高，肺毛细血管通透性增加，出现通气和换气功能障碍，常表现为

A. V/Q 比值不变，肺泡－动脉血氧分压差不变

B. V/Q 比值失调，肺泡－动脉血氧分压差不变

C. V/Q 比值不变，肺泡－动脉血氧分压差增加

D. 呼吸浅慢

E. V/Q 比值失调，呼吸浅快，肺泡－动脉血氧分压差增加

6. 在急性创伤后的应急反应中，传入刺激的靶器官是

A. 下丘脑　　　　　B. 大脑皮质

C. 延髓　　　　　　D. 垂体

E. 脊髓后角

7. 发生创伤时，机体交感－肾上腺髓质系统防御性的表现为

A. 血液重新分布

B. 心率增快，心肌收缩力增强

C. 心输出量增加

D. 促进糖原分解，血糖升高

E. 上述均是

8. 下列关于创伤后蛋白质分解代谢变化的特点，正确的是

A. 蛋白质分解降低

B. 蛋白质合成增加

C. 与应激程度有关

D. 尿氮排泄降低

E. 以上均正确

9. 应激状态下，机体的代谢发生了哪些变化

A. 蛋白质分解增加　　B. 糖异生增加

C. 负氮平衡　　　　　D. 脂肪动员增加

E. 以上都对

10. 关于术后急性疼痛治疗，最危险的并发症是

A. 慢性疼痛　　　　　B. 瘙痒

C. 恶心、呕吐　　　　D. 呼吸抑制

E. 尿潴留

11. NSAIDs 类药物的药理作用是

A. 通过激动体内阿片类受体产生解热、消炎、镇痛效果

B. 通过抑制神经突触对 5－羟色胺的重吸收而发挥作用

C. 通过减少去甲肾上腺素的降解而发挥作用

D. 通过阻断胆碱能受体而产生作用

E. 通过抑制环氧化酶活性，抑制前列腺素合成而发挥作用

12. 芬太尼除了有阿片类药物共有的副作用外，还具有哪些独特的副作用

A. 静脉注射时可导致胸壁强直

B. 药物成瘾的可能

C. 恶心、呕吐

D. 呼吸抑制和诱发支气管痉挛

E. 皮肤瘙痒

13. 在疼痛治疗中应用糖皮质激素，主要是利用其哪项药理作用

A. 抗毒素作用

B. 抗休克作用

C. 对代谢的影响作用

D. 对中枢系统的兴奋作用

E. 抗炎和免疫抑制作用

14. 下列关于术后疼痛对机体的影响，正确的是

A. 增加对心血管系统的负担

B. 增加氧耗量

C. 引起术后肺功能降低

D. 促发深静脉血栓甚至肺栓塞

E. 以上均正确

15. 关于术后急性疼痛引起机体释放的内源性物质，说法错误的是

A. 胰岛素分泌增多

B. 肾素 – 血管紧张素 – 醛固酮系统激活

C. 下丘脑释放抗利尿激素增多

D. 醛固酮和皮质醇分泌增多

E. 儿茶酚胺类分泌增多

16. 下列关于常用的术后镇痛方法，不正确的是

A. 口服给药

B. 硬膜外腔 PCA 镇痛

C. 连续神经阻滞镇痛

D. 静脉 PCA 镇痛

E. 呼吸道黏膜给药

17. 强阿片类药物的镇痛机制是

A. 通过激动体内阿片类受体产生强烈镇痛效果

B. 通过抑制神经突触对 5 – 羟色胺的重吸收而发挥作用

C. 通过减少去甲肾上腺素的降解而发挥作用

D. 通过阻断胆碱能受体而产生作用

E. 通过抑制环氧化酶活性，抑制前列腺素合成而发挥作用

18. 舍曲林的作用机制是

A. 通过激动体内阿片类受体产生解热、

消炎、镇痛效果

B. 通过抑制神经突触对 5 – 羟色胺的重吸收而发挥作用

C. 通过减少去甲肾上腺素的降解而发挥作用

D. 通过阻断胆碱能受体而产生作用

E. 通过抑制环氧化酶活性，抑制前列腺素合成而发挥作用

19. 阿片类药物的副作用是

A. 高血压、骨质疏松、胃和十二指肠溃疡出血、水钠潴留

B. 嗜睡、视物模糊、消化道溃疡出血、口干，便秘和排尿困难、直立性低血压和肝肾功能损害

C. 胃肠道反应、血液系统损害、肝肾功能损害和过敏反应

D. 呼吸抑制、恶心呕吐、便秘、尿潴留、耐受现象和成瘾现象

E. 中毒时导致心律失常、严重者心脏骤停且难以复苏

【A3/A4 型题】

(1~3 题共用题干)

患者男性，40 岁，在全麻复合硬膜外麻醉下行右侧肺癌根治术，麻醉满意术程顺利，手术完毕，患者清醒后拔除气管导管。

1. 该患者的术后镇痛方式应选择

A. 口服 NASIDs 类

B. 间断肌内注射镇痛药

C. 硬膜外单次给药术后镇痛

D. PCA 术后镇痛

E. 肋间神经阻滞

2. 该患者术后镇痛 PCA 首选哪种

A. PCIA   B. PCEA

C. 胃肠道 PCA   D. 皮下 PCA

E. 神经丛 PCA

3. 下列叙述中，符合 PCEA 优点的是
   A. 镇痛作用确切、副作用少、对机体干扰小
   B. 患者可根据止痛效果自行调整用药
   C. 血药浓度平稳、镇痛作用稳定，极少发生呼吸抑制
   D. 可以降低机体的应激水平
   E. 以上均正确

（4～6 题共用题干）

患者男性，25 岁，因右侧腋中线 4、5 肋间刀刺伤 1h 入院，伤口长 5cm，活动性出血，患者呼吸急促、神志淡漠、面色苍白，血压 60/30mmHg。

4. 患者立即于全麻下行开胸探查术，诱导后血压测不出，下列处理措施错误的是
   A. 头部冰帽，降低脑代谢
   B. 快速输血输液，开放多条静脉通路
   C. 静脉注射多巴胺
   D. 持续机械通气，保证氧供
   E. 放弃抢救终止手术

5. 发生上述情况后的首要措施是
   A. 清创缝合体表伤口
   B. 抗休克治疗
   C. 胸腔闭式引流
   D. 胸部 CT 检查
   E. 立即开胸探查

6. 该患者的诊断应为
   A. 失血性休克　　B. 血气胸
   C. 肺挫裂伤　　　D. 肺部刀刺伤
   E. 以上均是

（7～10 题共用题干）

患者为年轻男性，体重 65kg。因从高处坠落致全身多处骨折。入院查体：BP 70/30mmHg，HR 110 次/分，Hb 9.6g/L，Hct 28%，输注胶体 500ml 后送入手术室准备行骨

折切开复位内固定术。

7. 该患者首选的麻醉方式是
   A. 神经阻滞麻醉　　B. 局部麻醉
   C. 腰麻　　　　　　D. 静脉麻醉
   E. 气管内插管全身麻醉

8. 下列关于麻醉处理，正确的是
   A. 气管内插管
   B. 加快输液速度，尽量开放多组输液通路
   C. 全麻诱导剂量酌情减少
   D. 机械通气，吸入纯氧
   E. 以上均正确

9. 患者术毕自主呼吸恢复正常，BP 105/60mmHg，HR 100 次/分，VT 450ml，RR 25 次/分，PaO_2 54mmHg，$PaCO_2$ 30mmHg，下列处理措施错误的是
   A. 给予激素
   B. 抗感染治疗
   C. 利尿
   D. 带管送 ICU，呼吸机治疗
   E. 拔除气管内插管，送回病房

10. 患者术毕仍有缺氧，引起缺氧的原因最不可能是
    A. 输血反应　　B. DIC
    C. 休克　　　　D. 肺挫伤
    E. 肌松药残留

【X 型题】

1. 下列哪些为创伤患者出现呼吸困难的原因
   A. 纵隔气胸　　　B. 多发性肋骨骨折
   C. 脑干损伤　　　D. 血气胸
   E. 高位脊髓损伤

2. 急性创伤患者出现呼吸道梗阻的原因有
   A. 舌后坠
   B. 异物、分泌物、凝血块阻塞
   C. 呼吸道黏膜水肿
   D. 颌面部软组织损伤

E. 颌骨骨折错位

3. 急性创伤患者的特点常有
   A. 常伴有饱胃　　B. 病情较复杂
   C. 常伴有剧痛　　D. 病情紧急
   E. 病情严重

4. 创伤后剧痛的危害有
   A. 减低肺通气量
   B. 可能引起呼吸困难
   C. 增加肺部感染几率
   D. 影响康复
   E. 增加并发症的发生几率

5. 挤压综合征的临床表现包括
   A. 皮肤肿胀、变硬
   B. 皮下淤血、小血管阻塞
   C. 肢体缺血
   D. 肾功能不全
   E. 呼吸深快、躁动

6. 关于术后急性疼痛对机体的影响，下列说法正确的是
   A. 兴奋交感神经系统，增加全身耗氧，对缺血脏器不利
   B. 心率加快、血压升高、血管收缩，降低冠脉血供，增加心脏缺血与心脏梗死风险
   C. 脊髓反射性抑制膈神经兴奋性，术后呼吸功能显著降低
   D. 反射性抑制胃肠道功能，胃肠道蠕动恢复延迟
   E. 睡眠障碍及心理情绪波动

7. 对于术后急性疼痛，我们的临床治疗原则是
   A. 确定伤害性刺激来源，避免掩盖术后并发症
   B. 明确伤害性刺激与其他痛苦的内在联系，并进行相应处理

C. 建立有效的镇痛药物的血药浓度，保证镇痛效果
D. 根据个体需要随时调整和评估镇痛方案
E. 用药剂量个体化，不可单纯经验性用药

8. 急性创伤早期，血液呈高凝状态的机制是
   A. 内源性凝血系统被激活
   B. 大量组织凝血活酶释放
   C. 血小板增加
   D. 纤维蛋白原增加
   E. 凝血因子增加

9. 急性创伤后患者常可发生
   A. 血钾升高　　B. 水钠潴留
   C. 血钙升高　　D. 血镁升高
   E. 钾排出增加

10. 创伤挤压综合征患者，化验检查可见
    A. 低血钾　　B. 高血钾
    C. 贫血　　　D. 肌红蛋白尿
    E. 酸中毒

第三十一节　癌痛治疗

【A1/A2 型题】

1. 关于癌痛病因的叙述，下列正确的是
   A. 肿瘤的压迫和神经浸润
   B. 脉管系统受癌瘤浸润致相近脏器缺血性疼痛
   C. 骨骼受癌细胞浸润
   D. 放疗导致的脉管系统炎症肿胀
   E. 以上均是

2. 关于癌痛的三阶梯用药，下列说法错误的是
   A. 按需给药　　B. 阶梯给药
   C. 口服给药　　D. 用药个体化
   E. 辅助用药

3. 在癌痛的三阶梯用药中，中度疼痛的患者主要选用
   A. 强阿片类药物　　B. 弱阿片类药物
   C. 解热镇痛类药物　D. 吗啡类药物
   E. 物理治疗

4. 下列关于癌痛所致躯体感受性疼痛的性质，错误的是
   A. 尖锐痛　　　　　B. 跳痛
   C. 定位清晰准确　　D. 压迫样疼痛
   E. 灼痛

5. 关于三阶梯治疗的叙述，下列错误的是
   A. 一阶梯所用药物主要是非甾体抗炎药，存在天花板效应
   B. 二阶梯药物主要是弱阿片类和一些合成的镇痛药
   C. 三阶梯药物主要是强效阿片类镇痛药
   D. 进行下一阶梯治疗时，必须停用前一阶梯的药物
   E. 辅助用药的目的主要是抑制恶心呕吐、保护胃肠道、缓解便秘、减轻瘙痒、镇静、抗焦虑和抗抑郁

6. 下列药物中属于第一阶梯癌痛药物治疗的是
   A. 布洛芬　　　　　B. 芬太尼
   C. 吗啡　　　　　　D. 可待因
   E. 哌替啶

7. 使用疼痛程度数字评估量表时，中度疼痛的评分为
   A. 0～2 分　　　　 B. 0～3 分
   C. 4～6 分　　　　 D. 4～7 分
   E. 7～10 分

8. 未发生全身转移的胰腺癌腹痛患者，三阶梯镇痛效果已较差，镇痛可选用的方法为
   A. 星状神经节阻滞
   B. 腹腔神经丛损毁

   C. 鞘内吗啡注射
   D. 腰交感神经阻滞
   E. 硬膜外连续阻滞

9. 肺癌患者行胸腔镜肺叶切除术后，患者切口处镇痛可以选用的方法最好是
   A. 星状神经节阻滞
   B. 腹腔神经丛损毁
   C. 腰交感神经阻滞
   D. 椎旁神经阻滞
   E. 鞘内吗啡注射

10. 消化道肿瘤伴腹腔转移，口服大量阿片类药物镇痛效果已欠佳，该患者可选用
    A. 星状神经节阻滞
    B. 腹腔神经丛损毁
    C. 鞘内吗啡注射
    D. 腰交感神经阻滞
    E. 椎旁神经阻滞

11. 疼痛主要由那些纤维进行传导
    A. Aα 和 Aβ 纤维
    B. Aδ 和 C 纤维
    C. 交感神经传入纤维
    D. 灰交通支
    E. 白交通支

12. 如果在使用吗啡过程中出现药物中毒，应用哪种药物进行拮抗
    A. 肾上腺素　　　　B. 阿托品
    C. 利多卡因　　　　D. 纳洛酮
    E. 氟马西尼

13. 下述哪种药物可以作为辅助用药用于增强吗啡止痛效果，降低副作用
    A. 纳洛酮　　　　　B. 丁丙诺啡
    C. 心痛定　　　　　D. 头孢拉定
    E. 氯胺酮和可乐定

14. 芬太尼的镇痛效力约是吗啡的
    A. 10 倍　　　　　 B. 1000 倍

C. 100 倍　　　　D. 1/10

E. 1/100

15. 临床上常使用的神经破坏药物是

A. 甲醛　　　　　B. 盐酸

C. 碘酒　　　　　D. 氢氧化钠

E. 无水乙醇和苯酚

16. 癌痛治疗时用糖皮质激素作为辅助用药主要是利用了其哪项药理作用

A. 抗毒素作用

B. 抗休克作用

C. 对代谢的影响作用

D. 对中枢神经系统的兴奋作用

E. 抗炎和免疫抑制作用

17. 临终患者最早出现的心理反应期是

A. 否认期　　　　B. 愤怒期

C. 协议期　　　　D. 忧郁期

E. 接受期

18. 癌痛患者通过一定的行为治疗也可以使疼痛缓解，可以选择的方法是

A. 按摩、冷热敷　B. 经皮电刺激

C. 针灸按摩　　　D. 脊髓电刺激

E. 放松训练

19. 患者女性，60 岁，因肺癌多处骨转移入院后诊断为癌痛综合征。前 24 小时采取即释吗啡皮下注射 50mg，若转换为羟考酮控释片口服，剂量应为

A. 30 ~ 50mg/d　　B. 50 ~ 60mg/d

C. 60 ~ 80mg/d　　D. 75 ~ 100mg/d

E. 100 ~ 120mg/d

20. 一晚期胰腺癌患者，合并糖尿病，因糖尿病性脉管炎数小时前接受右足截肢术，患者自觉上腹部、背部呈阵发性胀痛和绞痛、四肢末端呈手套和袜状分布烧灼样疼痛、右足创面刀割样剧痛。关于该患者的疼痛治疗，下列说法错误的是

A. 采用 PCEA 方式控制创面疼痛

B. 使用含糖皮质激素的消炎镇痛药在背部和四肢进行局部阻滞

C. 口服阿片类药物缓解疼痛

D. 控制血糖，给予甲钴胺

E. 请内分泌科进行会诊

【A3/A4 型题】

(1 ~ 2 题共用题干)

患者女性，55 岁，因乳腺癌行根治术，术后全身多处剧烈疼痛，夜间重，口服布洛芬和曲马多并不能有效减轻疼痛。

1. 关于对该患者的镇痛疗法，在此基础上可以添加的是

A. 增加布洛芬和曲马多剂量

B. 加用吗啡制剂，口服控释剂最好

C. 更换非甾体抗炎药种类

D. 肌肉注射哌替啶

E. 静脉注射芬太尼

2. 该患者加用吗啡后可能出现的副作用是

A. 呼吸抑制　　　B. 恶心、呕吐

C. 耐受现象　　　D. 成瘾现象

E. 以上都是

(3 ~ 4 题共用题干)

患者男性，食道癌术后复发，食管完全闭锁，全身范围广泛性转移伴剧痛。通过注射双氯芬酸和曲马多疼痛不能缓解。

3. 为了进一步缓解疼痛，应首选下列哪种措施

A. 口服美施康定（硫酸吗啡控释剂）

B. 增加当前用药剂量

C. 使用芬太尼透皮贴剂

D. 间断肌内注射哌替啶

E. 间断肌内注射即释吗啡

4. 使用上述方法后，可能出现的相关副作用一般不包含

A. 恶心、呕吐

B. 头晕

C. 胃、十二指肠溃疡出血

D. 嗜睡

E. 肾功能损害

（5～6题共用题干）

患者男性，60岁，胰腺癌术后复发，现上腹痛3个月，加重1个月，经规范的"三阶梯"治疗后疼痛缓解不明显且副作用大，难以坚持，现拟行神经丛损毁治疗以止痛。

5. 下列哪项操作适合该患者

A. 腹腔神经丛损毁、蛛网膜下腔及神经根损毁或硬膜外脊神经损毁

B. 肋间神经阻滞

C. 再次手术治疗

D. 放射治疗

E. 迷走神经损毁和腰交感神经损毁

6. 该患者进行腹腔神经丛损毁的首选药物是

A. 甲醛　　　　B. 盐酸

C. 碘酊　　　　D. 氢氧化钠

E. 无水乙醇

（7～10题共用题干）

患者男性，65岁，直肠癌术后复发且伴骨转移，下肢不完全性瘫痪，排尿排便均由造瘘口完成，目前疼痛剧烈，对阿片类镇痛剂不能耐受副作用。

7. 该患者目前最宜采用的止痛措施是

A. 继续坚持规范的"三阶梯"止痛治疗

B. 腹腔神经丛阻滞

C. PCIA

D. PCEA

E. 蛛网膜下腔神经根损毁治疗

8. 如决定用无水乙醇进行神经损毁，患者应采取的体位是

A. 与常规硬膜外穿刺体位一致

B. 采取患侧在上的45°半仰卧位，注射无水乙醇要缓慢推注［（30～60）s/0.1ml］，注药后保持体位30min

C. 采取健侧在上的45°半仰卧位，注射无水乙醇要缓慢推注［（30～60）s/0.1ml］，注药后保持体位30min

D. 采取患侧在下的侧卧位，注射无水乙醇要缓慢推注［（30～60）s/0.1ml］，注药后保持体位30min

E. 采取患侧在上的45°半仰卧位，即刻注射无水乙醇0.5～2ml，注药后保持体位30min

9. 该患者应用蛛网膜下腔神经损毁疗法主要是由于

A. 腰骶部疼痛

B. 脊柱转移

C. 疼痛剧烈

D. 晚期恶性肿瘤疼痛

E. 大小便造瘘和下肢瘫

10. 在面对晚期癌痛患者时，常有可能因治疗给患者带来极大的痛苦，此时常需要临终关怀，下列哪项不是临终关怀的目的

A. 帮助患者认识死亡只是自然过程的一种

B. 帮助患者处于较为舒适的状态

C. 帮助患者提高生活质量

D. 帮助患者延长寿命

E. 帮助患者平静地接受死亡

第三十二节　慢性非癌痛治疗

【A1 型题】

1. 下列局麻药物可以产生感觉运动分离的是

A. 罗哌卡因　　　B. 利多卡因

C. 布比卡因　　　D. 普鲁卡因

E. 丁卡因

2. 臂丛由哪支形成
   A. $C_{5\sim8}$ 颈神经前支及 T_1 胸神经前支一部分
   B. $C_3\sim T_2$ 神经前支
   C. $C_2\sim T_1$ 神经前支
   D. $C_3\sim T_2$ 神经前支
   E. $C_4\sim T_2$ 神经前支

3. 治疗三叉神经痛时，首选药物是
   A. 卡马西平
   B. 苯妥英钠
   C. 阿片类
   D. 非甾体抗炎镇痛药
   E. 硫喷妥钠

4. 腰部交感神经阻滞一般不用于
   A. 下肢闭塞性动脉炎
   B. 下肢糖尿病性坏死病灶
   C. 股骨头无菌性坏死
   D. 胫骨骨肉瘤疼痛
   E. 雷诺病

5. 不可用射频热凝疗法的为
   A. 三叉神经痛
   B. 转移性骨肿瘤导致的肋间神经痛
   C. 复杂性区域疼痛综合征
   D. 骶髂关节病变
   E. 顽固性胸壁痛

6. 关于肩周炎，下列说法错误的是
   A. 肩周疼痛
   B. 肩关节活动受限
   C. 活动后加重
   D. 疼痛可向颈、背及上臂放射
   E. 上臂麻木

7. 首次急性发作的腰椎间盘突出症的治疗首选
   A. 避免负重
   B. 绝对卧床休息，同时牵引

C. 口服止痛药
D. 局部注射醋酸泼尼龙
E. 手术治疗

【A2 型题】

1. 患者男性，56岁，颈痛半年，双上肢麻痛1周，X线颈椎片示颈5、6、7增生，颈6、7椎间孔狭窄，该患者的诊断为
   A. 颈筋膜炎   B. 肩周炎
   C. 落枕   D. 颈椎病
   E. 肩背筋膜炎

2. 患者女性，50岁，左枕颞部持续性钝痛3年，晨起发作，抬头或低头疼痛加重，每次发作均达数小时，其姊妹均有类似头痛史。关于此患者急性发作期的治疗，错误的是
   A. 静脉滴注甘露醇   B. 类固醇激素
   C. 阿司匹林   D. 双氢麦角碱
   E. 星状神经节阻滞

3. 患者女性，52岁，主因右肘部疼痛3个月，加重2周就诊。患者3个月前无诱因出现右侧肘部疼痛，拧毛巾、扫地时疼痛加重，口服非甾体消炎药（布洛芬）有效。2周前疼痛加重，并向前臂放射，持物无力，偶尔可因剧痛而使持物失落，为进一步治疗来我院。右肱骨外上髁压痛明显。关于肱骨外上髁炎，治疗与预防复发的原则是
   A. 手腕肘诸关节制动
   B. 反复多次注射醋酸泼尼龙
   C. 限制握拳与伸腕动作
   D. 限制屈腕
   E. 物理治疗

【A3/A4 型题】

(1~3题共用题干)

患者女性，60岁，1周前出现左侧背部、前胸部刀割样疼痛，呈刀割样间断性发作，无

法入睡。2 天前出现片状红斑，1 天前红斑部位出现水疱，呈条带状，疼痛程度加重。患者近 2 个月以来常熬夜工作。

1. 患者最可能的诊断是
   A. 带状疱疹　　　B. 单纯疱疹
   C. 接触性皮炎　　D. 胸膜炎
   E. 肋间神经痛

2. 下列哪项不是治疗该疾病的常用药物
   A. 抗惊厥类　　　B. 维生素类
   C. 抗抑郁类　　　D. 抗病毒类
   E. 抗生素类

3. 患者口服药物治疗 3 个月后效果差，下列哪项非药物治疗措施是最后选择的
   A. 肋间神经阻滞　　B. 椎旁神经阻滞
   C. 红光照射治疗　　D. 皮内注射治疗
   E. 神经损毁治疗

(4~5 题共用题干)

　　患者男性，60 岁，腰痛，左侧大腿后部，小腿后部放射性麻木、疼痛延续到足底。长时间行走加重症状，平卧可以缓解。二便正常，双下肢运动、感觉无明显异常。外周动脉搏动正常，直腿抬高试验阴性。

4. 该患者最有可能的诊断是
   A. 马尾综合征　　　B. 椎间盘内损坏
   C. 血管性跛行　　　D. 椎管狭窄
   E. 腰肌劳损

5. 为明确诊断，下列相关检查首选
   A. MRI　　　　　B. CT
   C. X 线片　　　　D. 动脉造影
   E. 脑脊液检查

第三十三节　脏器功能衰竭的治疗

【A1/A2 型题】

1. 下列关于格拉斯哥昏迷评分的叙述，正确

的是
   A. 包括四项内容
   B. 分数越大患者昏迷程度越重
   C. 总分为 20 分
   D. 自主睁眼为 4 分
   E. 肢体无活动为 6 分

2. 下列关于颅内压的叙述，错误的是
   A. 超声视神经鞘评估可以预测颅内压高低
   B. 成人颅内压正常值为 70~200 毫米水柱
   C. 脑组织、脑脊液和脑血流的变化均可引起颅内压的变化
   D. 颅内压随着心脏的搏动而波动
   E. 颅内压增高可以引起头痛和呕吐

3. 下列关于谵妄的叙述，错误的是
   A. 包括缄默型、躁动型和混合型
   B. 改善睡眠、亲人陪护、人性化关怀有利于谵妄的缓解
   C. 老年人更容易发生
   D. 临床上躁动型更易识别
   E. 可使用精神类特效药物治疗

4. 可以反映心脏前负荷的指标是
   A. 血压
   B. 脉搏
   C. 心排血量
   D. 肺毛细血管楔压
   E. 周围血管阻力

5. 引起左心衰临床症状的主要原因是
   A. 肺淤血、肺水肿
   B. 左心室扩大
   C. 肺动脉压力增高
   D. 心肌收缩力降低
   E. 体循环静脉压升高

6. 下列哪项对鉴别右心衰竭导致的肝淤血与原发性肝硬化最有意义
   A. 肝功能异常：腹水

B. 双下肢水肿

C. 肝脏肿大

D. 肝颈静脉回流征阳性

E. 肝酶升高

7. 心衰治疗中关于利尿剂的说法，错误的是

　　A. 可以控制心衰患者液体潴留

　　B. 有液体潴留证据应尽早应用利尿剂

　　C. 排钾与保钾利尿剂必须联合应用

　　D. 小剂量开始，逐渐加量，严密观察

　　E. 可与 ACEI 及 β 受体拮抗剂联合应用

8. 心脏后负荷增高时，心脏的主要代偿机制是

　　A. Frank – Starling 机制

　　B. 肾素 – 血管紧张素 – 醛固酮系统激活

　　C. 心脏扩大

　　D. 交感神经兴奋性增加

　　E. 心肌肥厚

9. 心脏前负荷增高时，心脏的主要代偿机制是

　　A. 心脏扩大

　　B. 肾素 – 血管紧张素 – 醛固酮系统激活

　　C. Frank – Starling 机制

　　D. 交感神经兴奋性增加

　　E. 心肌肥厚

10. 用于改善充血性心衰患者症状的最常用药物是

　　A. 利尿剂　　　　　B. ACEI

　　C. 钙通道阻滞剂　　D. 左西孟旦

　　E. 多巴胺

11. Ⅱ型呼吸衰竭是指

　　A. $PaO_2 < 60mmHg$，$PaCO_2 > 50mmHg$

　　B. $PaO_2 > 60mmHg$，$PaCO_2 < 50mmHg$

　　C. $PaO_2 < 70mmHg$，$PaCO_2 < 50mmHg$

　　D. $PaO_2 < 60mmHg$，$PaCO_2 > 45mmHg$

　　E. 以上都不是

12. 患者女性，70 岁，既往有慢性支气管炎病史 9 年，8 天前因感冒后咳嗽加重来诊。查体：神志模糊，双肺可闻及哮鸣音，心率 110 次/分，血气分析 pH 7.30，$PaCO_2$ 80mmHg。下列治疗措施正确的是

　　A. 静脉输入碳酸氢钠

　　B. 静脉注入尼可刹米

　　C. 机械通气

　　D. 应用呋塞米

　　E. 静脉注射去乙酰毛花苷

13. 呼吸衰竭最主要的临床表现是

　　A. 双肺闻及湿啰音

　　B. 呼吸困难与发绀

　　C. 神经系统症状

　　D. 呼吸费力伴呼吸延长

　　E. 呼吸频率增快

14. ARDS 共同的病理变化有

　　A. 肺不张

　　B. 肺血管内皮和肺泡损害，肺间质水肿

　　C. 急性心力衰竭

　　D. 气道阻塞

　　E. 肺部感染

15. 引起 Ⅰ 型呼吸衰竭的常见原因是

　　A. 上呼吸道阻塞

　　B. 慢性阻塞性肺疾病

　　C. 肺部广泛感染

　　D. 肺源性心脏病

　　E. 慢性支气管炎

16. Ⅱ型呼吸衰竭的呼吸功能改变主要表现为

　　A. 肺动脉、静脉分流增加

　　B. 肺泡通气不足

　　C. 通气/血流比失调

　　D. 机体氧耗增加

　　E. 肺弥散功能障碍

17. 下列能判断酸中毒性质严重程度和代偿情况的是

A. 动脉血和静脉血 pH 值

B. 静脉血和尿 pH 值

C. 动脉血和尿 pH 值

D. 动脉血和静脉血 $PaCO_2$

E. 动脉血 pH 值和 HCO_3^-、$PaCO_2$

18. 机体对慢性 II 型呼吸衰竭所进行的代偿反应是

A. 血钾增加

B. 阴离子间隙增加

C. 肾脏回吸收 HCO_3^- 增加

D. 呼吸频率增加

E. 潮气量增加

19. 左心功能衰竭发展到右心功能衰竭时，下列哪种症状减轻

A. 心悸　　　　B. 浮肿

C. 肺淤血　　　D. 颈静脉充盈

E. 以上均是

20. 急性左心功能衰竭最严重的表现是

A. 劳力性呼吸困难

B. 夜间阵发性呼吸困难

C. 急性肺水肿

D. 咳痰、痰中带血

E. 以上均是

21. 最常伴发急性左心功能衰竭的疾病是

A. 肺梗死

B. 室间隔缺损

C. 肺动脉瓣狭窄

D. 急进性高血压

E. 主动脉窦瘤破裂入右心室

22. 左心功能衰竭最早出现的表现是

A. 劳力性呼吸困难

B. 咳粉红色痰

C. 发绀

D. 端坐呼吸

E. 咳嗽、气喘、有哮鸣音

23. 急性肝功能衰竭的病因有

A. 急性病毒性肝炎

B. 急性药物性肝炎

C. 急性中毒性肝炎

D. 急性弥漫性脂肪肝

E. 以上皆是

24. 肝功能衰竭的患者肠内营养配方的特点为

A. 富含芳香族氨基酸

B. 富含支链氨基酸

C. 低量支链氨基酸

D. 以蛋白质为主

E. 以脂肪为主

25. 下列不是肝功能衰竭的临床表现的是

A. 出血　　　　B. 黄疸

C. 低氧血症　　D. 神经精神症状

E. 氮质血症

26. 休克最常引起的肾功能衰竭为

A. 肾前性肾功能衰竭

B. 肾后性肾功能衰竭

C. 肾性肾功能衰竭

D. 以上都是

E. 以上都不是

27. 关于肾功能衰竭，下列哪项是正确的

A. 每日尿量少于 400ml 称为少尿

B. 每日尿量少于 100ml 称为无尿

C. 急性肾衰的病因可分为肾前性、肾性及肾后性三大类

D. 急性肾衰少尿期常因水中毒和高血压而死亡

E. 以上都对

28. 容易导致急性肾功能衰竭的是

A. 裂伤　　　　B. 擦伤

C. 挤压伤　　　D. 扭伤

E. 刺伤

【A3/A4 型题】

（1~2 题共用题干）

患者男性，51 岁，重症肺炎患者，入院后次日病情加重，突发持续性呼吸急促，发绀，伴烦躁，呼吸频率 38 次/分，心率 108 次/分。律齐，心音有力，两肺可闻及湿啰音。血气分析：pH 7.34。PO_2 50mmHg。PCO_2 30mmHg。胸片示两中下肺纹理增多模糊，斑片状阴影，心胸比正常。

1. 该患者最可能的诊断是

   A. 肺梗死

   B. 急性左心衰竭

   C. 自发性气胸

   D. 肺不张

   E. 成人呼吸窘迫综合征（ARDS）

2. 为缓解患者的呼吸困难，最好采用

   A. 高频通气

   B. 面罩吸氧

   C. 呼气末正压通气（PEEP）

   D. 文丘里面罩吸氧

   E. 利尿

第三十四节　抗休克治疗

【A1/A2 型题】

1. 下列可导致低血容量性休克的是

   A. 青霉素过敏

   B. 强烈神经刺激

   C. 大面积心肌梗死

   D. 严重脱水

   E. 代谢性酸中毒

2. 下列属于低血容量性休克的是

   A. 失血性休克　　　B. 过敏性休克

   C. 心源性休克　　　D. 神经源性休克

   E. 感染性休克

3. 低血容量性休克的主要原因为

   A. 急性失血和失液

   B. 过敏反应

   C. 低蛋白血症

   D. 强烈的外界刺激

   E. 严重代谢紊乱

4. 低血容量性休克的代偿期可表现为

   A. 静脉回心血量增加

   B. 微循环收缩

   C. 心排出量正常

   D. 微循环扩张

   E. 弥散性血管内凝血

5. 下列哪项不易引起低血容量性休克

   A. 烧伤　　　　　　B. 创伤

   C. 呕吐　　　　　　D. 腹泻

   E. 心律失常

6. 下列与低血容量性休克的临床表现无关的是

   A. 中心静脉压降低

   B. 总外周阻力降低

   C. 总外周阻力增高

   D. 心排血量降低

   E. 动脉血压降低

7. 以下哪项不是低血容量性休克的表现

   A. CVP 降低

   B. PCWP 高于 15mmHg

   C. 心输出量（CO）降低

   D. 外周血管阻力增加

   E. 心率增快

8. 关于低血容量性休克，下列描述不对的是

   A. 低血容量性休克的病因可包括创伤、大出血、感染等

   B. 低血容量性休克主要指有效循环血容量不足

   C. 低血容量性休克不一定伴有感染

D. 严重创伤常可导致低血容量性休克

E. 低血容量性休克的治疗应首先输血以补充血容量

9. 低血容量性休克的失代偿期可表现为

A. 心率减慢、血压下降

B. 心率加快、血压升高

C. 心率加快、血压下降

D. 心率减慢、血压升高

E. 心率、血压无变化

10. 低血容量性休克患者首选补充

A. 平衡盐溶液   B. 全血

C. 血浆   D. 红细胞

E. 碱性溶液

11. 引起分布性休克的因素不包括

A. 革兰阴性菌感染   B. 神经源性

C. 过敏性   D. 张力性气胸

E. 烧伤感染

12. 下列哪一种休克属于分布性休克

A. 失血性休克   B. 烧伤性休克

C. 感染性休克   D. 心源性休克

E. 失液性休克

13. 感染性休克是分布性休克的典型类型。当机体遭受各种感染时，细菌、真菌、病毒等激活机体免疫炎症系统，导致全身炎症反应，最终发生感染性休克。感染性休克的病原菌多见于

A. 革兰阴性菌   B. 革兰阳性菌

C. 病毒   D. 真菌

E. 支原体

14. 感染性休克的血流动力学特征是

A. 体循环阻力降低，心排血量增加，肺循环阻力增加

B. 体循环阻力升高，心排血量减少，肺循环阻力减少

C. 体循环阻力降低，心排血量增加，肺循环阻力减少

D. 体循环阻力升高，心排血量减少，中心静脉压降低，肺动脉楔压降低

E. 体循环阻力升高，心排血量减少，中心静脉压升高，肺动脉楔压升高

15. 感染性休克的因素是

A. 细菌感染   B. 肝破裂

C. 药物引起   D. 冠心病

E. 挤压综合征

16. 胆道感染致感染性休克时应

A. 禁忌手术

B. 紧急手术

C. 需经抗休克血压回升后手术

D. 大量抗生素控制感染后手术

E. 抗休克同时进行解除胆道梗阻的措施

17. 治疗胆道感染性休克的关键是

A. 使用抗生素

B. 使用升压药

C. 扩充血容量

D. 纠正酸碱平衡紊乱

E. 解除梗阻、胆道减压引流

18. 关于感染性休克，下列叙述错误的是

A. 病理生理过程复杂

B. 不易发生心、肾损伤

C. 易并发弥散性血管内凝血

D. 酸中毒发生早

E. 易产生组织细胞氧利用障碍

19. 感染性休克的发生主要由

A. G^+细菌产生的内毒素引起

B. G^-细菌释放的外毒素引起

C. 组织分解代谢产物引起

D. G^-细菌释放的内毒素引起

E. 大量细菌在血液内繁殖引起

20. 感染性休克的治疗原则不包括

A. 控制感染

B. 补充有效循环血量

C. 调整血管收缩，改善组织灌注

D. 纠正呼吸性酸中毒

E. 保护重要器官功能

21. 可引起感染性休克的是

A. 骨盆骨折

B. 青霉素过敏

C. 张力性气胸

D. 绞窄性肠梗死

E. 脾破裂

22. 感染性休克多伴有

A. 呼吸性碱中毒

B. 代谢性碱中毒

C. 呼吸性酸中毒

D. 代谢性酸中毒

E. 呼吸性和代谢性酸中毒

23. 关于感染性休克的治疗，错误的是

A. 积极控制感染

B. 补充血容量、纠正酸、调整血管舒缩功能、消除血细胞聚集以防止微循环淤滞

C. 维护重要脏器的功能

D. 积极恢复全身各脏器组织的血液灌注和正常代谢

E. 大剂量使用糖皮质激素

24. 纠正感染性休克首选的药物是

A. 硝普钠　　　　B. 去甲肾上腺素

C. 甲硝唑　　　　D. 多巴酚丁胺

E. 肾上腺素

25. 抢救感染性休克时应

A. 抗休克同时治疗感染病灶

B. 重点治疗感染

C. 联合应用广谱抗生素

D. 输血增强抵抗力

E. 先纠正酸中毒

26. 感染性休克的症状不包括

A. 烦躁，萎靡或昏迷

B. 面色苍白或青灰，四肢凉

C. 脉细数

D. 毛细血管再充盈时间 <1s

E. 以上均是

27. 关于过敏性休克的治疗，正确的是

A. 糖皮质激素替代疗法

B. 早期、大剂量、短期应用糖皮质激素

C. 抗生素与糖皮质激素合用

D. 抗结核病药与糖皮质激素合用

E. 糖皮质激素与肾上腺素合用

28. 关于过敏性休克的说法，正确的是

A. 属于 I 型超敏反应疾病

B. 属于 II 型超敏反应疾病

C. 属于 III 型超敏反应疾病

D. 属于 IV 型超敏反应疾病

E. 不属于超敏反应疾病

29. 过敏性休克首选

A. 酚妥拉明　　　　B. 肾上腺素

C. 多巴酚丁胺　　　D. 麻黄碱

E. 噻吗洛尔

30. 导致心源性休克的因素是

A. 细菌感染　　　　B. 肝破裂

C. 药物引起　　　　D. 急性心肌梗死

E. 挤压综合征

31. 心源性休克发病的中心环节是

A. 回心血量减少

B. 心率过快

C. 心输出量降低

D. 心肌收缩力减弱

E. 外周阻力升高

32. 下列不是梗阻性休克病因的是

A. 主动脉夹层动脉瘤

B. 心包缩窄或填塞

C. 心瓣膜狭窄

D. 心肌梗死

E. 肺栓塞

33. 对于梗阻性休克，首选的治疗措施是

A. 静脉用强心药物

B. 立即解除导致梗阻的原因

C. 迅速补充血容量

D. 应用血管活性药物

E. 使用抗生素

34. 梗阻性休克的治疗原则是

A. 针对发生原因进行有效处理

B. 大剂量升压药的使用

C. 大剂量皮质激素的使用

D. 尽早补碱

E. 常用晶体液进行复苏

35. 下列哪种疾病可引起梗阻性休克

A. 严重的肺部感染

B. 恶性心律失常

C. 夹层动脉瘤

D. 急性胰腺炎

E. 消化道大出血

36. 引起梗阻性休克的基本机制是

A. 血管收缩和舒张功能异常

B. 循环血容量的丢失

C. 泵功能衰竭

D. 血流主要通道受阻

E. 细菌的严重感染

37. 患者男性，54 岁。因肠梗阻入院，出现严重脱水，代谢性酸中毒，低钾血症，中毒性休克。抢救患者首先应

A. 液体复苏纠正休克的同时，解除肠梗阻

B. 补充碱性液体，纠正代谢性酸中毒

C. 补钾纠正低钾血症

D. 纠正脱水

E. 尽快解除肠梗阻

38. 根据休克病理生理将休克分为四类，下列所述不包括在内的是

A. 低血容量性休克

B. 失血性休克

C. 心源性休克

D. 梗阻性休克

E. 分布性休克

第三十五节　脓毒症

【A1/A2 型题】

1. 脓毒症是指

A. 循环血液中存在活的细菌

B. 大量毒素而非病原体进入血液循环，引起剧烈的全身反应

C. 各种感染性和非感染性致病因素作用于机体所引起的一系列全身性炎症反应的过程

D. 微生物侵入机体后引起的炎症反应

E. 宿主因感染而产生的全身性炎症反应过程

2. 脓毒症进一步加重常发生

A. 过敏性休克　　B. 感染性休克

C. 失血性休克　　D. 损伤性休克

E. 心源性休克

3. 发生脓毒症时，氧输送

A. 增加　　　　　B. 减少

C. 不变　　　　　D. 先减少后增加

E. 先增加后减少

4. sepsis 3.0 诊断标准中 SOFA 评分应≥

A. 2 分　　　　　B. 3 分

C. 4 分　　　　　D. 5 分

E. 6 分

5. 下列哪些不是 qSOFA 中的内容

    A. 意识改变

    B. 心率 >90 次/分

    C. 收缩压 ≤100mmHg

    D. 呼吸频率 ≥22 次/分

    E. 以上全部都不是

6. 感染性休克是指在脓毒症基础上，经充分液体复苏后仍需要血管活性药物维持

    A. 收缩压 >100mmhg

    B. 收缩压 >90mmhg

    C. 平均动脉压 >80mmhg

    D. 平均动脉压 >60mmhg

    E. 平均动脉压 >65mmhg

7. 下列 ICU 控制感染的措施，错误的是

    A. 病室定期消毒

    B. 根据细菌培养和药敏试验结果选择抗生素

    C. 拔出有创导管时，应做细菌培养

    D. 合理限制家属探视及陪住

    E. 严重创伤、感染及应用免疫抑制剂的患者安排在同一房间

8. 大肠埃希菌从耐药菌获得耐药质粒是通过

    A. 转化   B. 转导

    C. 接合   D. 溶原性转换

    E. 原生质体融合

9. 对氟康唑天然耐药的念珠菌是

    A. 白色念珠菌   B. 光滑念珠菌

    C. 热带念珠菌   D. 克柔念珠菌

    E. 近平滑念珠菌

10. 革兰染色阴性杆菌脓毒症的特点不包括

    A. 多为大肠埃希菌 B. 休克发生早

    C. 外毒素起作用   D. 常有寒战

    E. 发热呈间歇热

11. 根据革兰染色结果判断，革兰阳性菌染成什么颜色

    A. 菌体染成红色   B. 菌体染成紫色

    C. 菌体染成蓝色   D. 菌体染成黄色

    E. 菌体染成绿色

12. 革兰阳性细菌与革兰阴性细菌相比，最大的区别是

    A. 革兰阳性细菌有线粒体，而革兰阴性细菌没有

    B. 革兰阳性细菌有核糖体，而革兰阴性细菌没有

    C. 革兰阳性细菌有荚膜，而革兰阴性细菌没有

    D. 革兰阳性细菌有坚韧而厚度较高的细胞壁，革兰阴性细菌没有

    E. 革兰阳性细菌有细胞膜，而革兰阴性细菌没有

13. 下列抗生素大部分经胆汁排泄的是

    A. 美罗培南   B. 厄他培南

    C. 头孢他啶   D. 头孢哌酮

    E. 哌拉西林

14. 关于感染性休克液体复苏的叙述，正确的是

    A. 首选晶体液   B. 首选胶体液

    C. 首选血浆   D. 首选羟乙基淀粉

    E. 首选琥珀酰明胶

15. 引起伪膜性肠炎的病原菌是

    A. 艰难梭状芽孢杆菌

    B. 大肠埃希菌

    C. 甲型溶血性链球菌

    D. 白色念珠菌

    E. 变异链球菌

第三十六节　呼吸机治疗与氧疗

【A1/A2 型题】

1. 经鼻导管吸氧时，关于吸入氧浓度的公式，

下列描述正确的是

A. 21 + 4 × 吸入氧流量（L/min）

B. 21 + 2 × 吸入氧流量（L/min）

C. 21 + 吸入氧流量（L/min）

D. 4 × 吸入氧流量（L/min）

E. 2 × 吸入氧流量（L/min）

2. 无储气囊面罩吸氧，氧流量 5L/min 时的吸入氧浓度大约是

   A. 30%   B. 40%

   C. 50%   D. 60%

   E. 70%

3. 关于无创机械通气，下列说法错误的是

A. 通气模式有 CPAP 和 BiPAP

B. 急性心源性肺水肿应首选 BiPAP，AE-COPD 合并 Ⅱ 型呼吸衰竭首选 CPAP

C. BiPAP 参数调节应从较低水平开始逐渐上调

D. 应用 NPPV 后应及时复查血气，观察病情变化

E. 如患者不配合、烦躁，可予以镇静药

4. 无创正压机械通气的适应证包括

A. 面部手术、创伤或畸形的急性呼吸功能衰竭患者

B. 上呼吸道梗阻的慢性呼吸功能衰竭患者

C. 严重上消化道出血的呼吸功能衰竭患者

D. 不能合作的急性呼吸功能衰竭患者

E. 意识清醒、能配合、反流误吸可能性小的急性呼吸功能衰竭患者

5. 下列哪项不是无创机械通气的禁忌证

A. 呼吸微弱或停止，无力排痰

B. 上气道或颌面部损伤、术后、畸形

C. 未经引流的气胸或纵隔气肿

D. 心源性肺水肿

E. 严重腹胀

6. 下列关于无创机械通气应用的基本条件，

错误的是

A. 清醒能够合作

B. 呼吸道里有大量脓痰

C. 血流动力学稳定

D. 不需要气管插管保护

E. 能耐受鼻/面罩

7. 无创正压通气最常见的并发症是

   A. 腹胀   B. 恶心、呕吐

   C. 心律不齐   D. 尿潴留

   E. 幽闭综合征

8. 下列哪项不是无创正压机械通气治疗急性呼吸衰竭患者的优势

A. 可大大减少患者的误吸风险

B. 操作无创，减少气管插管的需要

C. 缩短监护室停留时间

D. 降低呼吸机相关肺炎的发生

E. 降低住院病死率

9. ARDS 机械通气的策略是

A. 小潮气量 [Vt 5 ~ 8ml/（kg · min）]、高 PEEP（≥10cmH$_2$O）

B. 水潮气量 [Vt 5 ~ 8ml/（kg · min）]、中等 PEEP（5 ~ 8cmH$_2$O）

C. 小潮气量 [Vt 5 ~ 8ml/（kg · min）]、低 PEEP（≤5cmH$_2$O）

D. 正常潮气量 [Vt 10 ~ 15ml/（kg · min）]、中等 PEEP（≤5 ~ 8cmH$_2$O）

E. 大潮气量 [≥15mU/（kg · min）]、高 PEEP（≥10cmH$_2$O）

10. 在机械通气模式中，持续气道正压通气是指

   A. BIPAP   B. CPAP

   C. SIMV   D. PRVC

   E. A/C

11. 机械通气时，控制通气和辅助通气的主要区别是

A. 控制通气的吸气切换和呼气切换与患者的自主呼吸有关

B. 控制通气的呼吸频率按触发次数而定

C. 辅助通气吸气切换与呼气切换由患者的自主呼吸行为触发

D. 辅助通气时吸气切换由通气机控制，呼气切换由患者触发

E. 潮气量、吸气时间与送气流速是否由预设而定

12. 估计无气管插管困难的饱食患者，行气管内插管时，下列所述操作不当的是

A. 清醒插管

B. 环状软骨加压

C. 快诱导通气时腹部加压以防胃胀气

D. 缓慢诱导气管插管

E. 快速诱导气管插管

13. 气管插管技术的关键是

A. 吸氧去氮

B. 足够的肌松

C. 控制心血管副作用

D. 暴露声门

E. 避免牙齿和气道损伤

14. 容量控制通气条件下，当患者气管插管打折时

A. 气道峰值压力升高且与平台压压差增加

B. 气道平台压力升高

C. 气道峰值压力与气道平台压力差不变

D. 气道平台压力降低

E. 气道峰值压力与气道平台压力差减小

15. 容量控制通气条件下，当患者胸廓被压时

A. 气道峰值压力降低

B. 气道平台压力升高

C. 气道峰值压力与气道平台压力差变大

D. 气道平台压力降低

E. 气道平台压力不变

第三部分　基本技能

第一章　心肺脑复苏

【A1/A2 型题】

1. 2015 版心肺复苏指南中，胸外心脏按压时，成人按压频率为

    A. >60 次/分　　B. 60~80 次/分

    C. 70~90 次/分　　D. 80~100 次/分

    E. 100~120 次/分

2. 心肺复苏是指

    A. 使心跳恢复的抢救措施

    B. 使呼吸恢复的抢救措施

    C. 使神志恢复的抢救措施

    D. 使心跳和神志恢复的抢救措施

    E. 使心跳和呼吸恢复的抢救措施

3. 新生儿窒息行复苏时，人工呼吸的频率为

    A. 15~20 次/分　　B. 21~25 次/分

    C. 26~30 次/分　　D. 31~40 次/分

    E. 41~50 次/分

4. 新版心肺复苏指南中，关于胸外按压，下列叙述正确的是

    A. 抢救者双手掌根部相叠，两臂伸直

    B. 胸骨中下段 1/3 交界处

    C. 使胸骨下陷 5~6cm

    D. 按压频率 100~120 次/分

    E. 以上都正确

5. 单人行心肺复苏时，胸外心脏按压与人工呼吸的比例是

    A. 心脏按压 5 次，口对口人工呼吸 1 次

    B. 心脏按压 9 次，口对口人工呼吸 1 次

    C. 心脏按压 12 次，口对口人工呼吸 2 次

    D. 心脏按压 30 次，口对口人工呼吸 2 次

    E. 心脏按压 24 次，口对口人工呼吸 3 次

6. 下列关于医务人员进行心肺复苏的做法，不正确的是

    A. 不需先看、听和感觉呼吸

    B. 置入高级气道之前，对成人或儿童均可采用 30∶2 的胸外按压与通气比例

    C. 在通气过程中采用环状软骨加压

    D. 进行心肺复苏时应特别强调团队的作用

    E. 如果医务人员在 10s 内没有触摸到脉搏，施救者应开始心肺复苏并使用自动电除颤仪（如果有）。

7. 患者女性，55 岁，确诊支气管扩张 30 余年，因大咯血就诊，24 小时咯血量超过 500ml。体检：血压 110/70mmHg，患者烦躁不安，端坐呼吸，口唇发绀，呼吸 28 次/分，双下肺呼吸音减低，心率 132 次/分，律齐，无杂音。在该患者的紧急抢救措施中，最重要的是

    A. 立即采取畅通气道的措施

    B. 立即使用呼吸兴奋剂

    C. 让患者采取患侧卧位

    D. 立即使用无创呼吸机辅助呼吸

    E. 立即输血或输液

8. 患者女性，20 岁，出现伴哮鸣音的呼气性呼吸困难，已持续 1 天，患者大汗淋漓，说不出话，神情焦急；查体：呼吸 30 次/分，脉搏 118 次/分，血压 75/60mmHg，听诊两肺满布哮鸣音；在下列抢救措施中，意义

最小的是

A. 根据失水和心脏情况予以补液

B. 给予糖皮质激素

C. 气管插管

D. 氧疗

E. 给予抗生素

9. 患者女性，43 岁，因急性上腹痛、恶心、呕吐一天半入院，诊断为急性坏死性胰腺炎；急诊手术后出现进行性呼吸困难和顽固性低氧血症，采用面罩给氧，氧流量为 8L/min，PaO_2 48mmHg，其抢救应首先采用

A. 人工膜肺

B. 高压氧舱

C. 高频通气

D. 机械通气，应用 PEEP

E. 机械通气，应用反比通气

10. 开放性气胸的紧急现场处理为

A. 胸腔闭式引流术

B. 气管内插管，呼吸机呼气末正压通气

C. 迅速封闭胸壁创口，将开放性变为闭合性

D. 使用抗生素控制感染

E. 粗针头穿刺减压

11. 下列关于张力性气胸的急救处理，错误的是

A. 吸氧　　　　　　B. 输液

C. 胸腔闭式引流　　D. 监测心肺功能

E. 气管内插管后正压通气

12. 胸外心脏按压的"心泵机制"认为

A. 压迫心脏使心房内压力升高，促使血液形成循环

B. 压迫胸廓使胸内压力升高，促使血液形成循环

C. 压迫大血管，将血液驱入大动脉

D. 压迫心脏使心室内压力升高，二尖瓣与三尖瓣关闭，主动脉瓣开放，将血液驱入主动脉

E. 挤压胸廓使胸腔形成正负压，驱动血液循环

13. 胸外心脏按压的部位是

A. 心前区

B. 胸骨角

C. 胸骨左侧第 4 肋

D. 胸骨中上 1/3 交界处

E. 胸骨中下段 1/3 交界处

14. 小儿胸外心脏按压时，下列描述不正确的是

A. 对于儿童，可用单手按压法

B. 对于婴儿，压胸幅度为 1 ~ 2cm

C. 对于儿童，压胸幅度为 2.5 ~ 3cm

D. 按压频率推荐 60 ~ 80 次/分

E. 对于婴幼儿，术者可两手抱胸，以两拇指尖按压胸骨中部

15. 胸外心脏按压的"胸泵机制"认为

A. 压迫心房，促使血液形成循环

B. 压迫大血管，将血液驱入大动脉

C. 压迫心室，将血液驱入主动脉和肺动脉

D. 压迫心脏使心房内压力升高，促使血液形成循环

E. 胸膜腔内压升高使各心腔和血管内压力升高，驱动血液循环

16. 新生儿复苏时，进行胸外按压的指征为

A. 心率 <100 次/分

B. 心率 <60 次/分

C. 心率 <40 次/分

D. 心率 <80 次/分

E. 心率 <50 次/分

17. CPCR – 基础生命支持阶段的主要任务是

A. 恢复自主心率

B. 恢复自主呼吸

C. 建立人工呼吸和人工循环支持

D. 恢复呼吸和心搏

E. 恢复神志

18. CPCR - 后续生命支持阶段的主要任务是

　　A. 脑复苏

　　B. 呼吸支持治疗

　　C. 维持循环稳定

　　D. 恢复自主循环和自主呼吸

　　E. 建立人工呼吸和人工循环支持

19. 下列关于口对口人工呼吸的操作，错误的是

　　A. 托起下颌

　　B. 吹气要看到胸廓抬起

　　C. 每次吹气量 400 ~ 600ml

　　D. 吹气时捏闭鼻孔

　　E. 吹气频率 20 次/分

20. 施行口对口人工呼吸时，吸入氧浓度能达到

　　A. 16%　　　　B. 17%

　　C. 19%　　　　D. 21%

　　E. 10%

21. 成人胸内电除颤常用的电能为

　　A. 20 ~ 50J　　　B. 20 ~ 30J

　　C. 5 ~ 10J　　　D. 10 ~ 15J

　　E. 15 ~ 20J

22. 开胸行直流电除颤时，小儿的用量范围是

　　A. 2 ~ 5J/kg

　　B. 5 ~ 10J/kg

　　C. 2.5 ~ 3.5J/kg

　　D. 自 1.0J/kg 开始，最大可达 20J/kg

　　E. 自 1.0J/kg 开始，最大可达 10J/kg

23. 心脏手术后立即出现完全性房室传导阻滞时首选

　　A. 直流非同步电除颤

B. 交流非同步除颤

C. 直流同步电复律

D. 安装临时起搏器

E. 安装永久起搏器

24. 对于无明确原因的双束支传导阻滞，一般选用

　　A. 安装永久起搏器

　　B. 交流非同步除颤

　　C. 直流同步电复律

　　D. 安装临时起搏器

　　E. 直流非同步电除颤

25. 关于除颤，说法错误的是

　　A. 按位置分为胸内除颤、胸外除颤

　　B. 胸内除颤时可将除颤板置于心脏前后壁

　　C. 细颤比粗颤容易除颤

　　D. 体内除颤极板需蘸无菌生理盐水

　　E. 使用直流电

26. 微电击，或者直达心脏的电流，可以在相对较低的电流强度下造成心室颤动。对于接触心脏的导管或者电极，建议最大可以释放的电流强度是

　　A. 1μA　　　　B. 10μA

　　C. 100μA　　　D. 10mA

　　E. 100mA

27. 患者发生心搏骤停，并伴有无脉性心室颤动。单相波形除颤仪快速准备就绪，以便进行单次除颤。根据 2015 年美国心脏协会（AHA）心肺复苏（CPR）指南，应选择的正确能量是

　　A. 100J　　　　B. 150J

　　C. 200J　　　　D. 300J

　　E. 360J

28. 同步电复律对于治疗哪种心律失常最有效果

A. 交界性心动过速

B. 多源性房性心动过速

C. 心房扑动

D. 多形性室性心动过速

E. 心室颤动

29. 由于胸廓的电阻影响，除颤仪的能量只有部分能到达心脏。采用以下哪种方法可以增加到达心脏的电流

A. 使用更小的电极板

B. 在前后部位均放置电极板

C. 给电极板加压

D. 避免在皮肤和电极接触部位使用传导材料

E. 在吸气阶段进行电击

30. 自动体外除颤仪（AED）可以实现以下哪项功能

A. 对心房颤动进行同步电复律

B. 对有脉性室性心动过速进行电击

C. 对于施救者，AED 可以提供电击风险警示

D. 识别患者是否有自主循环

E. 识别胸廓电阻是否过低

31. 糖尿病酮症酸中毒患者抢救时使用

A. 苯乙双胍   B. 阿卡波糖

C. 吡格列酮   D. 格列吡嗪

E. 胰岛素

32. 在重度支气管哮喘的抢救中，下列哪一项治疗是不需要采用的

A. 静脉滴注氨茶碱

B. 静脉滴注糖皮质激素

C. 氧气吸入

D. 注射强心药

E. 静脉补充液体

33. 下列物质升压作用最强的是

A. 去甲肾上腺素   B. 缓激肽

C. 血管紧张素 II   D. 血栓素

E. 去氧肾上腺素

34. 以下哪一项可以增加冠脉血流

A. 动脉舒张压降低

B. PCWP 升高

C. 心率增快

D. 缺氧

E. 吗啡

35. 关于肾上腺素能受体的描述，错误的是

A. α_1 受体分布在血管平滑肌，引起血管平滑肌收缩

B. β_1 受体分布在心脏组织，兴奋时使心率增快、心肌收缩力增强

C. β_2 受体兴奋使血管和支气管平滑肌松弛，引起肾分泌肾素、脂肪分解、血糖升高

D. β_2 受体在维持正常心率和心肌收缩力中起重要作用

E. 持续给予肾上腺素受体激动剂，β 受体密度显著增加，出现受体下调

36. 肾上腺素可在心脏停搏、循环虚脱或过敏性休克时静脉注射，首次剂量为

A. 10mg

B. 1mg 或 0.02mg/kg

C. 5mg

D. 0.05mg/kg

E. 5mg/kg

37. 下列关于肾上腺素药理作用的描述，正确的是

A. 兴奋 α_1 受体，使血管平滑肌收缩，血压升高，冠状动脉血流量下降

B. 兴奋 β_1 受体，血压升高，心率下降，心肌收缩力增加，心脏传导增快

C. 不能兴奋 β_2 受体，对血管和支气管平滑肌无松弛作用

D. 肾上腺素可抑制胰岛素释放，可升高血糖

E. 肾上腺素易透过血 - 脑脊液屏障，可作用于中枢神经系统

38. 下列关于肾上腺素的描述，正确的是

A. 应用氟烷麻醉时，可以应用肾上腺素

B. 肾上腺素 $1 \sim 2\mu g/min$，主要是兴奋 β_1 肾上腺素受体

C. 肾上腺素 $2 \sim 10\mu g/min$，主要是兴奋 β_2 肾上腺素受体

D. 肾上腺素超过 $10\mu g/min$ 时，主要是兴奋 α 肾上腺素受体

E. 利用肾上腺素 β 肾上腺素受体兴奋缩血管效应，肾上腺素常常和局部麻醉药同时使用

39. 下列关于异丙肾上腺素的作用，不包括的选项是

A. 异丙肾上腺素对心脏具有正性变力性与变时性作用

B. 异丙肾上腺素对皮肤和黏膜血管有收缩作用

D. 异丙肾上腺素通过兴奋 β_2 肾上腺素受体使支气管平滑肌松弛

E. 异丙肾上腺素适用于二、三度房室传导阻滞

40. 下列哪种强心药物属于磷酸二酯酶Ⅲ抑制剂

A. 肾上腺素　　B. 多巴酚丁胺

C. 地高辛　　D. 依诺昔酮

E. 异丙肾上腺素

41. 作用于 β_1，β_2 受体，对 α 受体几乎无作用的是

A. 多巴酚丁胺　　B. 肾上腺素

C. 异丙肾上腺素　　D. 去氧肾上腺素

E. 去甲肾上腺素

42. 发生急性心肌梗死合并三度房室传导阻滞时，最适合使用

A. 麻黄碱　　B. 阿托品

C. 异丙肾上腺素　　D. 临时起搏器

E. 地塞米松

43. 慢性支气管炎合并哮喘发作，可采用以下哪些措施

A. 口服、静脉注射或雾化吸入肾上腺皮质激素

B. 沙丁胺醇雾化吸入

C. 氨茶碱静脉注射或滴注

D. 异丙肾上腺素雾化吸入

E. 以上均可酌情采用

44. 法洛四联症患者缺氧性发作，正确的处理应除外下列哪项

A. 降低 PVR

B. 给予碳酸氢钠

C. 应用去氧肾上腺素

D. 胸膝位或 Valsalva 运动

E. 应用扩血管药以降低 SVR

45. 去甲肾上腺素治疗上消化道出血的给药方法是

A. 口服稀释液　　B. 皮下注射

C. 肌内注射　　D. 静脉滴注

E. 直肠给药

46. 既属于麻醉药，又属于抗心律失常药的是

A. 利多卡因　　B. 维拉帕米

C. 胺碘酮　　D. 异丙肾上腺素

E. 丙吡胺

第二章 气道管理

【A1/A2 型题】

1. 由麻醉面罩、接管形成的无效腔称为
   - A. 解剖无效腔
   - B. 生理无效腔
   - C. 肺泡无效腔
   - D. 机械无效腔
   - E. 解剖无效腔＋肺泡无效腔

2. 带小储气囊的部分重吸入面罩的特点是
   - A. 需要大流量吸氧
   - B. 使二氧化碳分压升高
   - C. 使二氧化碳分压降低
   - D. 低流量时提供的吸入氧浓度较高
   - E. 对血气影响不大

3. 哪种麻醉插管方法最安全
   - A. 盲探插管法
   - B. 诱导插管
   - C. 清醒插管
   - D. 半清醒插管
   - E. 其他

4. 气管内插管时气道无效腔量的变化为
   - A. 减少约50%
   - B. 增加约50%
   - C. 减少约25%
   - D. 增加约25%
   - E. 无明显变化

5. 下列关于经鼻气管内插管的叙述，不正确的是
   - A. 经右鼻孔插管，可减少对鼻甲的损伤
   - B. 为使导管尖易接近声门应选择经左鼻孔插管
   - C. 导管前1/3应涂润滑剂
   - D. 经鼻插管长度应较经口长2~3cm
   - E. 咽后壁脓肿不影响经鼻气管插管

6. 下列哪项指标对鉴别气管导管插入气管或食管最敏感
   - A. 听诊双肺呼吸音
   - B. 气道压力变化
   - C. 脉搏氧饱和度监测
   - D. 呼气末二氧化碳浓度监测
   - E. 按压胸廓可见导管口有气体呼出

7. 关于小儿与成人气管插管解剖的描述，不正确的是
   - A. 新生儿环状软骨下界位于第4颈椎平面，6岁时位于第5颈椎平面，接近成人水平
   - B. 小儿自口经咽至气管三条轴线更难重叠成一条直线
   - C. 新生儿头及舌相对较大，颈较短，喉较成人相对地更靠近头端
   - D. 会厌抬高暴露声门较容易
   - E. 小儿环状软骨是整个气道中最狭窄的部位

8. 下列关于麻醉辅助设备的描述，正确的是
   - A. 纤支镜仅适用于经鼻气管插管
   - B. 喉镜片由压舌板、直角或C型挡板、凸型接头组成
   - C. Alberts喉镜适应不易挑起会厌，插管困难的患者
   - D. Polio喉镜适应颌胸粘连颈部强直性过伸患者
   - E. McCoy喉镜适应颌胸粘连颈部强直性屈曲患者

9. 麻醉前已怀疑或确认为困难插管的患者，下列哪种插管方法最安全
   - A. 清醒插管
   - B. 喉罩通气
   - C. 气管切开

D. 全麻下纤维光导镜插管

E. 盲操插管

10. 下列对于婴儿上呼吸道解剖特点的描写，正确的是

    A. 鼻咽部淋巴组织丰富，腺样体增大，影响经鼻气管内插管

    B. 颈长、舌相对较小

    C. 喉头位置较高，位于 $C_{3\sim4}$ 水平

    D. 喉头最狭窄的部位位于声门

    E. 主要靠口腔呼吸，鼻塞时不会产生呼吸困难

11. 鼻内镜手术麻醉时，下列哪项措施最不安全

    A. 局部麻醉

    B. 血液稀释

    C. 控制性低压

    D. 喉罩通气下全麻

    E. 气管内插管全麻

12. 关于新生儿呼吸窘迫综合征的描述，不正确的是

    A. 肺泡萎陷，呈进行性肺不张

    B. 病儿多表现为吸气性三凹征，发绀和呼吸衰竭

    C. 经气管插管、机械通气后症状较快好转，预后好

    D. 多见于早产儿，呼吸困难出现在生后6小时内，呈进行性加重

    E. 主要病因是由于肺发育不成熟，肺泡壁缺少表面活性物质

13. 一例基本情况均正常的患者，术前评估未发现存在插管困难，但第1次插管失败，依据 ASA 困难气道管理指南，首先考虑的措施是

    A. 寻求帮助   B. 恢复自主呼吸

    C. 唤醒患者   D. 置入喉罩

E. 建立有创气道

14. 喉罩对人体的影响有

    A. 减少肺泡无效腔

    B. 减少解剖无效腔

    C. 减少机械无效腔

    D. 增加气道阻力

    E. 增加肺活量

15. 喉罩是一个置入咽喉部、气囊充气后在喉部形成密闭圈并可用于气体交换的装置。喉罩推荐的最大气囊压力是

    A. 2.0kPa（20cmH$_2$O）

    B. 2.9kPa（30cmH$_2$O）

    C. 3.9kPa（40cmH$_2$O）

    D. 9kPa（50cmH$_2$O）

    E. 5.9kPa（60cmH$_2$O）

16. 慢阻肺患者咳嗽后呼吸困难，气管移位，考虑

    A. 阻塞性肺气肿

    B. 一侧甲状腺肿大

    C. 肿瘤

    D. 胸腔积液

    E. 气胸

17. 老年人呼吸功能降低的主要原因不包括

    A. 胸壁僵硬

    B. 呼吸肌力变弱

    C. 大气道阻力增加

    D. 闭合气量增加

    E. 肺弹性回缩力下降

18. COPD 常表现为

    A. 吸气性呼吸困难

    B. 呼气性呼吸困难

    C. 混合性呼吸困难

    D. 神经精神性呼吸困难

    E. 中枢性呼吸困难

19. 支气管哮喘患者的共同的病理生理特征是

A. 速发型哮喘反应（IAR）

B. 迟发型哮喘反应（LAR）

C. 双相型哮喘反应（DAR）

D. 气道慢性炎症

E. 气道高反应性（AHR）

20. 下列关于肺脓肿手术治疗适应证的描述，不正确的是

A. 肺脓肿病程超过 2 个月，经内科治疗脓腔不缩小，或脓腔过大（5cm 以上）估计不易闭合者

B. 大咯血经内科治疗无效或危及生命

C. 伴有支气管胸膜瘘或脓胸经抽吸和冲洗疗效不佳者

D. 支气管阻塞限制了气道引流，如肺癌

E. 对病情重不能耐受手术者，可经胸壁插入导管到脓腔进行引流

21. ARDS 患者进行机械通气时，哪些描述不正确

A. 应用 PEEP 从低水平开始，逐渐增加至合适水平，避免肺泡和小气道陷闭

B. 小潮气量，使气道峰压 <40mmHg

C. 注意补充血容量，以代偿回心血量不足

D. 吸氧浓度不宜超过 60%

E. 尽量降低 PEEP 水平，吸氧浓度可不加以限制

22. 下列哪一项不是吸烟对慢性支气管炎发生的影响

A. 副交感神经兴奋增加，使支气管收缩痉挛

B. 呼吸道黏膜上皮细胞纤毛运动受抑制

C. 通过反射引起支气管平滑肌收缩，黏膜血液循环障碍和分泌物排出困难

D. 支气管杯状细胞增生，黏膜分泌增多使气道净化能力减弱

E. 支气管黏膜充血、水肿、黏液积聚，肺泡中的吞噬细胞功能减弱，均易引起感染

23. 肺栓塞最常见的症状是

A. 胸痛   B. 呼吸困难

C. 咯血   D. 惊恐

E. 咳嗽

24. 急性肺水肿最有特征性的表现是

A. 严重呼吸困难

B. 发绀

C. 呼吸困难伴有哮鸣音

D. 咳大量粉红色泡沫样痰

E. 湿啰音

25. 甲亢患者做甲状腺大部切除术时，最危险的术后并发症是

A. 手足抽搐

B. 喉上神经损伤

C. 喉返神经损伤

D. 呼吸困难和窒息

E. 甲状腺危象

26. 关于肺减容术的叙述，错误的是

A. 避免用 N_2O

B. 开胸后通气量可能下降

C. 对于终末期肺气肿是适应证

D. 肺大疱患者诊断气胸较困难

E. 手术后患者仍保留较多的功能性肺组织

27. 睡眠呼吸暂停综合征的确诊依据是

A. 心电图   B. 肺功能

C. 胸部 X 线片   D. 多导睡眠图

E. 血气分析

28. 急性烧伤患者可出现

A. 小颌畸形

B. 巨舌

C. 颞颌关节强直

D. 气管受压、喉头气管偏离

E. 呼吸道水肿

29. 即使术前评估困难插管的患者，在麻醉诱导后也可能遇到困难插管，因此麻醉科必须备好

A. 口（鼻）咽通气道、气管导管和喉镜片

B. 纤维光导支气管镜

C. 环甲膜穿刺用套管针或扩张导管

D. 气管切开包及喷射通气装置

E. 以上所有

30. 置入喉罩、胃食道引流管，并计划进行正压通气。开始正压通气前，下列哪种方法可确定喉罩位置正确

A. 放置引流管前将喉罩气囊内的空气抽掉

B. 可见呼气末二氧化碳波形

C. 手动通气时可见胸廓起伏

D. 润滑引流管，正压通气时可随呼吸运动

E. 气囊内压不小于 1.00kPa（10cmH$_2$O）时出现漏气

31. 患者出现紧急气道，无法进行插管和通气，下列哪种方法可最快插管成功

A. 环甲膜切开

B. 气管切开

C. 环甲膜穿刺

D. 经皮环甲膜切开

E. 经皮气管切开

32. 在准备开胸手术和行左侧单肺通气时，顺利插入左侧双腔管（DLT），患者改侧卧位。在定位过程中，发现支气管套囊滑出。以下哪一种并发症最有可能发生

A. 支气管导管尖端突入手术区域内

B. 术侧肺不能塌陷

C. 皮下气肿

D. 大规模的气道出血

E. 漏气

33. 在"不能插管，不能通气"的情况下，患者会出现逐渐加重的低氧血症。经皮气道用针（套管）环甲膜切开术可以建立紧急气道。这种气道的有效通气需要以下哪项

A. 高频喷射通气

B. 易活动的插管

C. 通过注射器回抽空气确定气管位置

D. 通过吸入盐水确认气管位置

E. 初始充气压力至少为 4kPa

34. 患者男性，30 岁，因腹痛、腹胀 3 天入院，诊断为急性肠梗阻。入手术室血压 70/50mmHg，脉搏 140 次/分，四肢湿冷。麻醉选择全麻，快速诱导，显露咽喉部时，大量胃内容物涌出，立即吸引后气管内插管，插管后 SpO$_2$ 80%，气道阻力大，双肺有湿啰音。根据以上情况，患者可能发生了

A. ARDS   B. 反流误吸

C. 肺部炎症   D. 支气管痉挛

E. 中毒症状

35. 患儿男性，1 岁，1 天前突然发生吸气性呼吸困难，咳嗽，无明显发绀，X 线胸片发现：心影正常，双膈低平，肺血管较分散，肺内透明度较高。该病例首先应考虑的诊断为

A. 慢性支气管炎   B. 肺结核

C. 上气道异物   D. 支气管扩张

E. 肺气肿

36. 患者男性，55 岁，反复咳嗽、咳痰、气喘 10 余年，并胸闷、气促 1 周。体检：半卧位，口唇发绀，体温 38.5℃，脉搏 120 次/分，血压 95/60mmHg，呼吸 36 次/分，颈静脉怒张，双肺散在干湿性啰音，双下

肢浮肿；胸部 X 线片提示：双肺透亮度增加，肋间隙增宽，左下肺片状阴影，右房、右室增大。血气分析：pH 7.20，PaO_2 40mmHg，$PaCO_2$ 55mmHg。机械通气方式不能使用以下哪一种

A. 压力控制通气

B. 呼气末正压

C. 反比通气

D. 同步间歇指令通气

E. 双水平气道正压通气

37. 一位 30 岁 ASA 分级为 I 级的患者择期行下颌骨截骨术，下列哪项常规术前检查是必需的

A. PTT/PT

B. 电解质

C. 心电图

D. 胸部 X 线检查

E. 无需检查

38. 为一例呼吸窘迫患者插一根内径为 7.0mm 的标准气管导管。预计机械通气时间较长，为减少导管相关的通气阻力，最有效的方法是

A. 导管切掉 4cm 以减少导管长度

B. 使用内径为 8.0mm 的气管导管代替 7.0mm 的气管导管

C. 使用硅油喷剂润滑导管内

D. 插管前用一壶热水温热导管

E. 调整导管位置使气囊刚好在声带下方

第三章　椎管内麻醉

1. 侧入法硬膜外穿刺时经过的唯一韧带是
    A. 棘上韧带　　　　B. 棘间韧带
    C. 黄韧带　　　　　D. 后纵韧带
    E. 前纵韧带

2. 以下关于硬膜外使用芬太尼和吗啡的说法，错误的是
    A. 芬太尼的脂溶性高于吗啡
    B. 吗啡硬膜外的起效时间为 1～2h
    C. 芬太尼硬膜外可持续 4～8h
    D. 吗啡的浓度通常为 40μg/ml
    E. 芬太尼的浓度为 2～4μg/ml

3. 近年来，在分娩镇痛中提倡"可行走的硬膜外阻滞"。为此在选择局麻药时首选
    A. 利多卡因　　　　B. 罗哌卡因
    C. 布比卡因　　　　D. 甲哌卡因
    E. 丙胺卡因

4. 对于硬膜外麻醉，产妇的用药较非孕妇
    A. 相等　　　　　　B. 多
    C. 少　　　　　　　D. 无法比较
    E. 远远多于非孕妇

5. 胸段硬膜外阻滞不影响何种激素水平
    A. 醛固酮　　　　　B. 皮质醇
    C. 生长激素　　　　D. 肾上腺素
    E. 胰高血糖素

6. 关于马尾神经的叙述，正确的是
    A. 位于硬膜外隙
    B. 没有脊神经节相连
    C. 位于椎管内，一般上端在第 4 腰椎以下
    D. 是指围绕终丝周围的腰、骶、尾部神经根
    E. 马尾中最中心的一根是含混合性神经的终丝

7. 下列关于影响局麻药在硬膜外腔扩散的因素，不包括的选项是
    A. 局麻药的容积和浓度
    B. 局麻药注射的速度
    C. 年龄
    D. 身高
    E. 脑脊液压

8. 腰部行硬膜外穿刺麻醉，硬膜外负压的原因是
    A. 硬膜外腔原本就是负压
    B. 硬膜被推开的结果
    C. 穿刺针进入静脉
    D. 穿刺针进入动脉
    E. 由硬膜外腔内脂肪所致

9. 硬膜外麻醉推药 5ml，意识呼吸停止的原因是
    A. 发生全脊麻
    B. 推药过快
    C. 用量过多
    D. 患者体质过于敏感
    E. 以上均错

10. 椎管内麻醉导致血压下降的生理学机制为
    A. 交感神经节前纤维阻滞
    B. 迷走神经兴奋
    C. 心交感神经阻滞
    D. 肌肉麻痹导致
    E. 体位性低血压

11. 下列哪项是胸段硬膜外麻醉的最佳适应证
    A. 痔疮切除术
    B. 全膝关节置换术
    C. 中线切口剖腹手术
    D. 腋窝淋巴结切除术
    E. 髋关节镜检查

12. 硬膜外腔的局部麻醉药必须穿过硬脑膜到达神经纤维，主要是通过
    A. 静脉转移穿过硬脑膜
    B. 在神经根处扩散到硬脑膜
    C. 转移穿过蛛网膜
    D. 通过椎间孔大量转移
    E. 分解成游离基

13. 剖宫产术中硬膜外注射吗啡会增加下列哪项的风险
    A. 1 型单纯疱疹病毒反应
    B. 2 型单纯疱疹病毒反应
    C. 乙型肝炎病毒再活化
    D. 丙型肝炎病毒再活化
    E. B 组链球菌感染

14. TURBT 手术的腰麻平面上界应达到
    A. T_{12}　　　　　B. T_8
    C. L_5　　　　　　D. T_{10}
    E. T_6

15. 腰麻穿刺的解剖结构为
    A. 皮肤－皮下－棘间韧带－棘上韧带－黄韧带－硬脊膜－蛛网膜
    B. 皮肤－皮下－棘间韧带－黄韧带－硬脊膜－蛛网膜
    C. 皮肤－皮下－棘上韧带－棘间韧带－黄韧带－硬脊膜－蛛网膜
    D. 皮肤－皮下－棘上韧带－棘间韧带－硬脊膜－蛛网膜
    E. 皮肤－皮下－棘上韧带－棘间韧带－硬脊膜－黄韧带－蛛网膜

16. 腰麻时胸式呼吸微弱的原因是
    A. 交感神经部分受抑制
    B. 迷走神经部分受抑制
    C. 肋间肌麻痹
    D. 膈神经麻痹
    E. 呼吸中枢抑制

17. 蛛网膜下腔阻滞后出现的头痛与下列哪项因素没有关系
    A. 性别　　　　　B. 精神状态
    C. 年龄　　　　　D. 局麻药种类
    E. 穿刺针口径

18. 麻醉中降低颅内压的措施不包括
    A. 盐皮质激素
    B. 适当过度通气
    C. 高渗性利尿药
    D. 脑室穿刺引流脑脊液
    E. 脑血管收缩药物，如丙泊酚、硫喷妥钠

19. 下列关于成人与小儿脊髓末端终止的脊髓水平的描述，正确的是
    A. 成人 L_1，婴儿 S_1
    B. 成人 L_1，婴儿 S_3
    C. 成人 L_1，婴儿 L_3
    D. 成人 L_3，婴儿 S_1
    E. 成人 L_3，婴儿 S_3

20. 下列哪项是椎管内麻醉的绝对禁忌证
    A. 严重的脊柱侧后凸
    B. 慢性腰痛
    C. 主动脉瓣狭窄
    D. INR 1.4
    E. 颅内压增高

21. 下列关于椎管内麻醉的描述，正确的是
    A. 马尾神经最大的神经根的阻滞效果比稍细的神经根更明显
    B. 当实施椎管内麻醉时，局部麻醉药没

有被脊髓吸收

C. B 纤维最先被阻滞，并且阻滞时间最长

D. 5% ~10% 的局部麻醉药的消除是通过鞘内途径代谢

E. 局部麻醉药主要通过硬脑膜上的血管吸收

22. 下列哪个因素对局部麻醉药的鞘内扩散和阻滞平面影响最大

A. 局部麻醉药的比重

B. 身高

C. 年龄

D. 性别

E. 肥胖

23. 一例接受会阴部手术的患者，下列哪组的脊椎麻醉体位和局部麻醉药的比重能达到最佳的脊椎麻醉阻滞效果

A. 坐位采用低比重的布比卡因

B. 侧卧位采用低比重的布比卡因

C. 侧卧位采用等比重的布比卡因

D. 折叠位采用重比重的布比卡因

E. 坐位采用重比重的布比卡因

24. 下列哪项是局部麻醉药的全身毒性反应中最常见的表现

A. 躁动　　　　　B. 口周麻木

C. 头晕　　　　　D. 意识丧失

E. 抽搐

25. 下列哪项是椎管内麻醉时出现脊髓血肿的危险因素

A. 男性

B. 青年

C. 脊椎麻醉（与硬膜外麻醉相比）的技术

D. 椎管狭窄

E. 糖尿病

26. 根据美国社会区域麻醉学会和疼痛医学证

据指南基于局部麻醉的患者接受抗血栓/血小板的治疗，下列哪种情况是椎管内麻醉的禁忌证

A. 一例血管外科手术患者在手术 90min 前静脉注射 5000U 肝素，要给该患者进行硬膜外麻醉

B. 距离最后一次使用依诺肝素预防血栓形成 11h 后实施脊椎麻醉

C. 给一例服用华法林 INR 为 1.4 的患者实施腰 - 硬联合麻醉

D. 给一例每天 2 次皮下注射 5000U 肝素的患者进行硬膜外置管

E. 给 5d 前停用氯吡格雷的患者实施单次脊椎麻醉

27. 不是腰 - 硬联合麻醉适应证的是

A. 下腹部手术　　　B. 盆腔手术

C. 会阴手术　　　　D. 下肢手术

E. 脊椎外伤

28. 硬膜外使用阿片类药物，出现瘙痒、尿潴留、恶心、呕吐时，可采用何种药物进行对抗

A. 纳洛酮　　　　　B. 可乐定

C. 氨苯蝶啶　　　　D. 烯丙吗啡

E. 喷他佐辛

29. 硬膜外分娩镇痛时，布比卡因的临床常用浓度为

A. 0.0625% ~0.125%

B. 0.125% ~0.25%

C. 0.25% ~0.375%

D. 0.375% ~0.5%

E. 0.5%

30. 骶管裂孔是

A. 骶管下端后面的斜形三角形裂隙，是蛛网膜下腔的终点

B. 骶管上端后面的斜形三角形裂隙，是

蛛网膜下腔的终点

C. 骶管下端后面的斜形三角形裂隙，是硬膜外间隙的终点

D. 骶管上端后面的斜形三角形裂隙，是硬膜外间隙的终点

E. 以上都不对

31. 关于硬膜外＋全麻的说法，错误的是

A. 可用于心肌缺血者

B. 可用于心功能不全者

C. 可用于心肌缺血和心功能不全者

D. 不适用于心功能不全者

E. 可以提高再植肢体的存活率

32. 严重子痫患者进行剖宫产时，以下说法错误的是

A. 饱胃患者宜避免用全麻

B. 若无出血倾向，首选硬膜外阻滞

C. 硬膜外阻滞有助于控制子痫患者的血压

D. 硬膜外给药宜缓慢进行，避免快速血压下降

E. 子痫患者多处于脱水状态，麻醉后应快速、大量补液

33. 一例患者在一次顺利的椎管内麻醉后出现背部疼痛，下列哪项特征最利于短暂性神经系统症状的诊断

A. 在腰椎神经根分布的区域出现感觉异常或麻木

B. 卧位进行手术

C. 肥胖

D. 0.75% 罗哌卡因作为脊椎麻醉用药

E. 脊椎阻滞后立即出现疼痛

34. 一例准备接受大隐静脉剥脱术的患者，女性，体重为 70kg，行硬膜外麻醉。在 L_{4-5} 间隙用生理盐水测试阻力消失后，置入硬膜外导管。通过硬膜外导管给予 15mL 0.5% 的布比卡因。大约 90s 后患者自诉头晕。基础血压是 130/80mmHg，此时血压是 85/45mmHg，心室率降到了 52 次/分。几分钟之后，患者开始抽搐。此时最佳的首选用药是

A. 静脉注射 100mg 苯妥英钠

B. 静脉注射 100mg 肾上腺素

C. 静脉注射 40U 垂体后叶素

D. 静脉注射 100mL 20% 的脂肪乳剂

E. 静脉注射 20mL 丙泊酚

35. 一名健康男性接受膝关节镜检查，置入硬膜外导管后给予 3mL 1.5% 的利多卡因复合 15μg 肾上腺素，下列哪项不是阳性试验剂量的标准

A. 心率增加 20 次/分或者更多

B. 血压增高 15mmHg 或者更多

C. T 波的波幅增加 25% 或者更多

D. 踝关节不能背屈

E. 1min 出现超过 3 次的室性期前收缩

36. 3 月龄，6kg 的小儿采用骶管阻滞进行腹股沟疝手术，下列哪项是最合适的麻醉配方

A. 1mL 0.25% 罗哌卡因复合肾上腺素

B. 3mL 0.25% 罗哌卡因复合肾上腺素

C. 3mL 0.5% 罗哌卡因复合肾上腺素

D. 6mL 0.25% 罗哌卡因复合肾上腺素

E. 6mL 0.5% 罗哌卡因复合肾上腺素

第四章 神经阻滞

【A1/A2 型题】

1. 颈丛阻滞引起的声音嘶哑是由于
   A. 局麻药误入硬膜外腔
   B. 膈神经阻滞
   C. 迷走神经阻滞
   D. 交感神经阻滞
   E. 局麻药中毒

2. 关于舌咽神经阻滞，说法不正确的是
   A. 从外耳道下方，乳突前缘稍前方垂直进针
   B. 受阻滞时舌后 1/3 区感觉麻木
   C. 受阻滞时舌前 2/3 区感觉麻木
   D. 在行程中与迷走神经和副神经等关系密切
   E. Ⅺ对脑神经和颈交感干可同时被阻滞

3. 下列关于局麻药行神经阻滞时的一次最大量的描述，正确的是
   A. 普鲁卡因 1000mg
   B. 丁卡因 60~80mg
   C. 布比卡因 150mg
   D. 利多卡因 400mg
   E. 罗哌卡因 150mg

4. 下列关于胸椎椎旁神经阻滞出现的症状，错误的是
   A. 瞳孔缩小
   B. 眼睑下垂
   C. 眼球凹陷
   D. 球结膜充血
   E. 出汗

5. 关于臂丛的说法，不正确的是
   A. 三束包绕腋动脉
   B. 其根通过斜角肌间隙

   C. 上肢的神经主要由其分支分布
   D. 由颈 5~8 和胸 1 神经前支组成
   E. 在锁骨中点后方较集中，此点常作为麻醉阻滞部位

6. 小儿门诊手术的麻醉方法包括
   A. 局麻
   B. 静脉麻醉
   C. 气管内麻醉
   D. 神经阻滞
   E. 以上都可以

7. 腋路臂丛神经麻醉时，为了阻滞止血带引起的不适，应当阻滞的神经为
   A. 正中神经
   B. 肌皮神经
   C. 尺神经
   D. 桡神经
   E. 前臂内侧皮神经

8. 需阻滞哪根神经才能使示指掌侧无痛
   A. 尺神经
   B. 正中神经
   C. 桡神经
   D. 桡神经和尺神经
   E. 正中神经和尺神经

9. 局麻药溶液中加用肾上腺素能达到哪种目的
   A. 加快局麻药的吸收速率
   B. 提高血内局麻药浓度
   C. 延长局麻药或阻滞的时效
   D. 减少腺体分泌以防误吸
   E. 增加腺体分泌

10. 关于罗哌卡因的特点，下列说法错误的是
    A. 毒性仅为布比卡因的 1/8
    B. 罗哌卡因的脂溶性大于利多卡因，但小于布比卡因
    C. 产生运动阻滞与感觉阻滞分离现象
    D. 罗哌卡因血浆结合率低于布比卡因

E. 对运动阻滞的强度及持续时间较布比
   卡因长

11. 关于腰丛解剖的说法，正确的是
    A. 是一个自主神经丛
    B. $L_{1\sim3}$ 和 L_4 部分前支形成
    C. 发出闭孔神经
    D. 通常由第 5 腰神经和第 1 骶神经结合成
       腰骶干
    E. 腰丛阻滞常经腰大肌间隙阻滞，效果
       优于椎管内阻滞

12. 腰交感神经节阻滞穿刺点位于
    A. L_1 棘突旁 $4\sim5cm$
    B. L_2 棘突旁 $4\sim5cm$
    C. L_3 棘突旁 $4\sim5cm$
    D. L_4 棘突旁 $4\sim5cm$
    E. L_5 棘突旁 $4\sim5cm$

13. 关于骶管内神经阻滞的描述，下列哪项最
    准确
    A. 消除子宫收缩
    B. 消除腹壁肌肉的收缩
    C. 阻滞由会阴部发出的痛觉信号
    D. 对子宫的痛觉传导无影响
    E. 运动无影响

14. 利多卡因用于神经阻滞时，其麻醉作用强
    度为普鲁卡因的几倍
    A. 10   B. 5
    C. 3   D. 20
    E. 15

15. 神经节阻滞药用于治疗高血压的特点是
    A. 不良反应少
    B. 降压温和、持久
    C. 常用于中度高血压
    D. 常用于轻度高血压
    E. 仅用于高血压脑病、高血压危象等

16. 关于心绞痛神经阻滞治疗的说法，错误

的是
A. 星状神经节阻滞
B. 胸部硬膜外阻滞
C. 胸部交感神经节阻滞
D. 胸部副交感神经阻滞
E. 胸椎旁神经阻滞

17. 肩胛上神经阻滞最常见的并发症是
    A. 局麻药中毒   B. 喉返神经麻痹
    C. 气胸   D. 头痛
    E. 恶心

18. 肋间神经阻滞的适应证除外
    A. 肋间神经痛   B. 带状疱疹
    C. 肋骨骨折   D. 心绞痛
    E. 胸壁挫伤

19. 下列描述中正确的是
    A. 声阻抗相差甚大的两种组织（即介质）
       相邻构成的界面，反射率小，声像图
       上显示弱回声
    B. 均匀的介质中不存在界面，有超声
       反射
    C. 回声反射的强弱由界面两侧介质的抗
       阻抗差决定
    D. 凸阵探头常用于浅表器官及外周神经血
       管，常用频率 $5.0\sim12.0MHz$
    E. 经阴道或经直肠、经食道检查，常用
       频率 $5.0\sim10.0MHz$

20. 神经阻滞疗法是指
    A. 在脑脊神经、脊神经节、交感神经节等
       神经内或附近注入局麻药而阻断神经传
       导功能，通常用于外科手术的麻醉
    B. 通过神经阻滞达到解除疼痛、改善血
       液循环，治疗疼痛性疾病目的的方法
       称为神经阻滞疗法
    C. 用外科手术的方法，切断传导疼痛的
       神经纤维，从而达到治疗疼痛性疾病

的治疗方法

D. 使用相应的神经递质拮抗剂，在神经突触部位阻断神经传导，从而达到治疗疼痛性疾病目的的治疗方法

E. 神经阻滞疗法就是"封闭"疗法

21. 神经阻滞的常用药物和方法不包括
   A. 局部麻醉药和糖皮质激素
   B. 神经破坏药，如乙醇和酚甘油
   C. 射频热凝和冷冻
   D. 外科手术切断和松解
   E. 机械压榨

22. 关于神经阻滞疗法的作用机制，下列所述不正确的是
   A. 消除病变区域的骨刺和瘢痕增生
   B. 阻断疼痛的神经传导通路
   C. 阻断疼痛的恶性循环
   D. 改善血液循环
   E. 抗炎症作用

23. 关于侧入路法上颌神经阻滞的定位，正确的是
   A. 穿刺点位于外耳孔前3cm，颧弓下缘中点，穿刺针与皮肤成直角刺入4.5～5cm，触及蝶骨的翼突外侧板，将针退至皮下，对准同侧瞳孔方向进针1～1.5cm，针尖进入翼腭窝时，上唇、牙龈和颊部出现放散痛，回吸无血和脑脊液回流，证明穿刺到位
   B. 在眶下缘正下方1cm，鼻正中线外侧3cm处为穿刺点，于眶下孔下缘进针，穿刺针指向外、上、后方，进针1～1.5cm即可进入眶下孔，刺中眶下神经时，可出现由鼻翼向上唇的放散痛
   C. 穿刺点位于下颌骨喙突与颧弓下缘交点，由穿刺点向前方眼窝尖部刺入4～5cm深度，针尖可触及颌骨后面（针尖过于向前）或触及蝶骨的翼突外侧

板的根部（针尖过于向后方），调整针尖方向，直至出现上颌神经支配区域的放散痛，同时回吸无血和脑脊液

D. 穿刺点位于外耳孔前3cm，颧弓下缘中点，穿刺针与皮肤成直角刺入4.5～5cm，上唇、牙龈和颊部出现放散痛，回吸无血和脑脊液回流，证明穿刺到位

E. 穿刺点位于外耳孔前3cm，颧弓下缘中点，穿刺针对准同侧瞳孔方向进针1～1.5cm，针尖进入翼腭窝时，上唇、牙龈和颊部出现放散痛，回吸无血和脑脊液回流，证明穿刺到位

24. 关于侧入路法下颌神经阻滞的定位，下列哪项是正确的
   A. 穿刺点位于下颌骨喙突与颧弓下缘交点，由穿刺点向前方眼窝尖部刺入4～5cm深度，针尖可触及颌骨后面（针尖过于向前）或触及蝶骨的翼突外侧板的根部（针尖过于向后方），调整针尖方向，直至出现上颌神经支配区域的放散痛，同时回吸无血和脑脊液
   B. 在眶下缘正下方1cm，鼻正中线外侧3cm处为穿刺点，于眶下孔下缘进针，穿刺针指向外、上、后方，进针1～1.5cm即可进入眶下孔，刺中眶下神经时，可出现由鼻翼向上唇的放散痛
   C. 颧弓下缘中点，穿刺针与皮肤成直角刺入4.0～4.5cm，触及蝶骨的翼突外侧板，将针退至皮下，对准原接触点后方0.5cm和稍上方5cm左右即可出现向下颌和牙龈部的异感，回吸无血和脑脊液回流，证明穿刺到位
   D. 穿刺点位于外耳孔前3cm，颧弓下缘中点，穿刺针与皮肤成直角刺入4.5～5cm，上唇、牙龈和颊部出现放散痛，

回吸无血和脑脊液回流，证明穿刺到位

E. 穿刺点位于外耳孔前3cm，颧弓下缘中点，穿刺针对准同侧瞳孔方向进针1~1.5cm，针尖进入翼腭窝时，上唇、牙龈和颊部出现放散痛，回吸无血和脑脊液回流，证明穿刺到位

25. 关于颏神经的定位和穿刺，下列哪项是正确的

A. 穿刺点在颧弓中点下方的凹陷处，穿刺针垂直皮肤刺入4~4.5cm，到达翼突外侧板，将针退至皮下，穿刺针指向原穿刺方向的后方稍上刺入5cm左右，即可得到向下颌和牙龈部的放散痛，提示穿刺成功

B. 穿刺点位于外耳孔前3cm，颧弓下缘中点，穿刺针对准同侧瞳孔方向进针1~1.5cm，针尖进入翼腭窝时，上唇、牙龈和颊部出现放散痛，回吸无血和脑脊液回流，证明穿刺到位

C. 穿刺点位于下颌骨喙突与颧弓下缘交点，由穿刺点向前方眼窝尖部刺入4~5cm深度，针尖可触及颌骨后面（针尖过于向前）或触及蝶骨的翼突外侧板的根部（针尖过于向后方），调整针尖方向，直至出现上颌神经支配区域的放散痛，同时回吸无血和脑脊液

D. 手指尖摸到第二尖牙，向下滑动即可

触到颏孔，穿刺点位于颏孔外侧和头侧各0.5cm处，穿刺针向内下方进针，刺到颏神经时可出现下唇部异感，再向内进针0.5cm即可完成穿刺

E. 在眶下缘正下方1cm，鼻正中线外侧3cm处为穿刺点，于眶下孔下缘进针，穿刺针指向外、上、后方，进针1~1.5cm即可进入眶下孔，刺中眶下神经时，可出现由鼻翼向上唇的放散痛

26. 关于膈神经阻滞方法的描述，下列哪项是错误的

A. 仰卧，头转向健侧

B. 以前中斜角肌间沟锁骨上2.5~3cm处为进针点垂直于皮肤进针

C. 以胸锁乳突肌外缘锁骨上2.5~3cm作为进针点垂直于皮肤进针

D. 向胸锁乳突肌与前斜角肌间隙进针约2cm

E. 感到穿越椎体前筋膜时回吸无血，即可注入阻滞药物

【X型题】

罗哌卡因有哪些不良反应

A. 低血压　　　　B. 恶心、呕吐

C. 心动过缓　　　D. 感觉减退

E. 焦虑

第五章　动脉穿刺置管

【A1/A2 型题】

1. 动脉穿刺置管测压最常用的途径是

　　A. 尺动脉　　　　　B. 肱动脉

　　C. 桡动脉　　　　　D. 股动脉

　　E. 足背动脉

2. 周围动脉穿刺置管途径，除外

　　A. 尺动脉　　　　　B. 桡动脉

　　C. 颈动脉　　　　　D. 股动脉

　　E. 腋动脉

3. 下列关于压力传感器的叙述，错误的是

　　A. 测压之前，打开三通使压力传感器与大气压相通，再进行归零

　　B. 零点位置应固定好，随患者体位变化而改变

　　C. 传感器的位置发生改变时，应需重新调零

　　D. 偶然情况下，传感器、导线或监护仪出现问题造成零点漂移，应重新归零

　　E. 压力传感器应放置在最能反映主动脉根部压力的位置

4. 下列关于改良 Allen 试验操作的描述，不正确的是

　　A. 分别压迫尺、桡动脉，终止血流

　　B. 嘱患者将手举过头部并做握拳、放松动作数次，然后紧紧握拳

　　C. 放松尺动脉的压迫，嘱患者手下垂，自然伸开

　　D. 15 秒内手掌色泽恢复，指示尺动脉通畅，掌浅弓完整

　　E. 对于不能配合的患者，可用多普勒血流检测仪判断

5. 改良 Allen 试验显示尺 – 桡动脉循环良好的是

　　A. 松开尺动脉的压迫，手掌 6 秒内色泽恢复

　　B. 松开尺动脉的压迫，手掌 7 ~ 15 秒色泽恢复

　　C. 松开尺动脉的压迫，手掌 15 ~ 20 秒色泽恢复

　　D. 松开尺动脉的压迫，手掌 20 ~ 25 秒色泽恢复

　　E. 松开尺动脉的压迫，手掌 25 ~ 30 秒色泽恢复

6. 有关股动脉穿刺置管的描述，不正确的是

　　A. 股动脉位于腹股沟韧带中点的下方

　　B. 外侧是股神经

　　C. 内侧是股静脉

　　D. 股动脉血管搏动清楚，穿刺成功率高，适于长时间保留导管

　　E. 股动脉管径较粗，远端缺血发生率远低于桡动脉

7. 下列关于桡动脉穿刺置管的禁忌证，不包括的选项是

　　A. 穿刺部位皮肤或软组织感染

　　B. 严重的外周血管疾病

　　C. 侧支循环受损

　　D. 严重凝血病的患者

　　E. 肥胖患者

8. 动脉穿刺置管的并发症包括

　　A. 血肿　　　　　　B. 假性动脉瘤

　　C. 血栓　　　　　　D. 远端缺血坏死

　　E. 以上都是

9. 动脉直接测压显示收缩压下降的原因是

A. 导管过长

B. 管内有大气泡

C. 导管打折

D. 传感器零点位置低于心脏水平

E. 以上都不是

10. 动脉压数值受测量部位的影响很大，以下说法错误的是

A. 与主动脉根部比较，外周动脉波形收缩压偏高

B. 与主动脉根部比较，外周动脉波形收缩压偏低

C. 与主动脉根部比较，外周动脉波形舒张压偏低

D. 与主动脉根部比较，外周动脉波形脉压偏宽

E. 从主动脉根部到外周动脉波形，动脉上升支变陡，重搏切迹延后

11. 下列关于平均动脉压的叙述，正确的是

A. MAP = HR * SVR + CVP

B. MAP = SV * HR * SVR

C. MAP = SV * SVR + CVP

D. MAP = CO * SVR + CVP

E. MAP = CO * SVR

12. 下图哪项波形代表重搏切迹

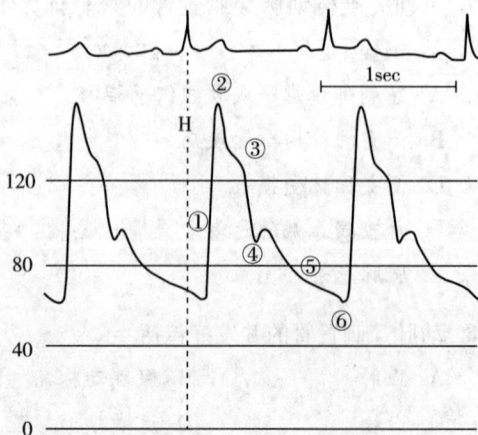

A. ②　　　　　　B. ③

C. ④　　　　　　D. ⑤

E. ⑥

13. 生理状态下，动脉舒张压反映的是

A. 外周阻力大小

B. 心率快慢

C. 搏出量多少

D. 小动脉小静脉口径

E. 大动脉顺应性

14. 生理状态下，动脉收缩压反映的是

A. 外周阻力大小

B. 心率快慢

C. 搏出量多少

D. 小动脉小静脉口径

E. 大动脉顺应性

15. 关于股动脉的叙述，正确的是

A. 经肌腔隙入股三角

B. 沿股神经外侧下行

C. 位于股静脉内侧

D. 股动脉是髂外动脉的延续，出收肌腱孔至腘窝，移行为腘动脉

E. 股动脉位于股管内

16. 行有创动脉测压时，从血管到压力换能器的导管长度最长不超过

A. 30cm　　　　　　B. 60cm

C. 80cm　　　　　　D. 100cm

E. 120cm

17. 动脉有创测压导管最长留置时间为

A. 2 天　　　　　　B. 3 天

C. 4 天　　　　　　D. 5 天

E. 6 天

18. 患者女性，70 岁，接受腹腔镜全子宫切除术，入室后左侧桡动脉穿刺置管（20G）并连接位于右心房水平的压力传感器，调零后监护仪示波并读数。后患者左上肢抬高 20cm，此时监护仪显示血压为 130/

80mmHg，患者的真实血压为

A. 145/95mmHg　　　B. 150/100mmHg

C. 130/80mmHg　　　D. 115/65mmHg

E. 110/60mmHg

19. 10 岁患儿接受股骨远端瘤段截除内固定术，全麻诱导后左侧桡动脉 22G 套管针穿刺置管测定动脉压。传感器位置低于患儿心脏水平 10cm，传感器调零读数。该读数与实际血压的关系是

A. 读数与实际血压相同

B. 读数比实际血压低 10mmHg

C. 读数比实际血压低 7.5mmHg

D. 读数比实际血压高 10mmHg

E. 读数比实际血压高 7.5mmHg

20. 有关足背动脉穿刺置管测压，错误的是

A. 一般认为足背动脉收缩压比桡动脉约高 30mmHg

B. 一般认为足背动脉舒张压比桡动脉约低 10mmHg

C. 足背动脉波形较桡动脉波形脉压增宽

D. 足背动脉穿刺点一般位于内、外踝背侧连线中点，拇长伸肌腱的外侧

E. 足背动脉穿刺前要了解胫后动脉的血供情况，以免引起踇趾缺血性坏死

21. 下列哪项病理状态动脉压波形可产生"尖顶圆穹型"

A. 主动脉瓣狭窄　　　B. 主动脉瓣反流

C. 肥厚型心肌病　　　D. 左室收缩障碍

E. 心脏压塞

22. 一患者血压 150/60mmHg，该患者的平均动脉压是

A. 70mmHg　　　B. 80mmHg

C. 90mmHg　　　D. 100mmHg

E. 110mmHg

23. 动脉压波形中重搏切迹相当于

A. 等容舒张期　　　B. 快速充盈期

C. 等容收缩期　　　D. 快速射血期

E. 减慢射血期

24. 患者体外循环后出现外周血管麻痹，最佳的测压部位是

A. 桡动脉　　　B. 股动脉

C. 足背动脉　　　D. 主动脉根部

E. 肱动脉

25. 有创动脉测压装置中，加压袋连续冲洗液中肝素的浓度是

A. 0.5 ~ 1U/ml　　　B. 1 ~ 2U/ml

C. 2 ~ 4U/ml　　　D. 6 ~ 8U/ml

E. 10 ~ 12U/ml

26. 关于桡动脉和足背动脉，下列叙述错误的是

A. 桡动脉是临床首选的外周动脉穿刺置管部位

B. 桡动脉收缩压高于足背动脉

C. 桡动脉舒张压高于足背动脉

D. 足背动脉压力波切迹通常不明显

E. 足背动脉离心脏的距离约为桡动脉离心脏距离的 2 倍

27. 下列动脉压波形是哪种病理状态

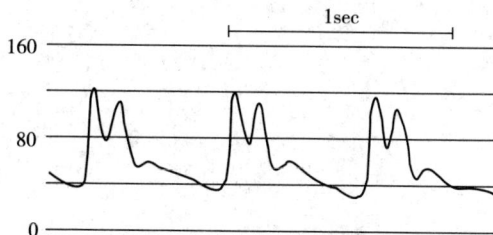

A. 主动脉瓣反流　　　B. 主动脉瓣狭窄

C. 二尖瓣狭窄　　　D. 心肌肥大

E. 心脏压塞

28. 患者男性，45 岁，半坐位行后颅窝肿瘤切除术，动脉传感器放置于耳部，下列说法错误的是

A. 测定的压力值为大脑部位的血压

B. 测定的压力值为主动脉根部的血压

C. 传感器测压前应归零校准

D. 传感器位置发生改变时，并不需要重新调零

E. 测定的压力比实际血压要低

【A3/A4 题型】

(1～2 题共用题干)

患儿男性，胎龄 35 周，体重 2500g，因先心病行矫正术。全麻诱导后行桡动脉穿刺置管，用 24G 号套管针穿刺失败，行肱动脉穿刺置管。操作顺利，术后带动脉导管返回 ICU，拔管后逐渐出现肿胀，肤色发绀，桡动脉搏动触摸不清。

1. 考虑该患儿术后发生了

　　A. 动脉痉挛

B. 血栓形成，远端缺血

C. 局部感染

D. 周围神经损伤

E. 假性动脉瘤

2. 若考虑该患儿发生血栓形成，下列哪项操作是正确的

A. 动脉穿刺置管后应严密观察，尽量缩短置管时间

B. 一旦出现发凉、发绀、肿胀，应拔除导管，局部热敷、抬高患肢并尽可能多做活动

C. 对于严重缺血、坏死的患者可用取栓术，溶栓治疗

D. 采用较细管径的导管穿刺和用含肝素生理盐水连续冲装置能降低血栓形成

E. 以上都正确

第六章　中心静脉穿刺置管

【A1/A2 型题】

1. 关于中心静脉压波形的叙述，下列正确的是
   - A. a 波由右心房充盈引起
   - B. c 波由右心房收缩引起
   - C. v 波由三尖瓣膨出引起
   - D. c 波由右心房充盈引起
   - E. a 波由右心房收缩引起

2. 中心静脉置管的适应证有
   - A. 监测中心静脉压
   - B. 低血容量和休克的液体治疗
   - C. 输注对外周血管有刺激的药物
   - D. 肠外营养
   - E. 以上都是

3. 中心静脉穿刺置管常见的部位是
   - A. 颈内静脉
   - B. 锁骨下静脉
   - C. 股静脉
   - D. 颈外静脉
   - E. 以上均包括

4. 中心静脉穿刺置管常见的并发症有
   - A. 血肿
   - B. 气胸、血胸、血气胸
   - C. 血栓形成
   - D. 感染
   - E. 以上均包括

5. 关于中心静脉压的叙述，错误的是
   - A. 是指腔静脉与右心房连接处的压力
   - B. 外周静脉广泛收缩时中心静脉压升高
   - C. 正常值为 4 ~ 12mmHg
   - D. 成人经颈内/锁骨下静脉插入导管 12 ~ 13cm 可测得中心静脉压

   - E. 主要受心功能、血容量和血管张力的影响

6. 关于中心静脉压的波形，不正确的是
   - A. 正常波形有 a、c、v 三个正波和 x、y 两个负波
   - B. a 波由右心房收缩引起
   - C. 三尖瓣狭窄患者可出现高大的 a 波
   - D. 房颤患者 c 波消失
   - E. 三尖瓣反流产生典型的巨大 v 波

7. 以下关于中心静脉压测定准确性的影响因素，不包括的选项是
   - A. 导管位置
   - B. 零点位置
   - C. 胸内压
   - D. 测压系统的通畅度
   - E. 患者体位

8. 中心静脉压波形 a 波发生在哪个心动周期
   - A. 收缩末期
   - B. 舒张末期
   - C. 收缩早期
   - D. 收缩中期
   - E. 舒张早期

9. 中心静脉压波形 a 波消失，可见于
   - A. 三尖瓣狭窄
   - B. 房颤
   - C. 右心室肥厚
   - D. 缩窄性心包炎
   - E. 肺动脉高压

10. 中心静脉穿刺置管时，导管尖端应位于
    - A. 上腔静脉内
    - B. 上腔静脉与右心房交界处
    - C. 右心房内
    - D. 三尖瓣处
    - E. 右心室内

11. 中心静脉导管的尖端在影像学上的位置为
   A. 胸骨上窝
   B. 气管隆突上方
   C. 右主支气管起始部下方
   D. 第三肋骨下方
   E. T_5 椎体下方

12. 中心静脉压的正常值为
   A. $0 \sim 4cmH_2O$ 　　B. $0 \sim 4mmHg$
   C. $4 \sim 12cmH_2O$ 　D. $4 \sim 12mmHg$
   E. $15 \sim 30mmHg$

13. 小儿中心静脉压的正常值为
   A. $2 \sim 4cmH_2O$ 　　B. $4 \sim 12cmH_2O$
   C. $3 \sim 10cmH_2O$ 　D. $12 \sim 15cmH_2O$
   E. $15 \sim 18cmH_2O$

14. 关于中心静脉压测量的叙述，错误的是
   A. 一般以右心房中部水平为理想的标准零点
   B. 标准零点，仰卧位时相当于腋中线第4肋间的水平
   C. 标准零点，侧卧位时相当于胸骨右缘第4肋间水平
   D. 零点位置应固定好，不随患者体位变化而改变
   E. 在测压时水柱升降快速，液面波动明显常提示导管通畅

15. 关于右侧颈内静脉穿刺置管的操作，下列错误的是
   A. 患者一般去枕平卧位，头略偏向左侧
   B. 穿刺点位于胸锁乳突肌的胸骨头和锁骨头形成的三角顶点
   C. 穿刺点一般位于颈动脉的内侧
   D. 进针角度与皮肤呈30°
   E. 针尖指向同侧乳头方向

16. 关于锁骨下静脉解剖的叙述，错误的是
   A. 锁骨下静脉是腋静脉的延续，起自第1肋外侧缘
   B. 锁骨下静脉成人长 $3 \sim 4cm$
   C. 静脉的前方为锁骨的内侧缘，下面是第1肋的上表面，后为前斜角肌
   D. 在前斜角肌外侧缘与颈内静脉汇合形成无名静脉
   E. 静脉最高点在锁骨中点略内，此处静脉可高出锁骨上缘

17. 患者男性，60岁，行腹腔镜胃癌根治术，在术前准备时行锁骨下静脉穿刺置管，随后出现吸气性呼吸困难，下列哪项是最可能出现的原因
   A. 疼痛　　　　　　B. 肺栓塞
   C. 谵妄　　　　　　D. 血胸
   E. 气胸

18. 为减少血管导管相关感染的发生，成人中心静脉置管首选
   A. 左侧颈内静脉　　B. 右侧颈内静脉
   C. 锁骨下静脉　　　D. 股静脉
   E. 颈外静脉

19. 决定中心静脉压数值高低的因素包括
   A. 心功能　　　　　B. 血容量
   C. 血管张力　　　　D. 胸内压
   E. 以上均包括

20. 中心静脉穿刺置管的禁忌证不包括
   A. 凝血功能障碍
   B. 穿刺部位感染
   C. 患者躁动无法配合
   D. 颈内静脉损伤
   E. 心衰患者

21. 中心静脉置管可引起血栓并发症，其中发生率最高的部位是
   A. 颈内静脉　　　　B. 锁骨下静脉
   C. 颈外静脉　　　　D. 股静脉
   E. 腋静脉

22. 中心静脉置管可引起血栓并发症，发生率最低的部位是

A. 颈内静脉　　　　B. 锁骨下静脉

C. 颈外静脉　　　　D. 股静脉

E. 腋静脉

23. 下列关于能有效减少中心静脉置管引起的感染并发症的措施，不正确的是

A. 防止感染的首要条件是严格执行无菌操作

B. 长时间放置中心静脉导管，最好选择锁骨下静脉

C. 选择有肝素涂层的中心静脉导管可减少导管相关感染的发生

D. 尽可能使用单腔导管

E. 利用导丝4天更换一次导管或在新穿刺点重新穿刺置管

24. 要准确的测量CVP值，下列正确的是

A. 自主呼吸时，在吸气末测量

B. 自主呼吸时，在呼气末测量

C. 自主呼吸时，吸气相和呼气相均可测量

D. 正压通气时，在吸气末测量

E. 正压通气时，吸气相和呼气相均可测量

25. 下面所描记的中心静脉压波形属于哪种情况

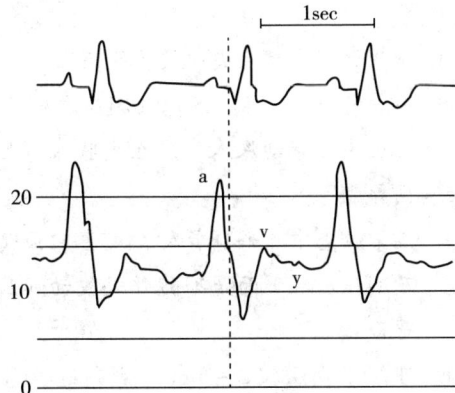

A. 房颤　　　　　　B. 三尖瓣反流

C. 三尖瓣狭窄　　　D. 心室起搏

E. 正常

26. 下面所描记的中心静脉压波形属于哪种情况

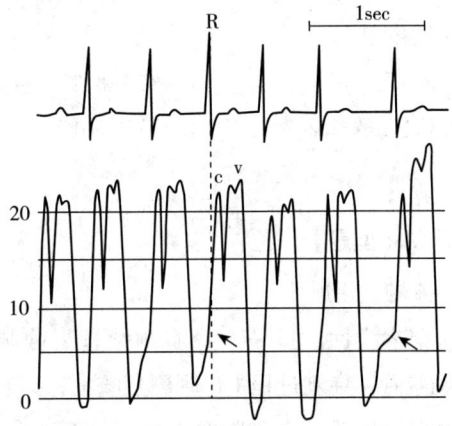

A. 房颤　　　　　　B. 三尖瓣反流

C. 三尖瓣狭窄　　　D. 心室起搏

E. 正常

27. 置入中心静脉导管时，哪项最不易出现静脉空气栓塞

A. 自主呼吸，头高位

B. 自主呼吸，头低位

C. 自主呼吸，平卧位

D. 机械通气，头低位

E. 机械通气，头高位

28. 有关锁骨下静脉穿刺置管，下列叙述错误的是

A. 穿刺前，患者双臂内收，头稍偏向对侧

B. 两肩胛骨之间放置一小枕，以完全显露锁骨下区域

C. 在锁骨中外1/3处下方约1cm处进针

D. 针尖方向指向胸骨上窝

E. 若未刺到静脉，无需退针，调整方向使针紧贴锁骨背侧面继续穿刺

29. 患者男性，30岁，拟行脊柱侧弯矫形手

术。全麻诱导后右颈内静脉穿刺顺利，置入 7Fr 抗感染双腔管（涂有洗必泰/磺胺嘧啶银），固定导管时突发全身皮肤潮红，丘疹，低血压和心动过速。经抢救恢复循环，顺利手术返回 ICU。该患者最有可能发生了

A. 气胸　　　　　B. 空气栓塞

C. 过敏性休克　　D. 静脉破裂

E. 急性心肌梗死

【A3/A4 型题】

(1~4 题共用题干)

患者女性，45 岁，经右侧锁骨下静脉行穿刺置管，穿刺过程中出现剧烈咳嗽，穿刺后出现呼吸困难，右侧胸廓饱满，叩诊呈鼓音，听诊呼吸音降低。

1. 该患者最可能的诊断是

A. 气胸

B. 心包压塞

C. 血胸

D. 急性心衰发作

E. 误穿动脉造成血肿压迫

2. 若考虑患者发生气胸，为确定诊断常用的检查为

A. 胸部 CT

B. 胸部 X 线

C. 动脉血气分析

D. 肺部听诊

E. 胸腔穿刺

3. 该患者胸片显示明确的气胸线，气体量约 50%，下列解救处理中错误的是

A. 吸氧

B. 监测心肺功能

C. 输液

D. 胸腔闭式引流

E. 气管插管后正压通气

4. 为避免锁骨下穿刺发生气胸，应注意

A. 进针点尽量靠内

B. 进针点尽量靠外

C. 进针点尽量贴近锁骨后缘

D. 穿刺过程中尽量保持穿刺针与胸壁呈 45°角

E. 针尖指向胸骨上窝

(5~8 题共用题干)

患者男性，30 岁，3 小时前经右侧颈内静脉穿刺置管，目前出现呼吸困难，恶心，胸骨后疼痛，血压 80/63mmHg，心率 125 次/分，脉细，听诊心音遥远，面颈部发绀、颈静脉怒张。

5. 该患者出现上述异常的原因最可能是

A. 空气栓塞

B. 充血性心力衰竭

C. 张力性气胸

D. 心包压塞

E. 穿刺血肿

6. 遇到此紧急情况，下列处理正确的是

A. 立刻加速补液

B. 立即给予强心药物

C. 考虑行心包穿刺减压

D. 迅速行胸腔闭式引流

E. 立刻拔除导管

7. 为防止此并发症的发生，下列操作不正确的是

A. 选用适当硬度且尖端柔软的导管

B. 导管尖端位于右心房以便测压准确

C. 防止导管移动深入，应在皮肤入口处缝固导管

D. 经常检查中心静脉导管，观察回血情况及测压水柱页面是否随呼吸波动和压值是否正常

E. 可经导管注入 2~5ml 造影剂进行 X 线检查，以判断导管尖端位置

8. 下列关于临床实际工作中多选用右颈内静脉穿刺置管的原因，不包括的是

A. 右侧胸膜顶低于左侧，理论上气胸发生率较低

B. 胸导管位于左侧颈内静脉和锁骨下静脉的连接处入静脉系统，避免损伤

C. 右侧颈内静脉与无名静脉和上腔静脉几乎成一直线

D. 方便患者颈部活动

E. 一般左侧颈内静脉较右侧细，头部旋转时与颈动脉重叠程度更大，易损伤颈动脉

第七章 临床麻醉监测

【A1/A2 型题】

1. 关于袖带测压，错误的是
   A. 成人袖带宽度应为上臂周径的 1/2，一般为 12～14cm
   B. 小儿袖带宽度应覆盖上臂长度 2/3
   C. 婴儿宜使用 2.5cm 宽度的袖带
   D. 手动无创测压放气过快易导致测量值偏高
   E. 新生儿采用无创血压监测

2. 关于袖带听诊测压的描述，错误的是
   A. 理想袖带内充气囊的长度应超过上臂周径的 80%
   B. 袖带宽度应至少为上臂周径的 40%
   C. 袖带过窄，测得的血压值偏低
   D. Korotkoff 音第 Ⅰ 相为收缩压
   E. Ⅳ 相或 Ⅴ 相为舒张压

3. 对脉搏氧饱和度监测影响最大的指甲油颜色是
   A. 蓝色
   B. 红色
   C. 黄色
   D. 白色
   E. 绿色

4. 对脉搏氧饱和度测定产生影响的因素可包括
   A. 指甲油
   B. 碳氧血红蛋白
   C. 美蓝等静脉用染料
   D. 低灌注
   E. 以上均包括

5. 下列关于脉搏氧饱和度测定的原理，错误的是

A. 其原理是利用氧合血红蛋白和还原血红蛋白对 660nm 红光，940nm 红外光的吸收特性
B. 氧合血红蛋白吸收更多的红外光而让更多红光通过
C. 还原血红蛋白吸收更多的红光而让更多红外光通过
D. 功能血氧饱和度定义为氧合血红蛋白/（氧合血红蛋白＋还原血红蛋白）
E. 理论上，$SpO_2 = SaO_2$

6. 麻醉中不常用的中心体温监测部位有
   A. 膀胱
   B. 直肠
   C. 鼻咽
   D. 食管
   E. 皮肤

7. 能准确反映大脑温度的测温部位是
   A. 鼻咽部
   B. 食管
   C. 耳鼓膜
   D. 口腔（舌下）
   E. 腋窝

8. 体温调节中枢是
   A. 大脑皮质
   B. 脊髓
   C. 延髓
   D. 下丘脑
   E. 中脑

9. 下列关于术中体温降低的原因，叙述错误的是
   A. 麻醉药物抑制下丘脑体温调节中枢
   B. 挥发性麻醉药可抑制外周血管扩张
   C. 手术室环境温度过低
   D. 术中输注大量温度较低的液体或血制品
   E. 区域阻滞麻醉降低血管收缩和寒战阈值

10. 关于术中低体温造成的不良反应，说法错

误的是

A. 增加心血管不良事件

B. 增加外科伤口感染性

C. 住院时间延长

D. 麻醉苏醒时间延长

E. 输血需求减少

11. 围术期体温监测应用于哪些患者

A. 小儿麻醉手术

B. 全麻历时 30min 以上的手术

C. 体外循环手术

D. 危重患者

E. 以上均包括

12. 关于三电极心电监护，下列叙述错误的是

A. 三电极只连接 RA、LA 和 LL

B. RA/LA 电极分别放置于近右肩和左肩的锁骨下窝处

C. LL 电极放置于左腹部肋骨下缘

D. 若有接地或参考电极（RL），可放置于任意部位

E. 三电极是目前围术期心肌缺血高危患者的标准监护方式

13. 下列关于胸前导联的说法，错误的是

A. V_1 电极位于胸骨右缘第 4 肋间

B. V_2 电极位于胸骨左缘第 4 肋间

C. V_3 电极位于 V_2 与 V_4 导联连线的中点上

D. V_4 电极位于第 5 肋间左锁骨中线

E. V_5 电极位于 V_4 导联同一水平腋中线

14. 临床上最常用的监护导联是

A. Ⅰ 导联   B. Ⅱ 导联

C. Ⅲ 导联   D. V_4 导联

E. V_5 导联

15. 下壁心肌缺血的异常心电图出现在

A. V_1、V_2、V_3 B. V_3、V_4、V_5

C. Ⅱ、Ⅲ、aVF   D. Ⅰ、aVL、V_6

E. V_1、V_2、V_3、V_4、V_5

16. 下列关于高钾血症患者心电图的表现，错误的是

A. T 波高尖   B. Q – T 间期缩短

C. QRS 波群增宽   D. 明显 U 波

E. P 波减小

17. 下列心电图提示的疾病是

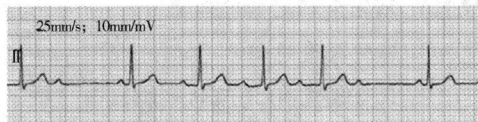

A. 房性期前收缩

B. 二度 Ⅰ 型房室传导阻滞

C. 二度 Ⅱ 型房室传导阻滞

D. 三度房室传导阻滞

E. 室性期前收缩

18. 24 小时尿量少于多少时称为少尿

A. 1000ml   B. 500ml

C. 400ml   D. 100ml

E. 50ml

19. 关于术中尿量的说法，不正确的是

A. 术中成人尿量应维持在 0.5ml/（kg·h）以上

B. 术中小儿尿量应维持在 0.8ml/（kg·h）以上

C. 术中尿量并不能及时反映血容量的变化

D. 术中尿量是评价术后肾功能障碍风险的可靠指征

E. 麻醉和手术主要通过改变肾小球滤过率影响正常肾功能

20. MAC – awake 是指

A. 2MAC   B. 1.5MAC

C. 1.3MAC   D. 1.0MAC

E. 0.4MAC

21. 临床上可用于神经电生理监测的技术有

A. 脑电双频谱指数（BIS）

B. 脑电熵指数

C. Narcotrend 麻醉/脑电意识深度监测指数（NI）

D. 听觉诱发电位指数（AEPI）

E. 以上都包括

22. 脑电双频谱指数（BIS）为 50 表示

    A. 可完全避免术中知晓

    B. 麻醉深度适合

    C. 比 BIS 值 40 清醒的可能性小

    D. 可反映患者镇痛效果较好

    E. 应追加肌松药物避免患者体动反应

23. 清醒状态下的 BIS 值为

    A. 85 ~ 100   B. 60 ~ 85

    C. 40 ~ 60   D. 20 ~ 40

    E. < 40

24. 四个成串刺激（TOF）肌松监测 T4/T1 值为多少时即肌力完全恢复

    A. ≥50%   B. ≥60%

    C. ≥70%   D. ≥80%

    E. ≥90%

25. 用于评定肌松药作用消退和肌力恢复最可靠的监测部位是

    A. 拇收肌   B. 喉肌

    C. 膈肌   D. 皱眉肌

    E. 眼轮匝肌

26. 常用于术中连续肌松监测的方法是

    A. 四个成串刺激

    B. 单刺激

    C. 强直刺激

    D. 强直刺激后单刺激肌颤搐计数

    E. 双短强直刺激

27. 关于四个成串刺激（TOF）肌松监测，下列叙述错误的是

    A. 连续 TOF 刺激时，串间距相隔 10s

以上

    B. TOF 监测可判断神经肌肉阻滞性质

    C. 非去极化阻滞时 4 次刺激不出现衰减

    D. TOF 监测可用于判断术后肌张力恢复情况

    E. 不能监测 TOF 比值为零以下的深度神经肌肉阻滞

28. 诱发肌收缩效应的显示器根据采集信息方法的不同有五类，其中临床上应用最多的是

    A. 肌机械图（MMG）

    B. 肌电图（EMG）

    C. 肌加速度图（AMG）

    D. 肌压电图（PZEMG）

    E. 肌声图（PMG）

29. 有创心输出量测量的方法有

    A. Swan - Ganz 导管监测

    B. 超声心动图

    C. 心阻抗血流图

    D. 超声多普勒

    E. 二氧化碳无创心排血量测定

30. 临床上多用 PICCO 监测心功能，以下数据错误的是

    A. 心排血量 4.0 ~ 6.5L/min

    B. 每搏输出量正常值 60 ~ 90ml

    C. 体循环阻力正常值 800 ~ 1600Dynes·sec/cm^5

    D. 肺循环阻力正常值 40 ~ 180 Dynes·sec/cm^5

    E. 心指数正常值 3.0 ~ 3.5L/min

31. 从右侧颈内静脉置入 Swan - Gans 导管，获得楔压时导管置入的深度为

    A. 20 ~ 25cm   B. 30 ~ 35cm

    C. 40 ~ 45cm   D. 45 ~ 55cm

    E. 60 ~ 70cm

32. Swan – Ganz 导管监测时最严重的并发症是

A. 心律失常

B. 气囊破裂

C. 肺梗死

D. 肺动脉破裂

E. 导管打结

33. Swan – Ganz 导管监测的绝对禁忌证是

A. 肺动脉高压

B. 房间隔缺损

C. 三尖瓣反流

D. 右侧感染性心内膜炎

E. 心衰

34. 局部脑氧饱和度监测可用于

A. 心脏手术

B. 颈动脉内膜剥脱手术

C. 心肺复苏

D. 脑缺氧（血）监测

E. 以上均包括

35. 下列关于近红外光谱技术监测局部脑氧饱和度（$rScO_2$）的描述，错误的是

A. 近红外光谱脑氧饱和度监测技术作为一种无创、可持续监测、简单的脑氧供需平衡的监测技术

B. $rScO_2$ 受到血红蛋白含量、心输出量、$PaCO_2$、pH 等多因素影响

C. $rScO_2$ 主要测定脑循环中的动脉血

D. $rScO_2$ 正常范围为 60%～75%，但存在个体差异

E. 术中 $rScO_2$ 下降 >20% 与术后认知功能障碍的发生相关

36. 患者男性，29 岁，全麻下行腹腔镜胆管探查术，动脉血气分析 pH 7.24，$PaCO_2$ 60mmHg，PaO_2 250mmHg，BE 2mmol/L，HCO_3^- 25mmol/L，其酸碱失衡的类型是

A. 呼吸性酸中毒

B. 呼吸性碱中毒

C. 代谢性酸中毒

D. 代谢性碱中毒

E. 代偿性呼吸性酸中毒

37. 患者女性，60 岁，疑因肠穿孔拟行剖腹探查术，入室后行动脉血气分析，pH 7.32，$PaCO_2$ 31mmHg，PaO_2 70mmHg，BE 为 −10mmol/L，HCO_3^- 18mmol/L，该患者出现了

A. 代谢性酸中毒合并呼吸性酸中毒

B. 呼吸性酸中毒

C. 代谢性酸中毒

D. 呼吸性碱中毒

E. 代谢性碱中毒

38. 患者男性，55 岁，既往有 COPD 10 年余，全麻下行腹腔镜下胃癌根治术，测动脉血气 pH 7.35，$PaCO_2$ 48mmHg，PaO_2 150mmHg，BE −3mmol/L，HCO_3^- 25mmol/L，吸入氧浓度 60%，该患者氧合指数为

A. 150mmHg　　　　B. 250mmHg

C. 350mmHg　　　　D. 550mmHg

E. 750mmHg

39. 一般情况下，SpO_2 为 90% 时 PaO_2 为

A. 50mmHg　　　　B. 60mmHg

C. 65mmHg　　　　D. 70mmHg

E. 80mmHg

40. SpO_2 与 PaO_2 在一定范围内呈线性相关，当 PaO_2 大于多少时，SpO_2 不能准确反应 PaO_2

A. 80mmHg　　　　B. 100mmHg

C. 110mmHg　　　　D. 160mmHg

E. 180mmHg

02

下篇　试题答案与解析

第一部分　公共理论

第一章　政策法规

【A1 型题】

1. D　在卫生法律关系中，卫生法律关系主体依法享有卫生权利和承担卫生义务。

2. E　民事责任的承担方式有停止侵害、排除障碍、消除危险、返还财产、恢复原状、修理、重做、更换、赔偿损失、支付违约金、消除影响、恢复名誉、赔礼道歉，其中最主要的是赔偿损失。

3. D　对考核不合格的医师，县级以上人民政府卫生行政部门可以责令其暂停执业活动3~6个月，并接受培训和继续医学教育。暂停执业活动期满，再次进行考核，对考核合格的，允许其继续执业；对考核不合格的，由县级以上人民政府卫生行政部门注销注册，收回医师执业证书。

4. A　根据《中华人民共和国执业医师法》第三章第二十二条，医师在执业活动中应履行下列义务：（1）遵守法律、法规，遵守技术操作规范；（2）树立敬业精神，遵守职业道德，履行医师职责，尽职尽责为患者服务；（3）关心、爱护、尊重患者，保护患者的隐私；（4）努力钻研业务，更新知识，提高专业技术水平；（5）宣传卫生保健知识，对患者进行健康教育。而选项A，人格尊严、人身安全不受侵犯属于医师享有的权利。

5. C　每张门诊处方所包含的药品种类上限一般为5种。

6. B　《医疗事故处理条例》第八条规定：医疗机构应当按照国务院卫生行政部门规定的要求，书写并妥善保管病历资料。因抢救急危患者，未能及时书写病历的，有关医务人员应当在抢救结束后6小时内据实补记，并加以注明。

7. C　《医疗事故处理条例》第十八条规定：患者死亡，医患双方当事人不能确定死因或者对死因有异议的，应当在患者死亡后48小时内进行尸检；具备尸体冻存条件的，可以延长至7日。尸检应当经死者近亲属同意并签字。

8. E　根据《中华人民共和国传染病防治法》第六十四条规定：对从事传染病预防、医疗、科研、教学、现场处理疫情的人员，以及在生产、工作中接触传染病病原体的其他人员，有关单位应当按照国家规定，采取有效的卫生防护措施和医疗保健措施，并给予适当的津贴。

9. E　药品是指用于预防、治疗、诊断人的疾病，有目的地调节人的生理功能并规定有适应证或功能主治、用法和用量的物质，包括中药材、中药饮片、中成药、化学原料药及其制剂、抗生素、生化药品、放射性药品、血清、疫苗、血液制品和诊断药品等。血液不属于药品。

【A2 型题】

1. E　麻疹属于乙类传染病，根据《中华人民共和国传染病防治法》规定，任何单位和个人发现传染病患者或者疑似传染病患者时，应当及时向附近的疾病预防控制机构报告。

2. A　《中华人民共和国执业医师法》第五章第三十七条规定：医师在执业活动中，违反本法规定，有下列行为之一的，由县级以上人民政府卫生行政部门给予警告或者责令暂停六个月以上一年以下执业活动；情节严重的，吊销其执业证书；构成犯罪的，依法追究刑事责任。（一）违反卫生行政规章制度或者技术操作规范，造成严重后果的；（二）由于不负责任延误急危患者的抢救和诊治，造成严重后果的；（三）造成医疗责任事故的；（四）未经亲自诊查、调查，签署诊断、治疗、流行病学等证明文件或者有关出生、死亡等证明文件的；（五）隐匿、伪造或者擅自销毁医学文书及有关资料的；（六）使用未经批准使用的药品、消毒药剂和医疗器械的；（七）不按照规定使用麻醉药品、医疗用毒性药品、精神药品和放射性药品的；（八）未经患者或者其家属同意，对患者进行实验性临床医疗的；（九）泄露患者隐私，造成严重后果的；（十）利用职务之便，索取、非法收受患者财物或者牟取其他不正当利益的；（十一）发生自然灾害、传染病流行、突发重大伤亡事故以及其他严重威胁人民生命健康的紧急情况时，不服从卫生行政部门调遣的；（十二）发生医疗事故或者发现传染病疫情，患者涉嫌伤害事件或者非正常死亡，不按照规定报告的。本题该医师属于其中的第（十）款：利用职务之便，索取、非法收受患者财物或者牟取其他不正当利益的，应给予吊销执业证书。

3. B　根据《中华人民共和国药品管理法》第一百四十二条规定：医疗机构的负责人、药品采购人员、医师、药师等有关人员收受药品上市许可持有人、药品生产企业、药品经营企业或者代理人给予的财物或者其他不正当利益的，由卫生健康主管部门或者本单位给予处分，没收违法所得；情节严重的，还应当吊销其执业证书。

4. A　为门（急）诊癌症疼痛患者和中、重度慢性疼痛患者开具的麻醉药品、第一类精神药品注射剂时，每张处方不得超过3日常用量；若为控制缓释剂，则每张处方不得超过15日常用量。

5. C　根据《中华人民共和国献血法》第九条规定：血站对献血者必须免费进行必要的健康检查；身体状况不符合献血条件的，血站应当向其说明情况，不得采集血液。献血者的身体健康条件由国务院卫生行政部门规定。血站对献血者每次采集的血液量一般为二百毫升，最多不得超过四百毫升，两次采集间隔不少于六个月。严格禁止血站违反前款规定对献血者超量、频繁采集血液。因此在接下来的5年内，由于两次采集间隔不少于6个月，张某还可以无偿献血10次。

第二章 循证医学与临床科研设计

【A1 型题】

1. E 循证医学（Evidence – based medicine，缩写为 EBM），意为"遵循证据的医学"，又称实证医学，是一种医学诊疗方法，强调应用完善设计与执行的研究（证据）将决策最佳化。证据是循证医学的基石，遵循证据是循证医学的本质所在。临床研究者和应用者应尽可能提供和应用当前最可靠的临床研究证据，此为循证医学的关键。

2. C 循证医学：慎重、准确和明智地应用当前所能获得的最佳的研究依据。同时结合临床医生的个人专业技能和多年临床经验，考虑患者的权利、价值和期望，对患者作出医疗决策。

3. E 治疗研究依据按质量和可靠程度大体可分为以下五级（可靠性依次降低）。一级：按照特定病种的特定疗法收集所有质量可靠的随机对照试验后所作的系统评价或 Meta 分析。二级：单个的样本量足够的随机对照试验结果。三级：设有对照组但未用随机方法分组的研究。四级：无对照的系列病例观察，其可靠性较上述两种降低。五级：专家意见。

4. E 循证医学的实践核心是：医生对患者建议或实施任何诊断、治疗或预防保健措施，都要尽可能基于可靠的证据，证明这种措施确实对患者有益。

5. D 解析参考第 3 题。

6. A 原始资料来源包括专著、高质量期刊上发表的论著、电子出版物等。例如医学索引在线（Medline）、Embase 数据库（Embase Database）、中国生物医学文献数据库（CBM）、中国循证医学/Cochrane 中心数据库（CEBM/

CCD）等等。

7. D 发表偏倚指有"统计学意义"的研究结果较"无统计学意义"和无效的研究结果而言，被报告和发表的可能性更大。如果 Meta 分析只是基于已经公开发表的研究结果，那么可能会因为有统计学意义的占多数，从而夸大效应量或危险因素的关联强度而致偏倚发生。

8. C 无应答者是指在研究对象中，那些因为各种原因不能回答调查人员为实施研究工作所提出的问题的人。一项研究工作中的无应答者可能在某些重要特征或暴露上与应答者不同，由此产生的偏倚称为无应答偏倚。常见于现况研究和队列研究。

9. E 影响样本量估计的因素包括：（1）抽样推断的可靠程度；（2）研究对象的变异程度；（3）极限误差的大小；（4）抽样方法与研究方式；（5）实际调查运作的限制。

10. A Meta 分析的内容有：①异质性分析及处理多个独立研究统计量的一致性检验；②合并效应值计算；③合并效应值的检验。

11. A 结果是论文的核心，科研成败与否是根据实验结果来判断的，结论与推论也由结果导出。

12. A 完整的论文应当包括以下几部分：标题、作者、摘要、关键词、正文、参考文献和致谢，其中正文部分包括前言、文献综述、研究设计、结果与分析、结论等几部分内容。

13. C 最佳的研究证据、临床医生的专业技能和多年临床经验、患者的权利、期望等均为循证医学实践的重要因素，最终为临床决策提供依据。

14. C 交叉试验属于实验性研究。

15. C　RCT（randomized controlled trial）是一种对医疗卫生服务中的某种疗法或药物的效果进行检测的手段，基本方法是：将研究对象随机分组，对不同组实施不同的干预，以对照效果的不同。在研究对象数量足够的情况下，这种方法可以确保已知和未知的混杂因素对各组的影响相同。其特征为：随机分组、设置对照、施加干预、具有前瞻性、论证强度为最强。

16. B　分层分析是指把病例组和对照组按可疑的混杂因素分为不同层次，再分别在每一层内分析暴露于疾病的关联强度，从而可以在一定程度上控制混杂因素对研究结果的影响。

17. D　二次研究证据包括：（1）系统评价；（2）临床决策分析；（3）临床证据手册；（4）卫生技术评估；（5）临床实践指南。

18. C　研究对象有权利中途退出研究。

19. B　异质性检验的目的是检查各个独立研究的结果是否具有一致性（可合并性）。

20. B　随机对照研究是论证强度最高的研究设计。原因是：（1）随机对照可防止干扰因素的影响，维持两组间基本情况的相对一致性，从而保证了研究结果的可比性；（2）进行随机对照、盲法治疗和分析后的结果与结论更为客观可信；（3）研究对象有一定诊断标准，又具有标准化的防治措施和评价结果的客观标准，保证试验的可重复性；（4）盲法试验可使偏倚减少到最小程度；（5）统计学分析在随机对照的基础上，有更强的说服力。

21. B　临床阳性结果是后期需要考虑的因素。

22. E　研究目的是第一位需要考虑的因素。

23. E　两组研究前的基线状况一致可增强实验组和对照组的可比性。否则会影响最终的实验结果。

24. A　医学科研根据设计类型分为：①观察性研究：描述性研究、分析性研究；②实验性研究：临床试验、动物实验、现场实验；③理论性研究。评判疫苗作用需要进行干预，因此选择实验性研究最好。

25. D　观察性研究：在自然状态下对研究对象的特征进行观察、记录，并对结果进行描述和对比分析。实验性研究：指研究者根据研究目的人为地对受试对象（人和动物）设置干扰措施，按重复、对照、随机化原则控制非干预措施的影响，总结干扰因素的效果。实验性研究是人为研究，观察性研究是自然研究。

26. E　其他答案均片面。

27. E　队列研究是将某一特定人群按是否暴露于某可疑因素或暴露程度分为不同的亚组，追踪观察两组或多组成员结局（如疾病）发生的情况，比较各组之间结局发生率的差异，从而判定这些因素与该结局之间有无因果关联及关联程度的一种观察性研究方法。

28. B　配伍组设计是配对设计的推广，是在单因素设计的基础上，多考虑一个区组因素。这个区组因素的不同反映了受试对象在重要的条件上的差异，若不将其排除，必然会影响对试验因素各水平之间差别大小的正确评价，即造成了两个因素效应的混杂。也就是说，配伍设计比单因素设计具有更高的效率。

29. D　病理学检查并不是所有诊断试验的金标准。

30. E　交叉试验（cross - over study）是临床试验研究常用的设计类型之一。在交叉试验研究中，受试者通常会经过随机化过程进入不同的实验顺序组，在各个试验阶段按研究设计逐一接受相应的治疗处理。其中最常见的是 2×2 交叉设计。自身前后对照研究（before - after study）即同一组患者先后接受两种不同的治疗，以其中一种治疗作为对照，比较两种治疗结果的差别。

第三章 医学伦理学

【A1 型题】

1. B 社会舆论是指公众对某种社会现象、行为和事件的看法和态度，即公众的认识。社会舆论可以形成一种强大的精神力量，调整人们的道德行为，指导人们的道德生活，是医学评价中最普遍、最具有影响力的方式，在医德评价中起着重要作用。

2. C 生命质量的衡量标准：（1）主要质量：指人体的身体和智力状态；（2）根本质量：指生命的目的、意义及其人在社会道德上的相互作用；（3）操作质量：指利用智商、诊断学的标准来测量智能、生理方面的人性质量。而个体生命优化条件不属于上述范畴。

3. D 医学人道主义是指在医学活动中，特别是在医患关系中表现出的同情和关心患者、尊重患者的人格与权利、维护患者的利益，珍视人的生命价值和质量的伦理思想和权利观念。

4. C 在指导－合作模式中，患者有一定的意志要求，需要医师帮助，并愿意合作。他们常常把医师置于权威性位置，医师也自觉或不自觉地在防治过程中使用自己的权威，发挥其指导作用。这是目前最常见的医患关系模式。主要适用于急性疾病和外科手术恢复期。

5. E 良好医患关系的建立需要：（1）增强尊重患者的权利的意识；（2）建立协调医患关系的组织；（3）确立公正的社会舆论导向；（4）普及医学、伦理学、法律知识。

6. C 保守医疗秘密是非常重要的道德要求，医务人员尊重患者，为患者保守秘密，其实质是体现了尊重患者自主的原则。

7. B 在现代医学实践中，医患关系的常用模式是指导－合作型。

8. E 与医疗实践相结合是医德修养的根本途径和方法，具体从以下三个方面做起：（1）要坚持在为人民健康服务的医疗实践中认识主观世界，改造主观世界；（2）要坚持在医疗实践中检验自己的品德，自觉地进行自我教育，自我锻炼，提高自己的医学修养；（3）要随着医疗实践的发展，使自己的认识不断提高，医学道德修养不断深入。

9. C 医德评价是医务人员行为、医疗卫生保健单位活动的监视器和调节器；维护医德原则、规范和准则的重要保障；使医德原则、规范和准则转化为医务人员行为和医疗卫生保健单位活动的中介和桥梁。

10. A 内心信念是指医务人员发自内心地对道德义务的深刻认识、真诚信仰和强烈的责任感；是医务人员对自己行为进行善恶评价的内在动力，是医德品质构成的基本要素，也是医德评价的重要方式。

【A2 型题】

1. A 未经患者或家属的同意，摘取患者的眼球属于违法行为。

2. A 医生应该先为患者进行抢救，因为患者享有基本的医疗权。

3. D 医患交往的两种形式：言语形式的交往和非言语形式的交往。前者顾名思义，是用语言传递信息，后者包括语调、表情等。依据题意，这位女医生在非言语形式的交往中做得好。

4. B　受试者可以在研究的任何阶段选择退出研究，尊重受试者的自主选择权。

5. B　在医疗行为过程中要尊重患者的隐私权，但是对隐私权的保护也不是绝对的、无限制的，如果保护患者隐私造成了对患者的人身伤害，就要进行部分公开。在本案例中，患者的病情尚没有对自身生命健康造成威胁，因此可以先不必告知家属，尊重患者的隐私权和自主选择权。

第二部分　专业理论

第一章　麻醉学基础理论知识

第一节　麻醉设备学

【A1 型题】

1. C 氧气瓶内压力随着容量减少而成比例下降。伍德合金的断裂临界值为 3300psig。确定氧化亚氮剩余容量的唯一可靠方法为气瓶称重。二氧化碳气瓶的接口为通用规格，应注意识别，避免与氧气瓶混淆。

2. B 手术室内的最佳湿度应保持在 50%~55% 之间。室内湿度较高时，潮湿会影响无菌措施的屏障作用。手术室内必须保持轻度正压，有利于清除系统排出气体。并且应设计为新鲜空气从天花板附近进入，而空气回收接近楼板平面。

3. A 手术室设备所允许的最大漏电电流是 $10\mu A$。血液和生理盐水可以作为导电物质。能够引发室颤的确切电流量取决于电击发生时相对于心脏复极易损期（心电图上的 T 波）的时间。使用单极电刀时，可能需要暂停使用心脏植入式自动复律仪或除颤仪。

4. A 医用纱布和海绵在接近起火源使用前，须用无菌水或盐水湿润。气道起火时，能否快速完成关闭气流或移除气管导管这两种操作比考虑其先后顺序更为重要。使用额外的氧气输送以及手术部位高于剑突平面是最常引起火灾的情况。大部分火灾可因限制开放式供氧、使用氧气混合器或保护气道而得到避免。

5. B 顺应性高的长呼吸回路会增加由储气囊或呼吸器输送到回路的气体容量与实际到达患者体内的气体容量之间的差别。循环回路系统中的呼吸管路长度不影响无效腔的大小。当吹气法用于短时间停止呼吸以维持动脉氧合时，需通过放置于主气道内的装置将氧气直接吹入肺部，而不是吹向面部。抽吸型麻醉系统的氧流量为 4L/min 时，可以提供 FiO_2 60%~80%。

6. C 新鲜气体入口在系统中的位置决定了不同麦氏通气系统的功能。

7. C 此题为识记题。

8. D 墨菲氏孔的设计目的是防止管路前端斜口紧贴气管壁而引起气道堵塞。

9. E 当患者气道痉挛时，麻醉机会处于高压报警，其他选项均提示低压报警。

10. B 袖带气囊的长度至少能包裹 80% 的上臂。其余说法均正确。

【X 型题】

1. ABCDE SaO_2 和 SpO_2 之间的转换延迟通常会导致在低 SpO_2 时的脉搏式氧饱和度仪的监测结果不准。其他引起监测不准确的原因还包括：周围光线过强，移动，亚甲蓝染料，受测肢体的静脉搏动，低灌注（重度贫血、低体温、体循环阻力升高等），感受器位置不准，发光二极管到光电二极管存在漏光，动脉血管床存在旁路（光学分流）等。

2. ABE 火灾三因素或火灾三角分别是火源、燃料和氧源。

3. ABCD　如果动脉监测的换能器反应频率过低，系统阻尼过强，将不能准确地再现动脉压力波形，可能低估收缩压，而阻尼过弱会导致超射，产生收缩压假性增高，套管直径越小自发频率越低，但可以改善弱阻尼系统的表现，且减少血管并发症的发生率，如果套管直径达到完全阻断动脉的水平，反射波会干扰血压测量。

4. ABCDE　脑电双频指数简称 BIS，是单通道的 EEG，是 3 个 EEG 参数通过加权求和得出的，是从 0 到 100 的连续数字测量，数字越小，麻醉深度越深；数字越大，麻醉深度越浅。BIS 值为 100 时代表清醒状态，0 代表完全无脑电活动状态（大脑皮层抑制），一般认为 BIS 值 85 ~ 100 时为正常状态；65 ~ 85 为镇静状态；40 ~ 65 为麻醉状态；低于 40 可能出现暴发抑制。

5. BCDE　a 波是心房收缩形成的，房颤时必然消失。

第二节　麻醉解剖学

【A1 型题】

1. A　三叉神经的眼神经分支支配鼻黏膜前部。而上颌神经分支（蝶腭神经）支配鼻黏膜后部。

2. B　此题为识记题。

3. C　慢性双侧喉返神经麻痹时，因为某些代偿机制（如喉部肌肉组织萎缩）而很少出现气道的问题。

4. C　当甲颏距离 <6cm 时，提示可能存在气管插管困难。

5. C　喉有 9 个软骨组成：甲状软骨，环状软骨，会厌软骨，还有成对的构状软骨，小角软骨和楔状软骨。

6. A　成人气管的平均长度为 11 ~ 13cm。

7. C　此题为识记题。

8. B　第一个狭窄是咽峡，成人最狭窄的部位是声门，小儿最狭窄的是环状软骨。

9. C　颈围大于 43cm 时与困难气管插管有相关性，且其比体重指数更有预见性。

10. C　会厌可防止异物进入气道，在进食状态，会厌可遮盖气道入口。

11. C　支撑气管的重要软骨是环状软骨，它是组成呼吸道的唯一完整的软骨环。

12. D　脑室的脉络膜每天大约可产生 500ml 的脑脊液。

13. C　蛛网膜是一层很薄的非血管膜，是药物进出脑脊液的主要屏障，占药物转移阻力的 90%。

14. E　硬膜外腔后方为黄韧带，从枕骨大孔延伸至骶裂孔。

15. D　成人硬脊膜囊末端终止于 S_2 水平，儿童硬脊膜囊的终点更低。

16. D　脊髓前部的滋养血管较脊髓后部少，因此脊髓前部和深部（灰质）最易发生缺血，导致前角运动神经元损伤，称为脊髓前动脉综合征。

17. A　B 纤维对局麻药最敏感，感觉纤维中传导温度觉的 C 纤维比传导针刺觉的 Aδ 纤维更易阻滞，传导触觉的 Aβ 纤维和 Aα 运动纤维最后被阻滞。

18. E　行颈丛深支神经阻滞时不主张行双侧阻滞。

19. B　膈神经是混合神经，来源于 C_3、C_4、C_5，右膈神经的感觉纤维还可分布到肝、胆囊和胆道系统。

20. A　臂丛神经由第 5 ~ 8 颈神经前支和第一胸神经前支大部分组成。

21. D　臂丛神经在斜角肌间隙合并形成上干、中干和下干，在第一肋外缘，每一干又发出前股和后股，各股神经在腋窝形成三束，根据其与腋动脉第二段的位置关系命名为外侧束、后束和内侧束。在胸小肌外缘，臂丛神经的外侧束、后束和内侧束分出上肢的外周神经。外侧束形成正中神经外侧头和肌皮神经，内侧束形成正中神经内侧头、尺神经、前臂内侧皮神经和臂内侧皮神经，后束形成腋神经和桡神经，臂丛神经还发出运动神经支配某些肌肉运动。

22. B　肌间沟入路臂丛神经阻滞通常在 C_6 平面进行，此平面离胸膜顶较远，只要正确进针，发生气胸的风险较低。

23. A　腰丛由 $L_{1\sim4}$ 前支组成，通常还包括 T_{12} 的部分分支，偶尔也有来自 L_5 的分支参与。

24. A　腰丛的低位组成成分（L_2、L_3、L_4）主要支配大腿前内侧。大腿后部的感觉是由股后侧皮神经（$S_{1\sim3}$）支配，并非由坐骨神经支配。

25. E　环甲膜切开时要把12#或14#的静脉导管通过环甲膜中线置入气管，导管需要牢固地固定在皮肤上。进行此项操作时，操作区域附近的组织结构均需要避免损伤。

26. E　胸膜腔是一个密闭腔隙，两侧胸膜腔互不相通，呼气末时，胸膜腔内压力约为 $-5cmH_2O$，吸气过程中可降至 $-8cmH_2O$ 左右。

27. B　膈肌是主要的肺部肌肉，另外肋间外/内肌、胸锁乳突肌、斜角肌、胸部肌肉、腹部肌肉（腹直肌、腹外斜肌、腹内斜肌、腹横肌）均参与呼吸，咽部肌群虽然在维持呼吸道方面十分重要，但通常不被认为是呼吸肌。

28. D　女性气管外径的冠状位水平约为2.0cm。

29. C　两肺下界的体表投影位于肩胛处与第10肋相交。

30. D　副交感神经主要支配心房和传导组织，而交感神经纤维广泛地分布于心脏各处。

31. B　收集心脏静脉血的冠状窦注入右心房。

32. C　心包间隙内存在的液体量为20～50ml，当超过此范围时便是心包积液，当积液显著增加导致心腔压缩时会引起心包压塞，而其严重程度主要取决于心包压力的增加程度。

33. B　肾单位是组成肾脏的结构和功能的基本单位，包括肾小体和肾小管。每个肾脏约有一百多万个肾单位。肾小体由肾小球和肾小囊组成。肾小管通常分为三段：第一段与肾小囊相连，称近端小管，依其走行的曲直，又有曲部和直部之分；第二段称为髓袢细段，管径细，管壁薄；第三段称远端小管，分直部和曲部，其曲部末端与集合管相连。近端小管的直部、细段与远端小管的直部连成"U"字形，称为髓袢。

34. A　正常的肝血流占心输出量的25%～30%。

35. A　门静脉血流取决于胃肠道和脾的血流。

36. B　新生儿环状软骨下界位于第4颈椎平面。

【A3/A4 型题】

1. E　A、B、C、D选项所述内容都可能引发术后吸气性喉喘鸣，因此需要快速排查。

2. A　鼻部的血供来源于上颌骨内动脉和筛前动脉，出血难以控制时可结扎这两支血管。

3. E　该类手术通常需要全身麻醉或椎管内麻醉，神经阻滞等局部麻醉不合适，须结合病情、手术方式和患者的意愿具体选择。该患者可能存在困难气道，可备好可视喉镜或在清醒状态下完成气管插管进行全身麻醉。腰椎的问题可能会增加椎管内麻醉的操作难度，但不存在禁忌。

4. E 除直接采取局麻外，其他方式均可接受，需要注意的是，如果进行腰麻操作，应保持注射器和穿刺针在原位保持片刻，防止麻醉药从大的硬脊膜裂孔向外泄露。

第三节　麻醉生理学

【A1/A2 型题】

1. D 外力和容量之间的关系代表肺与胸廓组织的弹性，即单位压力变化（△P）引起肺内气体容量的改变（△V）称为肺 - 胸顺应性（CT）。顺应性又可分为静态顺应性和动态顺应性两种。前者不受时间限制，主要影响因素是肺组织的弹性；后者受时间的限制，主要影响因素是气道阻力。机械通气时，麻醉机会自动给出压力 - 容积环，并自动计算出顺应性。监测顺应性可用于：①判断病情变化，肺静态顺应性降低反应肺实质的病变，而动态顺应性/静态顺应性比值的降低提示气道阻塞性病变或吸气流量过大；②指导最佳 PEEP 的发现与应用，一般将 PEEP 设定为稍高于压力 - 容积环下拐点；③麻醉中也可借此判断病情的变化，合理设置通气参数后顺应性的改善是判断病情转归、疗效的重要指标。

2. E 影响肺 - 胸顺应性的因素：①残气量或功能残气量增加时，肺 - 胸顺应性降低，如肺气肿或哮喘患者；②吸气的流速缓慢时，动态肺 - 胸顺应性增加；③肺弹性及扩张程度的变化，如肺组织实变或胸廓畸形肺扩张受限，可使肺 - 胸顺应性降低；④全身麻醉后由于肺不张及肺表面活性物质功能下降，肺顺应性下降，采取肺复张策略可使顺应性恢复；⑤体位对肺 - 胸顺应性的改变类似对肺通气量的改变，俯卧位使顺应性降低35%；反之，截石位可使顺应性增加8%；⑥开腹手

术及开胸手术可使顺应性较术前分别降低18%和10%。在人工气腹手术中，气腹阻碍膈肌下降，可导致肺顺应性下降。

3. C 正常成人肺循环的血容量为400～600ml，占总血容量的8%～10%

4. C 肺循环系统是低压系统，正常时右心与左心排血量基本相等，但肺动脉平均压只有主动脉的1/6～1/5，约14mmHg（1.87kPa），肺静脉压力为6mmHg（0.8kPa）。

5. B 生理无效腔量分为解剖无效腔量和肺泡无效腔量。解剖无效腔量约为2ml/kg，健康人仰卧位时，由于肺泡无效腔量极少，此时生理无效腔量约等于解剖无效腔量。病理情况下，解剖无效腔量一般变化不大，生理无效腔量主要反应肺泡无效腔量。体位可以影响肺泡无效腔量。肺血流分布受重力影响，在侧卧位时，约2/3的肺血流分布在下侧肺，而自主呼吸的通气大部分也通向下侧肺，因而肺泡无效腔量变化很小。然而行人工通气时，则对上侧肺的通气较多，而血流分布较少，使肺泡无效腔量增加。

6. E 正常人生理无效腔与潮气量的比值为0.3，即30%的通气停留于无效腔内。

7. A 氧解离曲线表示血红蛋白与氧结合和解离的曲线，两者呈正相关。当 PO_2 降低，氧解离增多，氧饱和度下降。氧解离曲线呈"S"形，当氧分压在60～100mmHg时，氧分压变化大，但氧饱和度变化很小。氧解离曲线受血液的 PCO_2、H^+ 浓度（pH）及温度等因素的影响，其因素的变化可引起氧解离曲线的移动。在组织内如细胞代谢产生大量 CO_2，可使血浆和红细胞内的 PCO_2 升高，pH 降低，从而使曲线右移而有利于氧的释放。此外，在红细胞内有 2,3 - DPG，与 Hb 结合后可使 Hb 对 O_2 的亲和力降低，且可降低红细胞内 pH，

二者均使曲线右移，利于 O_2 的释放。但库存血内 2,3 - DPG 含量随储存的日期而降低。

8. E 心房的易颤期位于 QRS 波末到 ST 段开始后 20ms。心室的易颤期位于 T 波升至顶峰之前约 30ms。临床上采用电击复律治疗心律失常时，常用心电图 R 波触发并经一定时间延迟输出直流同步电击，使刺激不致落入心室的易颤期内。

9. B 冠脉供血主要发生在心室舒张期，所以心室舒张期的长短和主动脉舒张压是调节冠脉循环的因素。

10. D 在极度疲劳、睡眠或麻醉状态下可出现 δ 波。

11. E 绝大部分交感神经节后纤维的递质为去甲肾上腺素，但少数交感神经节后纤维如交感舒血管纤维的递质为乙酰胆碱。

12. A 许多麻醉药物进入血液后，部分与血浆蛋白结合而不具有药理活性。肝病患者合成白蛋白减少，药物与白蛋白结合的部分减少，未结合的药理活性部分相应增多，有可能出现药物敏感现象甚至发生相对逾量中毒的意外。因此，对肝病患者使用与白蛋白结合的麻醉药时剂量宜减少。

13. A 肝可以利用经肠黏膜吸收的氨基酸合成血浆中的蛋白质、纤维蛋白原、α - 球蛋白和 β - 球蛋白等，但不能合成 γ - 球蛋白，故 C 选项表述不准确。另外，肝脏可以合成 6 种凝血因子，如Ⅰ因子（纤维蛋白原）、Ⅱ因子（凝血酶原）、Ⅴ因子、Ⅶ因子、Ⅸ因子、Ⅹ因子等，并不是所有凝血因子都由肝脏合成。

14. A 正常成人 24 小时尿量为 1000 ~ 2000ml。如 24 小时尿量少于 400ml 或每小时尿量少于 17ml，则称为少尿；如 24 小时尿量少于 100ml 或 12 小时完全无尿，则称为无尿；如 24 小时尿量超 2500ml，则称为多尿。

15. D 用等张晶体液扩容的量须是失血量的 3 ~ 4 倍。

16. C 由于麻醉本身可引起一定范围内或某一程度上的血管扩张和心功能抑制，故在麻醉前应进行适当的补偿性扩容（CVE），以弥补麻醉导致的相对容量不足。一般在麻醉前或诱导时静脉滴注 5 ~ 7ml/kg 的平衡盐溶液来实施 CVE。

17. D 激素的共同特性包括：相对特异性，高效能性，信息传递性，相互作用性。

18. E 甲状腺激素的生物学作用主要包括：①促进生长发育，促进生长发育最明显的时期是在婴儿时期，在出生后头五个月内影响最大。它主要促进骨骼、脑和生殖器官的生长发育。②甲状腺激素可提高大多数组织的耗氧率，增加产热效应。③在正常情况下甲状腺激素主要是促进蛋白质合成，特别是使骨、骨骼肌、肝等蛋白质合成明显增加。其次，加速糖和脂肪代谢，特别是促进许多组织的糖、脂肪及蛋白质的分解氧化过程，从而增加机体的耗氧量和产热量等。

19. C 热觉感受高于体温的温度刺激，传入纤维为 C 类纤维，冷觉感受低于体温的温度刺激，传入纤维为 Aδ 类纤维。

20. C 通常硬膜外压力为负压，产妇的硬膜外压力可为正压，且硬膜外静脉扩张亦会增加硬膜外针或导管置入静脉血管的可能性，可导致药物意外注射进血管内。

【A3/A4 型题】

1. B 左心衰竭最常发生于原发的心肌功能障碍，通常是冠状动脉疾病，也可发生于病毒性疾病、中毒、未治疗的高血压、瓣膜功能障碍、心律失常或心包疾病中。心衰患者的主要代偿机制包括增加交感张力、激活肾素 - 血管紧张素 - 醛固酮系统以及释放精氨酸血管加压素。

2. A　心肌的供血完全来自于左、右冠状动脉，血液从心外膜流至心内膜血管，灌注心肌后，血液经冠状静脉窦和心前静脉回流至右心房。

3. B　当单肺通气时，萎陷侧肺持续有血流灌注而无通气，患者存在较大的右向左肺内分流。缺氧性肺血管收缩可减少非通气侧肺的血流。抑制缺氧性肺血管收缩而加重右向左分流的因素有：肺动脉压过高或过低，低碳酸血症，混合静脉血氧分压过高或过低，血管扩张剂，肺部感染及吸入性麻醉剂等。

4. C　胸科手术术中出现房颤的几率较高，此时可建议暂停手术，必须采取必要的措施进行处理，避免恶性心脏事件的进一步发生，如果是新发房颤则可采用β受体拮抗剂控制心率，如无明显改善可采用胺碘酮或普鲁卡因胺等进行药物心脏复律，考虑到患者有慢性冠心病、心衰等病史，必要时可接受TEE检查以排除心房内血栓，并在第一时间明确有无可疑新发心肌缺血，以早期控制。

5. C　$PaCO_2$在20~80mmHg之间时，CBF随$PaCO_2$变化而变化。$PaCO_2$每改变1mmHg，脑血流变化可达4%，急性代谢性酸中毒对脑血流几乎无影响。PaO_2只有在发生显著改变时才能使CBF发生变化，如严重的低氧血症（$PaO_2<50$mmHg）可引起脑血流的明显升高。

6. D　颅内容积相对固定，由脑组织（80%）、血液（12%），脑脊液（8%）组成。为了避免颅内容积的增加，其中任何一种成分容积的增加都会以其他成分容积的减少为代价。

7. E　氯胺酮是唯一扩张脑血管、增加脑血流的静脉麻醉药，由于氯胺酮会选择性激活特定区域（如边缘和网状系统），抑制其他区域（如躯体感觉和听力区），从而保持总体

代谢率不变，且其可抑制脑脊液的吸收。

8. E　电生理监测用于评价中枢神经功能的完整性，而其中最常见的则是诱发电位监测；脑电图可有效监测颈动脉内膜剥脱术中脑灌注和麻醉深度；而脑氧饱和度可监测脑的有效灌注；颈静脉氧饱和度可以用来鉴别急性脑缺血，主要用来监测全脑情况。

9. C　Child-Pugh将患者5个指标纳入评级标准：肝性脑病、腹水、总胆红素、白蛋白、PT延长。总和最低为5分，最高为15分。根据总和情况将肝脏储备功能分为A，B，C三级：A级5~6分，B级7~9分，C级10~15分。

10. E

	1分	2分	3分
肝性脑病（级）	无	1~2度	3~4度
腹水	无	轻度	中重度
总胆红素（umol/L）	<34	34~51	>51
白蛋白（g/L）	>35	28~35	<28
PT延长（s）	<4	4~6	>6

11. A　麻醉时肝脏血流通常减少，其诱发因素包括麻醉药物的直接或间接作用；通气方式和手术类型；心输出量下降通过反射性兴奋交感神经使内脏动脉和静脉血管床收缩，肝脏血流减少；控制性正压通气时平均气道压会减少静脉血流，降低心输出量，使得肝脏血流减少；肝脏附近的手术操作可使肝血流减少达60%；β受体拮抗剂、α受体兴奋剂以及血管加压素会降低肝血流。而小剂量多巴胺持续输注可增加肝血流。

12. A　术中要优先考虑保护患者血管内容量和尿排出量；应首选胶体液（白蛋白）以增加胶体渗透压；门静脉高压导致的静脉怒张、既往手术造成的粘连以及患者本身存在的凝血功能障碍可引起术中大量出血，需要进行积极的静脉补液，甚至需要补充红细胞和凝血

因子等；储存红细胞过程中使用的抗凝剂（枸橼酸）能与血浆中的钙结合造成低钙血症，因此需要静脉补钙。

【X 型题】

1. ABCE 麻醉期间预防功能残气量（FRC）下降和肺不张的方法包括：①坐位或头高 30°可减少麻醉降低功能残气量（FRC）的作用，这一方法在肥胖患者中的效果更为显著；②麻醉诱导时采用 5 ~ 10cmH$_2$O 持续气道正压通气（CPAP）以降低 FRC；③麻醉中行呼气末正压（PEEP）通气，通常为 10cmH$_2$O 压力，最好根据压力 - 容量曲线设定最佳 PEEP 值；④合理设置吸入氧浓度，在保证氧合和氧供条件下降低氧浓度，这是预防吸收性肺不张的重要因素。同时还应认识到吸入较高浓度氧的益处，如增强肺泡巨噬细胞的吞噬能力、降低切口感染率和降低术后恶心、呕吐的发生率等。所以，通常麻醉维持期氧浓度设定在 30% ~ 40%，特殊情况下可增加但不超过 80%；⑤应用肺复张策略，吸气压力达 40cmH$_2$O 并维持 8s，可使萎陷的肺泡重新开放。

2. ABCDE 恶性高热是指某些麻醉药物诱发的全身肌肉强直性收缩，并发体温急剧上升及进行性循环衰竭的代谢亢进危象。具有家族遗传性，其死亡率很高。家族遗传性与诱发因素相结合是恶性高热的病因。常见诱发恶性高热的麻醉药物是氟烷和琥珀胆碱等。

3. ADE 全身麻醉不是 TURP 首选的麻醉方法，原则上应在无禁忌证的情况下尽可能采用椎管内麻醉，椎管内麻醉能更有效阻断应激反应而维持体内神经内分泌系统和免疫系统的稳态，并且使患者保持清醒，更有利于发现 TURP 综合征和膀胱穿孔的早期症状。除截石位，TURP 有时需要头低位，结合灌洗液引起的低钠血症的影响，全身麻醉较易发生

脑水肿和苏醒延迟。

4. DE TURP 手术的麻醉平面不宜超过 T$_{10}$，因为术中可能出现操作失误或刺激闭孔神经而引起患者下肢肢体弹动，导致电凝穿破膀胱，灌洗液流入腹腔。平面过高会掩盖患者的不适感，难以及时发现和处理。

5. ABDE 除了蒸馏水外，其余均可作为灌洗液用于手术。

6. ABCDE 因为大量灌注冲洗液，患者血容量增加，出现稀释性低钠血症，血浆渗透压降低，进而导致组织间质水肿和视乳头水肿。大量冲洗液进入体内，会引起体温下降。

7. BDE TURP 患者血容量增加往往伴有高血压，患者有高血压病史，心肌继发改变，若此时立即气管插管，插管刺激易引发心血管反应，诱发急性左心衰；TURP 综合征患者往往存在低钾血症，应用毛花苷丙强心有导致洋地黄中毒的风险。

8. ABCDE 麻醉前访视及评估的简单记忆法：A2，B2，C2，D2，E2，F2，G2。A：确切的病史，气道；B：血红蛋白/失血量估计/备血，呼吸；C：临床检查，合并其他疾病；D：患者用药情况，既往麻醉手术情况；E：评估调查，接受手术前状态；F：液体状态，禁食；G：身体状态评分，知情同意。

9. ABCDE 循环系统的监测：①颈静脉怒张是水过多的表现，颈静脉塌陷多为液体缺失；②心率增快多由缺水或低钠血症导致，但需与手术刺激、麻醉偏浅、血管活性药物和心脏功能异常等其他原因相鉴别；③低血压见于高镁血症及低钠血症，一般维持术中收缩压大于 90mmHg 或平均动脉压大于 60mmHg；④SpO$_2$是围术期的重要监测项目，在组织血流灌注良好的情况下，若 SpO$_2$ 波形描记随呼吸变化，则提示患者血容量不足；但是若波形不随呼吸变化，不能完全除外患者血容量不

足；⑤心律失常：低钾、高钾、高钙、低镁均可出现心律失常，严重者可到心搏骤停。高镁血症的患者以房室传导阻滞为主；⑥尿量是反应肾灌注和微循环灌注状况的有效指标，术中尿量应维持在 1.0ml/（kg·h）以上，但麻醉手术期间抗利尿激素分泌增加，可影响机体排尿，故尿量并不能及时反映血容量的变化。

第四节　麻醉药理学

【A1/A2 型题】

1. D　一般认为，中央室包括血液以及血流丰富的组织和器官，如肝、肾、心、脑及腺体等；外周室包括脂肪、皮肤及静止状态的肌肉组织等血流差的组织和器官。其中脑组织对脂溶性高的药物而言可视为中央室，对脂溶性低的药物而言则应划为外周室。

2. A　药物的转运方式分为被动转运、载体转运和膜动转运。被动转运又称非载体转运，指存在于膜两侧的药物顺浓度梯度，即从高浓度一侧向低浓度一侧扩散的过程，分为简单扩散和滤过两种形式。药物以被动转运为主。简单扩散又称脂溶扩散，是药物转运的一种最常见、最重要的形式，主要受药物的脂溶性、极性和解离度等因素的影响。

3. E　被动转运的特点是：①顺浓度梯度转运，即从高浓度向低浓度转运；②不需要载体，膜对通过的物质无特殊选择性；③不消耗能量，扩散过程与细胞代谢无关；④不受共存的类似物的影响，即无饱和现象和竞争抑制现象，一般也无部位特异性。

4. B　主动转运是人体重要的物质转运方式，生物体内一些必需物质如单糖、氨基酸、水溶性维生素、K^+、Na^+、I^- 以及一些弱酸、弱碱等弱电解质的离子型都是以主动转运方式通过生物膜的。

5. D　主动转运的特点：①逆浓度梯度转运；②需要消耗能量，能量主要来源于细胞代谢产生的 ATP；③需要载体参与；④具有结构特异性和部位特异性，如维生素 B_{12} 的主动转运仅在回肠末端进行，而维生素 B_2 和胆酸仅在小肠的上端被吸收；⑤受代谢抑制剂的影响，如氟化物可抑制细胞代谢而影响主动转运过程；⑥同时使用结构类似物能产生竞争性抑制作用；⑦主动转运的速率及转运量与载体的量及其活性有关，当药物浓度较低时，载体的量及活性相对较高，药物转运速度快。

6. B　①结合是可逆的，结合与分离是一个动态平衡的过程；②结合后因相对分子质量大，不能跨膜转运，暂时失去药理活性；③具有饱和性，血浆蛋白减少，则游离型药物增多，故营养不良的患者用药剂量应适当减少；④同时应用两种能与同一血浆蛋白结合的药物时，可发生竞争置换现象。

7. A　能引起药理效应的最小剂量（浓度）称为最小有效量或阈剂量，高于此剂量的依次称为治疗量（常用量）、极量、最小中毒量和最小致死量。

8. D　半数有效量（ED50）指药物引起半数实验动物发生阳性反应（质反应）的剂量。若以死亡作为阳性反应的指标，则为半数致死量（LD50）。ED50 表示药物作用强度的大小，LD50 表示药物毒性的大小。药物的治疗指数（TI）等于两者比值，即 TI = LD50/ED50，表示对半数动物有效的剂量增大多少倍可引起半数动物死亡，是评价药物安全性的重要指标。TI 越大，药物越安全。

9. D　此题为识记题。

10. C　同一种药物剂量小时往往选择性较高，剂量增大后则选择性降低。如主要兴奋大脑皮质的咖啡因当剂量增大时可兴奋皮层下中枢和脊髓。

11. E 恩氟烷、氟烷、七氟烷和氧化亚氮对呼吸道无明显刺激性。

12. E 机体对某些药物产生的遗传性异常反应称为特异质反应。目前认为特异质反应指少数遗传缺陷者，因为特定的生化（蛋白质、酶）功能的缺损，而对药物反应异常（通常是特别敏感）。这种反应不是变态反应，不需要预先敏化过程，无免疫机制参与。

13. E 长期使用某些药物，突然停药使原有疾病症状迅速重现或加重的现象称为停药反应或反跳现象。

14. B 药物所需剂量或浓度越大，效价强度越小。

15. E 不同吸入麻醉药 MAC 相同时产生不同的心血管效应。

16. B 肺泡最低有效浓度（MAC），指在一个大气压下，使50%的患者或动物对伤害性刺激不再产生体动反应（逃避反射）时呼气末气体（相当于肺泡气）内麻醉药浓度。MAC 仅反应镇痛作用，MAC 越大，镇痛作用越弱。

17. D 此题为识记题。

18. A 此题为识记题。

19. E pA2 越大，表明拮抗作用越强。

20. D 易溶于水，消除半衰期短是咪达唑仑广泛应用于麻醉的主要原因。

21. E 咪达唑仑主要在肝脏代谢。

22. A 吗啡可收缩平滑肌，使胆内压升高，阿托品可使平滑肌松弛。

23. B 此题为识记题。

24. D 瑞芬太尼可被酯酶迅速水解，作用快而短，不论静脉输注时间多长，其即时半衰期始终在4分钟内。

25. D 血/气分配系数是影响吸入麻醉药诱导快慢的因素；通气量是影响吸入麻醉药从人体排出快慢的因素。

26. C 肌松药除选择性作用于 N_2 受体，也可不同程度地作用于神经节细胞的 N_1 乙酰胆碱受体和 M（毒蕈碱样）乙酰胆碱受体，通过兴奋或抑制周围自主神经系统产生心血管效应。

27. B 麻醉药在体内解离和未解离取决于药物的 pKa 和体液 pH 值，未解离的能进入神经膜而起作用，故体液 pH 值高时，未解离药物多，局麻作用时间长。炎症区域 pH 值降低，局麻作用时间相对短，在脓肿手术前，不能将麻醉药注入脓腔，应在脓腔周围做环形浸润注射。

28. D 七氟烷相较于其他吸入麻醉剂，无明显刺激性，且因血/气分配指数低使得肺泡浓度迅速升高。在儿童吸入诱导插管时，七氟烷可产生足够的肌肉松弛。

【A3/A4 型题】

1. B 并非所有患者都需要术前用药，例如对于颅脑损伤的急诊患者而言，人为改变意识状态可能进一步加重病情。

2. D 瑞芬太尼的化学结构特殊，含有独特的酯键，被血浆和组织中的非特异性酯酶迅速水解。离体实验证实瑞芬太尼的水解不依赖于血浆假性胆碱酯酶。

3. B 术前用药可以影响麻醉后的苏醒，如抗胆碱能药物、阿片类药物、镇静药，另外术中使用挥发性麻醉剂提高了呼吸暂停的阈值，术中的过度通气使得术后自主呼吸不能及时恢复，另外患者的抑郁症需要服用的三环类抗抑郁药具有抗胆碱能作用，可以增强东莨菪碱的镇静作用，对于长期禁食的年轻患者，不能排除低血糖的可能，患者无酒精嗜好，不考虑急性酒精中毒的可能。

4. A 局麻药物所谓的最大安全剂量取决于患者情况，阻滞的神经，注射的速度以及其他因素。在局麻药物混合应用时，其毒性作用会累加。

5. D 布比卡因误入血管会引起严重的心脏毒性反应，包括左室功能抑制、房室传导阻滞以及危及生命的心律失常，如室性心动过速和室颤。

6. E 在低氧血症、代酸、呼酸患者中，局麻药中毒的风险很大。强效、脂溶性高的局麻药物在较低的血药浓度即可引起癫痫发作，苯二氮䓬类、过度通气可提高局部麻醉药引发癫痫发作的阈值，丙泊酚可迅速有效地终止癫痫，因此予以吸氧、咪唑安定、丙泊酚等可有效处置局麻药物中毒，同时备好全麻器具，大量输液不属于常规处理原则。

【X 型题】

1. ABCD 几乎所有的药物包括一些抗过敏药都可能引起变态反应。以前多次用过某药均无变态反应的，再次使用时也有可能会引起变态反应。

2. ABCDE 凡能在一定时间内阻滞神经纤维冲动传导所需的局麻药最低浓度，称为最低麻醉浓度（Cm）。Cm 不仅受电解质浓度的影响，而且还受以下因素的影响：①神经纤维轴径粗细；②pH；③钙浓度；④神经兴奋的频率

3. ABC 局麻药在体内的分布一般为三室模式。快速消散相是人体高灌流器官对局麻药摄取的结果。慢分布相主要是低灌流器官对局麻药的摄取。局麻药吸收后首先分布到高灌流器官如心肺脑肝等处，称中央室。然后再分布到低灌流组织，如肌肉、脂肪和皮肤等，称周边室。随着局麻药在体内被组织器官的摄取，药物分布逐渐达稳定状态。

4. ABCDE 麻醉药物的不良反应分为副反应、毒性作用、后遗效应、停药反应、特异质反应、变态反应、"三致"作用等。

5. ACDE 硝苯地平是短效二氢吡啶类钙

通道阻滞剂，对血管具有高选择性，对窦房结和房室结的作用较弱，反而会产生扩张血管导致的反射性心率增快。维拉帕米和地尔硫卓是基本的抗心律失常药物。

6. ABCD 该患者应首先考虑输血中出现过敏反应，首先停止给予任何可疑致敏原，停止输注浓缩红细胞；肾上腺素是过敏性休克的首选用药，应尽早给予；补充胶体也可能会出现过敏，故不应补充胶体，使用晶体液；给予组胺受体拮抗剂苯海拉明可减轻过敏症状；给予糖皮质激素地塞米松，对于急性发作无明显作用，但可降低病情进展风险。

第五节 相关疾病

【A1/A2 型题】

1. D 交替脉指节律正常而强弱交替出现的脉搏，是左心衰的重要体征之一。

2. C 典型支气管哮喘的症状多为发作性的、伴有哮鸣音的呼气性呼吸困难。

3. B 有些急性心功能不全引起的呼吸困难类似哮喘发作，又称心源性哮喘。当两者难以鉴别时，可以雾化吸入 β_2 肾上腺素受体激动剂作诊断性治疗，若迅速缓解可排除心源性哮喘。在所给选项中，异丙肾上腺素属于 β_2 肾上腺素受体激动剂。

4. D 典型的支气管哮喘的呼吸困难多为呼气性呼吸困难，增加呼吸频率或缩短呼气时间都会阻碍气体排出，产生内源性呼气末正压，导致过度充气，会增加机械送气的功率，存在气压伤和血流动力学障碍的相关风险。

5. C 决定心肌氧耗的因素是心率、心室壁张力、心肌收缩力，该三项任何一个因素在数值上的增加均可加重心肌氧耗。因此三者可作为心肌氧耗的判断指标。此外，心率与收缩压的乘积（HR * SBR）即 RPP 值，正常值 <

12000，若患者 RPP 值 > 12000，心肌氧耗增加，易发生心肌氧供与氧需平衡失调。

6. E 洋地黄类药物具有正性肌力、负性频率作用。因负性频率抑制心脏传导系统，对房室结的抑制最为明显。当下壁心梗伴完全性房室传导阻滞时，再使用抑制心脏传导药物可导致心脏骤停。使用洋地黄的主要禁忌：①对洋地黄类过敏、洋地黄中毒或过量引起的心衰加重或心律失常；②预激综合征伴有房颤或房扑；③梗阻性肥厚型心肌病，洋地黄可加重左室流出道梗阻，故不宜使用，但在出现心衰时仍可应用；④二度或者二度以上的房室传导阻滞不能使用洋地黄。如果合并心衰时，需要在放置心室起搏器后，再用洋地黄；⑤窦缓、房颤或房扑伴有完全性房室传导阻滞或心室率低于 60 次/分。

7. E 三度房室传导阻滞的心电图特点是 P 波与 QRS 波无关，心房率大于心室率，心室起搏点通常在阻滞点稍下方。

8. D 肺动脉高压的诊断标准：静息状态下肺动脉压 > 25mmHg；运动状态下肺动脉压 > 30mmHg。

9. D 室上速的心率为 170 ~ 190 次/分。

10. C 洋地黄降低窦房结自律性，减慢窦性心率，能使房室交界区的有效不应期延长，传导减慢。此时电复律会诱发室颤。故洋地黄中毒者应停用洋地黄，禁忌电复律。

11. C 休克指数 = 脉率 ÷ 收缩压，指数为 0.5 时，多提示无休克存在；当休克指数为 1 时失血量为循环血量的 23%（成人约 1000ml）；休克指数为 1.5 时约为失血量 33%（成人约 1500ml）；休克指数为 2 时约为失血量的 43%（成人约 2000ml）。该患者休克指数 = 110 ÷ 85 ≈ 1.3，失血量为 1000 ~ 1500ml。

12. B 一般不要求糖尿病患者术前血糖控制到完全正常水平，以免发生低血糖。一般认为择期手术患者术前空腹血糖应控制在 8.3mmol/L 以下，最高不应超过 11.1mmol/L，或餐后血糖不超过 13.9mmol/L；尿糖检查为阴性，24 小时尿糖在 0.5 g/dl 以下；尿酮体阴性。

13. E 选项所给内容均为处理高血钾的措施，但最快捷有效的是血液透析。

14. E 在嗜铬细胞瘤手术切除前，α 受体拮抗剂应用一般不少于 2 周。其他降压药不必常规应用。

15. A 当颅内压急剧增高时，患者出现血压升高，心率减慢，脉压增大，呼吸节律紊乱及体温升高等生命体征改变，又称库欣综合征。

16. C 绝大多数肿瘤患者化疗后会导致骨髓抑制，尤其会导致凝血功能障碍，所以选择全身麻醉为宜。

17. C 妊娠期白细胞从 7 ~ 8 周开始轻度增加，到妊娠 30 周达高峰，主要是中性粒细胞增多，而单核细胞和嗜酸性粒细胞几乎无改变。

【A3/A4 型题】

1. D 缺血性心脏病患者的麻醉管理，最重要的是维持良好的心肌氧供需平衡。

2. E 心肌缺血早期的心电图变化包括 T 波形态改变，如 T 波倒置和（或）高尖。如发生明显的心肌缺血，可见到 ST 段进行性压低。ST 段向下倾斜和水平压低较 ST 段向上倾斜压低，对诊断心肌缺血更有特异性。非心脏手术中出现新发的 ST 段抬高较少见，ST 段抬高通常提示严重的心肌缺血、血管痉挛或心肌梗死。年轻患者心前区中间导联（如 V_3 和 V_4）出现孤立、轻微的 ST 段抬高可能是正常变异。心肌缺血也可能表现为术中出现不能解释的房性或室性心律失常，甚至新的传导异常。

3. D　如果腹腔镜手术中突然出现血压下降，心率增快，鉴于手术类型，可考虑手术时长较长，腹腔镜压力过高使得二氧化碳吸收过多而出现呼末 CO_2 过高，以及输液不足，麻醉过深，甚至由上述多种因素导致的心肌缺血。甲亢危象通常表现为高热、心动过速、血压增高等变化，不符合题干中的表现。

4. E　针对摔伤患者，不仅仅着眼于外伤本身，摔伤的病因需要进一步探究。老年患者的晕厥病史往往提示患者可能存在心律失常或潜在的器质性心脏病。由于突发的心律失常骤然影响心输出量，减少脑灌注进而出现心源性晕厥。表现出来的头晕、黑矇提示轻度脑损害。而上述的心律失常包括缓慢性和快速性心律失常。

5. A　该患者术前的心电图存在一度房室传导阻滞及左前分支阻滞提示双束支传导阻滞，甚至可能存在传导系统的广泛病变。

6. E　左束支传导延迟或阻滞几乎提示潜在的心脏疾病，因此进一步的检查显得尤为重要。心脏专项评估必须提上日程，如手术紧急，可在手术及麻醉前安装临时起搏器；如可暂缓，则行动态心电图监测并检测心肌同工酶水平以排除可能存在的心肌缺血或梗死。

7. B　中等充气压力不影响心率、中心静脉压、心输出量或仅仅使得上述指征略微上升。而过高的腹腔压力会导致腹腔血管塌陷，使得静脉回流减少，心输出量和心脏前负荷降低。高碳酸血症会引起交感神经系统兴奋，升高血压、心率，从而引起心律失常，可以适当提高潮气量或呼吸频率进行代偿。而胸腔内压力提高亦会引起静脉回流减少，引起平均肺动脉压力升高。

8. E　心电监测及脉氧饱和度监测均为基础监测，可获得生命体征信息；呼气末二氧化碳可用来指导通气指标，正常患者行腹腔镜手术时，动脉和呼气末二氧化碳的差值是恒定的，但在腹腔镜手术中发生高充气压、头高脚低位所致的心输出量降低和气体栓塞时，会增加其差值；有创动脉监测，可实时显示血压，尽早发现血压变化，也便于动脉血气分析。此手术中中等气腹压对中心静脉压的影响不大，可不监测。

9. E　择期手术患者，术前一定的呼吸功能锻炼和治疗尤为重要，可在一定程度上减少术后肺部并发症。

10. E　对该类患者而言，术后早期拔管在一定程度上是有益的，但必须建立在足够的镇痛、没有麻醉药物及肌松药物残留，无明显的支气管痉挛和分泌物，无明显的高碳酸血症、酸中毒及低氧血症的基础上。FEV_1 低于 50% 预测值的患者通常需要一段时间的术后呼吸支持，可送至监护病房予以顺利过渡。

【X 型题】

1. CF　应该边抗休克，边手术。抗休克的治疗措施根据出血量来确定。应积极备血以防术中出血。

2. ACF　患者休克时椎管内麻醉是禁忌证；若患者为饱胃状态，为降低诱导时误吸的风险，行麻醉诱导时患者可采取 V 型体位，躯干抬高 30°以抵消反流，脚抬高以预防低血压；术中腹腔积血可以回收。

3. BCDEF　患者血压测不到时应快速扩容，使用血管活性药物，保证氧供，必要时行 CPR，同时给予脑保护措施。

第二章 麻醉学基础临床知识

第一节 麻醉方法

【A1/A2 型题】

1. D 近年发展起来的双频谱指数（bispectral index, BIS）脑电图分析，被认为在判定镇静深度上有较大价值。BIS 的范围为 0 ~ 100，数值越大，镇静越浅；数值越小，镇静越深。BIS 值为 90 ~ 100 时提示正常状态，60 ~ 90 时提示浅镇静状态，40 ~ 60 时提示麻醉手术镇静状态，低于 40 时提示深度镇静。

2. C 全身麻醉分为四期。第一期：遗忘期。从麻醉诱导开始至意识丧失和睫毛反射消失，在此期痛觉仍未消失。第二期：兴奋期。在此期可出现兴奋、躁动，此期的特征是：意识消失，但呼吸、循环尚不稳定，神经反射仍处于高度敏感状态，不应于此期进行手术操作，适当的诱导可使此期迅速度过。第三期：外科麻醉期。此期麻醉达到所需深度，眼球固定于中央、瞳孔缩小。如未用肌松药，呼吸平衡、规律，循环也平稳，疼痛刺激已不能引起躯体反射和有害的自主神经反射（如血压增高、心动过速）。进一步加深麻醉则对呼吸、循环的抑制加重。第四期：延髓麻醉期。呼吸停止、瞳孔散大、血压剧降至循环衰竭。这种情况必须绝对避免，如出现应尽快减浅麻醉。

3. A 吸入麻醉药的麻醉强度与油/气分配系数有关，油/气分配系数愈高，麻醉强度愈大，所需 MAC 也小。

4. A 吸入麻醉按重复吸入程度及二氧化碳吸收装置的有无分开放、半开放、半紧闭、紧闭四种方法。开放：呼气无重复吸入、无 CO_2 吸收装置；半开放：呼气有少部分重复吸入、无 CO_2 吸收装置；半紧闭：呼气有部分重复吸入、有 CO_2 吸收装置；紧闭：呼气全部重复吸入、有 CO_2 吸收装置。

5. D 吸入麻醉一般按新鲜气流量分为高流量吸入麻醉和低流量吸入麻醉，一般新鲜气流量 >4L/min 为高流量，新鲜气流量 <2L/min 为低流量。且只有在半紧闭式和紧闭式两种方式下并有 CO_2 吸收器的重复吸入系统才能进行低流量吸入麻醉，目前临床上的应用者基本上均属于低流量范畴。

6. E 随着蛛网膜下腔阻滞范围的扩大，其对血流动力学的影响也在增加，并可影响呼吸功能。临床上将感觉阻滞平面超过 T_4 为高位脊麻、T_{5-9} 为中位脊麻、T_{10} 平面以下为低位脊麻。

7. A 蛛网膜下腔阻滞分为直接作用和间接作用。脊麻的直接作用：局麻药作用于脊神经前根、后根和脊髓，产生阻滞作用；由于自主神经麻痹所产生的生理影响则为脊麻的间接作用。

8. A 腰麻后局麻药的阻滞顺序先从自主神经纤维开始，感觉神经纤维次之，运动神经纤维及有髓鞘的本体感觉纤维最后被阻滞，其阻滞顺序依次为：血管舒缩、冷觉、温觉、慢痛、快痛、触觉、运动、压力感觉、本体感觉。恢复顺序则相反。

9. B 蛛网膜下腔阻滞的禁忌证包括：①中枢神经系统疾病，特别是脊髓或脊神经根病变,麻醉后有可能长期麻痹,应列为绝对禁忌。②全身性严重感染,穿刺部位有炎症或感染,脊麻穿刺有可能将致病菌带入蛛网膜下腔引起急性脑脊膜炎,故应禁忌。③高血压患者只要心脏代偿功能良好,高血压本身并不构成脊麻禁忌,但如并存冠状动脉病变,则应禁用脊麻。如果收缩压在 160mmHg 以上,舒张压超过 110mmHg,应慎用或不用脊麻。④休克患者应绝对禁用脊麻。休克处于代偿期,其症状并不明显,但在脊麻发生作用后可突然出现血压骤降,甚至心脏停搏。⑤慢性贫血患者只要血容量无显著减少,仍可考虑施行低位脊麻,但禁用中位以上脊麻。⑥脊柱外伤或有严重腰背痛病史者,应禁用脊麻。脊柱畸形者,只要部位不在腰部,可考虑用脊麻,但用药剂量应慎重。⑦老年人由于常并存心血管疾病,循环功能储备差,不易耐受血压波动,故仅可选用低位脊麻。⑧腹内压明显增高者,如腹腔巨大肿瘤、大量腹水或中期以上妊娠,脊麻的阻滞平面不易调控,一旦腹压骤降,对循环影响剧烈,故应列为禁忌。⑨精神病、严重神经官能症以及小儿等不合作患者,除非术前已用基础麻醉,一般不采用脊麻。

10. B A. 脑脊液漏,因脑脊液经穿刺孔漏出引起颅内压降低和颅内血管扩张导致,常见的临床表现为头痛,多发生于腰麻后 1 ~ 3 天。B. 假性脑脊膜炎,也称无菌性或化学性脑脊膜炎,多在脊麻后 3 ~ 4 天发病,起病急骤,临床表现主要是头痛及颈项强直,凯尔尼格征阳性,有时有复视、晕眩及呕吐。C. 粘连性蛛网膜炎,急性脑脊膜炎的反应多为渗出性变化,若刺激严重则引起增生性改变及纤维化,此种增生性改变称为粘连性蛛网膜炎。D. 马尾神经综合征,病因与粘连性蛛网膜炎相同,患者于腰麻后下肢感觉及运动功能长时间不恢复,神经系统检查发现骶

尾神经受累,大便失禁及尿道括约肌麻痹,恢复异常缓慢。E. 脊髓炎,临床表现为感觉丧失及松弛性麻痹,症状可能恢复也可能继续发展而造成终生残疾。

11. A 颈神经丛由 $C_{1 \sim 4}$ 脊神经的前支组成,除第 1 颈神经以运动神经为主外,$C_{2 \sim 4}$ 神经后根均为感觉神经纤维。

12. C Horner 综合征是颈交感神经节被阻滞,临床表现为阻滞侧眼睑下垂、瞳孔缩小、眼结膜充血、鼻塞、面部发红及无汗。药物半衰期过后症状可自行缓解。

13. A 周围神经完全阻滞的顺序为交感神经阻滞、痛温感觉消失、本体感觉消失、触压感觉消失、运动神经麻痹。

14. D 局麻药的中枢毒性反应比心血管毒性反应发生早。心血管对局麻药的耐受性比中枢神经系统强。高碳酸血症和缺氧会加重对心血管的毒性反应。局麻药中毒后,中枢神经系统最初表现为头晕、耳鸣、口舌麻木,之后发展为肌肉抽搐、意识消失、惊厥和深度昏迷。

【A3/A4 型题】

1. A 患者行上腹部手术且在腹腔镜下进行,考虑气腹对呼吸和循环影响较大,选择全麻最安全。该患者 BMI 为 33.126kg/m²,属肥胖,肥胖患者腹部堆积大量脂肪,肺和胸壁顺应性均降低,呼吸系统总体顺应性下降,全麻后需要良好的通气策略以防止低氧血症和肺不张,气管插管能够提供更安全的术中呼吸管理。

2. A 肥胖患者的拔管指征:①患者完全清醒;②肌松药和阿片类药物残余作用完全消失;③吸入 40% 氧气时,$PaO_2 > 80mmHg$ 或 $SpO_2 > 96\%$,$PaCO_2 < 50mmHg$,呼吸肌的最大吸气力达到 $20cmH_2O$,潮气量 > 5ml/kg;④循环功能稳定。

3. A 根据脊神经阻滞部位不同,硬膜外

阻滞一共分为4类：①高位硬膜外阻滞：于颈5至胸6之间进行穿刺，阻滞颈部及上胸段脊神经，适用于甲状腺、上肢或胸壁手术。②中位硬膜外阻滞：穿刺部位在胸6至胸12之间，常用于腹部手术。③低位硬膜外阻滞：穿刺部位在腰部各棘突间隙，用于下肢及盆腔手术。④骶管阻滞：经骶裂孔进行穿刺，阻滞骶神经，适用于肛门、会阴部手术。

4. A 该题的难点在于区分全脊麻和异常广泛阻滞，两者发生时间及临床表现有区别。异常广泛阻滞：注入常规剂量的局麻药后出现异常广泛的脊神经阻滞，但并非全脊麻，临床特点为缓慢发生，一般在注入药物后20~30分钟，前驱症状为胸闷、呼吸困难、烦躁，说话无力及烦躁不安，继而发展为通气严重不足，甚至呼吸停止，血压可大幅度下降或变化不明显。全脊麻：症状及体征多在注药后数分钟内出现，临床表现为全部神经阻滞区域无痛觉、低血压、意识丧失及呼吸停止。

5. D 上臂中上1/3交界处以下手术可选用经锁骨上臂丛神经阻滞；上臂中上1/3交界处以上手术可用肌间沟臂丛神经阻滞；肘部手术可选经锁骨上或锁骨下入路的臂丛神经阻滞，以阻滞正中神经、尺神经、桡神经和肌皮神经；肘关节以下部位手术可选用腋路臂丛神经阻滞。

6. E 使用25~50mm 22G神经阻滞针，以腋动脉搏动作为定位标志。在腋动脉上方1cm向腋窝顶部30°进针，引出肌皮神经支配的肱二头肌收缩（屈肘）；紧贴腋动脉上方垂直进针，引出正中神经支配的旋前圆肌（前臂旋前）和掌长肌（屈肘）收缩；向腋动脉后下方进针，引出桡神经支配的桡侧腕长肌（伸腕）和指伸肌（伸指）收缩；在腋动脉下方引出尺神经支配的指深屈肌收缩（屈指）。

7. A 腋路臂丛神经阻滞在腋动脉附近操

作，误入腋动脉是最常见的并发症，并由此导致局麻药中毒。

8. A 局部浸润麻醉主要用于体表短小手术、有创性检查和治疗。该患者肿物位于体表，首选局部浸润麻醉。

9. E 酯类麻醉药包括普鲁卡因、氯普鲁卡因、丁卡因；酰胺类局麻药包括利多卡因、布比卡因、丙胺卡因、罗哌卡因、依替卡因；短效局麻药：普鲁卡因、氯普鲁卡因；中效局麻药：利多卡因、甲哌卡因、丙胺卡因；长效局麻药：丁卡因、布比卡因、罗哌卡因、依替卡因。丙胺卡因属于中效局麻药，E错误。

10. A 罗哌卡因起效时间长，浸润时间为4~8小时，单次浸润极量200mg。不同方法的药物浓度：浸润麻醉0.2%~0.5%；周围神经阻滞0.5%~1%；硬膜外间隙阻滞0.5%~1%；蛛网膜下腔阻滞0.2%~0.5%。

11. A 耳鸣、口舌麻木是中枢神经系统毒性反应。

12. E 局麻药中毒的处理原则：①立即停止给药；②面罩给氧，保持呼吸道通畅，必要时行气管插管和机械通气；③如果患者出现惊厥，可以使用咪达唑仑、丙泊酚或者硫喷妥钠；④给予输液和血管活性药物，维持血流动力学稳定；⑤采用电复律、胺碘酮或20%脂肪乳治疗室性心律失常；⑥大剂量肾上腺素的使用可提高心肺复苏的成功率。

13. C 该患者为老年女性，BMI：30kg/m²，ASA Ⅱ级，甲颏间距4cm，提示可能存在插管困难，纤支镜引导有助于提高气管插管成功率。女性患者，155cm，选择左35F双腔支气管导管，椎旁神经阻滞有助于术中及术后镇痛，可以在维持期减少麻醉药用量，有助于患者早期清醒及拔管。

14. C 利血平是一种抗去甲肾上腺素能神经的抗高血压药，通过耗竭组织及神经末梢中的儿茶酚胺和 5 - 羟色胺达到抗高血压、减慢心率、抑制中枢神经系统的功能。一般术前停药 1～2 周。该患者血压低，选择肾上腺素纠正严重低血压。（利血平药理）

15. D　对于服用利血平的患者，建议在术前 1～2 周停药。

【X 型题】

1. BD　该患者拟行全身多处骨折手术，手术范围涉及上下肢应该选择全麻，患者为饭后出现车祸外伤应按饱胃处理，综上应该选择快诱导气管插管全麻，同时插管过程中注意反流误吸。Sellick 为环状软骨压迫法，用力压迫患者的环状软骨，向环状韧带压迫，使气管后坠向后压住食道开口，以减轻胃胀气，胃内容物反流和误吸的危险。

2. ABD　患者既往有高血压病史，麻醉过程应注意血压的变化，避免血压过高和过低。患者餐后发生外伤，创伤会延长胃排空时间，应按饱胃处理，全麻诱导可能出现反流误吸，造成呼吸道梗阻和吸入性肺炎。患者仅骨折，无内脏损伤，休克风险低。

3. BCD　误吸的临床表现包括急性呼吸道梗阻：患者发生呼吸道梗阻，引起缺氧和高碳酸血症，若患者肌力未消失则会观察到用力呼吸，以呼气时更明显，之后出现窒息；Mendelson 综合征：发生在误吸后不久或 2～4 小时，又称"哮喘样综合征"，患者表现为心率快、发绀、支气管痉挛、呼吸困难。可在肺野听到啰音或哮鸣音；吸入性肺不张：吸入量大时瞬间堵塞气道，后果严重。若只堵塞支气管，由于支气管分泌物增多可使不完全性梗阻成为完全性梗阻，远侧肺泡气被吸收后发生肺不张。肺叶受累面积大小和部位取决于体位和吸入量，平卧位时最易受累的是右下叶尖段；误吸发生后应取头低脚高位。

4. AD　蛛网膜下腔注入药物后一般 10～

15 分钟可见到效果，若无效不应继续等待，应进行处理：①该患者使用的是轻比重药物，应调节为头高位；②可经硬膜外导管注入药物，但应进行试验剂量，一般为 2% 利多卡因 3～5ml，等待 5～10 分钟，目的是排除误入蛛网膜下腔的可能。

5. ABD　蛛网膜下腔与硬膜外麻醉联合阻滞，能够有效降低术后头痛的发生率，还可按需经硬膜外导管追加药物，局麻药用量通常为单纯硬脊膜外阻滞的 1/3。腰 - 硬联合阻滞可选用两点穿刺法，也可采用一点穿刺法。一点法为既向蛛网膜下腔注药，同时也经此穿刺针置入硬膜外导管。从蛛网膜下腔给药到患者恢复仰卧的时间超过 5 分钟时就可能影响麻醉平面。

6. BCD　该患者发生了全脊麻，处理原则：①维持患者的呼吸与循环功能，如患者神志消失，行气管插管机械通气；②加速输液，必要时给予血管活性药物升高血压；③如出现心搏骤停，立即心肺复苏。该患者目前表现为意识消失，呼吸停止应气管插管机械通气；同时伴有血压降低，应用血管活性药使血压平稳；患者目前没有出现心律失常和心搏骤停，不用特殊处理。

7. AB　肩关节镜手术神经阻滞即能够完成术中镇痛作用，且对患者循环影响小，同时起到术后镇痛作用。臂丛神经阻滞适应肩部和肱骨近端手术，但因肩部皮肤感觉由 C_4 神经支配，所以需要再进行颈浅丛神经阻滞。

8. ADE　肌间沟臂丛神经阻滞使用高频线阵探头，前中斜角肌之间，该位置的定位为沿环状软骨水平找到胸锁乳突肌后缘，向外侧滑动可触摸到一凹陷处，即为肌间沟。

9. ADE　臂丛神经阻滞和颈丛神经阻滞的并发症包括：局麻药中毒、出血及血肿、高位硬膜外阻滞、膈神经阻滞、喉返神经阻滞、

Horner 综合征。声音嘶哑为阻滞单侧喉返神经的临床表现，行双侧阻滞术时会出现呼吸困难。该情况下的气胸风险低，锁骨上穿刺造成气胸的风险高。

10. ACDE　患者发生局麻药中毒，为轻度中毒。局麻药中毒后的处理没有特殊的措施，主要是对症治疗。需要立即停用局麻药，保持患者的呼吸道通畅，需要迅速开通静脉通路，补充平衡盐溶液，预防和治疗低血容量性休克，并加快药物的排泄和分解。对于出现惊厥或抽搐的患者，可以给予地西泮或硫喷妥钠等药物进行镇静治疗；血压下降者可以使用升压药物，如多巴胺、间羟胺等；心率减慢者需要给予阿托品；呼吸骤停者可给予气管插管；心搏骤停者需要及时给予心肺复苏术。

第二节　麻醉监测原理

【A1/A2 型题】

1. B　基本监测包括：心电图监测、无创血压监测、脉搏监测、失血量监测，中心静脉压监测属于扩展监测。

2. D　CVP 高，血压正常，原因：容量血管过度收缩；处理：舒张血管。

3. B　心指数（CI，CO/体表面积），即每平方米体表面积的心排血量，是由 CO 衍生出来的指标，正常范围为 $2.5 \sim 3.5L/（min \cdot m^2）$。

4. C　呼吸功能监测包括基本监测和扩展监测。基本监测：①自主呼吸下呼吸运动监测，包括胸部听诊、叩诊、呼吸频率；②机械通气下肺功能监测和呼吸力学监测：容量监测包括潮气量、无效腔气量、每分通气量、肺泡通气量；压力监测包括吸气峰压、平台压、呼吸末压力。扩展功能监测包括肺通气功能监测及呼吸力学监测，如 $PaCO_2$、$P_{ET}CO_2$、气道阻力、肺顺应性、压力 - 容量环、呼吸功；肺换气功能监测，如 PaO_2、$P_{(A-a)}O_2$、$P_{(A-a)}CO_2$、吸入和呼出特殊气体浓度监测、小气道功能监测。

5. A　上呼吸道梗阻患者会出现吸气性呼吸困难，在吸气时患者胸骨上窝、锁骨上窝、肋间隙出现明显凹陷。

6. A　氧合指数为 PaO_2/FiO_2，约为 111。

7. B　ED95 对应的 MAC 值是 1.3MAC。

8. D　动脉血氧含量即 CaO_2，是指每升动脉血中含氧的数量或每分升动脉含氧的毫升数；是红细胞和血浆中含氧量的总和，包括血红蛋白中结合的氧和物理溶解氧两部分，以血红蛋白结合为主；CaO_2 正常值是 $18 \sim 21ml/100ml$；吸入氧浓度升高会导致 CaO_2 升高，机体缺氧、Hb 少、肺通气换气障碍均会导致 CaO_2 降低。

9. E　血气分析是通过对机体动脉血液中的相关成分进行定量测定，从而分析和评价机体肺换气情况和酸碱状态。通过血气分析能够了解：①组织氧供和氧耗状态；②评价肺通气与肺换气功能；③指导纠正治疗呼吸功能异常与酸碱失衡；④间接了解麻醉术后患者苏醒明显延迟的原因。

10. B　糖尿病酮症酸中毒是糖尿病急性并发症，其病理生理改变包括：代谢性酸中毒、严重失水、电解质平衡紊乱、中枢神经功能紊乱、周围循环衰竭和肾功能障碍。

11. B　DKA 实验室检查：血糖 ≥ 16.7mmol/L（B 正确）、血酮体≥4.8mmol/L、尿糖和尿酮体强阳性。

12. E　高渗性非酮症糖尿病昏迷患者的实验室检查结果示：①血糖明显升高，多数 > 33.3mmol/L，血、尿酮体（-）~（+），pH > 7.3；②血钠 > 145 ~ 155mmol/L，血钾 > 4.5mmol/L；③血浆渗透压常 > 320mmol/L。

13. C　心肌属于横纹肌；按结构和功能特点分两类：自律细胞和非自律细胞；自律细胞包括房室交界、浦肯野纤维、窦房结、房室束及其分支。但因含肌原纤维甚少或完全缺乏而无舒缩性；非自律细胞构成心房和心室壁，具有兴奋、传导、收缩功能，能接受自律细胞刺激而产生舒缩功能。

14. E　心肌自身的"机械性电活动"和"内在传导性"是不随意的，是由肌肉内特殊的起搏细胞所控制，并受自主神经系统的调节。

15. A　心肌受到交感和副交感神经双重支配（A 正确）；服用去甲肾上腺素后通常会出现心率不变或有所减慢，这是由于去甲肾上腺素使外周阻力明显增大而升高血压的这一效应，通过压力感受器反射而使心率有所减慢，从而掩盖了去甲肾上腺素对心肌的直接作用。副交感神经兴奋对心肌有负性变时作用，导致心肌细胞自律性减慢。动脉压、心率及肺动脉压三者任意一个升高都能够增加心肌耗氧量。

16. D　心肌的电生理特性是具有兴奋性、自律性和传导性。

17. D　房室交界处兴奋传导最慢，导致房室延搁，能够保证心房收缩后心室再收缩，帮助心房向心室泵血。

18. E　射血分数是心脏搏出血量占心室舒张末期容积的百分比。

19. B　①诱导期（第一期）：神志逐渐模糊，随后意识消失；②兴奋期（第二期）：可出现无意识的四肢活动或一过性的语无伦次的发声，但时间非常短暂；③手术期（第三期）：患者进入无手术疼痛期，此时给予各种刺激无反射反应，并根据该期麻醉深度的不同，此期又分为四级：Ⅰ级则指患者肌张力高于正常；Ⅱ级为肌张力恢复正常，且肌张力逐渐减弱；Ⅲ级肌张力处于理想松弛状态，胸式呼吸逐渐减弱至消失，而腹式呼吸则凸显，适合于任何手术操作；Ⅳ级自主呼吸逐渐消失，肌肉完全麻痹；延髓麻痹期（第四期）：瞳孔显著散大，呼吸功能停止，血压与心搏逐渐消失。

20. C　BAEP 数值为 0 ~ 100，而 60 ~ 100 为意识清醒；40 ~ 60 为睡眠态；30 ~ 40 为浅全麻；30 以下则为适宜的全麻状态。BAEP 是一项脑干受抑制较为敏感的客观指标，是由声刺激引起的神经冲动在脑干听觉传导通路上的电活动，能客观敏感地反映高级中枢神经系统的功能，BAEP 记录的是听觉传导通路中的神经电位活动，反映耳蜗至脑干相关结构的功能状况，凡是累及听觉通道的任何病变或损伤都会影响 BAEP。BAEP 比 BIS 反应快。

21. E　体温、组织灌注、血氧水平和通气、麻醉药物（如氯胺酮、右美托咪啶、一氧化氮等）、血压、脑压以及神经系统自身的功能状态都会影响到 BIS 监测结果与麻醉深度的相关性。在临床上还要结合患者术中的血压、心率、呼吸幅度和节律、肌肉松弛程度等表现进行综合分析和判断麻醉深度。

【A3/A4 型题】

1. A　正常人肺活量在 3.5 ~ 4L。$FEV_1/FVC < 0.7$ 说明存在气流受限。平步快走或爬缓坡时出现呼吸困难为 mMRC 1 级，2 级是指平地行走比同龄人慢或需要停下来休息。患者无气短、喘息加重、痰量增多、发热等表现时，表明患者处于稳定期。肺功能分级用 FEV1% Pred，50% ~ 80% 之间为中度。

2. E　双肺通气侧卧位时，上侧肺通气更好，V/Q 比值升高，下侧肺灌注更好，V/Q 比值降低，CO_2 很容易经肺泡 - 毛细血管膜进行扩散，因此 CO_2 交换受到影响小。

3. D　$PaO_2 < 60mmHg$ 即可诊断呼吸衰竭。

若伴有 $PaCO_2 > 50mmHg$ 则可以诊断为 II 型呼衰。

4. E　单肺通气时预防和治疗低氧血症的措施包括：积极寻找病因，如导管位置不正、扭曲，分泌物堵塞气道，支气管痉挛，低心排血量低等；可以按理想体重 5~7ml/kg 调整潮气量，给予 5~10cmH2O PEEP；吸纯氧；若因为麻醉深度不够导致呼吸抵抗可以加深麻醉。

5. B　对于肝功能异常患者，禁用氟烷；氯胺酮可造成肝药酶中度升高，肝病患者不宜使用；丙泊酚不会影响肝药酶，可以使用；肝病患者需要尽量选择对肝脏影响小或不经肝脏代谢的药物，以免进一步损伤肝脏。

6. A　患者术中血清钙为 0.7mmol/L，为低钙血症。低钙血症会增强麻醉药对心肌的抑制作用，还会增高心肌的兴奋性和传导性，可能会产生心律失常的风险，需要首先处理。

7. B　患者低钙时心电图表现为 S-T 段延长，当合并高钾血症时可出现 T 波高尖。

8. A　以上均是右心衰的病因，但该患者为补液后出现 CVP 升高，且伴有低血压，为心功能不全表现，心脏无法代偿过量液体，导致超负荷做功引发衰竭。

9. B　患者发生了室性心动过速，连续三个或三个以上的室性期前收缩称为室性心动过速。心电图特点为 QRS 波提前，时限 > 0.12s，宽大畸形，T 波倒置，心室率通常在 100~250 次/分，心律可规律或不规律，房室分离，心室夺获和室性融合波为显著特征，表现为完全性代偿间歇。心肌不会发生强直收缩。

10. A　窦房结自律性最高；心室肌收缩力最强；房室交界处传导速度最慢；心肌兴奋性周期的有效不应期包括全部收缩期和舒张期早期；传导途径为窦房结－心房肌－房室

交界－房室束、左右束支－浦肯野纤维－心室肌。

11. B　膀胱镜检查术中持续冲生理盐水导致患者体温降低，影响麻醉苏醒，术后留置导尿管对患者尿道产生刺激，以及喉罩对呼吸道的刺激等都是患者发生躁动的诱因，此时患者为无意识活动，对医生的劝说不理睬，表示发生了术后躁动。

12. C　研究发现，术中 BIS 值控制在 60 以下时能够使知晓率下降至 0.18%。

【X 型题】

1. ABCD　肺通气功能的常用指标为：肺活量、时间肺活量、肺通气量、肺泡通气量。

2. ABE　CO_2 既能通过刺激中枢化学感受器又能刺激外周化学感受器兴奋呼吸中枢，但对中枢化学感受器更敏感。位于延髓外侧浅表部位的中枢化学感受器的生理刺激因子是 H^+。

3. ABD　反复咳嗽、咳痰、喘息 18 年，诊断为 COPD，该患者处于急性加重期，治疗措施包括：①确定诱因，对症治疗，一般为细菌和病毒感染，应使用抗生素进行抗感染治疗；②低流量吸氧，给氧浓度（%）= 21 + 4 ×氧流量（L/min），一般为 28%~30% 之间。氧流量不宜过大，在 1~2L/min 之间。③可使用糖皮质激素治疗。④禁用中枢性镇咳剂，可待因不可使用。

4. BCDE　细菌或真菌的局部定植并不会引起呼吸机相关肺炎。

5. ABC　心率、心肌收缩力、心室壁张力是决定心肌耗氧量的三大因素。

6. ABDE　该患者需要特别关注心脏情况，防止心肌缺血的发生。ECG 能够很好地监测心肌缺血情况，INBP 有助于血压监测，维持循环稳定。CVP 和血压能够很好地判断心功能情况，并指导处理。虽然 TEE 是心功能的监测手段，但一般用于心脏麻醉的常规监测，该患者可通过术中心电图变化监测心肌缺血。

7. ADE 该患者心率增快，ST 压低，CVP 在正常范围，血压轻度降低，诊断为心肌缺血，不能减浅麻醉。使用艾司洛尔降低心率，能够帮助延长心脏舒张期，提高冠脉灌注，降低心肌收缩力，减少心肌耗氧。多巴胺会导致心率增加，心肌收缩力增加，在心肌缺血时慎用。去甲肾上腺素和去氧肾上腺素能够升高血压，对心率影响小，能够反射性降低心率，有助于心肌供血。

第三节 围术期输液与输血

【A1/A2 型题】

1. A 成年人生理需要量计算：（4 * 10 + 2 * 10 + 1 * 50）ml/h * 8h = 880ml。

体重	液体容量 （ml/kg）	输入速度 ml/（kg·h）
第一个 10kg	100	4
第二个 10kg	50	2
以后每个 10kg	20～25	1

2. E 围术期生理病理需要量包括：每日正常基础生理需要量、麻醉术前禁食后液体缺少量、非正常体液丢失、麻醉期间体液在体内的再分布。

3. E 麻醉手术期间液体治疗包括：围术期每天生理需要量、手术前禁食缺失量、麻醉药物导致血管扩张所需补充量、手术期间失血量、额外液体再分布或第三间隙丢失所需补充量。

4. C 对于小手术创伤，额外体液需要量为 0～2ml/kg；对于中手术创伤，额外体液需要量为 2～4ml/kg；胆囊切除术属于中手术创伤；大手术创伤额外体液需要量为 4～8ml/kg，

肠道切除术属于大手术创伤。

5. B 患者每小时需要补充的生理需要量为（4 * 10 + 2 * 10 + 1 * 50）ml/h = 110ml/h；禁食水 8 小时以及手术过程 4 小时需要补充的液体量为：110ml/h * 12h = 1320ml；阑尾切除手术属于中等创伤手术，额外体液需要量 2～4ml/kg：70kg * 2 = 140ml，70kg * 4 = 280ml，则在 140～280ml 之间。围术期生理需要量：1320 +（140～280）= 1460～1600ml。

6. E 围术期液体治疗的目的是保证组织灌注和代谢需求。

7. C 目前胶体溶液适用于：①患者血管容量严重不足（如失血性休克）的补充治疗；②麻醉期间增加血容量的液体治疗；③严重低蛋白血症或大量蛋白丢失（如烧伤）补充治疗。对于严重脓毒症、严重肝功能损伤、凝血机制障碍、肾功能不全的患者不建议使用。感染性休克终末期全身脏器功能衰竭，不能使用胶体溶液。

8. D 组织灌注是指充足的血流流经身体各器官血管以维持器官的功能，灌注不足引起身体各器官缺血缺氧，代谢紊乱而导致功能受损。神志、精神认知可反应脑组织灌注；尿量反映肾组织灌注；血乳酸、动脉血 pH、胃黏膜 pH 可以反映组织氧代谢，反映组织灌注。其次皮肤颜色、体温等可反映外周组织灌注；射血分数、心脏指数、心电图和心肌酶学可反映心脏组织灌注。

9. E 中国《临床输血技术规范》指南推荐，血红蛋白水平在 10g/dL 以上时不需要输注红细胞。

10. B 大量输血的定义：一次性输血量超过患者自身血容量的 1～1.5 倍、1 小时输血大于 1/2 的自身血容量、输血速度大于 1.5ml/（kg·min）。

11. C 红细胞的作用是携氧，输注红细

胞的目的是为了提高血液的携氧能力。

12. D 红细胞制剂包括少浆血、浓缩红细胞、洗涤红细胞、少白红细胞、冰冻红细胞和年轻红细胞等。浓缩红细胞用于仅需增加红细胞而不需增加血容量的患者；洗涤红细胞主要用于因输血而发生严重过敏反应的患者；少白红细胞则用于反复发热的非溶血性输血患者；冰冻红细胞可以长期保存，适用于保存稀有血型、保存自身血液等特殊情况。当患者血液 Hb < 60 ~ 70g/L（Hct 18% ~ 21%）时，开始输浓缩红细胞，而在心肌缺血、冠状血管疾病等患者中，应维持其在100g/L（Hct 30%）以上。当患者血液 Hb > 100g/L 时，（Hct 30%）不需要输入浓缩红细胞。

13. E 血浆主要用于缺乏凝血因子的患者；华法林抗凝患者逆转的替代治疗；大量输血并伴有出血倾向者；肝功能衰竭伴出血者。术前凝血功能检查异常结果超过正常值1.5倍和/或 INR > 2 时，应及时输入新鲜冰冻血浆（FFP）5 ~ 6ml/kg。为维持正常凝血状态，机体的不稳定凝血因子浓度需要达到正常值的30% 或以上，采用输入新鲜冰冻血浆 10 ~ 15ml/kg。建议不要将血浆用于扩容或纠正低蛋白血症。

14. E 血液保护方法包括：控制性降压、动脉阻断法、止凝血药物应用、术前自体血储备、血液稀释、血液回收。血液回收有禁忌证：血液可能受污染者不能进行血液回收。

15. E 术前自体血储备是指手术患者在术前的一段时间内（通常为2 ~ 4周），分次采集一定量的自体血（通常200 ~ 400ml），然后存起来，在手术当天再把这些自体血回输给自己，以满足手术用血的需要。进行自体血储备的患者要求一般状况良好，无贫血（Hb > 110g/L，Hct > 33%）、无感染、无严重心肺疾病。

16. E 以下情况不应使用血液回收技术：血液受胃肠道内容物、消化液或尿液污染者；血液可能受肿瘤细胞污染者；有脓毒症或菌血症者；合并心、肺、肝、肾功能不全或原有贫血者；胸腔、腹腔开放性损伤超过4 小时以上者；凝血因子缺乏者等。

17. E 正常人的血清钠浓度为135 ~ 145mmol/L，当低于125mmol/L 时需要补钠。补钠量（mmol）=（142 - 实际血清钠）× 0.2 × 体重（kg），该患者为（142 ~ 110）× 0.2 × 60 = 384mmol。1g 氯化钠 = 17mmol 钠，384 ÷ 17 = 22.6g，因此需要氯化钠22.6g。

18. D 血清钠高于125mmol/L 时多无明显临床表现；血清钠低于125mmol/L 时主要表现为消化系统症状（如食欲减退、恶心、呕吐等）；血清钠低于120mmol/L 时脑细胞水肿明显，以中枢神经系统的症状及体征为主，表现为凝视、共济失调、惊厥、木僵，甚至出现昏睡、抽搐、昏迷和颅内压升高症状。

19. A 生理需要量补充按4：2：1原则。患儿体重为21kg，第一个10kg：4ml/kg；第二个10kg：2ml/kg；剩余的体重：1ml/kg。计算公式如下 10 × 4 + 10 × 2 + 1 × 1 = 61ml/h。

20. D 血压低、CVP 低为血容量不足的表现。

【A3/A4 型题】

1. D 患者心率快、血压尚可，腹部疼痛，创面有渗血提示可能存在腹腔内大量出血造成凝血功能异常的情况，此时需要改善凝血状态，可以选择冰冻血浆、冷沉淀、血小板来维持凝血状态。氯化钠注射液为晶体液，补充血容量，可以使用。羟乙基淀粉为胶体，禁用于严重凝血功能障碍者。

2. A 血小板的输注原则为：血小板计数 > 100 × 10^9/L，可以不输；血小板计数 < 50 × 10^9/L，应考虑输；血小板计数在（50 ~

100）×10^9/L 之间，根据是否有自发性出血或伤口渗血决定是否输注。

3. E　红细胞下降到一定程度才可补充。当患者血液 Hb < 60 ~ 70g/L 时，应开始输浓缩红细胞，而在患有心肌缺血、冠状血管疾病等的患者中，应维持 Hb 在 100g/L（Hct 30%）以上。当患者血液 Hb > 100g/L（Hct 30%）不需要输入浓缩红细胞。

4. D　全腹部持续性胀痛，伴恶心、呕吐，呕吐后腹痛稍缓解，腹部巨大膨隆，全腹散在压痛、反跳痛、肌紧张。上述表现为肠梗阻的临床症状。

5. D　该患者消瘦，存在营养不良，长时间肠梗阻可增加电解质紊乱的风险。入院前呈轻度贫血，术中 Hb 持续降低至 70g/L，Hct 20%，同时出现 PaO_2 降低，最大原因是红细胞不足导致携氧能力下降，此时应积极补充红细胞。

6. C　血管内溶血反应的发生率低但最严重且发生速度快，典型表现为寒战、高热、小便呈酱油色。过敏性反应主要表现为皮肤瘙痒、红斑、发热，严重时可伴喉头水肿、呼吸困难，该反应更可能出现在输注新鲜冰冻血浆之后，输注红细胞及血小板后出现过敏反应可能是由于血液制品中含有血浆。低血压性输血反应指输血几分钟内出现收缩压或舒张压下降至少 30mmHg。

7. A　患者血压为 110/80mmHg、心率 112 次/分，在代偿范围，属于休克前期。

8. A　该患者为休克前期，有肋骨骨折，胸片能够判定骨折部位；血常规了解红细胞情况；中心静脉压对补液起到指导作用；二氧化碳结合力能够判断酸碱情况。腹腔穿刺是为了判断腹部是否存在闭合伤，患者无腹部表现，可先不进行检查。

9. A　处于休克早期的患者需要迅速补充

血容量，首选平衡盐溶液，防止休克的进一步发展。

10. D　患者开车时发生车祸，撞击腹部造成胸腹部疼痛，同时血压偏低，心率偏快，面色苍白，有肝脾破裂的可能，此时最重要的检查是腹部穿刺，判断是否存在肝脾破裂。

11. C　抽出不凝血表现存在肝脾破裂的可能，需要立即手术防止进一步出血，患者目前发生休克，需要立即补液维持有效血容量，这两者需同时进行。

12. A　凝血功能检查的异常结果超过正常值 1.5 倍和/或 INR > 2 时，应及时输入新鲜冰冻血浆（FFP）5 ~ 6ml/kg。

13. D　患者疑为肝脾破裂出血，血液未受到污染，因此可以采用血液回收。

【X 型题】

1. ACDE　迟发性输血反应是指发生在输血 24 小时以后的输血反应。

2. ABCDE　急性输血反应的处理在于迅速解除病因及评估气道、呼吸和循环情况。首先需要迅速停止输血，去除血制品，之后需要关注呼吸和循环，可以提高氧浓度，面罩吸氧，必要时气管插管机械通气，可以使用去甲肾上腺素、去氧肾上腺素、肾上腺素来维持循环，患者存在血红蛋白尿，因此需要肾保护，包括增加尿量、使用利尿剂、输注碳酸氢钠碱化尿液。

3. ABC　患者发生了输血反应，因此不应再选血制品，患者出现血红蛋白尿需要进行肾脏保护，羟乙基淀粉的主要排泄途径是肾脏，因此对于凝血机制障碍、肾功能不全的患者而言，不建议使用。

4. ACE　Ⅱ度烧伤：涉及表皮层和真皮层，有痛感、大小不一水疱、创面红润。按照烧伤面积计算，双侧前臂及上臂、腹部、左侧大腿：6% + 7% + 13% + 21%/2 = 36.5%。重度烧伤：总面积在 30%～50%，或Ⅲ度烧伤面积≤20%；或烧伤面积不足 30%，但有下列情况之一：全身情况较重或有休克；复合伤；中、重度吸入性损伤。

5. CD　成人烧伤面积在 15% 以上或儿童烧伤面积在 10% 以上时均需进行液体复苏治疗。烧伤的液体复苏治疗强调应用晶体液，特别是乳酸林格液，其优于白蛋白、羟乙基淀粉、高渗盐水和血液。国内通用的成人烧伤补液公式为：伤后第 1 个 24 小时的补液总量 ＝ 烧伤面积（%）× 体重（kg）× 1.5ml ＋ 2000ml。公式中烧伤面积指Ⅱ、Ⅲ度面积之和；1.5ml 为胶体溶液和晶体溶液之和，两者的比例按 0.5∶1，重者按 1∶1。同时需要血管活性药物维持循环稳定。该患者为重度烧伤，晶胶体溶液比应为 1∶1。按烧伤后第 1 个 24 小时补液总量公式计算，患者需要补充 6380ml，前 8 小时补充一半为 3190，则 1 个小时补充 398.8ml。

6. CDE　患者烧伤面积较大，应为失血性休克，以补充晶体液为主，胶体液过多会增加肾功能不全风险。此时患者 Hb 相较于术前为下降趋势应积极补充红细胞，改善循环。若单用去甲肾上腺素效果不明显可使用肾上腺素。

第四节　急慢性疼痛

【A1/A2 型题】

1. A　疼痛按部位分为躯体痛、内脏性疼痛、心因性疼痛。

2. D　慢性疼痛，发病缓慢或急性疼痛病因持续 3 个月以上。

3. B　VRS 为语言评价量表。

4. E　临床常根据不同给药途径分为：（1）患者自控静脉镇痛（PCIA）；（2）患者

自控硬膜外镇痛（PCEA）；（3）患者自控神经阻滞镇痛（PCNA）；（4）患者自控皮下镇痛（PCSA）。

5. E　此题为识记题。

6. A　恶心、呕吐是自控静脉镇痛最常见的不良反应。

7. E　分娩镇痛的方式包括椎管内阻滞镇痛、全身药物镇痛、吸入麻醉药镇痛、心理助产法镇痛和皮电镇痛分娩仪（TENS）等。

8. E　椎管内注药镇痛主要用于第一产程、第二产程的分娩镇痛以及可能的剖宫产或产钳的分娩镇痛。适用于：①产妇存在分娩疼痛主动要求镇痛时；②宫缩较强和分娩过程疼痛剧烈者；③产妇有心脏病或肺部疾患并不宜过度屏气时；④痛阈较低的初产妇；⑤有胎儿窘迫的产妇。

9. E　椎管内药物注射镇痛的禁忌证：①原发性或继发性子宫收缩无力者；②产程进展缓慢者；③失血较多，循环功能不稳定者；④妊娠期高血压疾病已用过大剂量镇痛、镇静药者。

10. E　带状疱疹的治疗原则是：抗病毒感染、消炎、止痛、保护局部皮肤、防止继发性感染。

11. E　复杂性区域疼痛综合征（CRPS）于外伤后发生，在临床上不能认定为明确的神经损伤的顽固性、持续性疼痛。有交感神经功能亢进。CRPS Ⅰ型无特异性组织学改变。

12. B　雷诺综合征是血管神经功能紊乱所引起的肢端小动脉痉挛性疾病，以阵发性四肢肢端（主要是手指）呈现苍白、发绀和潮红的改变为特点，同时伴有冷麻、针刺样疼痛等临床症状，常因情绪激动或受寒冷刺激诱发。好发于青壮年女性。

13. B　WHO 的癌痛"三阶梯"治疗方案其核心是根据疼痛程度不同，应用不同镇痛药和辅助药相对应分为三个逐步上升形象的阶梯。

14. A　终末期癌症患者的癌痛治疗目的是尽可能减少痛苦和提高生存质量。

15. B　第二阶梯：中度癌痛及第一阶梯效果不理想时，可选用弱阿片类药如可待因，也可并用第一阶梯镇痛药或辅助药。

【A3/A4 型题】

1. E　提倡围术期多模式术后镇痛，口服镇痛药效果慢，且术后患者短期禁食水，因此可选择神经阻滞和静脉镇痛泵。

2. C　患者呼吸频率低，氧饱和度下降是为阿片类药物对呼吸的抑制作用，需要使用阿片类拮抗剂纳洛酮。

3. C　VAS 是常用的疼痛评分标准之一，全称是视觉模拟评分法。2 分表示无痛；10 分表示剧痛；中间部分表示不同程度的疼痛。让患者根据自己感觉在横线上画上记号，用来表示疼痛的程度，2~4 分代表轻度疼痛，5~7 分代表中度疼痛，8~9 分代表重度疼痛。

4. B　三叉神经痛的特点为：①疼痛性质：阵发性、骤起骤停；②诱发因素：进食、说话、洗脸、剃须、刷牙、风吹等均可诱发疼痛发作。

5. A　70% 的三叉神经痛患者应用非手术治疗就能控制症状，最常用的是口服卡马西平。该患者为初次发病，先使用药物治疗，若药物治疗无效再考虑其他治疗。

6. C　三叉神经痛的神经阻滞疗法：①眶上神经阻滞适用于三叉神经第一支疼痛、眼部痛、带状疱疹后疼痛；②眶下神经阻滞适用于三叉神经第二支疼痛以及下眼睑、鼻旁、上唇或上颌牙等部位的疼痛；③颏神经阻滞适用于三叉神经第三支疼痛；④上颌神经阻滞适用于三叉神经第二支疼痛、蝶腭神经痛、继发性神经痛等；⑤下颌神经阻滞适用于三叉

神经第三支疼痛、继发性神经痛等；⑥半月神经节阻滞适用于三叉神经多支皆痛，经各分支阻滞后才能止痛者，上颌癌等恶性肿瘤范围较广者。

7. A　椎管内麻醉用于剖宫产手术的绝对禁忌证：局部感染、严重血容量不足、颅内压增高、患者拒绝接受、凝血功能异常；相对禁忌证：神经系统疾病（如多发性硬化）、有脊柱手术史、背痛史、全身感染。

8. A　对于绝大多数产妇来说，触感平面达 T_6 即可在无痛情况下完成剖宫产手术，但因手术操作可能刺激到膈肌腹腔面和迷走神经，阻滞平面达到 T_4 能够针对内脏牵拉不适感。

【X 型题】

1. ACE　氢吗啡酮属于强阿片类药物，属于癌痛治疗的第三阶梯药物。长期使用会出现成瘾性。长期使用阿片类药物会导致躯体依赖，突然停药会发生戒断综合征，表现为血压升高、心率增快、烦躁、失眠、幻觉、对药物的主观需要增强。为达到充分镇痛提高药物剂量与成瘾性无明确相关，属于假性成瘾。

2. ACE　胸部手术需要选择双腔气管插管。根据患者实际情况决定术中镇痛药的用量，不应因患者术前长期口服止痛药而加大药物剂量。术前椎旁神经阻滞有助于减少术中阿片类药物的用量，对术后镇痛起到帮助。仅使用短效镇痛药容易发生痛觉过敏，术中应配合使用长效镇痛药。对于术前大剂量阿片类药物耐受患者，可以使用美沙酮。

3. ABDE　疼痛增加肾上腺素类分泌物，导致血管收缩、心动过速，增加心肌耗氧量，造成心脏节律异常，冠状动脉收缩造成心肌缺血。疼痛导致儿茶酚胺释放，使皮质醇水平升高，提高细胞因子和前列腺素水平，减弱炎症反应。疼痛造成胰岛素水平降低，血糖水平升

高，导致伤口愈合延迟。疼痛导致应激增强，可致机体高凝状态，再加上患者疼痛导致活动下降，因此会增加静脉血栓、术后高感染的风险。

4. ABCDE 理想的分娩镇痛必须具备下列特征：①对母婴影响小；②易于给药，起效快，作用可靠，满足整个产程镇痛的需求；③避免运动神经阻滞，不影响宫缩和产妇运动；④产妇清醒，可参与生产过程；⑤必要时可满足手术的需要。

5. ABCD 行走的硬膜外镇痛是指分娩镇痛时所采用的硬膜外镇痛尽可能地减轻运动阻滞的程度，具体方法有三种：①将首次剂量的镇痛药注入蛛网膜下腔，可将整个产程所需的镇痛药剂量减少一半，可采用单纯局麻药、单纯阿片类药或两者联合应用；②利用局麻药和阿片类药物的协同作用，将两者联合应用后可将局麻药的需要量减半；③采用间断控制性追加药物或患者自控性。

第五节 危重病的病理生理与诊断

【A1/A2 型题】

1. B 高蛋白血症导致血浆水分所占比例降低，但用 mEq/L 血清表示血钠浓度时，血钠正常，即等渗性假性低钠血症。慢性充血性心衰、肝衰竭会造成细胞外液和总体钠增多，导致全身水肿，表现为低渗性低钠血症。大量喝水导致水多，为低渗性低钠血症。

2. E 神经精神症状：低钠血症本身对机体产生的损害主要取决于血浆渗透浓度下降的速度及程度，以中枢神经系统（CNS）最为突出。血浆渗透浓度变化（升高或降低）越快，其 CNS 损伤越重，临床的症状及体征也越明显。机体丢失体液导致细胞外液（ECF）减少，同时由于低钠导致低渗，细胞外液水分

向细胞内转移，细胞外液容量减少明显，出现皮肤脱水征。当组织间液不能代偿血容量的不足时，出现低血压、休克等症状。其次，低钠血症还可出现脑水肿，表现为抽搐、木僵、昏迷和颅内压升高等症状。

3. E 患者出现脑水肿导致神经精神症状，需要用高渗钠溶液迅速纠正。低钠血症者发生低血容量时使用等渗钠溶液纠正。严重低钠血症（110～115mmol/L）或有严重神经系统症状者，需要将血钠提高到 120～125mmol/L，并注意神经系统变化。低容量性低钠血症：采用等渗生理盐水补充血容量，存在低血压者可以补充白蛋白、血浆等胶体溶液。对于无症状或轻度低钠血症，一般不必处理。

4. B ①高钠血症是指血清钠浓度 >145mmol/L（另有学者认为 >150mmol/L）且伴有血浆渗透压升高；②高钠血症患者血浆皆为高渗状态（血渗透压增高）。但体内钠总量可有增高、正常或减少，根据细胞外液量的变化可分为低容量性、高容量性和等容量性高钠血症，以低容量性高钠血症多见。

5. E 发生水摄入不足、水丢失过多、钠排泄障碍时均可导致高钠血症。高温环境、高热导致的大量出汗及胃肠道丢失大量水分可导致高钠血症。发生乳酸酸中毒时，糖原大量分解为小分子的乳酸，使细胞内渗透压过高，水转移到细胞内，也造成高钠血症。右心衰竭患者导致肾前性少尿，肾排钠减少导致高钠血症。

6. C 血钠过高导致机体处于高渗状态，特别是脑细胞失水，引发神经精神症状：①肌无力，神志先兴奋后逐渐转为抑郁、淡漠、性格异常；②肌张力增高、腱反射亢进，直至抽搐、错乱、幻觉，甚至昏迷、死亡；③失水严重者可出现心动过速、体温升高、血压下降等，发病越快，症状越明显。

7. C 低血容量性休克包括创伤性休克、失血性休克、烧伤性休克。

8. A 甲状腺功能减退患者临床可表现为心动过缓、心排血量下降，加之心肌黏液性水肿导致的心肌收缩力受损，故对麻醉药物极为敏感，麻醉术中很容易引起顽固性低血压，这种原因导致的休克属于内分泌性休克。

9. E ①中量失血（失血量 800～1000ml）的早期症状包括：患者精神淡漠、烦躁不安、口干、出汗、尿量减少，心率＞100 次/分，收缩压降至 80～90mmHg；②大量失血（失血量 1500～2000ml）可有面色苍白、四肢发凉、嗜睡、呼吸急促，心率＞120 次/分，收缩压下降至 40～60mmHg；③极大量失血（失血量＞2000ml），患者神志不清或昏迷，脉搏弱慢或触摸不清，尿量很少或无尿量，收缩压下降至 30～40mmHg 或测不到。

10. A 感染中毒性休克患者早期为"高排低阻"，又称为暖休克，中期为"低排高阻"又称为冷休克，晚期为"低排低阻"。

11. C 胸前丘疹表示患者可能出现过敏，丙泊酚、罗库溴铵都有可能造成患者过敏。同时伴血压下降、心率增快，表示患者出现休克，则该患者最可能发生了过敏性休克。

12. D 神经源性休克是指严重创伤或剧痛，以及局麻药所致全脊麻等强烈的神经刺激，从而引起血管活性物质（如缓激肽、5-羟色胺等）释放和血管运动中枢抑制，导致外周血管平滑肌舒张、微循环淤血、全身有效血容量相对不足，组织、器官灌注及回心血量急剧下降而产生的休克。

13. E MODS 的防治原则：积极消除危险因素，阻断发病通路，保护和支持器官系统功能，促使受损器官系统恢复正常功能。

14. D 肾衰根据病因分类可分为：①肾前性肾衰（功能性肾衰、肾前性氮质血症）；②肾性肾衰（器质性肾衰）；③肾后性肾衰（阻塞性肾衰、肾后性氮质血症）。

15. E 急性肝衰竭（acute hepatic failure，AHF）是指肝细胞迅速大量坏死，使肝功能严重受损所引起的综合征，其特点是黄疸急剧加深，进行性神志改变直至昏迷，并有出血倾向、肾衰竭、血清氨基转移酶升高、凝血酶原时间显著延长等。

16. A MODS 的诱发因素包括：①原先存在的危险因素：年龄≥55 岁、慢性器官功能障碍、糖尿病、免疫功能低下、营养不良、嗜酒；②并存的危险因素：严重创伤、严重感染、各种类型休克、大量输血、肠道缺血性损伤、误吸、中枢神经系统损伤；③继发的危险因素：抗生素、高乳酸血症、糖皮质激素、使用抑制胃酸药物。

17. E 对 MODS 而言，呼吸循环支持的目标是 $CI > 4.5L/(min \cdot m^2)$，$DO_2$ 600ml/$(min \cdot m^2)$。方法：氧疗、机械通气、正性肌力药、IABP、VAD。肾脏支持：维持适当血容量、缓解肾血管痉挛、尿量维持在 0.5～1.0ml/$(kg \cdot h)$、CRRT。

18. C 急性肾衰患者少尿期的并发症：酸碱平衡紊乱、水中毒、钠潴留、高钾血症、高磷血症、低钙血症、高镁血症。

【A3/A4 型题】

1. B 患者口服厄贝沙坦氢氯噻嗪片，因氢氯噻嗪排钾利尿，可导致钾去路增多，而肠梗阻进食困难造成钾来源减少，呕吐也会丢失一部分钾离子，因此最可能导致血钾偏低。钾低于 3mmol/L 时机体会出现明显的肌肉松弛或肌无力现象。

2. A 动脉血气分析能够快速测定酸碱失衡及血钾含量，相较于血常规快速。

3. A 围术期补钾需要注意：①补充钾离子应根据机体缺钾程度而定；②补钾前务必确

保静脉血管通畅，因静脉滴注的氯化钾浓度太高可刺激静脉血管而引起疼痛，甚至静脉痉挛和血栓形成，故外周静脉补钾浓度应 < 0.3%；③尿量需 ≥ 0.5ml/(kg·h) 方可考虑补钾，否则可引起血钾过高；④伴有酸中毒、血钾过高或肝功能损害者，可考虑应用谷氨酸钾；⑤补充钾离子切忌输注速度过快，因血清钾浓度突然增高可导致心搏骤停；⑥钾离子进入细胞内的速度很慢，补充约需 15h 才能达到细胞内、外的平衡，故补钾后会出现一过性高钾或钾浓度暂时升至正常水平，但随后有可能再次出现低钾血症，故需严密监测血钾浓度。补钾量计算公式：（5 - 血清钾实测值）× 体重（kg）× 0.2。该患者需要补钾量为 28.14mmol。

4. D 观察尿量是观察内脏血液灌注状态最简单而有效的方法。

5. C 急性体液丢失时，机体动用代偿机制，交感 - 肾上腺髓质系统兴奋使心率增快，心肌收缩力增强，外周血管阻力增加，结果是心输出量增加，血压回升。肾素 - 血管紧张素 - 醛固酮系统兴奋和垂体后叶抗利尿激素（ADH）分泌增加，引起血管紧张素和醛固酮分泌增加，导致水、钠潴留，尿量减少，回心血量增加，使心输出量和血压恢复。以达到：①维持适当的组织灌注压；②保存体液；③体液重新分布，保证心、脑重要器官的血液灌流。如果低血容量状态仍得不到纠正，组织及器官长时间灌流不足可导致微循环痉挛、淤血、衰竭；同时随时间推移，各种有害代谢物质堆积使毛细血管通透性发生改变，血浆成分渗漏到间质，可使有效循环血容量锐减，组织灌注不足导致代谢性酸中毒。

6. E 休克患者心率增快为机体代偿的表现，是为了保证心输出量和重要脏器血流灌注，如果降低心率会加重休克症状。

7. D 该患者呼吸系统障碍：氧合指数为 180；肾脏功能障碍：无尿、肌酐 > 100；肝脏功能障碍：AST、ALT、总胆红素高于正常值数倍。符合多器官功能障碍综合征的诊断标准。

8. A 多器官功能障碍综合征（MODS）是指机体遭受严重创伤或感染等因素，引起两个或两个以上的器官先后或同时发生功能不全。多器官功能衰竭（MOF）主要指机体遭受急性损伤后，出现两个或两个以上器官功能衰竭，是 MODS 的严重阶段。SIRS 是 MODS 的早期阶段。目前临床上针对 MODS 并无有效的治疗措施。

【X 型题】

1. BCDE 手术进行 1 小时，患者血压、心率升高，提示麻醉深度浅，可加深麻醉，追加肌松药。$P_{ET}CO_2$ 55mmHg 高于正常值，应增加潮气量和呼吸频率加快二氧化碳排出。此时不需要停止手术操作。

2. AC 该患者 $PaCO_2 > 45mmHg$，代表发生呼吸性酸中毒。BE < -3 代表发生代谢性酸中毒。pH < 7.35，为失代偿。

3. BC 该患者为急性呼吸性酸中毒并急性代谢性酸中毒，pH 未小于 7.2，不需要使用碳酸氢钠纠正，及时改善病因即可。轻度酸中毒可以适当补充体液，一般给予平衡盐溶液。该患者可以通过提高潮气量增加通气，降低呼末 CO_2 浓度，改善呼吸性酸中毒。

4. ABDE 不会出现过度代偿。

第三章　麻醉学

第一节　胸部外科手术的麻醉

【A1/A2 型题】

1. D　于纤维支气管镜下见气道隆突，且支气管导管套囊位置合适，为定位的金标准。如果缺乏纤维支气管镜，听诊法、观察气道压力、观察 $P_{ET}CO_2$ 的波形以及使用吸痰管探测法也有助于双腔管定位。

2. C　HPV 即低氧性肺血管收缩，指肺泡氧分压下降后，机体自身肺血管收缩，肺血管阻力增加的一种保护性代偿反应。表现为肺泡低氧区域肺血管收缩致肺动脉阻力升高、血流减少，这样使得血液流向通气良好的区域。HPV 可使 V/Q 失调减轻，肺内分流减少。

3. A　在胸科手术中，取侧卧位后，由于体位的影响，导致患者下肺血流增加，而通气减少。

4. C　预测术后肺功能最简单的是以肺切除范围大小来计算，常用的指标是 $FEV_{1-ppo}\%$。预测术后 FEV_1 = 术前 FEV_1 × $(1-S/19)$，公式中 S 代表切除的支气管肺单位（肺段）。$FEV_{1-ppo}\% > 40\%$ 为低危，肺切除后发生呼吸并发症的危险较低；$FEV_{1-ppo}\%$ 在 $30\% \sim 40\%$ 为中危；$FEV_{1-ppo}\% < 30\%$ 时为高危，术后容易发生呼吸功能不全。

5. C　在胸科手术中，体位和单肺通气导致分流，从而导致肺的通气/血流比失调。

6. A　单肺通气中低氧血症的常见原因包括：①肺隔离技术中的机械性因素：双腔支气管导管位置不佳是最主要的原因，其次为导

管被血液、分泌物或组织碎屑堵塞；②肺本身的病变：如慢性肺疾病使得通气侧肺在单肺通气时气道内气体分布不均衡或小气道过早闭合造成通气不良；③双肺通气/血流比失调：包括体位、全身麻醉、开胸的影响，以及低氧性肺血管收缩被削弱等。

7. A　开胸后肺萎陷，肺泡通气明显减少，但开胸侧肺血流并未相应减少，造成开胸侧肺通气不足而血流灌注良好的情况，通气/血流比的降低造成肺内分流。麻醉后非开胸侧肺受腹腔内容物、纵隔、重力的影响通气不良，而血流灌注相对较多，同样造成通气/血流比的降低出现肺内分流。肺内分流使动脉血氧分压下降出现低氧血症。

8. A　肺隔离的绝对指征系需要保证通气，防止健侧肺感染等情况，包括湿肺、大咯血、支气管胸膜瘘、单侧支气管肺灌洗等。

9. A　停止吸烟可以减少气道分泌物及敏感性，改进黏膜纤毛运动，但需要 $2 \sim 4$ 周见效，$6 \sim 8$ 周效应最佳。

10. E　吸入性麻醉药、血管扩张药等均可抑制 HPV，静脉麻醉药一般则无此作用。

11. D　导管移位进入右主支气管，一旦阻断右侧肺通气，患者左肺亦通气受限，缺氧后可导致口唇、指甲发绀等。

12. E　单肺通气时，氧合障碍可以通过多种方法处理，其目的在于降低非通气肺的血流（减少肺分流率）或减少通气肺的肺不张。具体方法有：①首选纤维支气管镜重新定位导管位置；②吸引器吸引，消除分泌物；③对通气侧肺应用 PEEP，以治疗肺不张，但如果更

多的血液被挤入非通气侧肺，可导致动脉血氧饱和度下降；④对非通气侧施行 CPAP，在直视下，将萎缩肺稍加压，使肺膨胀的同时不至于干扰手术，将压力维持在低水平，通常 $5\sim7cmH_2O$ CPAP；⑤处理无效的话，通知外科，行短暂的双肺通气；⑥低氧血症持续存在，外科医师可压迫或钳闭术侧肺动脉或其分支，以改善通气血流。

13. E 血压下降经快速补液后加重，并出现颈外静脉怒张，考虑补液过多致急性心功能不全。此时应限制入量、强心、利尿、扩血管。经硬膜外给予局麻药可使外周血管扩张减少回心血量。

14. D 危重患者，有反流、误吸风险，为了安全起见，最好保留气管导管返回监护病房继续行呼吸支持。

15. E 肺动脉阻断会增加肺血管的压力，从而导致急性右心衰。多巴酚丁胺具有扩张肺血管、增强心肌收缩力的作用。

16. C 在单肺通气时，全部肺内分流量可达 20%～40%。肺内分流量增加导致肺静脉血掺杂可产生低氧血症。肺内分流量的大小首先受到萎陷侧肺缺氧性肺血管收缩的影响。患者主支气管已钳夹，但血管未处理，通气/血流比下降，肺内分流量增加，导致肺静脉血掺杂。

【A3/A4 型题】

1. D 病理学检查为明确肿块性质的金标准。

2. E 麻醉深度不够可诱发心肌梗死等意外。

3. B 椎旁神经阻滞加双腔支气管插管全身麻醉最佳，椎旁神经阻滞可阻滞交感神经，减少围手术期心肌做功，进而减少氧耗，避免心脏负担加重。因该手术需要采取肺隔离技术使术侧肺塌陷，需采用双腔支气管插管。

4. D 咪唑安定、芬太尼、维库溴铵对循环干扰较小。

5. B 亚洲女性患者选用 35F 双腔管比较适宜，粗了可能损伤气道。

6. C 单肺通气时，开胸侧肺萎陷，由于缺氧性肺血管收缩，因此开胸侧肺血管阻力增加，肺内分流增加。

7. E 术中游离食管过程中血压下降的常见原因为手术操作时机械挤压心脏、大血管和（或）神经反射。

8. E 双腔管气管插管时造成声嘶，可能的原因是造成了喉返神经损伤和（或）杓状软骨脱位。

【X 型题】

1. ABC $PaCO_2$ 是指溶解在血浆中的 CO_2 所产生的压力。由于 $PaCO_2$ 是肺通气功能与 CO_2 产生量平衡的结果，而且 CO_2 脂溶性高，弥散能力强，$PaCO_2$ 能很快与肺泡气中 CO_2 平衡。因此，$PaCO_2$ 能反映肺通气状况。PaO_2 与 SaO_2 可反应肺换气状况。

2. ABC 单肺通气的绝对适应证有湿肺患者，如肺脓肿、大咯血、支气管胸膜瘘、气管肿瘤切除并重建术、全肺切除、单侧支气管肺灌洗、肺泡蛋白质沉积症等；食管癌和肺叶切除是相对适应证。

3. ABCD 吸烟、年龄超过 60 岁、肥胖、手术较广泛而手术时间在 3 小时以上，均可认为是诱发术后肺部并发症的风险因素。

4. ACD 肺隔离技术有利于肺切除术术中操作；全麻复合胸段硬膜外麻醉可有效降低术中应激反应，并为术后提供良好的镇痛；有创动脉压监测能及时发现血流动力学波动；给予肌松拮抗需把握正确时机，过早给予可能导致肌松拮抗不全。

5. ABCDE 减少低氧血症发生的基础是尽可能缩短单肺通气时间，可选择性采取以下措施：（1）首先要保证双/单腔管位置的正确，除了常规听诊呼吸音外，必要时使用纤维支气管镜检查定位和调整导管位置；（2）通气侧肺吸入 100% 氧，注意调整肺通气量；（3）改进麻醉技术，避免使用抑制 HPV 药物；（4）使用复合硬膜外阻滞的患者，肺内分流增加，PaO_2 下降，目前机制仍不明确。使用硬脊膜外麻醉，阻滞了胸段交感神经，抑制 HPV 的发生，从而肺分流增加，动脉血氧分压下降。同时，交感神经阻滞后，血流动力学的改变如心率、平均动脉压及心输出量的降低，也是引发低氧血症的原因。所以，侧卧位单肺通气的患者不建议使用硬脊膜外麻醉；（5）无通气侧肺持续吹入纯氧，流量为 1L/min；（6）上肺持续气道正压（CPAP）可以使上肺血流有一定氧合，同时增加血管阻力，使血流转向下肺，减少肺内分流，提高动脉氧合；（7）通气侧肺使用 PEEP，改善 V/Q 比值；（8）双肺分别通气，上肺 CPAP、高频通气或高频振荡通气，下肺 PEEP；（9）间断双肺通气：一般 1h OLV 后进行 5min 双肺通气，即可使 PaO_2 和 $PaCO_2$ 维持在正常范围内，而无需用 CPAP 和 PEEP；（10）肺切除时，尽快钳闭肺动脉，以杜绝分流。

6. ADE　单肺通气时改变体位后应重新确定双腔管位置，注意监测血气，呼末 CO_2，气道峰压等指标。

第二节　心脏与大血管手术的麻醉

【A1 型题】

1. E　"DeBakey I 型"夹层动脉瘤病变范围广，从升主动脉根部开始，侵犯大部分或全部主动脉，包括主动脉弓与部分或全部降主动脉，易发生破裂。选用深低温体外循环能保证手术操作，但要高度重视对神经系统的

保护。

2. C　二尖瓣狭窄致心率增快时，血液淤积于左心房，左房压增高进而使肺静脉压增高，诱发急性肺水肿。

3. D　对动脉导管未闭患者进行缝扎时，应常规控制性降压以避免上半身压力过高。

4. A　未使用肝素的患者使用鱼精蛋白后，鱼精蛋白与血小板、凝血因子结合出现抗凝效应。

5. E　重度二尖瓣狭窄患者左房血流受限，肺动脉压力往往增高，头低位可加重心衰，故尽可能避免头低位。

【A2 型题】

1. E　梗阻性肥厚型心肌病患者应以 α 受体激动剂作为升压药。

2. E　新发的 ST 段压低提示出现心肌缺血，应立即处理，A、B、C、D 选项均可改善心肌氧供需平衡，而快速输液会增加心脏前负荷，增加心肌耗氧，加重心肌缺血。

3. A　平均 PCWP 用于反映左心功能。在心排血量正常时，若 PCWP 在 8 ~ 12mmHg，提示心室功能良好；在有低心排血量或循环障碍征象时，若 PCWP < 8mmHg，则提示血容量相对不足，需增加左心室的充盈量。当 PCWP 超过 20mmHg 时，表明左心室功能欠佳。即当 PCWP > 20mmHg 时，已有左心功能异常；若 PCWP≥30mmHg 时，则出现肺水肿。

【A3/A4 型题】

1. A　体外循环一般采用全身肝素化，出血是不可避免的。如果 ACT 小于 300 秒，血小板高于 $10 \times 10^9/L$，不易发生出血。一般来说体外循环停止 1 ~ 2 小时后，ACT 可恢复正常，终止一段时间仍出血不止可能考虑止血不彻底。

2. C　ACT > 130 秒，出血原因可能为血循环中残留肝素。激活全血凝固时间（ACT）

又称硅藻土激活凝血时间，将惰性硅藻土加入血液内，以加速血液凝固过程。正常值90～130秒。该法常用于体外循环监测肝素抗凝效能的指标，并用以计算鱼精蛋白拮抗肝素的用量。

3. E 增加凝血，拮抗肝素。

4. A 目前成人体外循环多采用无血预充方案，选用晶体液和人工胶体液作为预充成分。为了维持适当的胶体渗透压，晶体液和胶体液比例为（0.4～0.6）：1，相对胶体渗透压应不小于转流前的60%。

5. C 对于冠状动脉严重狭窄患者，经冠状动脉顺行灌注心肌保护效果差，可考虑经冠状静脉窦逆行灌注，灌注压力一般不高于50mmHg，防止压力过高导致冠状静脉损伤。

6. D 不管是左心衰还是右心衰，心脏收缩功能都是降低的，如有大量活动出血，视野里是能看见的，且气道压不会升高。冠状动脉桥出现堵塞，气道压也不会明显升高。因此选项A、B、C、E都不对。鱼精蛋白是异体蛋白，对血管既可产生舒张作用（主要对体循环血管），又可产生收缩效应（主要对肺血管），并对心脏有直接抑制作用。反应分低血压反应型、过敏样反应型及肺血管收缩型。不同类型在临床上常交叉出现。

7. C 出现鱼精蛋白反应后首先是停止给药、血压低的可以加快输液，继续加重者给予苯海拉明或去甲肾上腺素，严重者给予葡萄糖酸钙和肾上腺素，病情加重出现心功能降低时需紧急建立体外循环再次转机。

第三节 神经外科手术的麻醉

【A1 型题】

1. C PCO_2 每降低 1mmHg，可使脑血流量减少 2%～4%。临床上常通过实施过度通气，将 $PaCO_2$ 或 $P_{ET}CO_2$ 维持于 25～30mmHg，以有效控制颅内压。$PaCO_2$ 低于 25mmHg 时脑血管收缩效应减小；$PaCO_2$ 低于 20mmHg 时可能出现脑梗死。

2. D 正常颅内压为 5～15mmHg（0.67～2.00kPa、70～200mmH$_2$O）。颅内压持续超过 15mmHg 称为颅内压增高。为便于临床观察，将颅内压分为四级：①正常颅内压：<15mmHg；②轻度升高：15～20mmHg；③中度升高：20～40mmHg；④重度升高：>40mmHg。颅内压超过 40mmHg 时，脑血流量自身调节功能将严重受损，同时中枢神经缺血缺氧，严重时脑移位或脑疝形成。中枢缺血缺氧危害比颅压高低本身更具有危害性。国际上多将 20mmHg 作为需要降颅内压治疗的临界值。

3. C 颅内压监测的适应证包括脑积水、脑水肿、颅内出血、脑室膜炎、结核性脑膜炎、颅内占位性病变、脑手术后或脑外伤、减压。行颅内手术时并非为颅内压监测的适应证。

4. E 舌体和会厌增大容易导致患者发生上呼吸道梗阻，声带暴露更加困难。声带较大，使声门缩窄。此外，甲状腺肿大使气管受压而出现声门下缩窄（见于约25%的肢端肥大症患者），这通常比根据患者面部结构选择的气管导管型号要小。由于鼻甲增厚，经鼻腔建立人工气道比较困难。经鼻－蝶垂体瘤切除术后禁忌使用 CPAP

【A2 型题】

1. A 因颅脑外伤患者术前多数已使用脱水药，手术中失血失液量较大，因此较容易出现血容量不足。一般全血和血浆可以补充血容量，不增加细胞外液，不增加颅内压，应适时补充，避免过多补充晶体液。不用或少用葡萄糖液，以避免高血糖症。

2. E 控制输液，防止血容量过多造成血压继续升高，一般收缩压不高于 200mmHg 时不做处理，否则可因血压降低导致正常脑组织缺血，或因降压引起的颅内压降低加重颅内出血。

3. C　控制性降压在临床应用中，以肱或桡动脉的平均动脉压不低于 60mmHg 为准，老年人不低于 80mmHg 为安全界限。高血压、老年、血管硬化患者血压降低不超过原水平的 40%，或收缩压降至比术前舒张压低 0 ~ 20mmHg 作为安全界限。

4. D　Glasgow 昏迷评分包括三个方面：睁眼反应，最高评分为 4 分；言语反应，最高评分为 5 分；运动反应，最高评分为 6 分。每项最低评分均为 1 分。评分越高反应越好。轻度颅脑损伤评分为 13 ~ 15 分；中度颅脑损伤评分为 9 ~ 12 分；重度颅脑损伤评分为 3 ~ 8 分。该患者严重颅脑损伤，对刺激没有反应，Glasgow 昏迷评分应为 3 分。

5. A　BIS 反映脑的功能状态和麻醉深度的变化。TCD 可对 Willis 环的各个组成动脉进行血流监测。SEP 是基于感觉皮质对外周感觉神经受刺激后产生的电冲动的反应，振幅下降超过 50%，则提示有脑缺血的发生。脑电图波形的衰减程度可反应同侧大脑皮质的缺血情况。脑氧饱和度监测可反映局部脑组织血流灌注情况。

【A3/A4 型题】

1. A　颅骨板障及头颅静脉粗大，在手术过程中可能出现静脉栓塞、静脉窦破裂出血。神经牵拉的可能性较小。静脉窦出血不会出现血压突降，因此可排除 B 项；切除骨瓣时静脉损伤开放后，静脉空气栓塞的可能性大。

2. E　空气栓塞的处理包括封闭局部血管破口、头低左侧卧位。TEE 是确诊空气栓塞的手段。

3. B　对空气栓塞进行处理时，可使用上腔静脉置管抽出气体。

【X 型题】

1. ABCD　颅内动脉瘤手术需要实施全身麻醉以保持患者的绝对安静，同时还要预防和治疗三大问题：动脉瘤破裂、脑血管痉挛和颅内压增高。麻醉和管理：麻醉过程力求平稳，如果血压过高，应先控制在合理水平后再开始诱导，严禁清醒插管及呛咳、屏气和呼吸道梗阻，尽可能减少气管插管心血管应激反应，麻醉中易出现血压波动的阶段有摆体位、切皮和开颅、检查并游离动脉瘤、缝皮和苏醒期，应采取措施防治，加深麻醉和镇痛药，或追加小剂量 β 受体拮抗剂。为确保分离钳夹动脉瘤前的动脉瘤及母动脉透壁压力稳定，麻醉需维持相对较深；在开颅过程采用过度通气，维持 PaCO_2 在 4kPa（30mmHg）左右。为便于分离动脉瘤，在接近母动脉前开始控制性降压。在液体管理上近年来主张为防止脑血管痉挛，倾向于扩容，有助于脑灌注及逆转神经功能损伤。

2. ABCD　颅内动脉瘤的麻醉管理：大部分进行颅内动脉瘤夹闭术患者的颅压已正常，但可能存在颅内顺应性的降低。如已有脑血管扩张，则颅压可能增加，需紧急手术。对于已有颅内高压的患者，在颅骨切开前避免应用吸入性麻醉药，如需要行异氟烷控制性降压时，必须先采用过度通气，保持呼气末二氧化碳在 25 ~ 30mmHg，从而抵消吸入性麻醉药引起的脑血管扩张作用。当然，更应避免发生高血压、过浅麻醉、呛咳及高碳酸血症等，防止 ICP 进一步升高。开颅前快速输注甘露醇可增加血管内容量，降低颅压，有脑保护作用。入颅后作脑室引流或侧裂池引流放脑脊液可进一步降低颅压及脑容积，使脑松弛。

3. BCDE　PCO_2 升高可扩张脑血管，而过度通气使 PCO_2 下降，导致脑血管收缩、痉挛。

第四节 眼科手术的麻醉

【A1 型题】

1. C 眼 - 心反射是指在眼科手术操作过程中因刺激眼球或眼部组织，导致的一系列心脏不良反应。最常见的临床表现是窦性心动过缓，也可表现为期前收缩、二联律、房室传导阻滞和心室颤动，甚至引起心搏骤停。

2. D 眼 - 心反射在小儿斜视手术中发生率较高

3. C 眼底手术过程中向玻璃体内注入惰性气体前应至少停吸 N_2O 15min。

4. E 吗啡，既可以止痛，又有缩瞳作用，可用于青光眼患者。正常眼内压（IOP）为 16 ± 5mmHg，高于 25mmHg 为异常。大多数全麻药、镇静药、麻醉性镇痛药、神经安定药等均有不同程度的降低正常眼和青光眼患者 IOP 作用，氯胺酮和琥珀胆碱则被认为具有升高 IOP 的作用。丙泊酚除本身具有直接降低 IOP 作用外，其间接作用主要通过对血流动力学的作用而影响眼内血流的变化。丙泊酚引起静脉压下降，使眼内血液外流阻力降低，IOP 下降。吸入麻醉药可引起剂量依赖性的 IOP 降低，可能的机制涉及间脑中枢神经系统的抑制，房水生成的减少，流出的增加，改善房水循环及松弛眼外肌等。非去极化肌松药被认为具有降低 IOP 的作用，其主要机制是松弛眼外肌。但如果呼吸肌麻痹伴随肺泡低通气，则可继发眼压升高。多数人认可去极化肌松药琥珀胆碱具有升高 IOP 的作用。琥珀胆碱作用开始时可致眼外肌痉挛性收缩，使眼内压急剧升高。静脉使用后 1 ~ 4 分钟 IOP 上升的平均值为 8mmHg，通常情况下 7 分钟恢复到基础值。麻醉性镇痛药通过促进房水外流降低 IOP。

5. E 琥珀胆碱作用开始时可致眼外肌痉挛性收缩，使眼内压急剧升高，常引起眼内压增高平均约 8mmHg。眼球破裂患者使用琥珀胆碱可能导致眼内容物脱出，应避免使用。

6. A 琥珀胆碱可使眼内压升高，该药物能使眼外骨骼肌短暂收缩，引起眼内压升高，故禁用于青光眼，白内障晶状体摘除术。眼科手术全身麻醉诱导和苏醒期均应避免生命体征波动、呛咳、屏气、躁动，提前预防术后恶心、呕吐的发生。麻醉维持期要保证足够的麻醉深度，维持血流动力学平稳，预防 IOP 升高及 OCR 的发生。全凭静脉麻醉技术配合可弯曲喉罩通气技术可以减少全身麻醉诱导期与苏醒期的生命体征波动，降低恶心、呕吐的发生率。

7. C 儿童 PONV 的四个高危因素：手术时间 > 30min，年龄 > 3 岁，斜视手术，有 PONV 史或直系亲属有 PONV 史。

8. C 术中维持 SpO_2 在 85% 以上，PaO_2 在 60 ~ 80mmHg 可避免视网膜出现病变。

9. C 平均动脉压下降或眼内压升高均可造成视网膜血流减少。眼内压升高的患者长时间低血压时，视网膜动脉栓塞的发生率增加。

【A2 型题】

1. A 患者行球后阻滞时突发心动过缓，是发生了眼 - 心反射。眼 - 心反射由传入神经和传出神经组成。施加于眼球上的压力、眼外肌上的牵张力，甚至眼睛的疼痛都可以通过三叉神经的眼支触发冲动的传入。冲动通过睫状神经到达睫状神经节，然后传递到三叉神经节。传出神经起自迷走神经背核，传达至窦房结，再到房室结。虽然球后阻滞有助于防止手术过程中的眼 - 心反射，但实施阻滞过程中却有可能触发此类反射。

2. B 成年眼科手术患者，手术时间不长时，可采用 MAC 技术。进行局麻操作时，如将局麻药注入血管，可引起局麻药中毒。因局麻药直接进入颅内，所以会出现较为严重的反应。一旦发生应立即进行处理，控制抽搐，有效通气以挽救生命。

3. D　小儿眼外伤合并呼吸道感染的非常多见，一方面小儿呼吸系统的发育不完善，容易发生上感；另一方面可能是由眼科炎症引起的。麻醉医师应综合评估，并与眼科医师商量决定手术时机。

4. B　穿透性角膜移植麻醉的注意点：限期手术，如非禁忌，尽可能安排手术。术中维持 IOP 稳定，特别是病变角膜全层开放时，一定要避免 IOP 的升高，防止造成眼内容物的脱出。穿透性角膜移植需完全制动，应选择全身麻醉。

5. A　小儿开放静脉困难，适合吸入诱导。七氟烷具有特殊的芳香气味，对气道无刺激。诱导快，适合用于眼科短小手术的吸入诱导和维持，术中可保留自主呼吸，术后苏醒迅速。手术时间短小，刺激不强，术中可不用肌松剂。丙泊酚静脉麻醉可能产生呼吸抑制，很难维持足够的通气量，应注意辅助通气。氯胺酮可用于短小眼科手术麻醉，但由于分泌物多、容易发生术后恶心呕吐等特性，应同时使用阿托品及抗恶心呕吐药物。异氟烷吸入诱导时间长，较七氟烷副作用明显，不宜吸入诱导。

6. C　斜视手术有较高的眼－心反射（OCR）发生率，当较严重的 OCR 发生时，首先要做的是立即停止手术，阻断反射弧，消除对传入神经的刺激，这是最有效的消除 OCR 的方式。

7. D　斜视手术的特点是术中在牵拉眼外肌时容易发生眼－心反射、眼－胃反射，术后恶心呕吐的发生率高，而且斜视的患儿可能并存其他肌肉相关的疾病，有恶性高热风险。

麻醉方式上，氯胺酮虽然简单易行，但麻醉深度不足，术中眼－心反射发生率高，术后恶心呕吐更为多见。

8. D　N_2O 在血中的溶解度大，所以较易进入体内任何含气的腔隙。对于巨大的视网膜脱落或大裂孔修补术，有时为了保持眼内压，需要往玻璃体内注入六氟化硫与空气的混合气体，如果采用 N_2O 麻醉，N_2O 可渗入此混合气体中，从而促使眼内压升高；如果同时再有血压下降，则可影响视网膜血供。此外，当停用 N_2O 后，已经渗入眼内的 N_2O 又重新进入血液，由此又可以导致眼内压降低，这样可导致修复手术失败。所以此类手术原则上应避免使用 N_2O 麻醉。

9. A　眼－心反射由强烈牵拉眼肌（尤其是眼内直肌），或扭转、压迫眼球所引起。易见于眼肌手术、眼球摘除术和视网膜剥离修复手术的过程中，也可见于眼球局部麻醉过程中。这是一种三叉神经－迷走反射。发生眼－心反射时应立即停止刺激，必要时静脉给予阿托品或使用局麻药浸润眼外肌。

10. B　恶性高热为一种遗传性肌病，临床上多因吸入强效全身麻醉药并用琥珀胆碱而诱发，以肌肉强直、挛缩为特征的骨骼肌高代谢状态，呼出 CO_2 和体温骤然升高、心动过速，并出现肌红蛋白尿等表现。

11. A　眼－心反射（OCR）通常定义为心率下降 10%～20% 并持续超过 5 秒。牵拉眼外肌、压迫眼球、眶内血肿、眼外伤或眼痛均可引起 OCR。在斜视手术中常见，可能会导致各种心律失常，包括窦性心动过缓、房室结性心动过缓、异位搏动、心室颤动，甚至罕见的心搏骤停（斜视手术发生率为 1/2200）。初步治疗方法为停止刺激（即告诉手术医生停止操作）。OCR 很快产生反应，而且此后类似的刺激则较少引发 OCR。许多情况下不需要做进一步治疗。增加全麻深度可能有助于阻止反射,重新评估通气是否充足也有帮助(因为高碳酸血症和低氧血症会降低引起 OCR 的阈值)。球后阻滞能预防 OCR。眼直肌利多卡因局部浸润也可有效预防和治疗 OCR。如果心律失常持续,可静脉注射阿托品(0.01 ~ 0.02mg/kg)或格隆溴铵。也有学者主张在斜视手术尤其是小儿手术中预防性使用阿托品或格隆溴铵。

12. A 地西泮能使瞳孔扩大,眼压升高,诱发青光眼的急性发作。

【A3/A4 型题】

1. C 眼 - 心反射可引起交界性心律和房室传导阻滞。

2. B 眼 - 心反射的传入神经为三叉神经,传出神经为迷走神经。

3. E 牵拉或扭转眼肌、压迫眼球、眶内血肿或眼球损伤等都可引起眼 - 心反射,它是一种三叉神经 - 迷走神经反射。主要表现为心动过缓、交界性心律、房室传导阻滞、期前收缩和二联律等。患者焦虑不安、麻醉过浅、缺氧和高碳酸血症时都容易发生眼 - 心反射。一旦出现应当暂停手术操作、保证足够通气、静脉注射阿托品并适当加深麻醉。

4. B 恶性高热为一种遗传性肌病,临床上多因吸入强效全身麻醉药或用琥珀胆碱而诱发,主要表现包括以肌肉强直、挛缩为特征的骨骼肌高代谢状态、呼出 CO_2 和体温骤然升高、心动过速、高钾血症、并出现肌红蛋白尿等。

5. C 发生恶性高热时应立即静脉注射丹曲林 2mg/kg,5 ~ 10 分钟一次,总量可达 10mg/kg,直至肌肉松弛,而非使用维库溴铵等非去极化肌松药。

6. A 急症患儿行全麻手术时,依据手术缓急抢救视力优先的原则,放宽禁食水时限,

麻醉诱导的选择与管理原则应充分考虑气道风险,注意减少气道激惹,以避免增加分泌物、诱发气道痉挛及增加误吸的风险。

7. E 急症上感期饱胃患儿存在高反应气道风险以及误吸风险,全麻诱导和苏醒期,气道不良事件的发生率增加,容易出现气道痉挛、分泌物增加导致通气不良以及反流误吸的风险。麻醉管理以静脉快速平稳诱导为原则,吸入诱导容易激惹气道,增加气道并发症。

8. E 大多数麻醉药物均可以降低眼压,而氯胺酮和琥珀胆碱可以升高眼压,在青光眼患者中要避免使用。

9. C 对于眼压升高的患者,术中牵拉刺激眼球易于出现眼 - 心反射,处理方式首选暂停手术,观察病情变化,然后分析原因给予对因处理,不可盲目对症处理。

10. A 对于糖尿病患者合并糖尿病视网膜病变以及糖尿病肾功能病变的患者,尤其是拟接受局部麻醉复合 MAC 麻醉者,若术前准备不够充分,容易出现术中低血糖反应。

11. B 对于局部麻醉复合 MAC,患者在术中出现任何不适,首先要仔细询问患者的症状,做到对因处理,不可盲目增加镇静止痛药物的剂量,防止出现过度镇静后患者对手术的配合度下降而导致的意外体动,以及由此造成的不良后果,此外过度镇静也可以出现呼吸相关的不良事件,需要注意避免。

【X 型题】

1. ABCE 影响眼压的因素包括患者因素、手术因素以及麻醉药物和麻醉操作。琥珀胆碱、氯胺酮、麻醉深度过浅、手术刺激过强、缺氧等均可导致眼内压升高。

2. ACDE 出现眼压升高后,要逐项排除,全面分析,加深麻醉,终止导致眼压升高的因素。氯胺酮可导致眼内压升高,不宜使用。

3. ABCDEF 早产患儿除可能出现眼部发育不良，常常伴有多器官系统的发育异常和迟缓，全面了解患儿的发育异常，有助于降低围术期麻醉风险和不良事件的发生。低龄患儿，尤其早产儿，围术期气道不良反应的发生率高，对于择期手术患儿，要严格术前筛查。

4. ABCDEF 全身麻醉下进行眼底检查通常是一个短小的眼科操作，这类患儿完全可以在吸入七氟烷插入喉罩并保留自主呼吸状态下，吸入七氟烷维持足够的麻醉深度，来完成眼底检查，同时气道不良反应的发生率显著降低。同时低龄患儿的配合度差，静脉开放困难，选择七氟烷吸入诱导可以为静脉开放提供良好的条件。低龄患儿术前禁食水易出现低血糖，与幼儿的糖原储备不足有关，术中需要补充葡萄糖防止低血糖。小儿吸入全麻苏醒期的躁动发生率很高，术中管理需要注意预防。

5. ABCD 单纯七氟烷吸入麻醉可导致呼吸抑制，尤其是早产儿和新生儿，术中应根据呼气末二氧化碳情况适当辅助或控制呼吸。术毕呼吸抑制导致七氟烷排出受限，二氧化碳蓄积影响苏醒；早产儿体温调节能力差，可能发生低体温；恶性高热是罕见的麻醉并发症；患儿术前不存在代谢紊乱，眼科手术对全身影响小，较少发生电解质紊乱。小儿新陈代谢率高，新生儿及婴儿体内糖原及脂肪储备少，且处理大量蛋白负荷的能力差，术中出现低血糖的可能性大。

6. ABCDEF 颜面烧伤的患者通常接受过数次手术治疗。仔细询问病史有助于麻醉药物、麻醉管理的正确选择。存在面颈部活动受限的患者，气道的选择和管理是麻醉管理的重点。

7. ABCE 在穿透性角膜移植术中，需要绝对制动，以防眼内容物膨出造成永久性失

明，所以麻醉方式选择全身麻醉。

8. BCDE 穿透性角膜移植麻醉的注意点：限期手术，如非禁忌，尽可能安排手术。术中维持IOP稳定，特别是病变角膜全层开放时，一定要避免IOP的升高造成眼内容物的脱出。穿透性角膜移植需完全制动，应选择全身麻醉，使用肌松药。

第五节 耳鼻喉科手术的麻醉

【A1型题】

1. D 因为麻醉和手术共用同一气道，因此保持气道通畅和充分的通气是耳鼻喉科手术麻醉最关键的问题。

2. D 吸入高浓度N_2O时，其进入腔隙的速度超过氮气由腔隙移入血液的速度，因此可使密闭腔隙内压力增加。中耳内压可因使用N_2O而升高。琥珀胆碱会增加眼压。吗啡可以增加胆道平滑肌张力，导致胆道压力增加。

3. D 对咽鼓管阻塞者，氧化亚氮的吸入浓度不宜超过50%。关闭中耳腔前应停吸氧化亚氮15分钟以上，并用空气冲洗中耳腔。

4. D 喉罩通气的反流误吸风险较大。

5. A 扁桃体切除术后出血的发生率为0.1%~8%。如果出血发生在24小时内，定义为原发性出血；如果出血发生在24小时以后则定义为继发性出血。原发性出血往往比继发性出血更多见。继发性出血（术后1~10天）发生在覆盖手术创面的焦痂从扁桃体基底部脱落时。因为出血最常发生在手术后的第一个6小时内（占出血病例的75%），大多数门诊手术中心要求患者在手术后至少观察6~8小时。由于大量血液被吞咽，出血量往往会被低估。

6. C 支撑喉镜下喉激光手术在固定支撑喉镜时刺激强，麻醉过浅，易引起心律失常以

及血流动力学的剧烈波动。如出现颈动脉窦反射时，应立刻放松支撑喉镜。一方面显微镜下手术要求充分的肌松，声带绝对静止。另一方面时间短，宜选用作用时间短的药物，以便术后较快清醒。为了方便术者操作，宜选用较细的气管导管。

7. D 术中确保通气及氧合，保证有效循环血量，降压速度不宜过快，降压幅度不宜超过基础血压的40%。鼻内镜手术中控制性降压的主要目的是提供满意的手术野，而不是为了节约用血。

8. A 耳鼻喉科手术麻醉与手术医师共用同一气道，为确保气道通畅，在麻醉与手术全程中要防止鼻咽喉的血、脓和其他分泌物吸入肺内。在耳鼻喉科手术时，麻醉人员不能随便地接近气道，如果手术在鼻咽喉或气管内进行，这时既要保证手术安全，又要考虑不影响手术操作。因此术前应与手术医师探讨围术期的气道管理、气管插管的口径以及放置位置、患者体位等问题。麻醉期间保持气道通畅和保证足够的气体交换量是这些手术麻醉的处理关键。

【A2 型题】

1. D 该手术为血管瘤切除，术中会采取控制性降压，控制性降压时脑血管张力低，发生脑出血的可能性很低。

2. C 该患者明确为喉痉挛，处理方法为面罩加压给氧，同时给予静脉麻醉药或肌肉松弛药以缓解咽喉部肌肉的不协调收缩，因患者已清醒，给予氯化琥珀胆碱会使患者感到不适与恐惧，因此首选丙泊酚。

3. B 当局麻药浓度过大或注射入血时，可能导致局麻药的毒性反应，出现颜面苍白、意识障碍等临床表现。

4. A 米库氯铵是短效肌松药，可用于此类手术。顺式阿曲库铵是中效肌松药，用于短

小手术时应减少诱导剂量。罗库溴铵可引起组胺释放，应缓慢给药。泮库溴铵是长效肌松药，不建议用于短小手术。琥珀胆碱是去极化肌松药，不能使用新斯的明拮抗。

5. C 喉的神经支配来自喉上神经和喉返神经，术中牵拉喉部时，由于刺激过强或麻醉深度不足，可能引起喉迷走神经反射，导致严重的心动过缓甚至心搏骤停。

6. D 所有喉肿物患者均应根据专科检查和症状对气道进行评估，避免出现诱导后困难插管及困难面罩通气。有这种潜在风险者清醒气管内插管最为安全可靠。

7. D 小儿有哮喘，属于气道高敏，应避免刺激气道的药物及操作。七氟烷有舒张支气管平滑肌的作用，可以使用。琥珀胆碱有组胺释放作用，不宜应用。鼓膜置管手术时间短，可不使用肌松药，保留自主呼吸，但要保证合适的麻醉深度和镇痛。

8. D 气道异物最具风险的是正气管异物，造成完全性气道梗阻，快速的解决办法为使之变成一侧支气管异物。

9. C 人工听骨放置后禁止头部剧烈活动，以免听骨移位，手术失败。

【A3/A4 型题】

1. E 长时间的禁食水可能导致小儿脱水及低血糖，尤其对于代谢率较高的婴儿，所以小儿应尽量缩短禁食时间。小儿麻醉术前的禁食水时间推荐为：术前2h禁清亮液体、术前4h禁母乳，术前6h禁婴儿配方奶、牛奶等液体乳制品及淀粉类固体食物，术前8h禁油炸、脂肪及肉类食物。

2. E 导管脱出卡入食道口为该类手术中最常见且最具风险的事件，导管脱出气管后一般气道压下降，但也可能因扭曲打折，血液及痰液进入气道，卡入食管开口等导致呼吸道阻力增加。导管误入支气管的发生率较其他概

率低。

3. B　此时患儿因为导管脱出、打折等出现窒息缺氧，二氧化碳蓄积的可能性高，不太可能出现过度通气。

4. D　阻塞性睡眠呼吸暂停综合征常因气道狭窄，睡眠中反复呼吸暂停而导致慢性缺氧，从而出现全身多器官组织受累的表现，需结合患者全身情况加强围术期评估和管理。

5. C　快速诱导不适合困难气道患者。阻塞性睡眠呼吸暂停综合征常因肥胖、颈短、上气道狭窄等原因导致睡眠中反复发生呼吸暂停。麻醉术前评估往往存在困难气道。悬雍垂腭咽成形术往往在口腔操作。多选取清醒镇静下经鼻保留自主呼吸鼻腔插管。

6. E　阻塞性睡眠呼吸暂停综合征患者常伴有肥胖、颈短、气道狭窄等。悬雍垂腭咽成形术仅解决口咽部狭窄，但其他部位的狭窄仍存在。同时由于开口器及手术操作导致的局部组织水肿，应选择延迟拔管。拔管后出现呼吸困难最可能是气道梗阻导致。术区出血，喉头水肿都会出现气道梗阻。麻醉药残余作用会导致患者呼吸抑制出现呼吸困难。该手术中出现气胸的可能性很低。

【X型题】

1. ABCEF　COPD的主要病理生理改变为气道和肺实质慢性炎症所致气流受限和肺过度充气。肺功能检查表现为肺总量、功能残气量和残气量增加，肺活量正常或降低，残气量/肺总量比值升高。FEV_1/FVC降低是COPD的一项敏感指标，可检出轻度气流受限。$FEV_1\%$预计值是中、重度气流受限的良好指标。FEF 25% ~ 75% 降低提示小气道塌陷，也是早期气道阻塞的敏感指标。

2. ABCDEF　术前戒烟4周以上可降低术后肺部并发症的发生率。术前进行心肺功能训练、加强营养支持和咳嗽训练也是有益的

非药物治疗方法。有咳嗽、咳痰、气喘或呼吸困难加重时应考虑选用抗炎、祛痰、扩张支气管等药物治疗，COPD急性加重的患者常在支气管扩张剂的基础上加用糖皮质激素，有助于降低术后肺部并发症的发生率。

3. ACE　控制气管导管燃烧要从控制火源、易燃物、助燃剂三个要素着手，外科医师要尽量降低激光能量，把握激光束的发射角度，避免打到导管。采用抗激光导管可以降低导管燃烧的风险，但一般的抗激光导管内层和套囊部分还是有易燃材料，不能完全避免燃烧，导管不应使用易燃的油性润滑剂润滑。气管导管套囊注入染色的生理盐水，可以警示套囊被击破而及时终止手术。气管导管尽可能放置深，使套囊远离声门，可以减少套囊被击穿的风险。暴露于视野的导管要用湿纱布或湿脑棉覆盖。应尽可能降低吸入氧浓度至可接受的最低值，要低于30%。氧化亚氮（又称笑气）是一种助燃剂，应避免使用。

4. ABCDEF　术中一旦发生气管导管燃烧，应立即采取以下措施：①Extract（拔除），拔除所有可燃物，如气管导管、棉片等；②Eliminate（清除），清除所有助燃剂，如立即断开供氧管；③Extinguish（灭火），立即在气道内注入生理盐水熄灭余火；④Evaluation（评估），立即在直接喉镜和硬支气管镜下评估上、下呼吸道的损伤情况，如有明显损伤应重新插管，严重病例需要气管切开，并立即请相关专家会诊治疗。

5. BE　喉水肿为激光手术后常见的并发症，喉痉挛导致的气道梗阻通常发生在拔管后短时间内，二者均可引起低氧血症及三凹征。麻醉药物残留、吸入性肺炎、肺不张和气胸的表现以低氧血症为主，但不会出现明显的上呼吸道梗阻表现。

6. ABCDE　气管插管有利于气道管理和

保持气道通畅，但要防止导管扭曲、受压或变位。手术中可能会出现出血流入气道，套囊要充气防止血液流入气管内。导管扭曲、受压或变形及气道阻塞都会使气道压升高。流入消化道内的血无法统计，很难准确算出总出血量。拔管前主要清理咽部血液和分泌物，拔管后应取侧卧头低体位，以保证分泌物及时引流至口外，防止潴留在咽部而刺激声门或误吸入肺。

7. ABCDE 气管插管全麻后呼吸功能处于可调控状态，有利于提高患者舒适度。抑制咽喉部反射，咽喉部肌肉松弛更有利于外科医生操作。气管插管可对气道形成保护，有利于气道管理，可防止血液和分泌物进入气道。

8. ABCE 对于大量出血患者再次手术时要评估低血容量、贫血及困难插管等情况。诱导时应注意循环失代偿，气管插管时应准备好双吸引装置及不同型号的气管导管。由于误吞大量创面渗血可能导致反流误吸，此类患者应当做饱胃处理。可采用头低位快速诱导插管，出血量多时可尝试于侧卧位下插管。当成功建立气道后，需对血容量及凝血状况加以评估。麻醉结束后应等待患者充分苏醒后拔出气管导管，并对出血情况再次评估。常规术前用药均为镇静类药物，此时患者给予镇静药后有极高的误吸风险。

9. ABCD 术前气道评估包括张口度、头颈活动度、Mallampati 试验、甲颏间距等。

10. ABCE 中华麻醉学会气道管理专家共识指出：再试一次气管插管，有研究报道77 例无法通气的患者，58 例喉镜显露分级 Ⅰ~Ⅱ级，采用直接喉镜 3 次以内完成气管插管，因此，首次插管失败后再试一次气管插管仍然是可以考虑的方法，但应注意麻醉深度与肌松程度。

11. BCE 气管导管误入食管不会出现挤压呼气囊气道阻力大；患者无特殊病史，也没有可以造成气胸的原因；气管导管进入一侧支气管、气管导管扭曲或打折以及患者发生支气管痉挛都可能导致气道阻力大且有 CO_2 波形。

12. AF 支气管痉挛的处理措施包括：去除病因、加深麻醉、应用拟肾上腺素能药物（首选 β_2 受体激动剂，严重时可使用小剂量肾上腺素）、氯胺酮、糖皮质激素、茶碱类药物、抗胆碱能药物。

13. BCE 对于气管插管患者，鼻科手术应尽可能减少拔管时引起的呛咳、体动以减少创面出血及血液污染气道。使用包括 NSAIDs 在内的镇痛药有助于实现苏醒期平稳。虽然"深麻醉"拔管相对平稳，但由于鼻科手术常常需要鼻腔填塞止血，加之可能存在较多血性分泌物，因此维持通畅的通气较为困难，应尽量避免采用。

14. ACG OAAS 评分 4 级：对反复大声呼名无应答反应，对轻拍身体才有应答反应，同时针尖样瞳孔，提示患者可能存在阿片类药物残留致呼吸遗忘，应进行纳洛酮拮抗。

15. ABCDE 功能残气量为正常呼气末肺内所含气体量，此时，肺的内向弹性回缩力与胸廓向外的弹性回缩力相等。功能残气量可以通过吸出氮气或是吸入氦气的方法测定。肥胖患者功能残气量下降，直立位转变为仰卧位后，功能残气量减少。闭合容量为肺下垂部位小气道开始关闭时的肺容量，通常低于功能残气量，随年龄增加等于或逐渐超过功能残气量。

16. ABCDE 机械通气期间气道压力突然升高，考虑以下因素：呼吸机对抗、气管导管打折、分泌物堵塞、导管过深、支气管痉挛等，呼吸环路脱开常报警为气道压力低。

17. ABCDF 机械通气期间气道压力突然升高，考虑以下因素：呼吸机对抗、气管导管打折、分泌物堵塞、导管过深、支气管痉挛等，呼吸环路脱开常报警为气道压力低。此时的处理措施为：立即检查气管导管位置并排除打折，听诊双肺，如有痰鸣音则实施吸痰，如双肺呼吸音消失则考虑支气管痉挛，给予β受体激动剂，无效者给予小剂量肾上腺素。麻醉过浅、肌力恢复者，立即加深麻醉并追加肌松剂。不应仓促更换导管。

第六节　骨科手术的麻醉

【A1 型题】

1. C　氯吡格雷是一种血小板聚集抑制剂，患者行择期手术，需在术前 1 周停止使用。

2. D　目前常用脊髓功能监测的技术有：体感诱发电位（SSEP）、运动诱发电位（MEP）、肌电图（EMG）和唤醒试验等。①术中唤醒：唤醒试验用来评估脊髓运动通路的完整性，通过减浅麻醉深度的方式让患者执行外科医师的运动指令。当神经电生理监测异常或内固定器置入后进行唤醒试验。评估时首先要求患者活动上肢以评估苏醒和配合程度，而后再要求患者活动下肢评估脊髓功能。②EMG：EMG 和神经传导速度监测，可判断手术解剖近侧组织的运动与脑神经通路的完整性，以保证手术操作无失误。③SSEP：感觉信息从外周经脊髓后索传递到大脑，SSEP 自外周刺激，从中枢获得评估信号，自下而上的监测手段对脊髓背侧功能评估较好，能监测感觉通路功能的完整性，此通路由脊髓后动脉供血。SSEP 潜伏期增加 10%～15% 并且幅度降低超过 50% 时应提高警惕，SSEP 振幅和潜伏期的急性改变预示着脊髓损伤，可能是直接创伤、缺血、压迫或血肿的结果。如果 SSEP 发生改变，需暂停手

术，降低吸入麻醉药浓度或停止吸入，维持血压正常或者高于正常 20%。排除代谢紊乱后，波形仍未恢复正常，应该放松脊髓牵引，此时可进行唤醒试验，以排除神经损伤。除了神经损伤外，高碳酸血症、低氧血症、低血压以及低温都可以改变 SSEP 波形。④MEP：能够评估脊髓运动通路（由脊髓前动脉供血）的完整性。对中枢进行电磁刺激，从外周获取评估肌电图信号或者肢体的实际运动，是从上而下的监测。SSEP 和 MEP 的联合监测利于脊髓功能的完整监测，但是信号具有一定的滞后性，信号改变提示脊髓受牵拉过度致功能受损，需要术中及时纠正。BAEP 为听觉诱发电位，术中用于听觉通路完整性监测，主要用于监测从耳蜗神经到中脑之间的听觉通路，颅内手术常危及该通路。

3. B　创伤早期，血液处于高凝状态，随着失血量增大，凝血功能障碍；由于血容量明显减少，生命器官灌注不足，抗利尿激素分泌增多，胰岛素分泌抑制，胰高血糖素分泌增多，所以表现出少尿、血糖升高和乳酸血症；严重创伤后机体可出现全身炎性反应，表现为发热，心率增高，白细胞升高，毛细血管通透性增加，负氮平衡，血浆中皮质类固醇浓度增加，出现组织水肿。

4. C　止血带放置位置：上肢在中、上 1/3 处，下肢应尽量靠近腹股沟部。

5. C　止血带放气后，随着血液重新进入缺陷肢体，心脏的前后负荷急剧下降，常引起低血压反应。神经损伤以桡神经损伤为常见。应用止血带有横纹肌溶解的报告，但不常见。动脉粥样硬化斑块受机械压迫可发生破裂，导致动脉梗死、远端坏死，故有外周血管疾病风险因素的患者、远端无脉的患者、有外周血管手术史的患者是止血带的相对禁忌。气栓与止血带没有直接关系。

6. D 胫后神经（胫神经的分支）支配足跟和足底，以及足部的大部分骨骼、韧带和肌肉。位于内踝后方，邻近胫后动脉。

7. E 长期卧床的骨科手术患者应特别注意深静脉血栓形成，尤其是下肢的血栓。

【A2 型题】

1. E 全脊麻的主要特征是注药后迅速发展的广泛的感觉和运动神经阻滞。

2. A 锁骨上路行臂丛神经阻滞，因穿刺位置离肺尖较近，易产生气胸。

3. C 局麻药中不加肾上腺素的情况：①手指、足趾和阴茎等处手术；②气管内表面麻醉。因为肾上腺素可引起气管平滑肌扩张，加速局麻药的吸收；③老年患者、甲状腺功能亢进、糖尿病以及周围血管痉挛性疾病患者；④采用氟烷全麻的患者，辅以局麻药时不应加肾上腺素，以防发生严重心律失常。局麻药中加用肾上腺素，有时可引起肾上腺素反应，患者表现为面色苍白、烦躁不安、心悸、气短、恶心、呕吐和血压升高等。

4. A 患者心功能差，且有肺部感染，因此不适合全麻；单纯坐骨神经阻滞不全；腰 - 硬联合或连续硬膜外麻醉对血流动力学影响大。

5. B 硬膜外麻醉穿破硬脊膜后，有超过 52% 的患者会出现头痛。硬脊膜穿破后头痛的发生机制为：脑脊液持续泄漏引起的颅内脑脊液压力降低和继发于颅内压降低的代偿性脑血管扩张。症状延迟出现，最早 1d、最晚 7d，一般为 12～48h。头痛特点为体位性，即在坐起或站立 15min 内头痛加重，平卧后 15min 头痛逐渐缓解或消失。

6. D 长期卧床的患者有伴发下肢深静脉血栓的风险可导致肺栓塞。

7. B 0.2～0.5mA 是臂丛神经阻滞注入局麻药物适合的刺激强度。

8. B 对于老年外伤患者，超声筛查下肢深静脉血栓极为重要，应明确有无血栓、血栓位置和大小。如果股静脉以上有大的血栓，应先行下腔静脉滤器置入。

9. D 行髋部骨折手术时，术中肺栓塞的早期典型临床表现为：脉氧饱和度下降，呼吸困难，血压下降，心率增快。

10. B 术后行低分子肝素抗凝时，不推荐使用椎管内镇痛方式。

11. D 术后 2 小时出现烦躁、呼吸困难，符合颈椎术后颈前血肿的临床表现。

12. C 该患者臂丛神经阻滞后给予镇静、镇痛药物，出现不规则鼾声，脉搏血氧饱和度下降，表明其发生了上呼吸道阻塞，此时首要处理措施是头后仰托下颌开放气道。

13. C 该患者臂丛神经阻滞后出现头晕、耳鸣、口唇发麻，符合局麻药中毒的临床表现。

14. D 琥珀胆碱应用于脊髓损伤或中风时引起肌肉麻痹，脊髓性肌萎缩，肌萎缩性侧索硬化症，急性感染性神经炎，肌营养不良症等，严重时可引起致死性高钾血症。

【A3/A4 型题】

1. A PaO_2 58mmHg 提示低氧血症，$PaCO_2$ 升高提示呼吸性酸中毒、II 型呼吸衰竭。该患者处于 II 型呼吸性酸中毒以及低氧血症状态。

2. E 对于有基础疾病的老年髋部骨折患者，不同的麻醉方法对于术后死亡率的影响没有一致的结论。但对于围术期，椎管内麻醉，例如硬膜外麻醉、低剂量蛛网膜下腔阻滞有助于术中循环更加稳定，对肺功能影响最小，术后早期的不良反应较少。对于该例肺功能较差的患者，无论是气管内插管或喉罩全身麻醉，都不可避免地会导致肺功能进一步下降。

3. E 在骨水泥和假体植入过程中，出现低氧、低血压、意识丧失者应怀疑骨水泥反应。改良手术技巧（如髓腔清洗、骨水泥植入前充分止血、使用骨水泥枪逆行灌入骨水泥、髓腔引流、短柄假体、尽可能轻柔地植入假体）可降低发生骨水泥反应的风险。使用植物型骨水泥可减少化学骨水泥导致的相关并发症。植入骨水泥时，要提高吸入氧浓度、避免容量不足、加强监护。出现骨水泥反应时，吸入纯氧、补充液体并使用血管活性药物如小剂量肾上腺素（5~50μg，可多次重复）和快速起效糖皮质激素如甲泼尼龙（1mg/kg）维持循环稳定。

4. E 对于术前合并肺部疾病的高龄老年患者，应充分进行血气、肺功能、心脏超声等检查，了解心肺功能。患者长期卧床，应行下肢静脉超声筛查下肢深静脉血栓。

5. D 神经阻滞+镇静或浅全麻具有对患者生理影响小、术后不需要呼吸支持、术后镇痛满意、术后恢复时间短等优点，该麻醉方法对高龄髋部骨折手术患者具有独特的优势。患者曾行腰椎减压内固定术，故椎管内麻醉不推荐首选。患者高龄、合并慢性阻塞性肺疾病，气管插管全身麻醉术后可能需要呼吸支持，增加了罹患并发症的风险。

6. D 骨水泥植入综合征（bone cement implantation syndrome，BCIS）为骨水泥植入所引起的一系列临床症状，包括低血压、心律失常、严重低氧血症、心肌梗死、肺动脉压（PAP）增高、出血（凝血功能改变）、哮喘发作等。BCIS的发生并不局限于人工关节置换术，但与之最为相关，是人工关节置换术中和术后致死致残的最重要原因。

7. A 股骨粗隆间骨折内固定是急诊手术，术前行冠状动脉造影有可能造成患者的凝血功能障碍和内出血，应注意检查时机。

8. B 行蛛网膜下腔阻滞，使用重比重麻

醉，抑制麻醉平面上升，应使用头高脚低体位。

9. B 高龄，合并高血压、糖尿病、冠心病，围术期血压控制在基础值±20%，且为保证重要器官及冠脉灌注，宁高勿低。

10. B 发生胸段脊柱侧弯后，降低最多的是肺活量，一般下降到预计值的60%~80%。如果没有合并阻塞性气道疾病，FEV_1/FVC一般是正常的。

11. C 如果脊髓功能监测异常，应首先确保脊髓氧供和灌注充足，纠正低血容量和贫血；维持二氧化碳分压在正常水平，使血压恢复正常以改善脊髓灌注，外科医师应寻找外科方面的因素，如牵拉过度等，如采取了措施还是没有解决再考虑做唤醒试验。

12. D 呼气末二氧化碳分压急剧下降，心率增快，血压下降，均提示空气栓塞。

13. B 该患者高龄，并发症较多，合并慢性支气管炎，若条件可行，选择椎管内麻醉优于全身麻醉。

14. B 椎管内麻醉需要特殊体位，患者因疼痛可能配合困难。

15. E 高龄患者术后镇痛首选外周神经阻滞，髂筋膜间隙阻滞术既能缓解患者摆放椎管内麻醉体位时的疼痛，又能起到术后镇痛的作用。

【X型题】

1. CD 患者有糖尿病病史，老年患者术前禁食，术中易出现低血糖反应。临床症状符合低血糖的临床表现。不排除电解质紊乱。

2. BCD 对于糖尿病患者的麻醉，术中应根据病情测定血糖，同时可检测电解质，排除电解质紊乱。

3. ABEFG 术前口服降糖药或胰岛素用量过大，应用中长效胰岛素不适当是围术期低血糖的主要原因。低血糖是胰岛素瘤的主要症

状，也见于其他疾病如肝硬化、垂体功能低下、肾上腺功能不全、肝占位性病变以及肉瘤等。而甲状腺功能亢进是导致血糖增高的因素。

4. ABDE 术前需口服降糖药的患者在接受短小手术时，术前可不停用降糖药。手术中及手术后应反复测定血糖水平；如行较大手术，应在术前几天停用口服降糖药而改用胰岛素治疗。此类患者术中胰岛素用量应参考术前用量，或先按胰岛素与葡萄糖1∶4（即1单位胰岛素加入4g葡萄糖液中），然后根据血糖测定结果调整。围术期应尽量维持患者血糖在正常或稍高水平，避免出现低血糖症状。如怀疑患者有低血糖症时，应及时测定血糖并根据测定结果迅速处理。其治疗的有效法是给予葡萄糖，轻者可口服葡萄糖水，严重者可快速输注葡萄糖。其他治疗还包括胰高血糖素、糖皮质激素等。

第七节 泌尿外科手术的麻醉

【A1/A2 型题】

1. C 经尿道前列腺切除术通常首选椎管内麻醉，麻醉平面控制在 T_{10} 以下，且术中患者保持清醒，如果术中发生膀胱破裂能及时发现，因麻醉平面较低，患者将会产生明显的腹痛。此外，如果发生 TURP 综合征，也因患者处于清醒状态能及时发现症状和体征，有利于及早进行处理。

2. C 老年男性患者，因前列腺肥大在腰－硬联合麻醉下行经尿道前列腺电切术，手术过程中出现烦躁（中枢神经系统表现）、轻度呼吸困难（呼吸系统表现）、血压升高（循环系统表现）等多系统表现，可能是发生了 TURP 综合征。

3. C 经尿道前列腺电切术行硬膜外麻醉

时，应达到的麻醉平面为 T_{10}。

4. A 氟烷可收缩肾血管，使肾血流量减少。安氟醚对肾功能有轻度抑制作用。

5. C 嗜铬细胞瘤主要见于肾上腺髓质。内源性儿茶酚胺分泌过多是嗜铬细胞瘤的基本病理生理变化，由此可产生一系列临床症状，主要以循环系统改变为主。常合并严重高血压，长期血压升高导致外周血管收缩，血管床缩小，循环血容量比正常减少20%～50%，肿瘤切除后常会出现低血压。要积极关注血压波动继续相应处理。为降低术中肿瘤切除后的低血压程度，术前对患者的体液容量准备也非常重要，体重逐步增加往往是准备有效的标志。术中肿瘤被挤压会突然释放儿茶酚胺入血，造成血压剧烈升高。甚至出现高血压危象。硬膜外阻滞并不能使肿瘤切除前后血流动力学稳定。肿瘤切除后血液中还会有未代谢的儿茶酚胺，可能会出现高血压。

6. E 回肠膀胱成型术的基本方式是取一段带系膜的游离回肠襻与膀胱吻合，借以扩大膀胱的容量和维持正常的排尿途径。此手术时间较长，术中操作创伤大，出血较多，应以全麻为主。术中应严密监测血流动力学稳定及内环境稳态。

7. B 老年男性患者，既往长期高血压，心功能差。拟行经尿道膀胱肿瘤电切术时首选椎管内麻醉，控制麻醉平面满意可减少患者血流动力学波动。若选用全身麻醉，应注意防止血流动力学剧烈波动。改为平卧位时应轻、缓，及时监测循环波动，及时应用血管活性药物。

8. C 患儿为3岁，因年龄过小无法正常沟通与配合，故一般为椎管内麻醉禁忌证。

9. E TURP 综合征的治疗主要是针对低钠血症和低血压。治疗原则是利尿、纠正低血钠、保护心脏、防止和治疗肺水肿和脑水肿及纠正电解质紊乱和维持酸碱平衡等。

10. C 发生肾衰竭时，尿液排钾减少，容易发生高钾血症，应严格限制钾入量，必要时降钾处理。

11. A 醛固酮对肾小管的作用是保钠排钾，醛固酮的增加可以使机体钠潴留，导致细胞外液扩张，血容量增多。钾排泄增加，导致低钾血症，出现一系列因缺钾而引起的神经、肌肉、心脏及肾功能障碍。

12. D 低钾时，心肌对洋地黄类药物的敏感性增加。低钾血症时，洋地黄与 Na 泵的亲和力增高而增强了洋地黄的毒性作用，并显著降低其治疗效果。

13. C 抗利尿激素（ADH）又称为精氨酸加压素（AVP）、血管加压素（VP），是由下丘脑神经元分泌、垂体后叶释放的肽类激素，其主要生理作用是促进肾脏集合管对水的重吸收，起抗利尿作用。刺激抗利尿激素分泌的最主要的因素是血浆渗透压升高，血容量和血压降低也会刺激抗利尿激素分泌。

14. B 糖皮质激素导致水钠潴留，因为糖皮质激素可以促进肾小管对钠的重新吸收，导致水和钠潴留。

15. A 血管紧张素Ⅱ是由血管紧张素Ⅰ在血管紧张素转换酶的作用下，水解产生的多肽物质。人体的血管平滑肌、肾上腺皮质球状带细胞以及脑的一些部位、心脏和肾脏器官的细胞上存在血管紧张素受体。血管紧张素Ⅱ与血管紧张素受体结合，引起相应的生理效应，包括：①使全身微动脉、静脉收缩，血压升高，回心血量增多；②增加交感缩血管纤维递质释放量；③使交感缩血管中枢紧张；④刺激肾上腺合成和释放醛固酮；⑤引起或增强渴觉、导致饮水行为。

16. D 肾的血液供应很丰富，正常成人安静时每分钟有1200ml血液流过肾，为心排

血量的20%～25%，以静息时100g组织每分钟血流量作比较，肾为400ml，远高于肝、脑和心肌的血流量。

17. C 肾脏耗氧量约占全身的7%。

18. E 在去神经或离体实验中，用灌注的方法将肾动脉内的血压由20mmHg提高到80mmHg时，肾血流量随灌注压的升高而增加；当灌注压在80～180mmHg范围内变动时，肾血流量却保持在1L/min左右，肾小球滤过率可恒定在0.12L/min；若灌注压在180mmHg以上，肾血流量又随灌注压升高而增加。

19. E 肾血流的分配不均匀，80%的血流供应皮质层，髓质的供血不但量少，而且血管的阻力也较皮层大，加上深部血管分布更稀疏的关系，氧的供应与皮质相比差得多。所以，肾小管是肾最容易出现缺氧的部位。

20. E 肾的供血与心排血量密切相关。当前负荷、后负荷、心肌收缩力和心律这四个因素中任何一个因素失常，或者多因素综合的不利影响都会使心排血量降低。呼气末正压通气（PEEP）可使回心血量减少，从而削减肾血流和肾小球滤过率。无论是呼吸性酸中毒还是碱中毒，都能造成肾血流的下降。对于轻度缺氧（如吸入14%氧），肾血流的反应表现为代偿性增加，减至9%氧，肾血流与正常值相近。

21. E 临床发现以肾素为主导所致的高血压可表现为明显的动脉挛缩、血液浓缩和低血容量。

22. A 麻醉药大多是高脂溶性的，如果不能经过代谢过程转化成水溶性，就会全被肾小管吸收，长期滞留于体内，不能随尿液排出。蛋白结合率高的药物，其药物分子与血浆蛋白结合之后会失去药效，其解离后的分子才有药理效能并且能够被肾过滤掉。

23. B 患者右肾功能丧失，术前长期服

用高血压药物，考虑患者高血压与肾功能不足有关，故应在患者术前控制血压相对稳定后，再尽早手术。

24. A 患者术前有冠心病病史，存在血栓可能。患者术中突发心搏骤停，可能为癌栓脱落造成肺梗死。

【A3/A4 型题】

1. A 肾移植患者的麻醉管理：应严密监测患者容量状态，避免液体过负荷或容量不足。选择以晶体液为主。移植肾动脉开放后，关注患者尿量变化，必要时使用呋塞米以促进再灌注后的早期利尿。

2. B 麻醉药物的选择：可以使用丙泊酚（异丙酚）进行诱导，因为终末期的肾病不会影响丙泊酚的药代学和药效学反应。镇痛药物选择芬太尼，因为 NASIDs 类药物存在肾毒性，而哌替啶的活性代谢产物需经肾脏排泄。

3. B 慢性尿毒症可引起胃排空延迟，具体机制尚未清楚，因此肾移植手术术前应适当延长禁食水时间。麻醉前用抗胆碱类药物，慎用阿托品。

4. D 患者术前最重要的准备是充分透析，3 次/周，术前 24h 以内。目标：血钾小于 5.5mmol/L，尿素氮小于 7mmol/L，血肌酐小于 133umol/L。

5. B 应严密监测患者容量状态，避免液体过负荷或容量不足。选择以晶体液为主。移植肾动脉开放后，应密切关注患者尿量变化及血压波动，开放肾动脉后血压下降首先考虑血容量不足。

6. D 阿曲库铵的代谢和排泄不在肾脏，无肾毒性，该药物通过 Hofmann 消除。

7. D 患者既往无高血压病史，近 3 个月发作时血压升高，且术前 CT 示左肾上腺肿物。可怀疑为嗜铬细胞瘤。肿瘤切除后的低血压主要是因为儿茶酚胺的分泌随肿瘤切除迅

速降低，引起外周血管扩张，加上血容量不足，导致低血压。因此需加快补液同时静脉给予血管活性药，必要时持续泵入。

8. E 儿茶酚胺的分泌随肿瘤切除迅速降低，引起外周血管扩张，加上血容量不足，导致低血压。

9. D 患者既往无高血压病史，近 3 个月发作时血压升高，且术前 CT 示左肾上腺肿物。术中在结扎肿瘤血管或切除肿瘤之后出现低血压，可怀疑为嗜铬细胞瘤。

10. B 全身麻醉是合适的麻醉方式，患者麻醉后可避免紧张焦虑造成的儿茶酚胺分泌增多，减轻各种有创血流动力学监测的刺激表现，方便对患者的呼吸循环进行管理，并且可为外科医生提供良好的手术条件。

11. B TURP 综合征是因为 TURP 术中冲洗液经过手术创面大量、快速吸收所引起的以稀释性低钠血症及血容量过多为主要特征的临床综合征。主要表现为神经系统的功能异常，出现烦躁、恶心、呕吐、呼吸困难、低血压、惊厥。

12. D 经尿道前列腺切除术通常首选椎管内麻醉，麻醉平面控制在 T_{10} 以下，且术中患者保持清醒，如果术中发生膀胱破裂并发症能及时发现，因麻醉平面较低，患者将会产生明显的腹痛。此外，如果发生 TURP 综合征，也因患者处于清醒状态能及时发现症状和体征，有利于及早进行处理。

13. A 苯巴比妥大部分与葡萄糖醛酸结合，经肝肾代谢，造成肾功能不全。

【X 型题】

1. ABCDE 透析患者要严格限制输液量，仅补充生理需求量和生理消耗量即可，避免造成血容量过多。

2. ABDE 肾功能不全患者，常伴有高钾血症。

3. BCDE TURP 通常首选椎管内麻醉，麻醉平面控制在 T_{10} 以下，且术中患者保持清醒，如果术中发生膀胱破裂并发症能及时发现，因麻醉平面较低，患者将会产生明显的腹痛。此外，如果发生 TURP 综合征，也因患者处于清醒状态能及时发现症状和体征，有利于及早进行处理。膀胱三角区手术和前列腺手术，对麻醉平面的要求不同。肾衰的患者血透后血液中有因透析使用的抗凝剂不可即刻行硬膜外穿刺，会有硬膜外出血的风险。需进一步评估凝血功能。腹腔镜下手术需要建立气腹，全身麻醉优于硬膜外阻滞。

第八节　普通外科手术的麻醉

【A1/A2 型题】

1. E 对于剖腹探查术，尤其是急诊的剖腹探查术，最为安全的麻醉方式还是全身麻醉。全身麻醉可以为外科手术提供最为完善的镇静和肌松条件，并且避免急诊手术时患者出现反流误吸的风险，因此是所有麻醉方式中最安全的。

2. B 肝门阻断是用无菌阻断带等穿过肝脏的门静脉、肝动脉等需阻断的血管，然后夹紧阻断带，阻断入肝血流。用于减少肝脏手术中的出血。应用时为减轻肝脏缺血再灌注损伤及肠管淤血，应尽量控制单次阻断时间，目前普遍认为 Pringle 法安全时限是 15～20 min，开放 5 min，必要时如此反复进行。

3. B 异氟醚在肝脏的代谢率低，故对肝脏毒性小，反复使用无明显副作用。

4. E 气管插管全麻是目前采用最广泛的麻醉方法。适合于甲状腺较大或胸骨后甲状腺肿，伴有气管受压、移位、术前甲状腺功能亢进症状尚未完全控制或精神高度紧张不合作的患者。气管内麻醉能确保患者呼吸道通畅，完全消除手术牵拉所致的不适，增加了手术和麻醉安全性。不足之处是术中无法令患者配合以确定是否损伤喉返神经，此外，若患者术中发生甲状腺危象则体征可能不够明显，必须予以重视。总之，应根据病情选择合理的麻醉药物和麻醉诱导方式并完成气管内插管术，且采用必要的监测技术，使患者平稳度过手术期。

5. A 患者出现大量腹水时可出现腹胀、胸闷、憋气，长时间的腹压增高可发生脐疝，严重时甚至会压迫肾脏血管，影响肾血流量，出现尿量减少，需要放腹水以缓解压迫症状。但并不是腹水抽得越多越好，首次放腹水的量一般不宜超过 1000ml，之后每次不宜超过 3000ml。因为大量放腹水容易出现水电解质紊乱、肝性脑病、血容量不足等并发症，极少数凝血功能极差的患者可能出现腹腔出血。所以一般首次放腹水的量应在 1000ml 以内，之后每次不宜超过 3000ml。

6. B 氧化亚氮在血中的溶解度比氮气大 35 倍，易进入体内封闭的气腔，故禁用于肠梗阻、气胸和空气栓塞的患者。

7. E 维生素 K 是由肝脏分泌代谢产生的，参与凝血因子的生成，阻塞性黄疸会影响肝功能，从而导致凝血因子不足，肌内注射维生素 K 是一种预防性治疗。

8. D 大量胃酸丢失可致低钾低氯性碱中毒。

9. E 氟烷是引起肝损伤的常见药物之一。有研究显示，氟烷引起肝损伤的机制是其代谢产物引起伴侣蛋白分子的共价修饰和断裂，这种断裂的蛋白分子在肝细胞内质网腔内折叠堆积，引起无折叠蛋白反应（UPR）和肝细胞的损伤。有效降解和清除折叠蛋白及机体的自体吞噬作用（大分子自发吞噬作用）有助于药物性肝损伤的恢复。

10. E 对于肝性脑病患者而言，首先要慎用镇静药，特别是巴比妥类、苯二氮䓬类，因为它们可激活GABA/BZ复合受体。此外，还应慎用催眠药、镇痛药以及麻醉剂。肝硬化患者由于肝功能减退，药物半衰期延长，使用这些药物会诱发或者加重肝性脑病，如患者出现狂躁时，应谨记使用这类药物，可以用异丙嗪、扑尔敏等抗组胺药。

11. E 大量液体渗入腹腔导致腹水形成，而有效的循环血容量下降，身体器官血液灌注不足，会导致低血压和休克。

12. D 胆囊、胆管部位迷走神经分布密集，发生重度阻塞性黄疸时，迷走神经处于兴奋状态，手术操作可诱发胆心反射。

13. B 气体栓塞是严重的并发症，常表现为突发的呼吸循环严重异常或者衰竭。相关因素：①气腹针误入腹腔内静脉，大量气体于短时间内直接充入血液；②组织分离时创面上断裂或破损的静脉成为高压气体进入循环的门户；③溶解在血液中的气体再形成气泡。处理：①立即解除气腹；②左侧卧位使气体不宜进入右心室；③快速中心静脉置管吸出右心室、右心房及肺动脉内的气泡；④紧急时行右心房直接穿刺抽出气泡。吸入纯氧或高压氧治疗。呼吸心搏停止者行心肺脑复苏。导致呼吸性酸中毒与高碳酸血症的相关因素：①气腹压力增高，加速CO_2向血液的弥散。心输出量下降和周围血管阻力升高，CO_2潴留更明显；②CO_2的吸收与组织的灌流有关，出血性休克时更为严重；③气腹时间持续越长，腹膜吸收CO_2越多；④皮下气肿或气胸。心肺功能不全。处理：术前把握适应证，术中进行监测，注意生命体征和血气分析等指标变化。一旦发生，可行过度通气排出体内潴留的CO_2，但速度不宜过快，防止CO_2排出综合征。必要时尽早结束手术，彻底排除腹内

CO_2，适量应用碱性药物。无法纠正的，必须中转开腹。气腹会使腹内压增大，会增加胃内容物反应的风险。可通过胃管吸引出胃内容物。

14. D 手术对肝功能的影响往往较麻醉更为显著，主要原因是影响肝血流，而单纯血压降低或血管收缩可通过血管扩张和血压升高代偿，不致明显影响肝功能。

15. C 为预防术中胃内容物反流和误吸，术前可放置胃管吸引，进行胃肠减压。遵守术前禁食水时间。术前晚口服H_2受体拮抗剂，减少胃酸酸度。术前口服甲氧氯普胺，增加胃肠蠕动，加快胃内容物的排空。

16. D 如晚期肝硬化，有严重营养不良，消瘦、贫血，低蛋白血症，大量腹水，凝血机制障碍，全身出血或肝昏迷前期脑病等征象的危险性极高，不宜行任何择期手术。肝病急性期除急症外禁忌手术，此类患者的急症手术极易在术中、术后出现凝血机制障碍等严重并发症，预后不佳。

17. C 蛋白质合成可反映肝脏功能，蛋白质合成下降时，说明正常肝细胞逐渐减少，肝脏储备功能减退。凝血机制的检测可反映肝脏功能，肝病患者的凝血因子合成均减少，临床可出现牙龈、鼻黏膜出血，皮肤瘀斑，严重者可出现消化道出血。胆红素代谢及胆汁淤积的检测可反映肝脏功能，胆红素升高时，代表干细胞变性坏死。药物的生物转化可反映肝脏功能，可以协助诊断肝纤维化和早期肝硬化。酸碱平衡与肝脏关系不大，不能反映肝脏的功能。

18. E 双侧喉上神经内支损伤：由于正常的喉上神经内支是支配会厌、舌根、梨状隐窝以及声门裂以上的黏膜的感觉神经。当双侧喉上神经内支损伤时，以上部位的黏膜感觉功能完全丧失，常表现为在喝水时，该部位黏膜

并没有出现因为喝水而产生的神经兴奋，导致水误吸进入气管，从而表现为饮水呛咳。双侧喉上神经外支损伤：由于正常的喉上神经外支是主要支配环甲肌及咽下缩肌，但也有少量的感觉支穿过环甲膜分布于声带及声门下区前部的黏膜。当双侧喉上神经外支损伤时，声门裂虽然不偏斜，但是出现声带呈波纹状、声门闭合不全，从而导致发音低沉而漏气，常表现为声音音调降低。

19. D 甲状腺术后出现手足抽搐的情况一般由钙的代谢异常导致的，通常情况下，进行甲状腺手术之后可能会出现甲状旁腺损伤，从而在一定程度上使患者患有低钙血症，出现手足抽搐。

20. B 肝功能异常并非为麻醉和手术禁忌。

【A3/A4 型题】

1. C 对于剖腹探查术，尤其是急诊的剖腹探查术，最为安全的麻醉方式还是全身麻醉。全身麻醉可以为外科手术提供最为完善的镇静和肌松条件，并且避免急诊手术时患者出现反流误吸的风险，因此是所有麻醉方式中最安全的。

2. D 患者出现实质性脏器破裂。入室时贫血面容，心率 120 次/分，血压 80/60mmHg。考虑为失血性休克，术中发生低血压时应及时扩充血容量。

3. E 在准备手术同时输血输液扩充血容量，纠正酸碱平衡，同步抗休克治疗，积极改善凝血功能。加用护肝药物，保护肝功能。

4. C 呼末二氧化碳分压是最为简单直接且迅速的二氧化碳监测方法。

5. D 腹腔镜手术过程中出现血压升高，心率增快，加深麻醉后效果不良，考虑出现了人工气腹导致的高二氧化碳血症，此时可通过加深每分通气量，缓解高二氧化碳血症。

6. E 对于神志不清患者不宜采用催吐，易加大反流误吸的风险。

7. C ST－T 段发生改变时首先考虑心肌缺血。

8. E 误吸时的紧急处理主要在于重建气道并减轻肺损害。其中吸引，冲洗，高频正压通气，早期大量激素应用均有效。

9. A 患者行硬膜外阻滞时，给药后立即出现呼吸、心脏停止，符合全脊麻表现。全脊麻表现为全部脊神经支配的区域均无痛觉，低血压，意识、呼吸丧失。

10. A 心肺复苏的首选药物为肾上腺素，可增加心肌及脑的供血，有助于心率的恢复。

11. A 胆囊、胆管部位迷走神经分布密集，重度阻塞性黄疸时迷走神经处于兴奋状态，手术操作可诱发胆心反射。

12. C 胆囊三角区局麻药封闭为预防胆心反射的最好方式。

13. C 对于剖腹探查术，尤其是急诊的剖腹探查术，最为安全的麻醉方式还是全身麻醉。全身麻醉可以为外科手术提供最为完善的镇静和肌松条件，并且避免急诊手术时患者出现反流误吸的风险，因此是所有麻醉方式中最安全的。

14. D 行椎管内麻醉后，患者血压进一步降低，心率进一步升高，且发生头晕、呕吐的症状，考虑椎管内麻醉加重了患者感染性休克的程度。

15. D 该病例为急诊饱胃患者，全麻诱导时胃内压较术前禁食水患者高，不应按压胃区，否则可使反流风险增加。

16. E 腹腔镜手术过程中出现呼末二氧化碳升高，考虑出现了人工气腹导致的高二氧化碳血症，此时可通过加深每分通气量，缓解高二氧化碳血症。

17. D 术中发生高二氧化碳血症应增加

通气，暂停手术，改为开腹，皮下抽气等措施。

18. D 术中出现气胸，应严密观察，待其自行吸收。

【X 型题】

1. ABCD 低钙血症：血在保存时，一般会加入 EDTA 抗凝剂。在输入大量库存血时，大量 EDTA 抗凝剂也输入到体内，会导致体内出现低钙的情况，出现低钙抽搐。所以在输大量的库存血的同时，还会补充葡萄糖酸钙，以及使用利尿剂。如果短期内输入大量库存血，可能会导致血小板的相对不足，也应适当补充新鲜的血小板以预防出血的发生。高钾血症：因为大量库存血中红细胞溶解破坏，钾离子浓度增高，进入人体后就会出现高钾血症的情况，严重者还会发生心搏骤停。酸中毒：库存血在（4 ± 2）℃保存期间，电解质及酸碱度会有所变化，其中血浆钾浓度及酸性代谢产物随保存时间延长而增加。因此短时间内，大量输入库存血可能会出现酸血，因为输入大量的酸性物质，如酮体、乳酸等，消耗了体内的 HCO_3^-，而且肝、肾在短时间内尚不能充分代谢和排出酸性代谢产物，所以输血后机体可能出现严重的代谢性酸中毒。凝血功能障碍：可能会有大量库存血中的凝血因子浓度下降的情况，可导致患者出现凝血功能障碍的表现。

2. ABCD 消化道出血的出血量及出血速度可由 Hb 进行性下降参考得出，呕血量与便血量因出血位置不同而存在较大差异，不可作为出血量估计的指标。

第九节 整形外科手术的麻醉

【A1/A2 型题】

1. E 整形手术如需全身麻醉术前应该严格禁食水，进行胃肠减压，防止术中反流误吸的发生。

2. D 严重面积烧伤常常伴有高血钾，体表液体丢失过多，低血容量性休克等特点，故为了安全起见，宜进行气管插管全麻。

3. A 术前访视是保证麻醉安全的必要条件，故无论手术大小及患者情况好坏均应进行术前访视。

4. E 整形美容外科常用到的气道管理方式包括经口、鼻气管插管，放置口咽通气道及喉罩等。

5. E 合并先心病的患者不是全麻的绝对禁忌证，故必须进行手术时，可在加强术中监测的情况下进行全麻手术。

6. A 氯胺酮具有显著的镇痛作用，尤其是体表镇痛效果好，且对呼吸和循环系统影响小，主要适用于短小手术、清创、植皮、更换敷料和小儿麻醉等。氯胺酮的禁忌证包括高血压，肺心病，肺动脉高压，颅内压升高，心功能不全及甲亢、精神病等。

7. B 呼吸道烧伤最可能干扰呼吸，引起呼吸困难。

8. D 氯胺酮具有显著的镇痛作用，尤其是体表镇痛效果好，且对呼吸和循环系统影响小，主要适用于短小手术、清创、植皮、更换敷料和小儿麻醉等。

9. C 大面积烧伤会引起体表大量水分蒸发，导致血容量减少的主要原因。

10. A 大面积烧伤会引起体表大量水分蒸发，导致血容量减少，引起循环血量灌注不足，从而导致代谢性酸中毒。

11. A 氯胺酮具有显著的镇痛作用，尤其是体表镇痛效果好，且对呼吸和循环系统影响小，主要适用于短小手术、清创、植皮、更换敷料和小儿麻醉等。

【A3/A4 型题】

1. E 患者大面积烧伤同时合并呼吸道烧

伤，首先应进行补液，吸氧，气管切开，导尿等维持基本生命体征。

2. B　静脉注射芬太尼速度过快或者剂量过大容易抑制呼吸。

3. E　大面积烧伤常常伴有低血容量性休克、感染等情况，清创手术应该注意补充血容量，应用抗生素等预防感染。

【X 型题】

ABCE　行面部整形手术过程中，术者操作时距离气管导管很近，应该充分固定导管，防止其脱出引起呼吸抑制。

第十节　妇科手术的麻醉

【A1/A2 型题】

1. A　行子宫及附件手术的患者因长时间慢性失血而有贫血，各种重要脏器因慢性贫血可能有不同程度的损害。

2. B　血红蛋白低于 70g/L 者，应认真纠正，待达到 80g/L 以上方可施行择期手术。

3. D　急性者常伴有腹腔内大出血，以失血性休克为主，血压测不到而神志清楚者并不少见，提示腹腔内出血已达患者全血量的一半。立即输血并在全麻下开腹，出血未止住前不宜使用血管活性药物。一旦被控制，即可快速输血，必要时可辅助适量的血管活性药，使血管收缩压尽快恢复 14kPa。

4. E　回心血量减少，不会引起右心衰。

5. C　在术中检查、放囊液及搬动肿瘤等操作过程中，要严密监测，放液速度宜慢，搬出肿瘤后应立即腹部加压，以防止因腹内压骤然消失，有回心血量突然增加，导致前负荷增高而诱发急性肺水肿。因腹主动脉的压迫突然解除，后负荷突然降低而易导致血压骤降，心率增快。

6. B　对于巨大肿瘤难以平卧的患者，如

为良性囊肿，麻醉前可试行囊肿穿刺缓慢放液，同时静脉补充血容量，再实施全身麻醉。

7. A　行经腹子宫全切术时，硬膜外麻醉平面最好应控制在 $T_6 \sim S_4$。

8. B　术前用药要根据患者实际情况采取，例如急诊手术可不追求一定使用术前用药。麻醉方式的选择要根据患者的基本情况和手术方式综合决定。腰麻或腰 - 硬联合的麻醉方式都可以使肌松完善，故全麻非首选麻醉方式。妇科手术中会有牵拉子宫或附件的可能。只满足手术切口的麻醉平面是不够的。麻醉期间的生命体征波动都需要进行管理不是只有循环管理，还有呼吸管理，体温管理，疼痛管理等等。

9. B　腹腔镜下全子宫双附件切除术首选气管插管全麻。

10. C　休克患者无法配合操作，禁用椎管内麻醉。

11. B　腹部手术时，对呼吸循环影响最轻的体位是仰卧位。

12. B　浅麻醉下手术操作牵拉腹腔脏器（如肠管、胆囊、胃等）或手术台腰桥过度升高，均可反射性引起呼吸暂停，随后呼吸增快并加深，同时血压下降，脉压变窄，心率减慢，严重时还可出现心搏骤停。这一反射因其涉及腹腔神经丛故临床上称为腹腔神经丛反射。

13. D　消化道穿孔、上消化道出血、宫外孕破裂、阑尾炎均可在硬膜外麻醉下进行。

14. B　低蛋白血症患者手术麻醉前白蛋白应提高到 25g/L 以上。

15. E　腹腔镜下子宫内膜异位切除术最适宜的麻醉方法是气管内插管全身麻醉。

16. B　阿曲库铵为非去极化型肌松药。作用与筒箭毒碱相同，但起效快（1 分钟）、持续时间短（15 分钟）。体内主要通过霍夫曼

消除快速代谢，代谢产物经肾脏排出。作用时间不受肝肾功能的影响，重复给药无明显蓄积作用。

17. B 手术牵拉引起迷走神经兴奋导致低血压，主要措施为暂停牵拉并静脉注射少量麻黄碱以升高血压。

18. A 丙泊酚对休克患者循环影响大，可使血压进一步降低，因此应慎用。

19. A 可能由于膨宫时管内气体未被完全排除干净，空气进入血管，造成空气栓塞。

20. D 预防硬膜外血肿最为重要的措施为对有凝血障碍及接受抗凝治疗的患者避免实施椎管内麻醉。

21. C 一般认为血小板低于 $80 \times 10^9/L$，椎管内血肿风险明显增大。

22. C 下腹部内脏手术最低感觉阻滞平面为 T_8。

23. A 氧化亚氮除用于分娩镇痛外，还经常用于产科麻醉的维持。氧化亚氮具有较强的镇痛作用，可迅速通过胎盘，对母婴无明显的不良影响。氧化亚氮可促进子宫的收缩，使收缩力和频率均增加，对母亲有利。当使用高浓度的氧化亚氮时，应警惕缺氧的发生。氧化亚氮的麻醉作用较弱，不能单独用于麻醉维持，必须复合其他吸入麻醉药。

【A3/A4 型题】

1. C 患者术前有妊娠高血压综合征，有喘憋症状，术中血压 190/110mmHg，且两肺底吸气末可闻及大量湿啰音，根据上述表现可诊断为急性左心衰。

2. A 对急性左心衰而言，宜进行强心、利尿、扩血管。

3. B 此时应积极采取血液透析的措施以尽快缓解病情。

4. C 急性者常伴有腹腔内大出血，以失血性休克为主，血压测不到而神志清楚者并

不少见，提示腹腔内出血已达患者全血量的一半。立即输血并在全麻下开腹，出血未止住前不宜使用血管活性药物。一旦被控制，即可快速输血，必要时可辅助适量的血管活性药，使血管收缩压尽快恢复 14kPa。

5. E 对于失血性休克患者，复苏治疗为补液扩容并适量输血。

6. C 异位妊娠已行后穹窿穿刺者，为避免感染，不宜进行自体血回输。

7. C 因为血液保存时需要加入抗凝剂以防止血液凝固。目前最常用的抗凝剂如 ACD、CPD 等均是由枸橼酸盐组成的配方，可螯合血液中的钙离子，使血钙下降，会导致因为低钙出现手足麻木及其他不适的症状。因此，输注库存血应注意静脉注射钙剂。术中输血补液后，CVP 升至 12mmhg，在正常上限。而动脉压偏低，心率较快，提示循环血量相对充足，应考虑心功能不全的可能，可以给予氯化钙加强心肌收缩力。如果中心静脉压高于 15~20cmH$_2$O 提示有明显的心力衰竭，且有发生肺水肿的可能，需采用快速利尿药与洋地黄制剂。

8. D 患者考虑为阑尾炎，并且血红蛋白下降，应完善各项检查，积极术前准备后手术。

9. B 为防止全麻药物进入胎盘屏障，从而对胎儿产生呼吸抑制等不良反应，因此，最佳的麻醉方式为椎管内麻醉。

【X 型题】

1. ACDE 在腹部手术中采用局部麻醉的方式，麻醉效果不完善，不会产生很满意的肌松效果。

2. ABCDE 腹腔神经分布密集，神经处于兴奋状态，手术操作时的牵拉易诱发神经反射。急腹症患者术前多伴有失液、脱水、血容量不足等，应抓紧时间了解患者全身状况，如

神志、体温、心率、血压与心、肺、肝、肾等重要器官功能，以及是否饱胃、休克，乃至水、电解质、酸碱有无紊乱或失衡，并作出临床评估，必要时急查血气分析，检测血糖、尿糖及尿酮体等。休克患者一般先行休克症状的改善，再实施麻醉，但有时因病情发展迅速而不得不边纠正休克，边同时麻醉与手术，故此类患者麻醉风险颇大，且麻醉并发症的发生率也高，遇此情况首先应重视循环系统与呼吸功能的变化，做好复苏准备工作；麻醉术中尽量保障患者血流动力学接近或处于正常范围，如出现异常及早给予调控。

3. ABCD （1）对呼吸功能的影响：加压二氧化碳产生气腹，气腹引起腹内压力与容积的增加使膈肌上移。引起肺顺应性下降，吸气峰压上升。肺不张、功能残气量下降、通气/血流比失调、肺内分流等使得动脉血氧合差，这些变化在肥胖合并吸烟的患者中表现更明显。二氧化碳气腹有明显的呼吸刺激作用，如在硬膜外麻醉下，二氧化碳气腹妇科腹腔镜患者表现为潮气量和呼吸频率显著增加。在呼气末二氧化碳分压不变的情况下，气管内全身麻醉可使得原已升高的气道压进一步增加，肺顺应性降低，胸腔内压也相应增加，减少回心血量。（2）对循环功能的影响：①中度二氧化碳充气压通常不影响心率，中心静脉压、心排血量正常或略微增加。但如果腹腔内压力过高，大于18mmHg时则使腹腔的主要血管塌陷，尤其是下腔静脉，使回心血力量减少，心脏前负荷下降，心输出量下降；②可直接压迫心脏造成心脏舒张障碍；③可压迫腹主动脉及刺激交感神经使血管收缩；④气腹引起的高碳酸血症可导致交感神经系统兴奋，血压升高。（3）对血气的影响：二氧化碳经腹膜大量吸收入血，加上潮气量下降，胸肺顺应性下降，进而提高血清二氧化碳

水平，易导致高碳酸血症。（4）对神经、内分泌及代谢的影响：二氧化碳气腹作为一种刺激，可引起机体明显的应激反应，表现为激活下丘脑-垂体-肾上腺轴，引起相应的内分泌激素释放。气腹时血浆肾素、血管加压素及醛固酮明显升高，可能与腹压增高压迫腹腔血管，使心输出量和肾血流量减少有关。不过作为微创手术，腹腔镜手术对神经、内分泌的影响明显轻于同类开腹手术。

4. CD 行宫腔镜手术时，椎管内麻醉平面在$T_6 \sim S_4$。

5. BDE 异位妊娠破裂患者常常存在失血性休克，前期即应进行血容量的补充，以及相关抗休克治疗。严重休克患者，在抗休克治疗的同时，积极准备手术。

6. ABCDE 巨大卵巢囊肿患者应提供充分的肌松与镇痛，为外科医师提供优越的手术视野。为避免囊肿切除后产生的血容量不足的情况，术前应做补偿性扩容，防止切除后产生低血压。进行术中检查、放囊液及搬动肿瘤等操作过程时，要严密监测，放液速度宜慢，搬出肿瘤后应立即腹部加压，以防止因腹内压骤然消失，右回心血量突然增加，导致前负荷增高而诱发急性肺水肿。因腹主动脉的压迫突然解除，后负荷突然降低而导致血压骤降，心率增快。巨大肿瘤使患者难以平卧者，如为良性囊肿，麻醉前可试行囊肿穿刺缓慢放液，同时静脉补充血容量，再实施全身麻醉。

第十一节 产科手术的麻醉

【A1/A2 型题】

1. A 产妇腹内压增加可以引起腔静脉受压，可使硬膜外间隙血管丛扩张淤血，从而使得穿刺时较正常人易误入血管。

2. E 异氟醚浅麻醉时对子宫抑制不明

显，深麻醉时对子宫有较强的抑制，易引起子宫出血，同时降低子宫血液灌流，对胎儿不利，因此应该慎用。

3. A 仰卧位低血压综合征是指妊娠晚期，仰卧时增大的子宫压迫下腔静脉，血压随之下降。此外，增大的子宫还会压迫横膈，引起迷走神经兴奋，使心跳减慢，心脏血管扩张，使血压进一步下降。

4. E 仰卧位低血压综合征主要表现为仰卧位时出现血压急剧下降，伴随头晕、恶心、胸闷、打哈欠、脉率加快、面色苍白等。一般发生在妊娠 28 周以后，特别是在 32 ~ 36 周时最易发作。仰卧时增大的子宫压迫下腔静脉，血压随之下降。此外，增大的子宫还会压迫横膈，引起迷走神经兴奋，使心跳减慢，心脏血管扩张，使血压进一步下降。孕产妇发生仰卧位低血压综合征后，不仅对其自身不利，而且可产生宫内缺氧，严重危害胎儿的安全。左侧倾斜 30° 体位可以减轻子宫对下腔静脉的压迫。

5. C 左侧倾斜 30° 体位或者垫高产妇右侧髋部，使增大的子宫推向身体左侧，减轻对下腔静脉的压迫。常规开放上肢静脉进行预防性输液扩容，必要时给予血管活性药物。产妇可采用头低脚高位促进血液回流进入心脏。

6. A 妊娠高血压综合征最主要的病理生理变化是全身小动脉痉挛，特别是直径 $200\mu m$ 以下的小动脉痉挛。

7. C 妊娠高血压综合征分为轻、中、重度。重度妊娠高血压综合征又称先兆子痫和子痫。重度妊娠高血压综合征：①重度先兆子痫为血压≥160/110mmHg（21.3/14.7kPa）或蛋白尿 "（ + ）" 到 "（ + + + + ）" 伴水肿及头痛等自觉症状者；②子痫，在妊高征基础上出现抽搐。

8. D 妊娠高血压综合征可致肾功能不全、胎儿宫内发育迟缓、弥散性血管内凝血和胎盘功能减退，但与胎盘位置无关。

9. D 发生羊水栓塞通常有以下诱因：经产妇居多；多有胎膜早破或人工破膜史；常见于宫缩过强或缩宫素（催产素）应用不当；也见于胎盘早期剥离、前置胎盘、子宫破裂等。

10. C 硫喷妥钠易通过胎盘。非去极化肌松药属于高水溶性，不易透过胎盘。琥珀胆碱脂溶性较低，且迅速被胆碱酯酶分解，故较少透过胎盘。

11. C 妊娠相关血流动力学变化主要包括心输出量增加、血容量增加、耗氧量增加以及体循环血管阻力和血压下降。早期妊娠的子宫动脉血流为 50 ~ 60mL/min，到妊娠 28 周时增至 185mL/min，足月时增至 450 ~ 750mL/min。妊娠期由于体内的孕激素水平快速增加，导致水钠潴留引起浮肿。

12. D 解析参考本页 11 题解析内容。

13. D 孕妇耗氧量于妊娠中期增加 10% ~ 20%，肺总容量下降 4% ~ 6%，每分通气量增加 20% ~ 45%，功能残气量下降 15% ~ 25%，潮气量增加 30% ~ 50%（此是孕妇出现轻度碱中毒的原因）。

14. D 妊娠高血压综合征是妊娠期特有的疾病。妊娠高血压综合征的高危因素包括多胎妊娠，孕妇年龄 <18 岁或≥40 岁，有高血压家族史，患有糖尿病、慢性肾脏疾病、抗磷脂抗体综合征，肥胖等。

15. C 慢性高血压孕妇，孕 20 周前无蛋白尿，孕 20 周后出现尿蛋白 ≥ 0.3 g/24 h 或随机尿蛋白 ≥（ + ）；或孕 20 周前有蛋白尿，孕 20 周后尿蛋白定量明显增加；或出现血压进一步升高等上述重度子痫前期的任何一项表现。下肢凹陷性水肿不作为必备条件。

16. C 拉贝洛尔在国内已经作为妊娠期

高血压的首选静脉降压药物。

17. E 在应用硫酸镁时要注意检测膝反射是否正常，膝反射消失提示镁离子中毒，如果硫酸镁应用时间比较长，需要复查血清镁离子浓度，如果有中毒的倾向，应用葡萄糖酸钙来进行治疗。

18. A 羊水栓塞是指在分娩过程中羊水突然进入母体血液循环引起急性肺栓塞，过敏性休克，弥散性血管内凝血，肾功能衰竭或猝死的严重的分娩期并发症。

19. D 布比卡因有较强的心脏毒性，且较难复苏。

20. B 马来酸麦角新碱主要用在产后或流产后预防和治疗由于子宫收缩无力或缩复不良所致的子宫出血。

21. C 解析参考本页17题的解析内容。

22. E 中、重度妊高征首选的解痉药物是硫酸镁。镁离子作用于神经、肌肉连接点，抑制运动神经纤维的冲动，减少乙酰胆碱释放，从而使肌肉松弛，痉挛解除，有效地预防和控制子痫发作。镁离子还具有中枢抑制，降低颅内压，改善氧代谢，调节细胞内离子代谢及钠泵运转，直接抑制子宫及血管平滑肌，解除血管痉挛，改善子宫胎盘血流等作用。

23. E 麻醉前6小时严格禁食、禁饮可以预防产妇误吸。

24. D 于硬膜外阻滞下行剖腹产术，最合适的麻醉平面上界为 T_8，可以解除宫缩痛而对胎儿的呼吸循环无不良影响。

25. B 羊水栓塞的复苏处理：①保证气道通畅，对孕妇进行面罩给氧，必要时需要气管插管，保证氧合；②维持血流动力学支持，需要强心、解除肺动脉高压、抗休克处理、抗过敏治疗、纠正凝血功能障碍。因羊水栓塞很快出现凝血功能障碍，此时要尽快输注血浆、冷沉淀、纤维蛋白原；③肝素仍是当前最重要

的急救过程中的抗凝药物，高凝期使用是其使用的最佳适应证。如将DIC过程分成高凝期、低凝期、纤维蛋白溶解期三阶段，肝素对凝血过程第一阶段作用，能灭活活化的凝血因子X、XI、IX。在第二阶段作用于抗凝血酶，是支持当前使用小剂量肝素治疗血栓性疾病的理论基础，在此阶段，使用肝素防治羊水栓塞（AFE）患者的DIC是适宜的。但如果在第三阶段使用肝素，则不能起到止血作用。

26. E Apgar评分评价心率，呼吸，肌张力，神经反射和皮肤色泽五项内容。7～10分为正常，4～6分为轻度窒息，0～3分为重度窒息。心率95次/分，计1分；呼吸缓慢且不规则，计1分；四肢屈曲，计1分；叩足底有皱眉，计1分；躯干皮肤红，四肢发绀，计1分；总计共5分。

27. C 心率120次/分，计2分；自主呼吸规律，计2分；四肢能自主活动，计2分；手脚发绀，计1分；叩足底有皱眉，计1分；共8分。

28. D 在儿科疾病中，如新生儿窒息，在经保暖、清理气道、正压通气后心率仍低于60次时需要用肾上腺素，用法是静脉应用，可以选择脐静脉，用1∶10000的比例相当于 $0.1～0.3mg/kg$，如无反应3～5分钟重复应用。

29. C 胎儿娩出后无哭声，全身发绀，首先进行的处理为清理呼吸道，确保呼吸通畅。

30. D 羊水浑浊含胎粪，分娩即刻胎儿的心率为59次/分，无呼吸，全身发绀，四肢软。提示可能为胎粪阻塞了患儿呼吸道，因此应进行气管插管并吸引气管内胎粪。

【X型题】

1. ABCE ①第一产程，每次宫缩约有500ml血液挤入周围循环，增加外周阻力和回

心血量，心排血量增加约 20%。②第二产程，除宫缩外，腹肌及骨骼肌参与运动和产妇屏气用力，肺循环压力和腹压升高，能使内脏血液涌入心脏，此期心脏负担量重，易发生心力衰竭。③第三产程，胎儿娩出后，子宫迅速缩小，腹压骤减，大量血液流向内脏，回心血量急剧减少；胎盘娩出后，胎盘血循环停止，子宫进一步收缩，大量血液从子宫进入体循环，使回心血量急剧增加。两者引起的血流动力改变，使心脏负担加重，易发生心力衰竭。分娩后心脏的解剖和功能变化可恢复到正常水平。

2. ABCD 孕妇耗氧量于妊娠中期增加 10% ~ 20%，肺总容量下降 4% ~ 6%，每分通气量增加 20% ~ 45%，功能残气量下降 15% ~ 25%，潮气量增加 30% ~ 50%，$PaCO_2$ 下降（此是孕妇出现轻度碱中毒的原因）。妊娠期腹内压增加引起膈肌上移。

3. BDE 妊娠期血液处于高凝状态，主要是由凝血系统中促凝因子的改变和天然抗凝因子（如蛋白 C 和蛋白 S）的减少引起的，凝血因子会从妊娠的 6 ~ 8 周开始逐渐增加。而妊娠子宫对盆腔静脉的压迫以及下肢静脉淤滞也促进了高凝状态的发生。在凝血同时，继发纤溶活动也开始，以清除子宫螺旋动脉和静脉窦内的血栓，加速子宫内膜的再生和修复。妊娠期可以引起血管内容积增加，血小板含量相对降低，从而引发生理性血小板减少。妊娠期妇女凝血酶原时间和活化部分凝血酶原时间缩短，血浆纤维蛋白原含量增加明显，到妊娠晚期可增至 4 ~ 6 g/L，比非孕期增加约 50%。

第十二节 口腔颌面外科患者的麻醉

【A1/A2 型题】

1. B 一般颅底、眼眶、鼻部、上颌骨、上颌窦手术宜采用经口插管；口腔内、腮腺区、下颌骨、颈部手术宜采用经鼻插管。

2. D 对于严重困难气道患者往往考虑采用清醒插管，以保证安全。完全无法张口者可以采用清醒纤支镜下插管。

3. C 口腔手术中控制性降压运用很普遍。由于手术时间相对较长，截骨或者肿瘤切除时出血较多，控制性降压可以减少术野出血。

4. A 口腔颌面外科手术患者操作术野位于口鼻周围，因此术后上呼吸道梗阻出现的概率较高，容易引起低氧血症。

5. D 经鼻插管的禁忌证包括颅底骨折，严重的鼻内病变，使用抗凝药物，鼻腔闭锁，鼻骨骨折等。

6. E 卡波卡因又名甲哌卡因，具有微弱收缩血管作用。

7. A 利多卡因是毒性较小并有较强的组织穿透性和扩散性的局麻药，可用于表面麻醉。

8. B 普鲁卡因可以抑制磺胺类药物的抗菌作用，因此不宜和磺胺类药物同时使用。

9. E 布比卡因是一种强效和长效的局麻药，维持时间为 300 ~ 360 分钟。

10. B 2% 的利多卡因用于小儿眶下神经阻滞麻醉时，一次注射最大剂量是 5mg/kg。

11. D 一般以上颌第 2 磨牙远中颊侧根部前庭沟为进针点；对于上颌第 2 磨牙尚未萌出的儿童，则以第 1 磨牙的远中颊侧根部的前庭沟为进针点；对于上颌磨牙已缺失的患者，则以颧牙槽嵴部的前庭沟为进针点。

12. A 在行下牙槽神经麻醉口内注射后，将注射针退出 1cm，此时注射麻药 0.5 ~ 1ml，即可麻醉舌神经，或在退针时，边退边注射麻醉药，直到针尖退至黏膜下为止。麻醉区域：同侧下颌舌侧牙龈、黏骨膜、口底黏膜及舌前

2/3 部分。

【A3/A4 型题】

1. E　该患者为下颌骨骨折，张口困难Ⅲ度。最安全的方式为清醒纤支镜下插管。

2. D　经鼻插管的禁忌证包括颅底骨折，严重的鼻内病变，使用抗凝药物，鼻腔闭锁，鼻骨骨折等。

【X 型题】

ABCDE　口腔颌面部手术的特点包括容易发生气道梗阻，常需经鼻插管，麻醉医师常需远距离操作，失血常很多，降压麻醉在口腔颌面部手术中很有价值。

第十三节　烧伤患者的麻醉

【A1 型题】

1. C　浅Ⅱ度烧伤大多累及表皮的生发层与真皮乳头层，即真皮浅层，其皮损较浅，疼痛感明显。

2. B　烧伤患者，皮肤表面出现大量破溃后微循环发生改变，全身毛细血管通透性增强，组织间隙液体和蛋白质通过体表渗出而不断流失到体外。与正常皮肤丢失的体液相比，烧伤患者经体表皮肤丢失的主要是蛋白质和电解质，与血浆成分基本相似；皮肤烧伤早期，皮肤的屏障作用受损，容易发生细菌感染，血浆里含有部分免疫球蛋白，输入血浆后可以增加患者一定的抗感染能力；给予以血浆为主的胶体液进行静脉复苏治疗，可以调整凝血机制，扩大血浆容量，有利于毛细血管通透性的纠正及休克的恢复。

3. A　烧伤后液体渗出以 2 ~ 4 小时最为急剧，8 小时达高峰，之后水肿液开始吸收。

4. C　成人烧伤面积超过15%，儿童超过10%，其中Ⅱ度及深Ⅱ度的面积占 50% 以上者，则有发生休克的可能。

5. C　烧伤后 48 小时内主要威胁患者生命的是休克，临床习惯称休克期。

6. B　气管造口有利于保持气道通畅和呼吸道管理。

7. A　H^+ 产生减少或丢失过多，均可以引起代谢性酸中毒。严重烧伤时液体严重丢失，出现休克状态，酸性物质产生增多，易发生代谢性酸中毒。

8. D　烧伤分期分为液体渗出期、急性感染期、创面修复期和康复期。

9. C　浅Ⅱ度烧伤不可见网状栓塞血管。

10. C　深Ⅱ度烧伤时，损伤已达真皮层，临床表现为局部肿胀，有大小不一的水疱，除去水疱后，创面基底呈红白相间或棕黄色。

11. A　Ⅰ度烧伤主要损伤表皮的角皮层，发生层尚在。

12. A　烧伤的深度及其特点：Ⅰ度（红斑型），损伤深度达角质层；临床表现有：不起水疱，表皮干燥，轻度红肿；热痛，感觉过敏；一般为 2 ~ 3 日后脱屑，不留疤。Ⅱ度（水疱型）分为：①浅Ⅱ度，损伤达到真皮浅层；临床表现为：有水疱，基底潮红；剧痛；2 周左右愈合，不留瘢痕（有色素沉着）。②深Ⅱ度，损伤达到真皮深层；临床表现有：小水疱，基底湿润苍白；痛觉迟钝，仅拔毛痛；3 ~ 5 周愈合，有瘢痕。Ⅲ度，损伤达到皮层全层，甚或肌肉、骨骼；临床表现有：皮肤干燥、皮革样，蜡白或碳化；感觉消失，拔毛也不痛；3 ~ 5 周焦痂自然分离，常需植皮。

13. E　电烧伤入口处较重，但是内部常深达肌肉、肌腱、骨周、损伤范围外小内大。

14. D　中国儿童头颈部面积 = [9 + (12 - 年龄)]%。

15. C　成人双下肢（包括臀部）占体表面积46%。

16. B　低血容量性休克常发生在渗出期，

烧伤后的 48 小时以内，烧伤面积越大，发生时间越早。

17. C ①由于烧伤早期大量渗出，故可导致低血容量性休克。液体疗法是防治休克的主要措施。类似的考题还有关于休克的治疗：其实休克的本质就是有效循环血量的锐减，所以，无论哪种类型的休克，休克的救治原则都是首先补充血容量。即使是感染性休克、神经性休克等抢救时仍是补充血容量，并非抗感染或镇痛。该知识点在解题过程中经常用到。②镇静镇痛为烧伤的对症治疗；营养支持、增强免疫为支持治疗，都不是烧伤患者的急救措施。③创面处理、控制感染都是烧伤感染期治疗的关键，多在伤后 2~3 周进行，并非 24 小时内。

18. B 如果早期处理不及时，创面可继续扩大或加深，并引起疼痛，氢氧化钠烧伤创面早期潮红或有小水疱，一般均较深。焦痂或坏死组织脱落后创面凹陷，边缘潜行，往往经久不愈。强碱烧伤后急救时用清水冲洗的时间要求长一些，一般不用中和剂。

19. D 首先建立患者的静脉通道，先补液体。

20. E 重度烧伤 72 小时内，患者因大量体液丢失，口渴明显，此时要限制患者的饮水量，以免大量饮水造成胃扩张，影响胃功能。

21. C 烧伤后第一个 24 小时补液总量公式为（体重×烧伤面积×1.5 + 2000）ml，晶体和胶体之比为（1~2）: 1，其中不包括基础水分。烧伤后第二个 24 小时，晶体和胶体为第一个 24 小时的 1/2，基础水分 2000ml 不变。烧伤后第三个 24 小时，需要根据病情补液。

22. A 患者出现呼吸困难、窒息等时，需要进行气管切开。

23. C 一个手掌为体表面积的 1%。

24. D 颜面部烧伤可导致吸入性损伤。

25. E 题中所列选项都是电烧伤可能出现的并发症。

26. B 烧伤休克可危及生命，液体疗法是防治烧伤休克最主要的措施。

27. D Ⅲ度烧伤又称焦痂性烧伤，有一个重要特点就是没有水疱，没有疼痛。Ⅲ度烧伤患者的神经末梢已经烧坏，无法感受到疼痛，如果没有发生感染，治疗及时，创伤面积比较小，3~4 周焦痂脱落，然后伤口愈合。如果Ⅲ度烧伤的皮肤区域较大，超过身体的 50%，伤害可达肌肉层，甚至骨骼、内脏器官等，有可能危及健康。对于皮肤碳化，皮肤失去弹性呈皮革状。

28. C 总面积 29% 合并呼吸道烧伤属于重度烧伤。

29. E 氯胺酮用于烧伤患者麻醉时，可与咪达唑仑、丙泊酚、依托咪酯、舒芬太尼配伍，故选择 E。

【A2 型题】

1. D 本患者烧伤面积为 60%，属特重烧伤，主要病理改变是创面大、渗出多、组织肿胀，在最初 24~48 小时，会有大量体液丢失，患者处于低血容量状态，因此休克应属于低血容量性休克。补液 1000ml，远不能纠正体液丢失量。伤后 7 小时入院治疗，此时创面感染尚未形成，故不存在感染性休克及中毒性休克。

2. A 烫伤后起的水疱需要包扎起来。因为此时的烫伤程度是比较重的，一般是Ⅱ度或者Ⅱ度以上的烫伤程度。局部的抵抗力比较低，因此容易并发感染，用无菌轧盖或塑料包裹起来可以预防感染的发生。

3. C 患者伤后第一个 24 小时，每 1% 烧伤面积（Ⅱ度、Ⅲ度）每千克体重补 1.5ml。此患者需要补充 50×73×1.5 + 2000（生理需要量）= 7475ml。

4. D 成人每 1% 烧伤面积（Ⅱ度、Ⅲ

度）每千克体重补 1.5ml，此患者需要补充 50 × 40 × 1.5 ＋ 2000（生理需要量）＝ 5000mL，第一个 24 小时的前 8 小时内的补液量为总量的 1/2，即 2500ml。

5. B　烧伤患者属于受到严重创伤的患者，抵抗力会下降，并且全身污染严重，极易受到感染，现在患者出现感染性休克（冷休克）的症状和体征，考虑为革兰阴性细菌败血症。

6. E　患者有严重创伤史，现在同时出现心、肝、肾的功能障碍，符合 MSOF 的诊断要求。

7. A　用血压作为判断休克是否好转是不可靠的。

【A3/A4 型题】

1. E　该患者为重度烧伤患者，应首先进行抢救，维持生命体征平稳。

2. D　该患者烧伤 3 小时入院治疗，无其他基础疾病，此时心功能衰竭的可能性小。

3. B　该患者伴呼吸道烧伤，此时出现心脏骤停可考虑和气道损伤引起的呼吸抑制有关。

4. D　心脏骤停的抢救药物首选肾上腺素。

5. B　此时应紧急进行心肺复苏（CPR）。

【X 型题】

1. ABCDE　以上均为大面积烧伤患者行气管插管的指征。

2. ABCDE　当烧伤患者无法测量血压时，可通过听心音、测中心静脉压、观察创面渗血、心电图监测、观察尿量等来判断循环情况。

第十四节　内分泌患者的麻醉

【A1 型题】

1. E　肾上腺素作用于支气管表面的肾上腺素能受体，引起支气管扩张。

2. D　一般来说，局麻、神经阻滞麻醉、椎管内阻滞麻醉对机体代谢影响小，而全麻对机体的代谢影响大，术中应加强麻醉管理，避免加重已存在的代谢紊乱。

3. B　患者耐受性下降，麻醉药用量应减少。

4. B　甲状腺功能亢进症患者在术前用药时，通常肌内注射哌替啶和东莨菪碱，阿托品引起心率增快，可导致甲状腺危象的发生。

5. C　术前空腹血糖应维持在 8.3mmol/L（150mg/dl）左右，最好在 6.1～7.2mmol/L（110～130mg/dl）范围内，最高别超过 11.1mmol/L（200mg/dl）。尿糖检查应为阴性或弱阳性，24 小时尿糖在 0.5g/dl 以下，尿酮体阴性。

6. A　脆性糖尿病又称不稳定型糖尿病，属 1 型糖尿病中病情最不稳定和最严重者。它具有血糖昼夜波动大，病情极不稳定、不易控制，容易发生酮症酸中毒和低血糖两极分化现象的特点。治疗目标不是把血糖力求控制在正常范围，而是尽量减少血糖的波动。

7. E　胰岛素分泌受到抑制。术后疼痛的影响：①精神心理状态：急性剧烈的疼痛可以引起患者精神兴奋、烦躁不安及强烈的反应，如大哭大喊。长时间的慢性疼痛可使大部分患者呈现抑制状态、情绪低落、表现淡漠；②神经内分泌系统：内分泌系统由于疼痛刺激，交感神经和肾上腺髓质儿茶酚胺分泌增多，肾上腺素抑制胰岛素分泌，促进胰高血糖素分泌，增强糖原分解和糖异生，血糖升高，呈负氮平衡。由于垂体肾上腺皮质激素分泌增加，皮质醇、醛固酮、抗利尿激素增加。甲状腺素和三碘甲状腺原氨酸亦增加；③循环系统：心脏在剧烈疼痛时心电图 T 波、ST 段可出现变化，特别是冠状动脉病变的患者。脉搏频率在浅表疼痛时增快，深部疼痛时减慢，变化与疼痛程度有关。强烈的内脏疼痛可引起心搏停止。血压一般与脉搏变化一致，高血压患者因疼痛而血压升高。反之，剧烈的深部疼痛引起血压下降，发生虚脱、休克；④呼吸系统：强烈疼痛时呼吸快而浅，特别是发生在胸壁或腹壁时更为明显，一般每分通气量无变化。但是与呼吸系统无关的疼痛，由于精神紧张、兴奋不安也可以产生过度通气；⑤消化系统：强烈的深部疼痛引起恶心、呕吐和腺体分泌停止或延续；⑥泌尿系统：由于反射性血管收缩，垂体抗利尿激素增加，尿量减少。

8. B 对因情绪紧张易引起症状发作的嗜铬细胞瘤患者，应选择全身麻醉。

9. D 在麻醉前麻醉医师必须检查患者，改变头位以减轻肿大的甲状腺对气管的压迫。因为肿大的甲状腺会覆盖气管，切开无法进行。即使切开了，气流也可能通不过受压迫的气管。

10. E 甲状腺功能亢进症控制不满意时易发生甲亢危象。静脉注射碘化钠液仍是常用的治疗甲状腺危象的措施之一，但实际上效果有限。因此，根本上治疗甲亢危象仍以对症处理为主，包括吸氧、物理降温、镇静冬眠疗法、使用降压药、β受体拮抗剂等。如有心衰，可用强心药，还可使用肾上腺皮质激素。

11. C 糖尿病患者对感染的抵抗能力差，在接受椎管内阻滞麻醉时应严格无菌操作。

12. D 罗哌卡因有运动阻滞与感觉阻滞分离效应。

13. C 肿瘤切除后出现低血压的主要原因是儿茶酚胺的分泌随肿瘤切除迅速降低，引起外周血管扩张，再加上血容量不足导致低血压甚至休克。由于麻醉诱导过程中可发生剧烈的血流动力学波动，故应在诱导前建立有创动脉压监测。嗜铬细胞瘤由于分泌大

量儿茶酚胺可引起糖原分解，并抑制胰岛β细胞分泌胰岛素而导致血糖升高。因此嗜铬细胞瘤患者通常合并高血糖表现。肿瘤切除后儿茶酚胺分泌量急剧减少，糖原和脂肪的分解随之下降，另一方面胰岛素分泌升高常可导致严重的低血糖性休克，多发生在术后数小时内。

14. A 此患者采用全身麻醉最安全，防止甲亢危象。

【A3/A4型题】

1. E BMI 20~25kg/m² 为正常体重；BMI 25~30kg/m² 为超重；BMI 30~40kg/m² 为肥胖；BMI > 40kg/m² 为病态肥胖。该患者BMI 为52.8kg/m²，故为病态肥胖。

2. B 高血压、糖尿病、高脂血症及睡眠呼吸暂停综合征通过减肥可降低疾病的发病率及严重程度。冠心病是多病因疾病，多种因素作用于不同环节所致，如年龄、性别、血脂异常、高血压、吸烟、糖尿病等。

3. C 需按照全体重给药的药物有：丙泊酚（负荷剂量）、咪达唑仑、琥珀酰胆碱、泮库溴铵、阿曲库铵和顺式阿曲库铵（负荷剂量）。

4. D 阻塞性睡眠呼吸暂停综合征是术后发病率和死亡率的主要因素。

第十五节 合并呼吸系统严重疾病患者的麻醉

【A1/A2型题】

1. B 右肺上叶支气管的开口与气管分叉部十分接近，距离仅1.5~2cm；而左肺上叶支气管的开口与气管分叉部的距离较远，约为5cm。因此，当气管导管插入过深而误入右主支气管，或双腔导管（右侧管）插管，在套囊正常充气后，极容易将右肺上叶支气管开口堵塞而引起右上肺叶不张。

2. C Ⅱ型呼吸衰竭的血气诊断标准是：$PaO_2 < 60mmHg$（$8.0kPa$），$PaCO_2 > 50mmHg$（$6.7kPa$）。

3. A 地氟烷有刺激性，可排除；异氟烷可增加肺阻力，使顺应性和 FRC 减少，可排除；恩氟烷无刺激性，不增加气道分泌物，不引起咳嗽或喉痉挛；N_2O 无刺激性，亦不引起呼吸抑制；氟烷对呼吸道无刺激性，不引起咳嗽或喉痉挛等，且有抑制腺体分泌及扩张支气管的作用，使支气管松弛，易于进行控制呼吸，在适应证中只有氟烷明确提示"有扩张支气管作用，对哮喘、慢性支气管炎患者有利"，经比较氟烷为最佳选项。

4. A 机械控制通气（CMV）适用于呼吸停止的患者。

5. C 分钟指令性通气（MMV）主要用于呼吸运动不稳定患者撤机前的过渡方式。

6. C 屏气时间在 30s 以上为正常，处于 20s 以下时可认为肺功能显著不全。

7. D 对上侧肺而言，通气好而灌流不好，而下侧肺则通气不好，灌流较好，故出现通气/灌流比例失调。

8. C 单肺通气中流经未通气肺的血流量越多，肺内分流量越大，动脉血氧合越低。

9. D 术前应鼓励患者积极戒烟而不必过多拘泥于术前戒烟的时间长短。停止吸烟 4 周以上一般可获得较好效果，气道分泌物减少，激惹性降低，支气管上皮纤毛运动改善。

10. A 气管内插管或气管造口一般可减少解剖无效腔的 50%。

11. B 当疑有气胸时，除双肺听诊及叩诊检查外，需行 X 线胸部透视或摄片来明确诊断。依气胸严重程度及发展情况不同，可行胸腔抽气或胸腔闭式引流。

12. C 舌后坠是麻醉期间最常见的上呼吸道阻塞。由于催眠药、镇静药、镇痛药以及肌松药的应用，使下颌及舌肌松弛，当患者仰卧时由于重力作用，舌坠向咽部阻塞呼吸道。

13. C 肺功能残气量下降。

14. D 重度支气管哮喘的治疗：①脱离变应原；②药物治疗：a. 支气管扩张药：β_2 受体激动剂、抗胆碱药、茶碱类；b. 抗炎药：糖皮质激素、LT 调节剂、色甘酸钠、酮替芬等；③机械通气。

15. C 对合并有呼吸系统疾病的患者而言，在麻醉期间判断气道梗阻及通气状态的最敏感的监测指标为呼气末二氧化碳。

16. A 对于麻醉前已怀疑或确认为困难气管插管的患者，清醒气管插管方法最安全。

17. B 临床上根据需要吸入氧浓度的不同将氧疗分为低浓度氧疗（$FiO_2 < 35\%$）、中浓度氧疗（$FiO_2\ 35\% \sim 50\%$）和高浓度氧疗（$FiO_2 > 50\%$）。

18. E 麻醉患者合并呼吸道疾病的较多，麻醉前必须做好以下准备：①禁烟至少 2 周；②避免继续吸入刺激性气体；③彻底控制急慢性肺感染，术前 3~5d 应用有效的抗生素，做体位引流，控制痰量至最低程度；④练习深呼吸和咳嗽，做胸部体疗以改善肺通气功能；⑤对阻塞性肺功能不全或听诊有支气管痉挛性哮鸣音者，给予雾化吸入，药物治疗等；⑥痰液黏稠者，应用蒸气吸入或口服氯化铵或碘化钾以稀释痰液；⑦经常发作哮喘者，可应用肾上腺皮质激素，以减轻支气管黏膜水肿；⑧对肺心病失代偿性右心衰竭者，需用洋地黄、利尿药、吸氧和降低肺血管阻力药（如肼屈嗪）进行治疗等。

19. E 肺泡 - 动脉氧分压差是判断肺换气功能正常与否的一个依据。

20. D 高压氧对排出二氧化碳毫无作用，而且在高氧分压下，静脉中氧合血红蛋白浓度增加，可削弱二氧化碳的运输能力，加重组织二氧化碳潴留。

21. E　呼吸衰竭可引起单纯性的酸碱平衡紊乱，但更多的是混合性酸碱平衡紊乱，甚至三重酸碱失衡。

22. C　当引起 ARDS 的各种致病因子作用于机体后，激活单核 – 吞噬细胞系统，释放出多种炎症细胞反应因子，激活中性粒细胞；中性粒细胞大量和长期的激活导致上皮细胞基底膜破坏，从而增加肺泡 – 毛细血管屏障的通透性。中性粒细胞也通过释放多种炎性介质、促凋亡介质、氧自由基、促凝血因子等产生破坏作用。

23. E　肺间质和肺泡水肿、透明膜的形成、慢性阶段细胞的增生与肺纤维化，均可增加弥散膜的厚度，导致弥散功能障碍。

24. E　单肺通气期间使用肌松药，可避免纵隔摆动，减少对循环的影响，同时增加肺部顺应性，降低气道压。

25. A　肺泡气 – 动脉血氧分压差（A – aDO_2）是反映肺换气的指标，是判断血液从肺泡摄取氧能力的指标。正常值一般为 6mmHg，最高不应超过 15mmHg，并随年龄增长而增长，70 岁以上可增至 30mmHg。

26. C　氧疗时最佳的吸入氧浓度是指能达到适宜氧合又不引起二氧化碳潴留及氧中毒等相关并发症的最低氧浓度。

27. B　呼气性呼吸困难由肺组织弹性减弱及小支气管痉挛狭窄所致。特点为呼气费力、延长而缓慢，常伴有哮鸣音，可见于慢性阻塞性肺气肿、支气管哮喘、痉挛性支气管炎等

28. A　肺隔离的绝对指征是需要保证通气，防止健侧肺感染等，因此需要两侧肺分别通气的情况，包括湿肺、大咯血、支气管胸膜瘘、单侧支气管肺灌洗等。

29. A　闭合气量和闭合容量在小气道开

始关闭后测得，反映小气道功能。

30. E　$FEV_1/FEV\%$ 正常值是 80% 以上，低于 70% 为异常，提示有阻塞性肺疾患，当低于 60% 时施行麻醉宜谨慎。

31. C　屏气试验的正常值是大于 30 秒。20 秒以上，麻醉无特殊困难；短于 20 秒者大多为肺功能异常。

32. C　剖胸侧肺的膨胀与回缩动作与正常呼吸时完全相反，称为"反常呼吸"。往返于两肺之间的气体则称为"摆动气"。

33. B　负压性肺水肿的临床表现：①低氧血症、呼气延长、哮鸣音、啰音、放射学检查有或没有双肺浸润影；②急性或慢性上呼吸道梗阻，行气管插管后，气管内泡沫性分泌物突然增多；③急性喉痉挛解除后或由肿瘤、异物引起的上呼吸道梗阻解除后氧合反而恶化。其次，还有一些特殊的临床现象值得注意，它们往往预示病情的严重性，在多数严重病例中，大量的水肿液呈粉红色泡沫状，含高蛋白物质。胸部 X 线经常表现双侧肺门斑块状浸润及主动脉周围水肿，是血管内容量和压力增加导致内皮损伤的结果。

34. A　此时的低氧是刺激呼吸的一个条件。

35. E　氧合指数（PaO_2/FiO_2）计算容易，且与肺内分流的相关性好，可以更早、更准确地反映肺换气功能障碍。小于 200 即可认为发生 ARDS。

36. C　氧合指数是动脉血氧分压（PaO_2）和吸入氧分数（FiO_2）的比值，PaO_2 的正常值在吸入空气时为 80～100mmHg，若空气中的氧浓度为 20%，则氧合指数（PaO_2/FiO_2）为 400～500mmHg。反映氧气通过肺泡膜至血液内氧合的情况，以及肺内分流的情况。小于 300mmHg 为 ARDS。

37. B　慢阻肺血气分析：如出现缺氧及

二氧化碳潴留时，动脉血氧分压（PaO₂）降低，二氧化碳分压（PaCO₂）升高，严重时可出现呼吸性酸中毒，pH 值降低。

38. E 体检时应该注意以下征象：①体型及外貌；②呼吸情况；③胸部听诊；④肺气肿的患者肺部叩诊呈过清音，叩诊呈浊音者提示有肺实变；⑤合并肺动脉高压、肺心病、右心功能不全者可有颈静脉怒张，肝颈静脉回流征（＋），心脏听诊可闻及第 2 心音分裂。

【A3/A4 型题】

1. B 痰液每天超过 50ml 的支气管扩张症患者，应采用双腔气管插管，如果没有困难气道，主张快速诱导。

2. C 此类患者麻醉诱导力求平稳，应避免呛咳。

3. E 大多数全麻患者改变体位后，应先听呼吸音判断导管位置，但对于痰多的患者，为防止痰液堵塞导管，应先吸痰。故此患者应先吸痰。

4. D 分泌物多的患者会出现术中气道压升高。

【X 型题】

1. ABCDE 题中所列选项均能有效降低单肺通气期间低氧血症的发生率。

2. ABE CO₂ 潴留的临床表现为心率增快，血压升高（严重者血压降低），血管扩张致皮肤潮红，呼吸深快，肌张力增强，脑血流量增加致脑压升高。

第十六节 心血管患者行非心脏手术的麻醉

【A1/A2 型题】

1. E 三度房室传导阻滞患者进行手术时，应考虑安装起搏器或者做好起搏准备。

2. A 主动脉瓣关闭不全应防止心动过缓。心动过缓会延长舒张期，增加反流，增加心室容量和压力，使冠脉供血减少。

3. B 房颤病史，肺部手术，心率增快，呼气末二氧化碳下降，最可能的原因是发生了肺栓塞。

4. E 房颤患者术前不宜或尚未进行药物复律或电复律治疗者，麻醉前应将心室率控制在 100 次/分以内。

5. E 利血平为肾上腺素能神经抑制药，作用缓慢，维持时间长，通过交感神经递质耗竭使心输出量下降，从而降低血压，麻醉中可出现严重低血压和心动过缓；且可能加重中枢镇静；并且由于抑制血管运动张力，手术过程中当体位改变时亦可发生低血压，所以术前 1 周应当停用利血平，更换其他药物代替。

6. E 高血压患者的麻醉危险性主要取决于重要脏器是否受累以及受累程度，是否能代偿。

7. D 围术期心肌梗死危险高峰的发生并不是麻醉期间，而是在术后 1 周内，尤其术后 3 日内发生最多，约占总发生率的 87%，其中以第 2 日为高峰。

8. D 手术后心肌再梗死的发生率与手术距心肌梗死的时间关系密切。

9. D 冠心病患者的非心脏手术麻醉的基本要求：麻醉深度适度，即达到良好的镇痛又不抑制循环，能将应激反应控制在适度水平，术中无术中知晓。浅麻醉时，患者对手术刺激的应激反应较强，可出现血压升高及心率增快，从而导致心肌氧供需失衡，产生心脏不良事件。冠心病患者的麻醉处理要点：①预防交感神经系统活性增加；②避免心动过速；③避免贫血，保持 Hb > 10g/dl；④维持冠脉灌注压；⑤适当抑制心肌收缩力；⑥注意保温，避免低体温；⑦避免过度通气；⑧严密监测 ST

段变化。

10. D 冠脉血流下降 25% 时经食道超声图（TEE）即可检出区域性室壁运动异常，而无 ECG 变化。冠脉血流下降 50% 才能导致 ECG 呈现心肌缺血变化，而心肌酶有滞后性。

11. C ST 段改变是指 QRS 波群的终点至 T 波起点间的线段，代表心室缓慢复极的过程，ST 段改变时应首先考虑心肌缺血。

12. C 从题目看，该患者大概率为不稳定型心绞痛。不稳定型心绞痛禁止运动负荷试验，以免发生心肌缺血及心肌梗死。

13. C 风心病二尖瓣狭窄的患者术中易出现心律失常，选用毛花苷丙（西地兰）可控制心室率，同时可增强心脏收缩力，提升血压。

14. E 梗阻性肥厚型心肌病为舒张功能受限，若心率增快，心肌收缩力增强则加重心室充盈不足和左室流出道梗阻，从而导致心排量明显减少，循环不稳定，所以宜选用不增快心率的升压药。去氧肾上腺素为 α 受体激动剂，可用于升高血压。

15. A 频发室性期前收缩呈二联律或三联律时，应推迟手术并对其进行诊治。

16. A 当细胞外钾离子浓度增高时，增加了细胞膜对钾离子的通透性，动作电位时间缩短，表现为 T 波高尖。当血清钾继续升高时，则引起心室内传导阻滞，在心电图上表现为 QRS 波增宽，且 Q－T 间期延长。

17. A 心肌缺血的证据包括心电图（动态或负荷试验）出现典型缺血性 ST 段改变。

18. E 心室扑动或心室纤颤（颤动）是一种最严重的异位心律。从血流动力学来看，它和心室停搏没有明显差别。

19. D 术前采用肝素治疗的心脏病患者，如拟采用区域阻滞麻醉，术前肝素停药时间应为术前 4 小时。

20. A 偶发房性期前收缩多为功能性心律失常，不增加麻醉危险性。

21. C 房性异位心律多为功能性心律失常，不增加麻醉风险。

22. B 心率不是诊断心肌缺血的主要证据。

23. D ST 段下移反映心内膜下心肌缺血。一般认为心绞痛发作时，ST 段水平型或下斜型下移≥0.1mv，对心肌缺血有诊断意义。

【A3/A4 型题】

1. B 低血压导致患者缺血缺氧的发生，而缺血缺氧导致异位起搏点的自律性增强，发生快速房颤，故老年人术中应维持血流动力学平稳，避免血压过低。

2. D 盐酸普罗帕酮（心律平）主要用于预防或治疗室性或室上性期前收缩、室性或室上性心动过速、预激综合征及其伴发的室上性心动过速、房扑、房颤等。

3. B 毛花苷丙为速效强心苷，作用快，蓄积性小，显效时间为 10～30 分钟，达最佳疗效的时间为 1～2 小时，适用于急慢性心力衰竭、心房颤动和阵发性室上性心动过速者。

4. E 心绞痛发作频繁，尤其不稳定型心绞痛发作者，有心肌梗死病史，特别是广泛的心肌梗死患者，麻醉手术风险大，梗死后 3 个月内手术者，再发心肌梗死的概率大，一般 6 个月内不宜行择期手术。但对于限期手术（比如肿瘤）者心肌梗死后，如果心功能良好，无严重心律失常，体能佳，则心梗后 6 周可考虑手术治疗，术中加强监测，注意维护血流动力学平稳。

5. B TEE 可通过监测有无节段性室壁运动异常来诊断和评价有无心肌缺血，其敏感性和准确性高于心电图。

6. C 心动过速同时减少冠脉血流和增加心肌氧耗，是引发围术期心肌缺血的最重要因素之一。

7. B　密切观察心电图变化，有无心肌缺血，心率、心律、胆－心反射，出现异常情况时要及时处理。

8. A　活动后心前区不适，高度怀疑冠心病。

9. B　通过心电图来评估手术患者的耐受性，降低围术期心脏并发症的几率。

【X 型题】

1. ABCDE　心肌耗氧量由心肌张力、心肌收缩强度和心率决定。前负荷、后负荷增加分别使心室壁张力增加和心肌收缩力增加，故心肌氧耗增加。

2. ACDE　原有房颤患者可能存在心房附壁血栓，出现快室率时电复律可能使血栓脱落造成动脉血栓，应药物处理，不宜电复律。

3. ABCDE　一般认为足背动脉的收缩压比桡动脉高 10mmHg，舒张压约低 10mmHg。

4. ABCDE　循环超负荷所致心力衰竭和急性肺水肿的临床表现：呼吸困难、发绀、咳嗽、咳大量血性泡沫样痰，剧烈头部胀痛，颈静脉怒张，听诊双肺湿啰音，严重者出现心力衰竭，可致死。

第十七节　小儿麻醉

【A1 型题】

1. E　为防止反流误吸，对择期手术患者应禁食、水：（1）成人术前应禁食、水 8h；（2）6 个月之内小儿，术前 4h 禁奶及固体食物，术前 2h 禁清亮液体；（3）6 ~ 36 个月小儿，术前 6h 禁奶及固体食物，术前 3h 禁清亮液体；（4）36 个月以上小儿，术前 8h 禁奶及固体食物，术前 3h 禁清亮液体。

2. C　新生儿血容量为 85ml/kg，成人血容量为 70ml/kg，按此计算该新生儿失血量为 $50/(3 \times 85) = 20\%$，成人 20% 失血量 $= 60 \times$

$70 \times 20\% = 820ml$。

3. D　小儿包皮环切术首选基础麻醉加局部浸润麻醉，无法合作的患儿用全身麻醉。

4. D　小儿术前用药的目的是减少或抑制呼吸道黏膜分泌，防止呕吐误吸。

5. A　小儿未发育成熟，硬膜外腔含脂肪组织、淋巴管及血管丛较丰富，腔内间隙相对较小。

6. C　舌后坠是麻醉期间出现上呼吸道阻塞的常见原因。由于催眠药、镇静药、镇痛药以及肌松药的应用，使下颌及舌肌松弛，当患者仰卧时由于重力作用，舌坠向咽部阻塞呼吸道。

7. D　儿童气道不同于成人，必须根据年龄选择适宜的气管导管，推算导管内径及插入深度。插管深度应视患儿具体情况而定，内径大小可以根据患儿小指粗细估计，2 岁以上患儿所需导管内径用以下公式计算：年龄（岁）/4 + 4 = 内径（mm），故 4 岁小儿所需导管内径为：5.0mm；深度计算公式：年龄（岁）/2 + 12 或体重（kg）/5 + 12，故为 14cm。

8. C　髂后上棘连线在第 2 骶椎平面，是硬脊膜囊的终止部位，骶管穿刺针如果越过此连线，即有误穿蛛网膜下腔而发生全脊麻的危险。

9. C　成人细胞外液占体重的 20%；小儿细胞外液占体重的 30%；新生儿细胞外液占体重的 40% ~ 45%。

10. E　该题主要通过类别区分小儿麻醉常见并发症主要发生在何系统，何原因。

11. D　新生儿脊髓终止于 $L_{3~4}$，要低于成人的第 1 腰椎体的下缘。

12. E　小儿循环功能良好，血管弹性好，有较大的代偿能力，脊麻后心率和血压变化较少，小儿蛛网膜下腔阻滞后头痛和尿潴留较少见。

13. A 小儿置入 LMA，除标准的 Brain 置入法，可采用逆转法提高小儿置入的成功率。翻转法：置入前喉罩所有表面均需润滑，手持喉罩通气管的中部，通气罩口面对硬腭将其置入口腔，向咽喉推进喉罩的同时将通气管旋转180°，翻转通气罩口至直面声门。

14. D 气管插管后可以对气道形成保护，减少手术操作过程中的血液和冲洗液进入气道发生误吸。气管插管后使用肌松药更有利于创面的暴露。有利于外科医生操作，可有效减少创面出血。年龄小的儿童尚不能配合完成操作手术，全麻气管内插管可减少患儿的痛苦。麻醉的深浅与气管内插管优点无关。

15. C 在婴幼儿中等以下手术的全身麻醉中，脑电双频指数不是常规监测项目。

16. E 补液 4.2.1 公式：$4 \times 10 + 2 \times (kg - 10) = kg \times 2 - 20 + 40 = kg \times 2 + 20$。

17. D 皮肤发绀，评 1 分，其余四项都为 2 分。

18. E 小儿麻醉手术期间液体需要量应包括：①每日正常生理需要量；②术前禁食所致的液体缺失量或手术前累计缺失量；③麻醉手术期间的液体再分布；④麻醉导致的血管扩张；⑤术中失血量。

19. C 由于小儿喉部解剖结构的特点，插管后易发生喉头水肿、梗阻。不用带套囊的气管导管可以有效预防婴幼儿气管插管后喉头水肿或声门下水肿。

20. D 需要等到麻醉恢复后才可以拔除导管。

21. E 应用去氧肾上腺素或麻黄碱可暂时增高外周阻力，减少右向左分流，同时增加右室压力，使肺血流量增加，从而提高 PaO_2。

22. E 麻醉后保留自主呼吸插管可以减少对患儿的不良刺激。

23. D 行小儿腭裂手术麻醉时，最关键

的是保证呼吸道通畅，防止分泌物、血液误吸。

24. A 小儿发生脊麻后头痛的概率低于成人。

25. D 小儿硬膜外穿刺时穿破硬膜的主要原因是硬膜外间隙较成人狭窄，操作困难。

26. D 出现气管内异物时，可有单侧呼吸音减低的肺部体征。

27. B 这种患者是恶性高热的易感者，手术过程中要避免使用可能诱发恶性高热的琥珀胆碱，监测方面要注意体温的变化和心率变化。斜视手术会牵拉眼部肌肉，通常会引起眼心反射，使心率降低，需使用阿托品来提升心率。

28. A 小儿最常用腋路臂丛神经阻滞法，易于定位，且并发症少。

29. E 小儿麻醉气道和呼吸管理指南：3岁以下小儿双侧主支气管与气管的成角基本相等，与成人相比，行气管内插管过程中，导管插入过深或异物进入时，进入左或右侧支气管的几率接近。

30. C 新生儿复苏现行版标准：心率低于 60 次/分时，胸外按压 90 次/分，人工呼吸 30~40 次/分，胸外按压：人工呼吸为 3：1，如心脏疾患致心脏骤停者，上述比例为 15：2。

31. E 左向右分流者，由于肺血流量增多可加快吸入麻醉的诱导；静脉麻醉诱导则可因药物在肺内的再循环而减慢，易导致判断失误而注药过量；肺血流量减少者吸入麻醉的诱导缓慢，右向左分流则使静脉麻醉药的诱导时间缩短。

32. A 现行版心肺复苏指南：小儿胸外心脏按压部位是胸骨中下段1/3交界处，按压幅度至少达到胸骨前后径的1/3。

【A3 型题】

1. A 该患儿腰麻术后出现左小腿及踝以

下足背麻木，有可能是因为在穿刺过程中损伤神经而出现了腰麻并发症。

2. D　钙剂对治疗无意义。

3. E　根据患儿的临床表现判断损伤部位可能是骶神经。骶丛神经主要由腰骶干，即腰4、5神经，以及全部的骶神经和尾神经的前支组成。损伤以后主要表现为下肢的肌力减退，主要为小腿及以下部位肌力减退，正常的生理反射消失，以及感觉障碍，如麻木、疼痛等，还可以影响膀胱功能，引起患者小便功能障碍。

4. A　氯胺酮增加脑血流、增高颅内压，该患儿存在高颅压，行颅内血肿清除术时，不宜选用。

5. D　恩氟烷可使脑血管扩张，脑血流量增加，颅内压升高者不宜选用。

6. E　该患儿头颅外伤，入室呈昏迷状态，此时需紧急全麻手术治疗，按饱胃状态处理。

【X 型题】

1. ABCDE　题中所列选项皆为小儿全麻后的并发症。

2. ABCD　术前注射阿托品无法延长麻醉药的作用时间。

3. ABCDE　题中所列选项皆为小儿出现麻醉并发症的主要原因。

第十八节　老年患者的麻醉

【A1/A2 型题】

1. C　老年人因蛛网膜下腔增大，绒毛增大，通透性增加，故局麻药起效快、扩散广且作用时间长。

2. B　老年人交感神经功能降低，靶器官对儿茶酚胺的反应性降低，故心率增加不明显，心肌最大收缩力降低。

3. A　胸壁僵直、呼吸肌力变弱、肺弹性回缩力下降和闭合气量增加是造成老年人呼吸功能降低的主要原因。

4. B　老年人做功能力下降→心率、每搏量、心排血量下降→动静脉氧分压差下降

5. B　年龄越小，吸入麻醉药的 MAC 值越大。

6. E　静息状态下老年人血中去甲肾上腺素和肾上腺素较年轻人高 2~4 倍。

7. A　老年人的机体构成成分的变化是：脂肪组织增加、无脂肪组织减少（肌肉量减少）、体液总量减少，这必将改变药物在体内的表观分布容积。一般来说，脂肪量增加则脂溶性高的药物其 Vd 增大；体液总量减少，Vd 相应减少。而麻醉药和辅助用药大多是脂溶性的，因此 Vd 增大。

8. C　高龄患者采用吸入麻醉药时，最低肺泡气浓度（MAC）显著降低。

9. B　随着年龄的增长，心输出量较年轻人减少 30%~60%。

10. C　气道随着年龄增加变软，用力呼气时气道受压，小气道阻力增加。

11. D　A：老年人中枢神经退行性改变，敏感性增加，用药量减少；B：白蛋白浓度下降，使游离药物浓度增加，用量减少；C：对吸入麻醉药的耐受性下降；D：肾功能下降，导致清除半衰期延长，从而导致全身清除率下降，药物追加时间间隔延长；E：胃排空时间延长，肠道血流下降，延缓药物在小肠中的吸收。

12. C　老年人肾脏浓缩功能降低，一般情况下尿量增加，出现不同程度的脱水。

13. B　低位脊麻注入 7.5mg 布比卡因行下肢手术，一般均可获得良好的麻醉效果。

14. A　老年人机体老化，全身和呼吸道局部防御和免疫功能下降，致病菌多见于大肠

埃希菌、肺炎克雷伯菌、绿脓杆菌、流感杆菌等革兰阴性杆菌。

15. C 由于骨折出血、容量治疗引起的血液稀释、营养状况不良和慢性疾病，术前40%的患者存在贫血。如未及时纠正，严重贫血可导致心、脑等重要脏器氧供不足，并可严重影响预后。建议术前血红蛋白低于80g/L时考虑输血，缺血性心脏病患者术前血红蛋白<100g/L时可考虑输血。

16. D 对高血压、血管硬化、老年患者而言，一般血压降低不超过原水平的40%，或者以收缩压降至比术前舒张压低0～20mmHg内作为安全界限。

17. C 随着年轻增长，心脏重量增加。心肌ATP酶活性下降，钙离子扩散率减少，心肌收缩力下降、心搏出量减少，使心功能减退。心内膜、瓣膜、瓣环逐渐发生淀粉样变性和脂肪沉积，以及纤维化、钙化，使瓣膜增厚或变硬、变形，造成瓣膜关闭不全，产生心脏杂音，微循环障碍等。血管壁弹性纤维减少，动脉粥样硬化，使动脉血压升高、静脉压下降，易发生直立性低血压。

18. A 老年人体液总量减少，以细胞内液减少为主

19. D 老年患者功能残气量大，功能残气量会使肺泡气中的吸入麻醉药浓度被稀释，所以麻醉加深的时间要长。

20. C 氧中毒多发生于高浓度吸氧24小时后，视网膜病变多发生于婴幼儿，中枢神经病变多发生于高压氧治疗。

21. B Glasgow昏迷评分越高说明颅脑损伤程度越低。导致MODS的高危因素有：①严重感染；②创伤、烧伤或大手术；③心肺复苏后；④各种原因引起的休克；⑤重症胰腺炎；⑥某些医源性因素，如大量输液、输血，抗生素或皮质激素等药物的使用，各种有创监测

和呼吸机应用等。如果患者合并慢性器官病变或者免疫力低下，遭受上述急性损害后更容易发生MODS。

22. E 在65岁和65岁以上的患者中，手术风险和预后主要取决于4个因素：年龄、患者的生理状况和伴随疾病（ASA分级）、择期手术还是急诊手术以及手术类型。

23. D 呼吸系统的功能随年龄增长而减退，特别是呼吸储备和气体交换功能下降。在59岁以后呼吸功能减退较明显，老年人在应激时易于发生低氧血症、高二氧化碳血症和酸中毒。

第十九节 血液病患者的麻醉

【A1/A2型题】

1. D 严重贫血患者常可引起贫血性心脏病，血浆蛋白降低，毛细血管通透性增加，易造成组织水肿。术中应避免输液速度过快而加重心脏负担，避免晶体液过量而引起或加重组织水肿（D错）。有凝血异常的血液病患者均不宜选择需穿刺的麻醉方法，如局麻、神经阻滞、蛛网膜下腔阻滞、硬膜外阻滞，而应选择全身麻醉（A对）。有些血液患者即使没有明显凝血功能障碍，但如全身情况差或进行较大手术时，仍以全身麻醉为安全选择（B对）。巨幼细胞贫血（维生素B_{12}缺乏）伴有严重神经系统病理改变者禁忌用椎管内阻滞，即使没有神经系统症状也应慎用椎管内阻滞（C对）。对于已存在维生素B_{12}缺乏的巨幼细胞贫血患者，吸入N_2O可导致术后巨幼细胞贫血加重和严重神经功能障碍N_2O（E对）。

2. A 对出凝血功能障碍患者而言，麻醉选择应禁用神经阻滞及椎管内麻醉（A错），多选用全身麻醉，但还是应结合患者病情、手术大小、并发症的风险等，权衡利弊作出

决定。

3. E　慢性贫血患者需要输注红细胞以改善贫血，但因为该患者合并心脏扩大、心力衰竭，故输血速度应减慢，输血量应减少，避免加重心力衰竭。故需要分次小量输血。

4. D　纤维蛋白有关因子不是筛选出血性疾病的实验项目。

5. B　血友病患者多缺乏因子Ⅷ，即 AHF。

6. A　血友病患者必须手术时，一般把 FⅧ（或 FⅨ）提升到正常凝血活性的 15% ~ 20%，可达到止血水平。如做大手术或出现严重出血时，FⅧ浓度需提高到 30% ~ 50%。

7. C　血液病患者缺氧时不一定有发绀现象。

8. D　PT 是反映凝血因子Ⅰ、Ⅱ、Ⅴ、Ⅶ、Ⅹ的含量或循环抗凝物质的存在，主要用于检测外源性凝血系统有无障碍。APTT 是测定内源性凝血途径因子Ⅻ、Ⅺ、Ⅸ、Ⅷ的活性，同时也受到Ⅰ、Ⅱ、Ⅴ、Ⅹ因子的影响。

9. E　成人每输 1 单位浓缩血小板可使血小板计数增加 8000 ~ 10000 个/mm³。

10. C　立即终止输血，应用大剂量糖皮质激素、碱化尿液、利尿，保证血容量和水电解质平衡，纠正低血压，防治肾衰竭和 DIC，必要时行透析、血浆置换或换血疗法等。

11. B　主要通过与抗凝血酶Ⅲ（AT - Ⅲ）结合，增强后者对活化的Ⅱ、Ⅸ、Ⅹ、Ⅺ和Ⅻ凝血因子的抑制作用。

12. E　血液患者的麻醉选择原则：有凝血功能异常的血液病患者均不宜选择需穿刺的麻醉方法，而应选择全身麻醉。有些血液患者即使没有明显的凝血功能障碍，但如全身情况差或进行较大手术时，仍以全身麻醉为安全选择。

13. A　①血栓性血小板减少性紫癜：除非患者发生出血且可能危及生命，否则禁止输注血小板，因为血小板输注可促进血栓形成，使病情恶化；②肝素引起的血小板减少症：该病症是一种药物诱发的免疫性血小板减少症，常伴有严重血栓形成，输注血小板会导致急性动脉血栓形成。

14. E　题干所列选项皆为输血的优点。

15. B　血友病孕产妇产后 vWF 迅速下降，故需补充浓缩的 vWF。

【X 型题】

ABCDE　所有选项均为血液病患者术中异常出血的诱因。

第二十节　严重创伤患者的麻醉

【A1/A2 型题】

1. D　创伤患者多合并呼吸频率的改变，同时可于意识障碍后出现呼吸道阻塞、呼吸困难。

2. E　因为肌肉坏死，加之肾功能衰竭排钾困难，大量的钾在身体内堆积，甚至在 24h 内会上升到引起心脏骤停的致命水平。高血钾同时会伴有高血磷、高血镁及低血钙，可以加重对心肌的抑制和毒性作用。

3. E　醒状昏迷，表现为"觉醒状态"存在，如睁眼，开闭自如，眼球无目的转动，"觉醒 - 睡眠"周期保存或者紊乱，而"意识内容"丧失。如持续性植物状态，即植物人，是由于严重的脑部损伤后缺乏脑的高级神经活动而长期存活的一种状况。患者处于觉醒状态，眼睛睁开，眼球无目的活动，不会说话，不能理解别人语言，生理反射存在。其预后大多死于并发症，仅少数人可以恢复。

4. C

分级	失血量 （mL）	呼吸 频率 （次/分）	失血量 占血容 量比例 （%）	尿量 （mL/h）	心率 （次/分）	神经 系统 症状	血压
I	<750	14～20	<1	5＞30	≤100	轻度 焦虑	正常
II	750～ 1500	＞20～ 30	15～30	20～30	＞100	中度 焦虑	下降
III	1500～ 2000	＞30～ 40	30～40	5～20	＞120	萎靡	下降
IV	＞2000	＞40	＞40	无尿	＞140	昏睡	下降

该患者的失血量应该是III级，1500～2000mL。

5. A 休克患者麻醉前用药取决于休克程度。循环尚稳定患者处理与常人相同，只是休克患者动脉血压常依赖增高的交感张力维持，一旦术前用药对抗了交感张力，本来对血压、心率影响很小的药物也可能导致循环抑制。已经合并心肺功能不全的患者，应用镇静、镇痛药物可能引起或加重低氧血症。因此对休克的患者而言，通常减少术前药用量或等建立静脉通路后在输液支持下应用术前药。

6. A 围术期任何影响体温调节系统的因素均可导致低体温。这些危险因素包括患者自身因素、麻醉因素（包括药物因素）、环境因素、是否干预及术中大量输血、输液等因素。BMI越大，热量散失越快；但肥胖患者由于脂肪保护作用，体表散热减少，低体温发生概率低。通常手术室温度低于23℃时患者低体温发生风险增高。

7. D 饱胃患者发生误吸后，应吸纯氧，改善氧合。

8. A 高血糖可加重缺血后的神经损伤，因此，有中枢神经缺血风险的患者应避免使用含葡萄糖的液体。

9. B 皮质激素无明确的降低颅内压效应。

10. E 严重创伤后免疫功能发生紊乱或失调，既可能表现为低下，也可能亢进。

11. A 纠正代谢性酸中毒的原则是边治疗边观察，逐步纠正，不能一次到位；创伤休克经补液、输血等治疗后，酸中毒随之可被纠正。酸中毒纠正后，钙离子减少，会发生手足抽搐，同时使钾离子进入细胞内，可能出现低血钾。

12. A 标准能量密度肠内营养制剂每毫升提供1kcal热量。重症患者急性应激期营养支持应掌握"允许性低热卡"原则[（20～25）kcal/（kg·d）]；按25kcal/（kg·d）计算，25×70kg＝1750kcal。24h给予1750kcal。每小时给予72.9kcal。因每毫升提供1kcal热量。所以约等于80ml/h。

13. E 车祸冲击瞬间，易导致颈椎损伤。

14. D 气胸是锁骨下静脉穿刺的并发症中较为常见的一种，临床表现为吸气困难。

15. C 对于腹部开放性创伤合并休克患者，应该行急诊剖腹探查。

16. C 高血钾的治疗措施包括：钙剂（10%葡萄糖酸钙和5%氯化钙），5%碳酸氢钠，10%葡萄糖加胰岛素，排钾利尿剂，过度通气以及透析。

17. A 有效循环容量减少刺激抗利尿激素（ADH）释放，导致低钠血症。

18. C 氧合指数＝PO_2/FiO_2，正常＞300mmHg。氧合指数是ARDS的诊断标准，按病情轻重分为三类：轻度ARDS：200＜PO_2/FiO_2＜300（PEEP或CPAP≥5cmH$_2$O）；中度ARDS：100＜PO_2/FiO_2≤200（PEEP≥5cmH$_2$O）；重度ARDS：PO_2/FiO_2≤100（PEEP≥5cmH$_2$O）

19. D 心脏压塞患者首先缓解症状，然后进行治疗。

20. D 严重创伤患者的"死亡三联征"

包括低体温、凝血机制紊乱、代谢性酸中毒。

21. B　对于颈椎损伤患者，后仰插管可能进一步加重损伤，应避免。

【A3/A4 型题】

1. B　吸入强酸性胃内容物可以出现低氧、肺水肿、支气管痉挛等，即 Mendelson 综合征。

2. C　治疗包括：重建气道、支气管冲洗、纠正低氧血症、激素、支持治疗、气管镜检查。

3. D　减少胃内容物和提高胃液 pH、降低胃内压可以起到一定的预防作用。

4. C　低血容量性休克可能导致无尿及肾前性损伤，但要诊断急性肾功能衰竭需要缺血 4 个小时以上。

5. B　诊断性腹腔穿刺术对于判断腹腔脏器有无损伤及哪类损伤有很大帮助，阳性率 90% 以上。

6. A　患者为重度低血容量性休克，首先考虑的治疗措施是迅速补充血容量，并积极治疗原发病，纠正酸碱平衡同时适当应用血管活性药物以维持血压。

7. C　PSV 启动时患者需有自主呼吸。而本题中患者无自主呼吸，故不能用此模式。

8. A　参数设置不当短期内很容易通气不足或者过度通气。

9. A　根据题干，优先考虑痰液堵塞。

10. A　患者无咳嗽反射会导致痰量逐渐增多，应当积极吸痰，保持呼吸道通畅，避免呼吸系统感染。

11. C　急诊创伤患者的救治按照 ABCD 原则进行：A 即 Airway，指呼吸道清除，在创伤的情况下，首先要紧急清除患者呼吸道中的唾液、粉尘、泥土，使其能顺利呼吸。B 即 Breathing，指建立稳定的呼吸系统，包括吸引、气管插管、气管切开，以便于将患者安全

达到医院急诊室。C 即 Circulation，是循环的建立，大出血患者血压下降，循环系统不稳定时，应给予血浆输注，维持患者血压及循环系统稳定。D 即 Disability，是意识障碍评估，了解患者是否有昏迷。

12. B　有胸穿透伤，气管向左侧偏移，且右胸有皮下气肿，提示右侧张力性气胸。

13. D　张力性气胸的治疗首先是放置胸腔引流管，恢复胸腔正常压力，防止纵隔摆动引起严重低氧及循环障碍。

14. A　患者出现意识改变，对刺激反应减弱，氧合下降，此时需要控制气道保障通气，故应行气管插管。

15. C　颈静脉充盈，心音低钝，脉搏描记为奇脉，胸部 X 线示心影呈烧瓶形，提示可能为心脏压塞。

16. D　急性心脏压塞需要行心包穿刺减压，恢复有效循环。

17. A　患者剖腹探查，术中对肌松的要求比较高，而且下颌骨粉碎性骨折，不能经口，只能选择经鼻气管内插管全麻。

18. E　题中所述四点都是术中需要特别重视的。

19. D　口腔部分手术后容易出血堵塞呼吸道，最正确的办法是充分吸引上呼吸道，清理口腔分泌物和血液，如发现舌根后坠再行鼻咽通气道。

第二十一节　肥胖患者的麻醉

【A1/A2 型题】

1. D　肥胖患者胸腹部堆积大量脂肪，胸顺应性降低，膈肌抬高，功能余气量（FRC）、肺活量（VC）及肺总量（TLC）减少。

2. C　肥胖患者呼吸做功常增加。

3. C　长时间负荷增加和呼吸做功增加致

呼吸肌肌力降低。

4. D 对于肥胖患者，为防止气管拔管并发症，应在患者清醒后拔管。

5. D 肥胖患者常见的并发症有高血压、糖尿病、心力衰竭、冠心病、胆石症等。

6. D 肥胖患者如果按照实际体重给予罗库溴铵，可能存在肌松药残余，时效延长的问题，脂肪与肌松药作用结合率低，可出现药物起效慢的问题。

7. D 此患者 BMI $= 80/1.55^2 = 33.3$。属于肥胖。BMI < 18.5 属于偏瘦；BMI 在 $18.5 \sim 24.9$ 之间属于正常；BMI 在 $25 \sim 29.9$ 之间属于超重；BMI 在 $30 \sim 39.9$ 之间属于肥胖，BMI $\geqslant 40$ 属于病态肥胖。

8. E 异氟烷的 MAC 值为 1.15%，1.6MAC 麻醉深度过深，异氟烷通过降低外周血管阻力而使血压下降，同时可使心率增快。所以适当减轻麻醉深度，然后视情况升高血压或改善心律失常。

9. E BMI < 18.5 属于偏瘦；BMI 在 $18.5 \sim 24.9$ 之间属于正常；BMI 在 $25 \sim 29.9$ 之间属于超重；BMI 在 $30 \sim 39.9$ 之间属于肥胖，BMI $\geqslant 40$ 属于病态肥胖。本例患者 BMI $= 41.5$；另外有睡眠呼吸暂停，因此 E 项诊断最恰当。

10. E 患者采用头低位容易发生胃内容物反流误吸，引起严重后果。

【A3/A4 型题】

1. E 预测该患者气管插管非常困难，应尽量清醒保持自主呼吸插管，环甲膜穿刺逆行气管插管相对比较安全。

2. E 纤维支气管镜能够确定气管插管的位置，是最准确的方法。

3. D 患者体重大，身高矮，属于矮胖型，如果采用大潮气量通气可能出现气道压过高的问题，造成气压伤，如果采用压力控制模式，可能通气不足，造成二氧化碳蓄积，故

采取潮气量酌减，适当增加呼吸频率，确保每分通气量满足患者需要。

4. A 患者回到恢复室再发呼吸抑制的可能性较大，可能存在药物蓄积代谢不完全，也可能因为舌后坠等因素导致的通气不足，而加重呼吸抑制，故需要特别注意患者的呼吸问题。

5. E 患者体重大，身高矮，术后容易出现低氧血症；咳痰能力弱，膈肌上抬容易出现肺部感染；通气不足易出现肺萎陷；长期制动容易出现深静脉血栓。

6. E 在条件满足的前提下，尽量早下床活动，避免下肢深静脉血栓而引起严重后果。

7. C 患者肥胖，发生困难气道的概率大，整个麻醉过程中应充分给氧，避免缺氧。

8. D 术中应采取呼气末正压通气，避免肺萎陷或通气不足。

9. D 患者肥胖，如果按照 TBW 给予瑞芬太尼，可能导致药物过量，所以采用理想体重给予麻醉镇痛药物。

10. C 喉镜暴露分级：Ⅰ 级能完全暴露声门；Ⅱ 级能看到杓状软骨和后半部分声门；Ⅲ 级能看到会厌；Ⅳ 级看不到会厌。故根据喉镜暴露分级只能看见会厌前端，未见声门者属于 Ⅲ 级。

11. B 根据 ASA 分级患者重要器官功能无异常，活动不受限，肥胖，属于 ASA Ⅱ 级。

12. B 为避免潮气量过大，造成气压伤等并发症，可酌情降低潮气量，但同时适当增加呼吸频率，确保每分通气量，以避免缺氧。

13. B 患者拔管时可采取头高脚底位，避免反流误吸，导致严重后果。

14. B 过度肥胖患者常伴有阻塞性睡眠呼吸暂停，但体重并不是阻塞性睡眠呼吸暂停的危险因子。阻塞性睡眠呼吸暂停与高血压关

系密切。呼吸暂停症状与颈围无直接相关，但降低体重常可使症状减轻。

第二十二节　高原地区患者的麻醉

【A1/A2 型题】

1. A　医学将海拔 2500m 以上的地区定为高原地区。

2. A　大气的质量愈接近海平面愈密集，海拔越高，大气压及氧分压相应降低，即海拔每升高 100 米，大气压下降 5.9mmHg，氧分压下降约 1.2mmHg。

3. B　高原低氧对机体的影响：①低氧对中枢神经系统的影响：人体在高海拔地区受低氧环境影响，可出现头痛、头晕、嗜睡、失眠、乏力与疲劳、运动协调障碍、记忆力减退等神经系统症状。②低氧对心血管系统的影响：初入高原最早出现的循环反应是心率加快，心率增快的机制是低氧使交感神经兴奋，刺激心脏的肾上腺素能 β 受体而引起。高原缺氧使肺血管收缩，肺血管结构发生改变，肺动脉压力升高，可使右心负荷过重，心电图显示电轴右偏或不完全右束支传导阻滞。③低氧对呼吸系统的影响：高原低氧刺激颈动脉体的外周化学感受器，使肺通气量增大，肺活量增大，呈现过度通气。随海拔升高，吸入空气中氧分压降低，机体动脉氧分压和氧饱和度降低，致使高海拔地区人体的动脉血气值低于平原。④低氧对血液系统及凝血功能的影响：高原红细胞增多是机体缺氧代谢的适应性机制，使红细胞数量增多，血红蛋白浓度增高，以增加血液携氧能力。但是，红细胞增多导致血液黏滞度增大，微循环淤滞，血液会呈现"浓，黏，聚"综合征。缺氧损伤血管内皮细胞功能，削弱内皮细胞的抗凝、抗血栓功能，易造成血栓。血小板数量随海拔增高而

有下降趋势。⑤高原缺氧可使肝、肾血量减少，药物的代谢及排泄降低；高原缺氧使子宫血液供应不足，加重了妊娠病理改变，因而易发生妊娠高血压综合征；缺氧使胎盘代偿性增大，产后胎盘剥离不全致产后大出血的情况较平原多；高原缺氧影响胎儿的发育，新生儿中低体重儿的发生率较平原高。

4. C　解析参考第 3 题。

5. C　高原性肺水肿：（1）病因：急进高原后因缺氧引起肺小动脉收缩而产生肺高压和相应的临床综合征。上呼吸道感染、过度劳累、紧张、饱餐亦可为诱因。（2）发病机制：①高原急性缺氧使肺小动脉收缩导致肺动脉压升高，这种肺微循环压力突然升高可直接损伤血管内皮细胞和/或肺上皮细胞导致血管通透性增加，液体漏出；②急性缺氧引起交感神经兴奋使外周血管收缩，血液重新分布，肺血流量增加，出现肺内高灌注，导致肺毛细血管的机械性损伤，血管通透性增加。（3）症状：多在进入高原后 24 ~ 72 小时内发病，发病急、病情进展迅速、极度疲乏、严重头痛、发绀、呼吸困难、咳出粉红色泡沫样痰、尿少、低氧血症和低血压，重者可出现昏迷。

6. E　高原地区"富氧"环境建立的方法：手术患者住院后即开始氧治疗直到手术日；术中全身麻醉给高浓度 100% 氧供，区域麻醉中持续中、高流量吸氧；术后手术患者从手术室转移到病房或监护室的途中仍给予吸氧治疗，并保证术后持续进行氧治疗到出院，全程做好脉搏氧饱和度的监测。术前、术中、术后氧治疗应采用吸氧面罩给氧，氧流量控制在 6 ~ 8L/min，氧浓度（FiO_2）可在 45% ~ 55% 之间。用面罩给氧时，由于氧的储备腔增大，较鼻导管更能提高吸入氧浓度。建议术前、术后吸氧时间每天不少于 6 ~ 8 小时。围术期"富氧"的建立可改善高危手术患者的

转归，这需要麻醉科医师、外科医生和护士的团队协作精神。

7. D 在高原地区可选用硬膜外隙阻滞、蛛网膜下腔阻滞或蛛网膜下腔阻滞联合硬膜外隙阻滞，可用于下腹部、下肢、会阴部和妇产科手术的麻醉，要严格掌握适应证，但在麻醉中严防平面过高，以免出现呼吸抑制、血压下降。在椎管麻醉时应掌握镇静和镇痛药物的用量，警惕发生呼吸抑制，并应有人工呼吸支持的准备，麻醉中必须持续高流量面罩吸氧 6~8L/min。高原地区 60 岁以上的老年患者选择高位硬膜外麻醉行上腹部手术时对呼吸的影响较大，应引起重视。如果选择高位硬膜外阻滞行上腹部手术，应减少局部麻醉药的浓度和剂量，以减轻对呼吸的影响，防止低氧血症的发生。

8. D 由于低氧环境、高原病、高龄、手术创伤、麻醉等因素的影响，术后易发生呼吸抑制或呼吸道梗阻，低氧血症发生的概率明显高于平原地区，应加强术后监测治疗。全麻术后待患者意识完全清醒，循环功能稳定，有足够潮气量，呼吸频率正常，脱机后在吸氧情况下 SpO_2 维持在 90%~93% 以上时方可拔出气管导管，送麻醉恢复室，观察病情稳定后送回病房。病情危重、重大手术、严重创伤患者、高红症患者、术后呼吸和循环不稳定患者，应送入 ICU 继续行机械通气治疗以提供充足的氧供，降低术后呼吸相关并发症，加强循环功能稳定和全身器官功能稳定，使患者安全度过围术期。术后疼痛治疗可采用口服止痛药、静脉自控镇痛、皮下自控镇痛、硬膜外自控镇痛及多模式镇痛。硬膜外镇痛可选用阿片类药和局麻药罗哌卡因，静脉镇痛和皮下镇痛可联合阿片类舒芬太尼和非甾体类抗炎药帕瑞昔布钠，都能达到很好的镇痛作用。联合经皮神经电刺激、针灸行多模式镇

痛，减少了阿片类药的用量，减轻了对呼吸抑制的副作用，更适合在高原地区应用。

9. E 高原红细胞增多症是指长时间在高原环境，机体缺氧，为了缓解缺氧状态，红细胞代偿性增多，血红蛋白增多，血液黏滞，血流速度缓慢，加重缺氧，形成恶性循环，患者出现头晕，头痛，气促等临床表现。多见于高原移居人群。（1）症状：头痛、头晕、心悸、气喘、乏力、失眠、嗜睡。（2）体征及检查：①发绀，眼结膜高度充血，下肢水肿；②红细胞增多，女性 $Hb \geq 190g/L$，男性 $Hb \geq 210g/L$，$Hct \geq 60\%$；③血气分析示严重低氧血症和高碳酸血症。

10. C 高原低氧刺激颈动脉体的外周化学感受器，使肺通气量增大，肺活量增大，呈现过度通气。随海拔升高，吸入空气中氧分压降低，机体动脉氧分压和氧饱和度降低，致使高海拔地区人体的动脉血气值低于平原。在海拔高的地方，空气比较稀薄，大气压强变小。水的沸点与液面的气压有关，气压越低，沸点就越低。

11. D 高原红细胞增多是机体缺氧代谢的适应性机制，使红细胞数量增多，血红蛋白浓度增高，以增加血液携氧能力。但是，红细胞增多导致血液黏滞度增大，微循环淤滞，血液会呈现"浓、黏、聚"综合征。缺氧损伤血管内皮细胞功能，削弱内皮细胞的抗凝、抗血栓功能，易造成血栓。

12. A 高原低氧是急性高原病发病的直接原因，过度的体力劳动、精神紧张、寒冷、上呼吸道感染等是急性高原病的诱发因素。多发生在进入高原数小时或 1~3 天内，一般经过了 3~10 天的习服后症状逐渐消失，发生率为 35.6%~92.9%。症状为头痛、失眠、心慌、食欲减退、恶心、呕吐、眩晕、倦怠、呼吸困难、尿少。体征为心悸、呼吸加快、口

唇、指（趾）甲床发绀、面部及下肢水肿。

【X 型题】

1. ABCD 由于低氧环境、高原病、高龄、手术创伤、麻醉等因素的影响，术后易发生呼吸抑制或呼吸道梗阻，低氧血症发生的概率明显高于平原地区，应加强术后监测治疗。全麻术后待患者意识完全清醒，循环功能稳定，有足够潮气量，呼吸频率正常，脱机后在吸氧情况下 SpO_2 维持在 90% ~93% 以上时方可拔出气管导管，并送入麻醉恢复室，观察病情稳定后送回病房。病情危重、重大手术、严重创伤患者、高红症患者、术后呼吸和循环不稳定患者，应送入 ICU 继续行机械通气治疗以提供充足的氧供，降低术后呼吸相关并发症，加强循环功能稳定和全身器官功能稳定，使患者安全度过围术期。体温为非必要监测。

2. ACDE 由于高原低氧环境影响而使高原麻醉有许多不同于平原的特点及风险。从麻醉安全考虑，高原地区手术患者的麻醉以气管插管全身麻醉为首选，也可以根据手术部位选用椎管内麻醉或神经阻滞，具体的麻醉方法选择不仅取决于患者的病情、手术部位、麻醉科医师的经验、麻醉科技术及设备等条件，更要考虑不同海拔高度低氧环境对围术期患者的影响。手术的创伤、麻醉药物对呼吸循环的影响较平原更易导致低氧血症的发生。重视麻醉期间的监测，如心电图、血压、SpO_2、$P_{ET}CO_2$、CVP、体温、尿量、动脉血气、麻醉深度监测及肌松监测等。对危重、重大手术包括严重创伤、心血管、肝脏、肺部手术要有有创动力学监测，监测心排量、肺动脉压等，以及应用食管超声心动图。在高原麻醉中血气、血乳酸、血细胞比容的监测能及时判断麻醉中机体氧耗氧供的情况，判断术中的失血量，指导术中合理用血。全麻术后待患者意识完全清醒，循环功能稳定，有足够潮气

量，呼吸频率正常，脱机后在吸氧情况下 SpO_2 维持在 90% ~93% 以上时方可拔出气管导管，并送入麻醉恢复室，观察病情稳定后送回病房。术后镇痛不仅减轻患者术后痛苦，降低氧耗，而且有利于减少术后并发症。

第二十三节　腔镜手术麻醉

【A1/A2 型题】

1. C 人工气腹用于诊断和手术操作，CO_2 是目前建立人工气腹最常用的气体（A 对），其理化性质及气腹压力将会干扰机体的呼吸和循环功能。CO_2 通过腹膜可快速吸收，由此引起二氧化碳分压升高，导致高碳酸血症（B 对），属于一种非代谢产生的高碳酸血症。人工气腹时，胸肺顺应性下降（C 错），导致肺泡通气量下降；人工气腹的腹内压增高，可能是引起血流动力学改变的主要原因（D 对）。行腹腔镜胆囊手术时，肾血流、肾小球滤过率和尿量在二氧化碳气腹后均降低约 50%（E 对），气腹解除后，尿量明显增加。

2. E 腹腔镜手术时需向腹腔内充入 CO_2 造成人工气腹，以扩大手术空间，方便手术操作，会引起患者通气功能的改变。胸肺顺应性下降和动脉血二氧化碳分压（$PaCO_2$）升高是腹腔镜手术患者主要的呼吸系统病理生理改变。腹腔镜手术对呼吸功能的影响：（1）胸肺顺应性下降（D 对），原因是人工气腹引起的腹内压（IAP）增高和腹内高压引起的膈肌上移。表现为气道阻力增加、吸气峰压增高、功能残气量（FRC）下降，导致通气/血流比例（V/Q）失调、肺内分流增加、肺不张。胸肺顺应性可减小 30% ~50%，但呼吸压力 - 容量环的形态可不发生改变。人工气腹建立稳定后，胸肺顺应性一般不再受头低位和调节潮气量的影响，如 IAP 不变，胸肺顺应性进一步

下降和呼吸压力 - 容量环的形态发生改变，提示发生了呼吸道压力增高的其他并发症，如支气管痉挛、气管导管滑入支气管、肌松程度改变和气胸等。（2）$PaCO_2$ 增高（A 对），原因：①CO_2 通过腹膜吸收入血是 $PaCO_2$ 增高的主要原因；②严重的头低位、IAP 增高、心排血量和通气量下降（B 对）、生理无效腔增加（C 对）等导致 V/Q 失调；③患者自主呼吸时麻醉药物对呼吸的抑制；④浅麻醉时应激引起的代谢增加；⑤其他意外事件：如气管导管位置改变、皮下气肿、CO_2 肺栓塞等。

3. E 腹腔镜胆囊手术对循环功能造成的影响主要取决于麻醉因素、CO_2 通过腹膜吸收引起的高 $PaCO_2$、人工气腹所致的高 IAP、患者体位、血管容量状态和患者本身心肺功能状况。腹腔内充气使 IAP 超过 10 ~ 12mmHg 就会引起较为明显的血流动力学改变，表现为心排血量（CO）下降（D 对）、外周血管阻力（SVR）增加（C 对）、肺动脉高压（A 对）、血压升高（B 对）。

4. D 在腹腔镜下胆囊切除术中，因向腹腔内注入二氧化碳气体，导致膈肌上抬，在全麻施行人工通气情况下，会出现气道压增高，同时由于二氧化碳的吸收可出现高碳酸血症；闭孔神经阻滞可预防经尿道进行膀胱肿瘤切除术时因电极刺激闭孔神经引起的同侧下肢肢体的弹动，从而避免膀胱穿孔；经尿道前列腺切除术可因大量灌洗液中的水分被吸收导致以水中毒为主要表现的一组症候群，即 TURP 综合征，其中包括低钠血症，其发生率远高于经尿道膀胱肿瘤切除术；经腹腔镜进行肾上腺肿瘤切除术需对后腹膜肾周钝性分离出的间隙注气，往往可经注气入口处的皮下组织压入大量气体造成较大面积的皮下气肿。

5. E 解析参考第 4 题。

6. E 腹腔镜手术对循环功能造成影响的主要原因有气腹的影响、患者体位、高二氧化碳血症、麻醉以及迷走神经张力增高和心律失常等。气腹压力超过 10mmHg 者可影响循环功能，表现为心排血量（CO）下降、外周血管阻力（SVR）增加、肺血管阻力（PVR）增加、平均动脉压增高及肺动脉高压。

7. B 二氧化碳栓塞的原因主要是 CO_2 通过开放的小静脉以及气腹针嵌入血管所引起（A 对）。临床表现取决于气体进入血管的量与速度。表现为术中突然出现严重的低血压、发绀和苍白（C 对），应及时诊断处理。$P_{ET}CO_2$ 能及时发现 CO_2 栓塞的早期征象，可观察到 $P_{ET}CO_2$ 呈双相变化，栓塞前由于 CO_2 吸收，$P_{ET}CO_2$ 升高，栓塞后由于心排血量下降和生理无效腔增加而 $P_{ET}CO_2$ 降低。胸前或食管听诊可闻及'泪泪样'杂音（D 对），中心静脉抽出气体或泡沫都是其诊断依据，经食管超声多普勒（TEE）监测更为敏感（B 错）。一旦发生 CO_2 栓塞，应立即停止手术，停止充气和解除气腹（E 对）。如果全麻应用 N_2O 时，应停用并改纯氧人工通气。其他措施按空气栓塞处理。

8. D 出现了二氧化碳蓄积，正确的处理方法为增加每分通气量（D 对）。

9. A 腹腔镜手术麻醉常规监测包括 $ETCO_2$ 与气道压监测（B 对）、SpO_2 监测（C 对）、气道压监测（D 对）、无创血压监测与心率、脉搏监测（E 对）等。血压常规监测多采用无创血压监测，A 选项是有创动脉血压监测（A 错）。

10. C 腹腔镜手术时使用氧化亚氮（C 错）会导致肠梗阻、气胸等并发症，所以其一般不用于腹腔镜手术。丙泊酚（A 对）、异氟烷（D 对）、瑞芬太尼（E 对）可用于麻醉诱导和维持。维库溴铵（B 对）可产生良好的肌松作用。

11. A 少量气栓（0.5ml/kg）可引起心脏多普勒声音改变和肺动脉压力升高，大量气栓（2ml/kg）可发生心动过速、心律失常、低血压、中心静脉压升高、心脏听诊有"汨汨样"音、发绀、右心扩大的心电图改变等，虽然经食道超声或胸前多普勒、肺动脉漂浮导管对诊断有主要价值，但在腹腔镜患者中很少作为常规使用。SpO_2 示缺氧，$P_{ET}CO_2$ 可因肺动脉栓塞、心排血量减少和肺泡无效腔增加而下降。综上符合空气栓塞诊断（A 对）。

12. D 胸腔镜手术一般采用全身麻醉，因为手术需要手术侧肺脏萎陷，所以多采用双腔气管插管全身麻醉的方法。

13. B 妇科腹腔镜手术中，气腹后下腔静脉回流减少，心排血量下降；中心静脉压升高；心肺负荷增加；二氧化碳吸收入血导致外周阻力增加；肺内分流增加。

14. D 非全麻下行腹腔镜手术，行气腹后二氧化碳吸收入血，机体代偿性增加通气量，排除血中二氧化碳，故出现每分通气量增加，呼吸频率增加。

【A3/A4 型题】

1. E 57 岁女性患者，行腹腔镜胆囊切除术，手术进行到 1h 后患者的血压升高、心率增快，其最可能的原因为二氧化碳蓄积（E 对），因为腹腔镜手术充入二氧化碳造成气腹，二氧化碳弥散入血，引起二氧化碳分压增高，继而引起二氧化碳蓄积造成血压升高、心率增快。异氟烷具有一定的镇痛作用，且胆囊切除术疼痛刺激小，所需镇痛药剂量不需太多（B 错）；已将麻醉加深，不可能为麻醉过浅（C 错）；恶性高热的可能性很小（D 错）；缺氧可以导致上述症状，但结合患者手术，E 项的可能性更大一些（A 错）。

2. C 确诊二氧化碳蓄积的最简便有效的方法是测定呼气末二氧化碳分压（C 对），呼气末二氧化碳分压是麻醉中的常规检测项目，患者的临床表现（A 错）、观察钠石灰的颜色（B 错）、行动脉血气分析（C 错）、测定每分通气量（D 错）可以辅助诊断二氧化碳蓄积，但较呼气末二氧化碳分压测定较慢。

【X 型题】

1. BE 65 岁男性患者，因左肾上腺肿物行腹腔镜肿物切除术（提示全身麻醉下进行手术，有误伤静脉造成空气栓塞的可能），动脉血二氧化碳分压监测的正常值 35 ~ 40mmHg，可反应肺泡有效通气量，该患者此数值降低，肺泡通气量降低，提示有空气栓塞；脉搏血氧饱和度可用于评价氧合功能，正常值 ≥95%，该患者此数值降低，提示患者可能存在氧合障碍或通气不足；发生空气栓塞的典型症状为突然的神志改变，患者可突然出现抽搐、烦躁不安、意识模糊、嗜睡甚至昏迷症状，大部分患者有呼吸困难、发绀、血压下降的症状，如果肺部损伤可出现咯血或咳粉红色泡沫样痰，可能会出现心力衰竭、休克、皮下气肿等并发症，该患者的表现符合上述表现，故可诊断为气体栓塞（B 对）；插管过深，轻则会导致一侧肺通气量不足，重则会损伤肺叶导致出血，血气胸等危及生命，该患者在术中突然发生了 $P_{ET}CO_2$ 和 SpO_2 下降，血压降低，心率减慢，若为插管过深，此患者插管后即可出现肺泡通气量不足的表现，如呼出气二氧化碳波形描记图的形态发生变化，故排除气管导管位置过深（A 错）；因肾上腺肿物行腹腔镜肿物切除术有损伤胸膜导致肺不张（C 错）的可能，但肺不张患者会引起反射性心率加快，但该患者心率减慢，故排除；麻醉药过敏的患者可以表现为胸闷、全身或手发麻、发痒、寒战，甚至突然出现惊厥、昏迷、呼吸心搏骤停而死亡，延迟反应是血管神经性水肿，偶见荨麻疹、药疹、哮喘和过敏性紫癜,若患者为麻醉药过敏,在麻醉诱导时就会发生上述表现,而不会在术中突然出现症状,故排除麻醉药物过敏(D错);该患者的表现符合气体栓塞,气体栓塞大部分原因是手术区静脉破损,导致气体通过静脉进入循环。气体栓塞是腔镜手术常见的并发症。

2. ABCD　患者此时发生了空气栓塞,血压下降、心率减慢,故此时应该维持血流动力学的稳定,可以应用升压药物以维持血压(A对);一旦发生二氧化碳栓塞,应立即停止手术,停止充气和解除气腹(B对);如果全麻时应用 N_2O(笑气),此时应停用并改纯氧(D对)人工通气,可以改善患者的氧合状态,从而改善患者的呼吸功能;心肺复苏(E错)主要用于心脏停搏的患者,该患者此时并没有发生心脏停搏,故排除;头低足高左侧卧位可使气体停止于右心室,避免其迅速进入肺动脉。

3. BD　此时患者发生了 CO_2 栓塞,中心静脉抽出气体或泡沫都是其诊断依据,故可颈内静脉置管至右心室抽气(B对);经食管心脏超声(D对)可观察到肺静脉血流的阻塞情况,可用于诊断 CO_2 栓塞;床旁胸片(A错)可用于评价不明原因的呼吸困难,还可用于判断管路位置是否正确,由于气体的影响,对气体栓塞的诊断意义较小;胸部CT(C错)对X线胸片发现的问题作出定性诊断,用于鉴别肿块的性质如囊性、实质性、脂肪性或钙化性,明确肿块的位置、范围,查明肿块与纵隔的解剖连属,对气体栓塞的诊断意义较小;大多数肺部及气道疾病,如肿瘤、间质性肺病、肉芽肿性疾病以及某些感染性疾病需要通过支气管镜(E错)活检术来确定诊断,但其对诊断气体栓塞的意义较小,故排除。

4. CE　人工气腹压力过高会将过多的 CO_2 压入静脉,故应该严格控制气腹压力(C对);尽量缩短手术时间可以降低患者气体栓塞的可能性,故在手术质量和安全性的情况下,应该尽量缩短手术时间(E对);Trendelenburg体位可用于治疗静脉空气栓塞,将右心室流出道放置在右心室腔下方,使空气向上迁移到右心室内空气不太可能栓塞的位置,故头低足高位有助于患者气体栓塞的治疗。气管插管时反复确认导管位置(A错)可以明确气管的深度,有助于明确患者的通气情况,并不属于气体栓塞的预防措施;糖皮质激素(D错)可用于急慢性肾上腺皮质功能不全、垂体前叶功能减退和肾上腺次全切除术后的补充替代疗法,也可用于严重急性感染,可用于术后治疗,对气体栓塞并没有预防作用。

第二十四节　门诊、诊断性检查及介入性诊断与治疗的麻醉

【A1/A2 型题】

1. A　并非所有的诊断性检查都需要在全身麻醉下完成,部分手术在局麻或局麻监护下即可实施。

2. E　对介入性诊断治疗麻醉而言,个别治疗可需吸入麻醉,比如部分口腔科检查。

3. B　氯胺酮可增加颅内压,故B错误。

4. C　需要进行行术中唤醒和神经功能评价的手术也可以在全身麻醉下进行,比如部分脑外科手术。

5. D　个别心导管检查可能会出现室颤,但并非是常见并发症,其他心律失常可能较为常见,比如房颤、室早等。

6. E　心律失常是心导管检查和心导管造影中最常见的并发症。

7. D　缺氧、支气管痉挛是支气管镜检查

中必须避免的，因为其可能导致更恶性的情况，比如室颤等。

8. D MRI 麻醉时需要特殊处理的和考量的问题有许多，如：①禁忌金属、磁性物品进入检查室（A 对）；②监护仪和 MRI 仪器的相互干扰（B 对）；③患者自我感觉的压抑感和麻醉医师难以靠近患者（C 对）；④MRI 室内温度一般较低，患者在该环境内体温容易下降，但扫描过程中产生的热量又可增加患者的体温。因此 MRI 的患者均应监测体温（E 对）。气管插管控制呼吸（D 错）或喉罩通气是麻醉医师为了方便气道管理而采取的麻醉处理方法，不属于 MRI 麻醉时需要特殊处理的和考量的问题。

9. E 全麻风险高的患者，可以选择于局麻下进行检查。

10. A 电痉挛常用的麻醉药物为美索比妥、咪伐氯铵。

11. A 为防止反流误吸，对择期手术患者应禁食、水：（1）成人术前应禁食、水 8h；（2）6 个月之内小儿，术前 4h 禁奶及固体食物，术前 2h 禁清亮液体；（3）6～36 个月小儿，术前 6h 禁奶及固体食物，术前 3h 禁清亮液体；（4）36 个月以上小儿，术前 8h 禁奶及固体食物，术前 3h 禁清亮液体。

12. E 以上四点均为离院的标准。

13. D 小儿一般不配合，而且支气管造影需要充分保护气道。

14. E 以上 4 点都是支气管造影全麻的拔管指征。

15. B 阿托品有交感神经兴奋作用，可对抗迷走反射。

16. B 对于特别紧张的患者，造影前可以给予镇静催眠药或神经安定镇静合剂

17. E 以上都是金属物品，会对患者造成伤害。

18. E 体检时应该注意以下征象：①体型及外貌；②呼吸情况；③胸部听诊；④肺气肿的患者肺部叩诊呈过清音，叩诊呈浊音者提示有肺实变；⑤合并肺动脉高压、肺心病、右心功能不全者可有颈静脉怒张，肝颈静脉回流征（+），心脏听诊可闻及第二心音分裂。

19. D 气管内异物可有单侧呼吸音减低的肺部体征。

20. D 经食道超声心动图（TEE）通过监测节段性室壁运动来诊断和评价有无心肌缺血，其敏感性和准确性高于心电图。

21. A 氯胺酮可导致颅内压增高。

22. B 咪达唑仑为苯二氮䓬类镇静药，此类药比较常用，芬太尼也是常用的镇痛药物。

23. B 临床剂量的氯胺酮可产生一种独特的麻醉状态，表现为木僵、镇静、遗忘和显著镇痛。不影响呼吸，又能解除患者不适。

24. A 利多卡因是临床上常用的抗心律失常药物，属于 Ib 类抗心律失常药。主要的药理作用是可以降低希氏束－浦肯野系统的自律性，缩短不应期。适用于急性心肌梗死、洋地黄中毒、心脏手术和手术后，心导管检查等。

25. B 支气管痉挛的可能性大，充分供氧后可恢复。

【A3/A4 型题】

1. D 脑血管造影可以明确是否存在颅内动脉瘤。

2. B 氯胺酮可导致颅内压增高。

3. B 从病史和体征可判断异物堵塞气道，需要支气管镜检查并取出异物。

4. C 支气管异物取出最好选择全身麻醉，并在充分表面麻醉的前提下操作，可以减少全麻用药。

5. D 利多卡因为抗心律失常药物，对室性期前收缩有效，此时停止刺激可改善。

6. D 静脉注射肾上腺素，可能造成比较严重的后果，造成患者血压急剧升高，甚至可能发生室颤。

【X型题】

1. ACD 诊断性检查麻醉的特殊性包括工作环境的特殊性；存在造影剂和其他药物的不良反应；技术操作存在危险性。

2. ABCDE 如果检查时患者出现晕厥应停止检查，对症处理，尽量避免使患者出现更大的伤害。题干所述选项都是应该关注的，按照具体情况采取有效措施。

3. ABCDE 支气管造影检查过程中可能出现紧急情况，有可能随时处于抢救状态，改为全身麻醉，所以术前禁食水。麻醉机、氧气、吸引器等特殊准备是必不可少的。术前湿肺痰多者尽量控制炎症，体位引流，炎症控制后再行检查。

4. ABDE 气管、支气管镜检查麻醉的并发症有麻醉药物过敏、心律失常、喉水肿、窒息、心脏骤停。

第二十五节　急症手术的麻醉

【A1/A2型题】

1. B 创伤性休克的原因多为失血过多引起的低血容量性休克。

2. B 烧伤破坏了皮肤的正常生理结构，使之失去了屏障的作用，会引起血管通透性增高。导致血液渗透到血管外，导致有效的血容量降低，从而引发低血容量性休克。

3. C 创伤性休克多由容量不足引起，主要措施为开放扩容。

4. B Ⅱ型变态反应又称细胞毒型变态反应。是由抗体与靶细胞表面抗原相结合而介导的一种变态反应，临床上常见的类型包括血型不合引起的溶血反应，新生儿溶血性贫

血，血小板减少性紫癜等。

5. C 饱胃下诱发呕吐可能造成误吸、消化液逆行损伤气道，可能造成更严重的后果。

6. B 发生腹部钝挫伤时最容易损伤的器官为肝和脾，是因为外力强压腹部时，作用于前腹壁的钝性力可将腹腔内脏器向后压迫从而挤压组织，肝脾等实质性器官相对更容易造成损伤。

7. E 烧伤面积口诀：三三三，五六七，十三，十三，二十一，双臀占五会阴一，小腿十三双足七，女性足减臀加一。即头、面、颈部均是3%、双手、双前臂、双上臂是5%、6%、7%、躯干前、躯干后、双大腿是13%、13%、21%。成年女性足部 -1、臀部 +1，各为6%。小儿头部的体表面积 = 9 + （12 - 年龄）（%）；双下肢的体表面积 = 46 - （12 - 年龄）（%）。

8. E 对于该类烧伤患者，琥珀酰胆碱的应用可引起高钾血症，导致致命性心律失常。

9. D 治疗低血容量性休克，首先应用的液体是晶体液。

10. B 烧伤伴呼吸困难患者多由于吸入烟尘伴有严重气道的水肿，常规气道开放操作难以有效。

11. C 腹部钝挫伤容易导致肝脾破裂，空腔脏器相对不易损伤，并且该患者出现了全腹压痛及反跳痛，此时应考虑为肝脾破裂伴随血性腹膜炎。

12. D 右胸压痛明显、呼吸音低，可初步判断已出现张力性肺不张，此时为保障通气功能，应立即采取胸腔闭式引流开放胸膜腔使肺复张。

13. A 患者出现全腹压痛、肌紧张、移动性浊音阳性，可初步诊断为腹膜刺激征伴腹水（性质待穿刺明确），未确定病因就给予大量抗生素为错误做法。

14. A 压迫已 2h，长时间压迫可致下肢因缺血致不可逆性损伤或坏死。

15. E 该患者发生了休克，表现为损伤水平尾侧的脊髓功能丧失，并伴有弛缓性麻痹、感觉缺失、大小便失禁以及反射活动消失。神经源性休克是指脊髓损伤后交感神经张力丧失导致的低血压、心动过缓和低体温的状态。

16. D 双足烧伤，电流可经过脊神经造成损伤，因此不建议使用椎管内麻醉。

17. B 根据题目所述，患者已出现休克早期状态，为椎管内麻醉的禁忌证，腹部手术因腹膜刺激及牵拉反应于局麻下无法进行，全麻对于患者循环控制和容量支持更为容易、确切。

18. A 血压项干扰因素过大，不宜选择。

19. E 首先查心电图以排除急性心梗。

【A3/A4 型题】

1. E 该患者发生了胃内容反流，且双肺闻及哮鸣音并伴痉挛，血氧降低，最可能发生了 Mendelson 综合征。Mendelson 综合征主要是指由于胃酸的反流造成误吸，吸到支气管以后，支气管受到胃酸的刺激，出现支气管哮喘的症状。临床表现为喘息、呼吸困难，甚至出现 Ⅰ 型呼吸衰竭、Ⅱ 型呼吸衰竭。

2. C 发生以上情况应尽快解除刺激，并予以对症处理，气管内冲洗，给予激素、氨茶碱等解除气管、支气管痉挛并给予抗生素抗炎治疗。

3. C 为预防该类因反流误吸所致的化学性肺炎，可提前留置胃管吸出胃内容物，避免反流。

4. D 该患者因高处坠落致颈椎骨折脱位行急诊手术，应注意颈椎保护，不可在插管时使头过分后仰，避免二次损伤。

5. C 琥珀胆碱使用后会使肌肉发生收缩，可引起骨折部位相应的位移，继发相应损伤。

6. A 美国麻醉医师协会（ASA）于麻醉前根据患者体质状况和对手术危险性进行分类，将患者分为六级。Ⅰ：体格健康，发育营养良好，各器官功能正常。围手术期死亡率 $0.06\% \sim 0.08\%$；Ⅱ：除外科疾病外，有轻度并存病，功能代偿健全。围手术期死亡率 $0.27\% \sim 0.40\%$；Ⅲ：并存病情严重，体力活动受限，但尚能应付日常活动。围手术期死亡率 $1.82\% \sim 4.30\%$；Ⅳ：并存病严重，丧失日常活动能力，经常面临生命威胁。围手术期死亡率 $7.80\% \sim 23.0\%$；Ⅴ：无论手术与否，生命难以维持 24 小时的濒死患者。围手术期死亡率 $9.40\% \sim 50.7\%$；Ⅵ：确证为脑死亡，其器官拟用于器官移植手术。

7. B 应选择时间最短与对循环影响小的方式。

8. C 患者处于休克早期，血压降低而出现心率加快的代偿，如此时应用 β 受体拮抗剂则会进一步增加容量缺损，导致心功能不全的发生。

9. D 患者双肺听诊无哮鸣音，应无气管、支气管痉挛的情况出现，则暂排除哮喘可能，有会阴撞击不排除外伤可能，神志差不排除颅脑外伤，呼吸急促、血氧下降不排除肋骨骨折，心率 $115 \sim 140$ 次/分，存在心律失常。

10. A 此病情危急急需手术，并且该患者出现心律失常很可能是由器官损伤引起的，故不应先行纠正心律失常。

11. D 患者存在肋骨骨折可能有气胸，不能行肺功能检查。

12. C 针对该患者的症状表现，全麻更有利于对患者神经、呼吸和循环功能的稳定与调节。

【X 型题】

1. ABCDE 题中所述选项都为宫外孕手术麻醉选择的原则。

2. ADE 严重创伤患者的手术麻醉特点：对麻醉药物耐受差难以配合麻醉，麻醉药物作用时间明显延长。

3. ABDE 保持血压在 80mmHg 以上不是必要条件。

4. ABDE 根据题目可见患者已出现皮下血肿和休克早期表现，应立即行抗休克治疗，大腿处热敷并非紧急需要处理的项目。

5. ABCD 羊水栓塞通常为急性肺栓塞，肺血管扩张剂可以用于慢性肺栓塞患者以改善血流动力学状态，对于急性肺栓塞作用较差。

6. ABCD 椎管内麻醉可使迷走神经兴奋，容易致分布性血容量不足，使循环更加不稳定。

第二十六节　器官移植手术的麻醉

【A1/A2 型题】

1. D 肾移植术麻醉药的选择原则主要是药物肾毒性小。

2. D 供体肾热缺血时间最好在 10min 以内。

3. D 供体肾冷缺血时间应在 24h 以内。

4. E 肝移植供体冷缺血时间为 12h 以内。

5. C 心脏移植供体冷缺血时间应控制在 6~8h。

6. A 七氟烷在发挥作用的同时需要经肾排泄药物，肾移植患者此时不可以使用此药物。

7. B 肝移植失血量最大。

8. D 心脏移植需要体外循环心脏停搏，停跳液的配置一般是高钾，故移植前血钾控制在 3.5mmol/L 以下更安全。

9. A 大潮气量过度通气可能对手术野和操作造成影响。

10. E 心肺联合移植的绝对禁忌证：严重全身系统性疾病、严重肝肾功能障碍、恶性肿瘤、HIV 感染、活动性乙肝和（或）丙肝、呼吸系统多重耐药菌感染、免疫缺陷疾病、严重胸廓畸形或呼吸肌无力等。心肺联合移植的相对禁忌证：活动性肺外感染、症状性骨质疏松、恶病质或严重肥胖、毒品或酒精滥用、癫痫病或精神疾病、医嘱依从性差等。

11. A 若肝中储藏大量血液不会出现题干所述症状。

12. D 强效血管活性药物可能造成肾缺血坏死。

13. D 肾移植的禁忌证：①绝对禁忌证：包括未治愈的恶性肿瘤、活动性肝炎或结核、严重血管性疾病，以及近期发生过心肌梗死、艾滋病或携带 HIV、未治愈的消化道溃疡以及预期寿命＜5 年等，上述人群不能进行手术，可能会加重病情或缩短寿命，应在医生指导下选择其他治疗措施；②相对禁忌证：包括肥胖或营养不良、精神病、重度慢性阻塞性肺疾病、难治性尿路感染、部分复发率较高的原发性肾脏病、控制欠佳的糖尿病、有恶性肿瘤病史等情况，暂时不能进行肾移植，可采取措施控制病情、缓解症状，待病情稳定后择期行肾移植手术。

14. E 琥珀胆碱可以使血钾升高，终末期肾病需要肾移植的患者一般难以耐受。

15. D 肾移植术中补液并无特殊，量出而入，注意避免晶体液输注过多，保持有效容量。

第二十七节　麻醉恢复室

【A1/A2 型题】

1. E 在 PACU 恢复期间，仍需主麻医生的配合，交接班与沟通病情。

2. E　拔管标准：①吸空气情况下动脉血氧分压大于65mmHg，血氧饱和度大于92%；②呼吸方式正常；③意识恢复，可以合作；④保护性吞咽、咳嗽反射恢复；⑤肌力恢复，持续握拳有力、抬头试验阳性（无支撑下抬头坚持10s以上）。

3. D　解析同第2题。

4. E　全麻手术后出现苏醒延迟的原因主要有以下四种：（1）药物残余作用：药物过量；（2）呼吸衰竭：麻醉中或麻醉后缺乏有效呼吸的患者血中CO_2浓度升高至产生镇静作用甚至意识消失的程度；（3）代谢紊乱：可见于低血糖、低钠血症、低体温等；（4）神经并发症：如脑缺氧、颅内意外。

5. C　喉痉挛的处理原则以预防为主，轻度喉痉挛应先以面罩高浓度吸氧或适当的正压辅助通气；中度喉痉挛应迅速行面罩正压通气，如梗阻或低氧血症不能迅速纠正，应果断使用短效静脉麻醉药加深麻醉，若仍不能纠正，按重度喉痉挛处理，使用肌松剂并行气管内插管甚至气管切开。

6. B　血压低可引起寒战，而寒战一般不引起低血压。

7. D　急性心梗会使血压降低。

8. B　肥胖、OSA均为舌后坠发生的高危因素。

9. D　根据Aldrete评分，9分及以上，且呼吸、循环、血氧饱和度必须2分，并经医师评估后方可离开恢复室。

10. C　桡动脉置管后拔除至少需按压5~10分钟。

11. B　阿片类药物的拮抗药是纳洛酮。

12. D　新斯的明是抗胆碱酯酶药物，通过抑制胆碱酯酶的活性，而发挥拟胆碱作用。胆碱酯酶是体内乙酰胆碱水解失活所必需的酶，新斯的明与胆碱酯酶结合后，使酶失去活性，不能水解胆碱，而使神经末梢释放的乙酰胆碱大量堆积产生相应的作用。

13. A　苯二氮䓬类药物的拮抗药是氟马西尼。纳洛酮为阿片类药物拮抗药；氨茶碱为哮喘控制用药；新斯的明为抗胆碱酯酶药；丹曲林为恶性高热抢救药物。

14. D　低温使血黏稠度升高，血液浓缩，血浆蛋白增高，血流减慢。影响组织灌流，不利于组织供氧。

15. A　呼吸兴奋剂的适应证：呼吸兴奋剂常用于中枢神经受到抑制导致肺通气功能下降的呼吸衰竭患者，肺部换气功能不良导致的呼吸衰竭患者及存在反复抽搐症状的脑缺氧或脑水肿。急性期患者不宜使用，避免加重症状。

16. A　记忆性题目。

17. D　患者苏醒期呕吐时给予抗胆碱药物并不能立即起效；立即插胃管可能进一步刺激导致呕吐；此时应保障供氧，使患者取头低位且头偏向一侧防止误吸。

18. D　苏醒期最重要的是呼吸与循环。

19. B　全身麻醉后引起肺不张的最主要原因是支气管被痰液阻塞

20. D　记忆性题目。

21. E　体温是四大生命体征之一。人体的核心体温是持续、恒定的，常维持在36.2℃~37.5℃，临床上通常将核心体温低于36℃的情况称为低体温，而这种情况在麻醉和手术中都很常见。

22. C　二氧化碳蓄积的早期临床表现为烦躁不安、呼吸及心率增快、血压上升等；若持续时间过久，可出现呼吸困难、发绀、血压下降及昏迷。

23. D　记忆性题目。

24. B　全麻后拔管前吸痰的主要目的是防止痰液阻塞引起肺不张。

25. C 记忆性题目。

26. B 静脉全麻患者为预防呕吐误吸应去枕平卧，头偏向一侧。

27. C 股神经阻滞术适用于：①股前和小腿内侧皮肤的感觉障碍或异常；②耻肌、股四头肌、缝匠肌及内收肌群部位的疼痛、痉挛、萎缩、麻痹等征象；③膝关节中至重度疼痛性疾患；④如同时阻滞坐骨神经，可用于膝关节、小腿手术的麻醉和术后镇痛；⑤小儿股骨干骨折复位；⑥小儿术后疼痛。

【X 型题】

1. ABCDE PACU 常见并发症：①术后恶心、呕吐；②呼吸道并发症如呼吸道梗阻、缺氧、通气不足；③循环并发症如容量不足引起的低血压和由于疼痛或高碳酸血症等引起的高血压和心律失常；④神志变化。

2. ABCDE 以上均为误吸后的有效处理措施，A、B 项的目的为开放气道，C 项是为了减少气道异物刺激，D 项是为缓解支气管痉挛，E 项是为保障通气。

3. ABCDE A 为吸入胃酸等导致的化学性肺炎；B 为误吸物阻塞气道；C、D 均为误吸物中含有细菌或其他物质造成肺炎或肺不张；E 为呼吸道阻塞致缺氧发绀。

4. CE 氯胺酮麻醉时黏液腺和支气管黏膜分泌增多，可以造成呼吸道梗阻，应当注意清理呼吸道，保持通畅。地氟烷刺激性大，可导致分泌物增多、咳嗽、喉痉挛及支气管痉挛，使气道阻力增加，特别是对于吸烟者。在使用时应注意。其他几种药物不会。

第二十八节　全身麻醉严重并发症的防治

【A1/A2 型题】

1. B Mendelson 综合征是指少量高酸性胃液（pH < 2.5）引起的急性吸入性肺水肿，呈现急性哮喘样发作，明显发绀，甚至造成死亡。

2. E 吸入性肺炎的易发人群一般多为老年人。

3. E 麻醉过深状态下不易发生反流误吸。

4. D 快速诱导插管时确实应该减少操作及诱导时间，减小刺激。但琥珀胆碱可以增加胃内压，增加反流的发生几率。

5. D 记忆性题目。

6. C 呼吸兴奋剂常用于中枢神经受到抑制导致肺通气功能下降的呼吸衰竭患者；肺部换气功能不良导致的呼吸衰竭患者及存在反复抽搐症状的脑缺氧或脑水肿急性期患者不宜使用，避免加重症状。喉痉挛指喉上神经受刺激引起喉部肌肉反射性不自主痉挛收缩，使声带内收，声门部分或完全关闭而导致患者出现不同程度的呼吸困难甚至完全性的呼吸道梗阻。中枢神经没有受到抑制，不是呼吸兴奋剂的适应证。

7. E 肺部哮鸣音为支气管痉挛或哮喘的临床表现。

8. A 由题目可知，患者为剖宫产产妇，剖出男婴后应用促宫缩药物出现了急性肺栓塞的表现，此时最可能发生了羊水栓塞。

9. B 记忆性题目。

10. B 脑血栓形成的最主要原因是脑动脉硬化。

11. E 全脊麻为椎管内麻醉的并发症。

12. D 肌松药过量为呼吸肌抑制，非中枢性。

13. D 记忆性题目。

14. E ①恶性高热的患者，心律失常是早期表现，常伴有呼吸困难或全身骨骼肌僵硬。②在高热期间，丙氨酸氨基转移酶和乳酸脱氢酶升高，并且可能发生肌红蛋白症。③严重的患者，可出现血压异常、心动过速、心力衰竭、呼吸急促、脑水肿和急性肾脏功能减退。

15. B 恶性高热的发生机制为骨骼肌肌质网摄取钙离子障碍，导致肌细胞浆内钙离子持续升高，出现肌肉挛缩、强直表现，产热增加，体温升高。同时产生大量乳酸和二氧化碳，出现酸中毒、低氧血症、高血钾、心律失常等一系列变化，严重者可致患者死亡。

【A3/A4 型题】

1. A 该患者体重指数为 32.9，为重度肥胖患者，且有睡眠打鼾憋醒史，故最可能发生了舌后坠。

2. E 舌后坠为上呼吸道梗阻，单纯增加氧流量并不能增加通气，应该想办法开放气道。如托下颌或放置口咽、鼻咽通气道。

3. A 哮喘患者术前准备中最重要的是支气管扩张剂。

4. D 硫喷妥钠可加重组胺释放导致支气管痉挛。

5. D 因筒箭毒碱具有神经节阻断和促进组胺释放等作用，故可使血压短时下降、心率减慢、支气管痉挛和唾液分泌过多。禁用于重症肌无力、支气管哮喘和严重休克患者。

6. E β受体激动剂可以扩张支气管。

7. E ABCD 均有不同程度的促组胺释放作用，可增加支气管哮喘的发生几率。

8. A 由题目可知，患者有肺大疱病史，术中在腹腔镜操作下进行则腹压较高，为纠正高二氧化碳血症选择大潮气量通气，但此时气道压应很高，故判断患者可能出现了肺大疱破裂导致的张力性气胸。

9. E 麻醉药物用量对气胸无直接影响。

10. A 紧急处理应为胸腔闭式引流或穿刺排气使肺复张。

【X 型题】

1. ABCDE 术前禁食可减少胃内容物，降低反流风险；胃管吸引同样可降低反流风险；使用 H_2 受体拮抗剂可减少胃酸分泌，增

加胃液 pH 减轻误吸风险；镇吐药可减少反流几率；诱导时取头高位可减少反流风险，使用带套囊气管插管可在反流后避免吸入肺中。

2. ABCDE A 为使患者呕吐时尽量吐出且避免吸入；B 为开放呼吸道；C 为增加吸入氧浓度；D 为防反流的手法操作；根据实际情况可酌情考虑使用 E 项。

3. ABCDE 题干所述选项为支气管痉挛的处理原则。

4. ABC 吸入纯氧容易导致肺不张；术中定期手法膨肺可预防肺不张；加用 PEEP 可避免呼气末肺泡塌陷。

5. ABCD 白色血栓为血栓种类。

6. ABCDE 术前避免长期卧床和应用弹力袜都是加快下肢血流，预防下肢静脉血栓的措施；治疗心律失常如房颤等也可减少栓子脱落风险；血液过度黏稠时，可以进行稀释；尽量不在下肢输液避免损伤导致静脉血栓。

7. ABCDE 记忆性题目。

8. ABCDE 恶性高热发生后应立即停止使用吸入麻醉剂和琥珀胆碱等药物，并在此基础上行生命支持治疗和降温治疗。

9. BCDE 记忆性题目。

10. ABC 麻醉后已发生苏醒延迟则非必要情况不应加深麻醉；应寻找病因以解除不可一味等待。

11. ABCDE 记忆性题目。

12. ACDE 口服降压药应服用至手术日晨。

第二十九节 分娩镇痛

【A1/A2 型题】

1. E 第二产程的疼痛由软产道、外阴、会阴部被挤压、扩张和撕裂导致，由阴部神经传递到 $S_{2\sim4}$ 脊髓段，疼痛性质为刀割样锐痛，

部位集中在阴道、直肠、会阴部，属于典型的躯体痛。

2. E　烧灼痛为疼痛指数最高。

3. E　只有椎管内阻滞镇痛方法效果切实可靠，其他方法都是在某种程度、某个时间段起到一定的镇痛作用，无法根本解决产痛问题。

4. B　腹横肌阻滞只能缓解腹部区域疼痛，阴部效果差。

5. B　潜伏期分娩镇痛为有规律宫缩后，宫口为 0～3cm。

6. C　分娩镇痛过程中布比卡因用其最低浓度即可生效，分娩早期推荐用 0.0625% ～ 0.125% 溶液，第二产程改用 0.125% ～0.25% 溶液。

7. B　低颅压性头痛为穿破硬脊膜后的并发症。

8. E　记忆性题目。

9. D　分娩镇痛的禁忌证同硬膜外麻醉禁忌证。硬膜外麻醉的禁忌证：①出现休克或者血容量比较低的循环不稳定的患者不适合做硬膜外麻醉，因为其可加重病情的恶化；②另外，如果凝血功能存在异常，可能在硬膜外穿刺的时候会加重血肿压迫，从而导致截瘫。还可能出现穿刺部位的严重感染，出现化脓性脑膜炎的表现；③出现脊柱发育畸形、椎间盘突出；④一些不配合做麻醉体位的患者，比如精神异常或神志不清的患者。

10. D　患者无痛感也仍定时进行阴道检查，避免因分娩镇痛掩盖产程变化。

11. B　硬膜外分娩镇痛相对效果确切，风险较小。

【A3/A4 型题】

1. C　由题目可知，患者生命体征正常，体格检查化验无特殊，胎位正常已有宫缩，宫口开至1cm，符合潜伏期镇痛标准，应签署同意书后立即行硬膜外分娩镇痛术。

2. D　如遇穿刺困难，务必不要反复大力进行穿刺，尽量避免损伤硬膜外腔血管丛，损伤和穿破硬脊膜，应先对产妇进行安慰，后呼叫上级医生协助处理。

3. E　试验量给予后出现全脊麻表现，则判断导管进入蛛网膜下腔，此时不应再通过导管继续给药。

4. A　由题目信息可诊断该患者为子痫前期，经硫酸镁治疗后高颅压症状已减轻，血压也有所下降，可以在硬膜外分娩镇痛下行阴道试产，但应与医生沟通随时准备剖宫产，避免产程中腹压过高致胎儿出现危险。

5. D　由题目信息可知，患者于平卧时出现上述症状，应是增大的子宫压迫了下腔静脉，解除压迫后应很快恢复，符合仰卧位低血压综合征的诊断。

6. D　仰卧位低血压的处理原则：解除压迫，开放输液，给予血管活性药物。

7. A　由题目可知，该患者有剖宫产史，胎位正常，胎头稍浮，宫缩强，疼痛剧烈，血压120/80mmHg，心率110 次/分，应是疼痛及情绪紧张导致的心率加快，此时应安抚患者行硬膜外分娩镇痛术，解除疼痛后症状可有缓解。

8. D　该患者有剖宫产史，突然发生腹痛减轻，面色苍白，血压迅速下降，心率加快，提示休克早期征象，此时最可能发生了子宫破裂大量出血。

9. A　此时应立即采取循环支持，抗休克并急诊手术治疗。

10. D　由题目可知，产妇化验，胎方位、各项检查基本正常，正常行硬膜外阻滞分娩镇痛后出现足背发麻，此时应复测麻醉平面，观察肌力水平，可暂停给药进行观察防止平面过高。

11. D　可以增加用药剂量，不必增加浓度。

12. C　记忆性题目。

13. C　目的是预防脑脊液漏导致的低颅压性头痛等不良反应。

14. B　根据题目判断，导管置入了蛛网膜下腔，此时最可能出现了全脊髓麻醉。

15. D　多次穿刺且更换穿刺点后仍见脑脊液流出，应预防性治疗脑脊液漏且避免继续反复穿刺造成更大损伤，有条件的情况下应改用其他镇痛方式。

【X 型题】

1. ABCDE　分娩镇痛的操作规范：产妇自愿条件下经妇产科医师评估具有经阴道分娩条件；麻醉医师评估后需要向产妇及家属交代相关利弊后签署知情同意；开放静脉通路、连接监护仪，监测生命体征、胎心监护；穿刺成功后需给予硬膜外试验剂量以确定导管位置；产妇离开产房前拔除硬膜外导管，覆以无菌敷料。

2. ABCDE　麻醉医师的工作职责：进行麻醉前的评估工作；向产妇和家属介绍分娩镇痛相关情况，告知风险，签署同意书；提供产妇满意的镇痛，随时调整镇痛剂量与镇痛模式；保持镇痛期间产妇的循环及呼吸稳定；完成分娩镇痛的纪录、登记工作；遵守科室相关制度，完成规定的工作。

3. ABCDE　记忆性题目。

4. ABCDE　记忆性题目。

5. ABCD　阻滞效果差可辅助其他镇痛方式，非必要不必直接转剖。

6. ABC　记忆性题目。

7. ABE　氧化亚氮和硬膜外阻滞属于药物性分娩镇痛。

8. ABCDE　硬膜外分娩镇痛的并发症：①脑脊液漏出：硬膜穿破可能会导致脑脊液漏出，脑脊液外渗使得颅内压降低，从而导致患者术后出现疼痛症状，特别是头痛。还可能出现恶心、呕吐等胃肠道反应，在卧床时症状较轻，立位后症状加重，经过输液和卧床休息，症状一般会得到缓解且不会有后遗症；②硬膜外血肿：硬膜外腔存在丰富的静脉丛，如患者本身存在凝血机制障碍，穿刺损伤后血管内会形成血肿，根据血肿的大小出现相关症状，严重情况下可导致下肢瘫痪；③呼吸障碍或意识消失：如硬膜外麻醉所用的麻醉药大部分注入了蛛网膜下腔，则会导致患者全脊髓麻醉，从而出现呼吸障碍或意识消失、血压下降等症状，严重时可危及生命；④脊髓损伤：腰 - 硬联合麻醉或硬膜外麻醉时，由于医生操作不当，麻醉针穿刺误入蛛网膜下腔，就可能会扎入脊髓或损伤脊神经根，出现下肢无力、二便失禁、下肢感觉异常等不良后果；⑤药物中毒反应：如果局麻药误入血管，或机体短时间内吸收的局麻药剂量过大，血液中局麻药浓度过高，从而引起毒性反应，主要表现为神经系统毒性反应和心血管功能障碍等症状；⑥感染。

9. ABCD　记忆性题目。

10. ABCDE　记忆性题目。

11. ABCD　记忆性题目。

12. ABC　穿破硬脊膜后体外加压包扎并不能阻止脑脊液漏。

第三十节　急性创伤后及术后疼痛治疗

【A1/A2 型题】

1. A　很多患者不能清晰描述自己的疼痛，所以视觉模拟评分为我们最常用的评估疼痛的方法。

2. E　经济条件不是必要的。

3. B 机体受到强烈刺激如缺氧、温差、创伤、手术、电休克、饥饿时发生的以交感神经-肾上腺髓质和垂体-肾上腺皮质功能增强为主要特点的非特异性反应，称之为应激（stress）。机体处于这一状态称为应激状态。应激状态是机体的代偿性、适应性、防御性反应，一般对机体有利，此时血中 ACTH 浓度增高，糖皮质激素也增加，血中儿茶酚类含量也相应增加。但如果反应过于强烈，持续时间过长，则可给机体带来不良后果，出现应激病或适应性疾病，如应激性溃疡病，应激性糖尿病等。

4. E ①避免过于强烈的或过于持久的应激原作用于人体，例如，避免不良情绪和有害的精神刺激，避免过度而持久的精神紧张，避免各种意外的躯体性的严重伤害，等等；②及时正确地处理伴有病理性应激的疾病或病理过程如烧伤、创伤、感染、休克等等，以尽量防止或减轻对人体的不利影响；③采取一些针对应激本身所造成损害的措施，例如在严重创伤后加强不经胃肠道的营养补充，其目的之一就是弥补应激时因高代谢率和蛋白分解加强所造成的机体的消耗；④急性肾上腺皮质功能不全（如肾上腺出血、坏死）或慢性肾上腺皮质功能不全的患者受到应激原刺激时，不能产生应激；或者由于应激时肾上腺糖皮质激素受体明显减少，病情危急，应及时大量补充肾上腺糖皮质激素。

5. E 应激状态下常出现过度通气，V/Q 比值大于 0.8，使肺泡-动脉血氧分压差增大。

6. A 靶器官为下丘脑。

7. E 当机体受到各种内外环境因素刺激时，出现交感-肾上腺髓质系统兴奋，交感-肾上腺髓质系统兴奋可以使儿茶酚胺分泌增多，对身体起到防御意义，它可以使心率加快，心肌收缩力加强，心输出量增加，血压上升，能够保证能量的供应，促进糖原分解增加，促进脂肪动员增多，可使身体内的血液重新分布，供给心、脑等重要器官血流。

8. C 严重创伤情况下，机体蛋白质分解增强，尿氮排泄增加，机体呈负氮平衡。其反应程度和持续时间与应激程度、患者年龄、创伤前营养状况以及创伤后营养摄入有关，并在很大程度上受体内激素反应水平的制约。蛋白质分解特别是骨骼肌、结缔组织及肠管明显增加，被称为"自身相食"（autocannibalism）。创伤程度越重，蛋白质合成率低于分解的情况越严重。整体蛋白质分解增加可达 40% ~ 50%，尤其是骨骼肌，其降解率增加 68% ~ 113%。

9. E 在外科感染、手术创伤等应激情况下，机体发生一系列代谢改变，其特征为静息能量消耗增高、高血糖及蛋白质分解增强。应急状态下碳水化合物代谢改变的主要表现为：一方面是内源性葡萄糖异生作用明显增加；另一方面是组织、器官葡萄糖的氧化利用下降以及外周组织对胰岛素的抵抗，从而造成高血糖。创伤后蛋白质分解增加、负氮平衡，其程度和持续时间与创伤应激程度、创伤前营养状态、患者年龄以及应激后营养摄入有关，并在很大程度上受体内激素反应水平的制约。脂肪是应激患者的重要能源，创伤应激时机体脂肪分解增强，其分解产物作为糖异生作用的前提物质，从而减少对蛋白质的分解，保存机体的蛋白质，对创伤应激患者有利。

10. D 阿片类药物治疗术后急性疼痛的效果良好，但副作用中最危险的即是呼吸抑制。

11. E 非甾体类消炎药（NSAIDs）是一类通过抑制前列腺素合成酶从而消除炎症的药物，是有效的镇痛药物。其中水杨酸类、布洛芬及消炎宁还可以用来退热。非甾体类消炎药通常分为非选择性或环氧化酶－2选择性药物。属于非选择性NSAIDs的药物包括：扶他林、依托度酸、氟吡洛芬、布洛芬、痛力克、瑞力芬、萘普生、甲氧萘丙酸钠、恶丙嗪。环氧合酶－2选择性药物包括：罗非昔布（万络）等。非选择性NSAIDs同时抑制环氧合酶－1及环氧合酶－2。环氧合酶－1对于维持内环境稳定非常重要，诸如血小板聚集、调节肾脏和胃的血流、调节胃酸分泌等。对于环氧合酶－1的抑制被认为是NSAIDs毒性的主要原因，包括胃溃疡及出血性疾病。环氧合酶－2是导致疼痛及炎症的首要因素。NSAIDs镇痛效应的机制尚未完全清楚，退热则是通过抑制前列腺素E_2的合成而发挥作用。

12. A 芬太尼除常见阿片类药物的不良反应外，在大剂量注射或静脉注射时可能产生胸壁强直，可用纳洛酮或肌松剂对抗。

13. E 糖皮质激素是由肾上腺皮质分泌的，对机体的生长、发育、代谢、自身免疫具有重要的调节作用。糖皮质激素的主要作用有抗炎作用、免疫抑制作用、抗过敏作用。在疼痛治疗中应用糖皮质激素，主要取其免疫抑制和抗炎作用。

14. E 术后镇痛对机体的影响：①增加氧耗量：交感神经系统的兴奋增加全身氧耗，对缺血脏器有不良影响。②对心血管功能的影响：心率增快，血管收缩，心脏负荷增加，心肌耗氧量增加，冠心病患者心肌缺血及心肌梗死的危险性增加。③对呼吸功能的影响：手术损伤引起伤害性感受器的激活，能触发多条有害脊髓反射弧，使膈神经的兴奋脊髓反射性抑制，引起术后肺功能降低，特别是上腹部和胸部手术后；疼痛导致呼吸浅快、呼吸辅助肌僵硬致通气量减少，无法有力地咳嗽，无法清除呼吸道分泌物，导致肺不张和其他

肺部并发症。④对胃肠运动功能的影响：导致胃肠蠕动减少和胃肠功能恢复延迟。⑤对泌尿系统功能的影响：尿道及膀胱肌运动力减弱，引起尿潴留。⑥对骨骼、肌肉和周围血管的影响：肌张力增加，肌肉痉挛，限制机体活动；促发深静脉血栓甚至肺栓塞。

15. A 术后急性疼痛可引起应激反应，促使体内释放多种激素，如儿茶酚胺、皮质激素、血管紧张素Ⅱ、抗利尿激素、促肾上腺皮质激素、醛固酮、生长激素和甲状腺素等。儿茶酚胺可抑制胰岛素的分泌和促进胰高血糖素分泌增加，后者又促进糖原异生和肝糖原分解，甚至可以造成血糖升高和负氮平衡。

16. E 术后镇痛给药一般不采用呼吸道黏膜给药，刺激大，患者不易耐受。

17. A 记忆性题目。

18. B 记忆性题目。

19. D 阿片类药物的不良反应包括：镇静、谵妄、头晕、嗜睡、瘙痒、恶心呕吐、便秘、胆道和输尿管平滑肌痉挛、尿潴留、呼吸抑制、精神依赖和躯体依赖。

【A3/A4型题】

1. D 患者已进行硬膜外麻醉，预先留置导管即可进行术后镇痛，效果确切也可避免二次有创操作。

2. B 解析参考第1题。

3. E 连续硬膜外阻滞的优点：①它不仅可以阻滞感觉和运动神经，还可以阻滞交感神经，避免伤害性刺激的传入，可以降低整个机体的应激水平；②它对呼吸系统的影响比较小，对膈肌功能、肺功能的损害也比较轻，可以改善整体肺功能的愈后，硬膜外麻醉还可以减少静脉血栓的形成；③它可以增加下肢的血流量，使手术的不良反应下降；④它可促进胃肠的收缩蠕动，同全麻患者相比，使用硬膜外麻醉时，肠功能恢复也会更早。

4. E 由题目分析可知，该患者刀刺伤后出现低血容量性休克，应立即抗休克开启循环支持，使用冰帽可降低脑代谢，开放静脉快速扩容；持续使用血管活性药物，开放气道，保证通气。

5. E 患者应是由刀刺伤所致失血过多引起的低血容量性休克，因此在循环支持的同时应立即针对病因治疗，行开胸探查术。

6. E 以上诊断均存在。

7. E 由题目分析可知，该患者因高处坠落致全身多发骨折，且已出现休克表现，应立即手术，首选麻醉方式为快速诱导下气管内插管全麻，此方法更便于气道管理，进行循环支持。

8. E 该患者已出现休克表现，应建立多组输液通路为大量输血输液做准备；急性创伤患者肝肾功能代谢可能已受影响，应酌情减少麻醉药用量；机械通气，该患者有可能出现肋骨损伤造成肺损伤，可吸入纯氧加用PEEP减轻或预防肺不张所带来的低氧血症。

9. E 此时患者血压较低、心率较快，潮气量相对较小，呼吸频率快，氧合不足，二氧化碳低，有过度通气表现，可能仍存在肺不张，不可立即拔管。

10. E 术中全麻机械通气下缺氧与肌松药无关。

【X型题】

1. ABCDE ABD 为外伤致肺舒缩功能受损而致呼吸困难，CE 为呼吸中枢受损后抑制呼吸。

2. ABCDE 以上均为创伤患者出现呼吸道梗阻的原因。

3. ABCDE 急性创伤患者的特点：①病情紧急；②病情一般较严重；③常是饱胃患者；④常伴有剧痛；⑤病情较复杂。

4. ABCDE 剧烈疼痛可能造成的危害：

①呼吸系统：当患者的胸部或腹部出现疼痛时，会造成呼吸系统通气功能障碍，可能发生缺氧或者二氧化碳蓄积，引起呼吸困难、憋喘等，严重时甚至可出现呼吸功能衰竭；②免疫系统：疼痛通常会引起一些应激反应，甚至引起免疫系统的改变，使患者对于病原菌的抵抗力减弱，同时疼痛会导致睡眠障碍，机体休息不足也会造成免疫力下降，发生感染的几率增加；③内分泌系统：疼痛通常可以导致激素释放，例如可能会释放内源性儿茶酚胺，造成受损的神经末梢更加敏感，使得疼痛加剧；④心血管系统：疼痛刺激可能会导致患者的血压升高、心动过速，甚至引起心律失常，严重者甚至会导致心肌缺血，甚至心肌梗死。

5. ABCDE 挤压综合征（Crush Syndrome）是指人被石块、土方压埋，尤其是肌肉丰满的肢体被压 1 小时以上（如大腿），而后引起身体一系列的病理改变，临床上主要表现为少尿甚至无尿，以肾功能衰竭为特点。①局部表现：由于皮肉受损，血离脉络，淤血积聚，气血停滞，经络闭塞，局部出现疼痛，肢体肿胀，皮肤有压痕，变硬，皮下淤血，皮肤张力增加，在受压皮肤周围有水疱形成，检查肢体血液循环状态时，值得注意的是如果肢体远端脉搏不减弱，肌肉组织仍有发生缺血坏死的危险，要注意检查肢体的肌肉和神经功能，主动活动与被动牵拉时可引起疼痛，对判断受累的筋膜间隔区肌群有所帮助。②全身表现：由于内伤气血，经络，脏腑，患者出现头目晕沉，食欲不振，面色无华，胸闷腹胀，大便秘结等症状，积淤化热可表现发热，面赤，尿黄，舌红，苔黄腻，脉频数等，严重者心悸，气急，甚至发生面色苍白，四肢厥冷，汗出如油等。

6. ABCDE 以上均为术后急性疼痛对机体的影响，更广泛的还可分为对呼吸、循环、胃肠道、内分泌、泌尿、血液和免疫系统等的影响。

7. ABCDE　记忆性题目。

8. ABCDE　急性创伤早期，血液呈高凝状态的机制为：内源性凝血系统被激活；大量组织凝血活酶释放；血小板增加；纤维蛋白原增加；凝血因子增加。

9. BE　急性创伤后患者肾素 – 血管紧张素 – 醛固酮系统被激活，保钠保水排钾作用使水钠潴留，钾排出增多。

10. BCDE　挤压所致血细胞的破坏使血钾升高；肌细胞的破坏使血中肌红蛋白、乳酸升高；血细胞的破坏可导致贫血。

第三十一节　癌痛治疗

【A1/A2 型题】

1. E　记忆性题目。

2. A　癌痛三阶梯给药的五项基本原则是：口服给药、按阶梯用药、按时给药、个体化给药、注意具体细节。

3. B　癌痛三阶梯治疗方案是指根据患者疼痛程度，有针对地选用不同强度的镇痛药物。第一级阶梯：轻度疼痛，可选用 NSAIDs（如阿司匹林、布洛芬、吲哚美辛、扑热息痛、保泰松、罗非昔布、塞来昔布等），可加用辅助药；第二级阶梯：中度疼痛，可选用弱阿片类药物（以可待因为代表，还有右旋丙氧酚、布桂嗪、曲马多等），并可合用NSAIDs，可加用辅助药；第三级阶梯：重度疼痛，可选用强阿片类药物（以吗啡为代表，常用的有口服吗啡即释片和控释片，以及丁丙诺菲、芬太尼、美沙酮、哌替啶等），并可合用 NSAIDs，可加用辅助药。物理治疗为辅助治疗。

4. E　躯体感受性疼痛定位准确，是锐痛、跳痛、压迫性疼痛。

5. D　进行下一阶梯治疗时，不必完全停用前一阶梯药物。

6. A　解析见第 3 题。

7. C　疼痛数字评估量表有 0 ～ 10 个数字依次表示，0 表示无疼痛，10 表示最剧烈疼痛。0 ～ 3 为轻度疼痛，4 ～ 6 为中度疼痛，7 ～ 10 为重度疼痛。

8. B　星状神经节阻滞是指将局部麻醉药注射到星状神经节的表面，使其被药液浸润，从而阻断所支配区域的交感活动的方法。一般星状神经节阻滞的适应证包括头、面、胸、背部及上肢的带状疱疹、患肢痛、灼性神经痛、更年期综合征、偏头痛等等。鞘内注射吗啡有增加迟发性呼吸抑制的风险。腰交感神经阻滞术适用于：①伴有下肢交感神经功能障碍的疼痛，如灼性神经痛，截肢后患肢痛、残端痛等；②伴有下肢血液循环不良所致的疼痛，如血栓闭塞性脉管炎和红斑性肢痛等，经药物或手术治疗效果不理想者。

9. D　题中患者为胸壁疼痛，可应用椎旁神经阻滞。

10. C　吗啡通过鞘内药物注射系统注入鞘内，直接与脊髓后角的阿片受体结合，产生类似内源性内啡肽和脑啡肽的作用，抑制 P 物质的释放，阻断疼痛物质的释放，以达到止痛的目的。输液泵额定容量 100ml，泵盒内注入 100ml 生理盐水加吗啡混合液。吗啡初始浓度根据患者术前每天口服吗啡最大剂量而设定，术后每隔 24 小时评估患者疼痛变化，输液泵可设定单次给药，患者疼痛加重时可自行按单次给药键。根据患者单次给药次数增加输液泵内吗啡的浓度和泵速，直到疼痛控制满意。

11. B　记忆性题目。

12. D　纳洛酮为阿片类药物拮抗药。

13. E　记忆性题目。

14. C 芬太尼镇痛效力为吗啡的 100 倍。

15. E 临床上常使用的神经破坏药物是无水乙醇和苯酚。

16. E 糖皮质激素的抗炎作用可减轻放疗所致的无菌性炎症；免疫抑制作用可减轻化疗药物对患者的影响。

17. A 终末期患者常见的心理变化依次是：否认期、愤怒期、磋商期，沮丧期和接受期。

18. E 除 E 以外其余选项均为物理疗法。

19. D 24 小时吗啡 50mg 皮下注射相当于 50mg/d×3 = 150mg/d 口服。等效剂量吗啡（口服）：羟考酮（口服）=（1.5~2）∶1，因此换算为羟考酮控释片为 75~100mg/d。

20. B 此阶段只用第一阶梯用药已不能满足需求，且其烧灼样疼痛多是由于糖尿病引起的神经源性疼痛。

【A3/A4 型题】

1. B 布洛芬和曲马多分别为一、二阶梯用药，在此基础上效果不好可加用三阶梯口服药物。

2. E 阿片类药物的不良反应包括：镇静、谵妄、头晕、嗜睡、瘙痒、恶心呕吐、便秘、胆道和输尿管平滑肌痉挛、尿潴留、呼吸抑制、精神依赖和躯体依赖。

3. C 临终前的患者极大一部分已经不能选择口服给药，需要其他给药方式。芬太尼透皮贴剂与口服强阿片类药物同样具有很好的镇痛作用；药效稳定，无封顶效应，不易发生药物中毒；副作用（比如便秘、恶心、呕吐）的发生率相对少；使用方便，可提高患者生活质量。

4. C 详见阿片类药物的不良反应。解析可参见第 2 题。

5. A 患者三阶梯治疗效果良好，根据疼痛部位选 A。

6. E 神经毁损是指在神经或神经丛周围给予神经毒性的药物以达到破坏神经的目的，常用的神经毁损药物包括阿霉素、无水乙醇、酚甘油、亚甲蓝等。无水乙醇最为常用。

7. E 该患者直肠癌术后复发且伴骨转移，下肢瘫，不能自主大小便，对后期下肢活动及自主排便无需求，则最适宜行蛛网膜下腔神经根损毁治疗。

8. B 无水乙醇为轻比重，体位选择为患侧在上 45°半仰卧位，缓慢推注 0.5ml，注药速度 [（30~60）s/0.1ml]，注药后保持体位 30min。

9. E

10. D 临终关怀的目的不包括帮助患者延长寿命。

第三十二节　慢性非癌痛治疗

【A1 型题】

1. A 罗哌卡因阻滞可以出现感觉运动分离现象。

2. A 臂丛由第 5~8 颈神经前支及第 1 胸神经前支一部分组成。

3. A 治疗三叉神经痛时，首选药物是卡马西平。

4. D 交感神经阻滞主要用于治疗缺血导致的疼痛，而不用于治疗骨肿瘤性疼痛。

5. B 射频热凝不适用于癌症疼痛的治疗。

6. E 肩关节是人体活动范围最大的关节，也是较易受损的关节。在肩关节周围有许多肌肉、韧带附着，肌肉、韧带及附着点发生慢性劳损时常可诱发肩部痛和功能障碍。肩周炎的发病过程主要分为三个阶段：急性期、慢性期、功能恢复期。上臂麻木属于神经病变，与肩周炎无关。

7. B　首次急性发作应绝对卧床休息，多数患者可以缓解疼痛。

【A2 型题】

1. D　X 线颈椎片示颈 5、6、7 增生，颈 6、7 椎间孔狭窄，狭窄的椎间孔可压迫相应的颈神经，从而引起颈痛、双上肢麻痛。该患者可诊断为颈椎病。

2. B　根据提干描述，患者患有偏头痛。A 选项是脱水药物，可以降低颅内压。B 选项不是治疗偏头痛的药物。C 选项是非甾体抗炎药，有镇痛作用。D 选项是治疗偏头痛的特异性药物，有收缩血管的作用。E 选项星状神经节阻滞具有中枢神经作用也有外周神经作用。

3. A　肱骨外上髁炎（俗称"网球肘"）多见于木工、铁匠、运动员或有肘部损伤史的患者，主要表现为肘关节外髁处局限性疼痛，并向前臂放射，尤其是在内旋时。患者常主诉持物无力，偶尔可因剧痛而使持物失落。静息后再活动或遇寒冷时疼痛加重。治疗包括：一般治疗，药物治疗，痛点阻滞，物理治疗，手术治疗。手腕肘诸关节制动是治疗与预防复发的原则。

【A3/A4 型题】

1. A　此题主要考察的是带状疱疹的临床特点。创伤、疲劳、应激等为常见诱因，发疹前可有轻度乏力、低热、食欲缺乏等全身症状。患处皮肤自觉灼热感或神经痛，持续 1 ~ 3 天，好发部位依次为肋间神经，颈神经，三叉神经和腰骶神经支配区域。患处常首先出现潮红斑，很快出现丘疹，簇状分布而不融合。继之迅速变为水疱，疱壁紧张发亮，沿某一周围神经走行呈带状分布，多发生在身体的一侧。

2. E　此题主要考察的是带状疱疹的药物治疗。抗惊厥类，可以降低神经敏感性。维生素类，有助于神经修复。抗抑郁类，可以改善

疼痛对患者的精神影响，有助于患者尽快康复。抗病毒类，带状疱疹是由病毒感染所致，治疗中应使用抗病毒药物。抗生素类，带状疱疹是由病毒感染所致，除合并皮肤感染外一般不使用抗生素类药物。

3. E　神经损毁治疗适用于经保守治疗无效的顽固性带状疱疹后遗神经痛。

4. D　根据题干，患者存在神经根受压迫症状，二便正常，外周动脉搏动正常，可排除其他诊断。

5. A　MRI 可显示腰椎椎管的全貌，明确神经受压情况。

第三十三节　脏器功能衰竭的治疗

【A1/A2 型题】

1. D　格拉斯哥昏迷评分（Glasgow Coma Scale，GCS）是用来评价头部损伤后意识状态的一种客观评分标准。组成部分及评分标准：E. 睁眼动作（Eye Response）：自动睁眼 4 分；言语刺激睁眼 3 分；疼痛刺激睁眼 2 分；任何刺激不睁眼 1 分。V：言语反应（Verbal Response）：正常 5 分；答错话 4 分能理解，不连贯 3 分；难以理解 2 分；不能言语 1 分。M 运动反应（Motor Response）：非瘫痪侧按指令运动 6 分；刺激能定位 5 分；刺激时有逃避反应 4 分；刺激时有屈曲反应 3 分；刺激时有过伸反应 2 分；肢体无活动 1 分。分数越低患者昏迷程度越深。

2. B　成人颅内压正常值为 70 ~ 200 毫米水柱。

3. E　目前谵妄治疗无特效药物。

4. D　可以反映心脏前负荷的指标是肺毛细血管楔压。

5. A　引起左心衰临床症状的主要原因是肺淤血、肺水肿。

6. D　右心衰患者会出现肝颈静脉回流征阳性。

7. C　排钾与保钾利尿剂联合应用不是必需的。

8. E　心脏后负荷增高时，心脏的主要代偿机制是心肌肥厚。

9. C　心脏前负荷增高时，心脏的主要代偿机制为 Frank – Starling 机制。

10. A　改善充血性心衰患者症状最常用的药物是利尿剂。

11. A　Ⅱ型呼吸衰竭是指 $PaO_2 < 60mmHg$，$PaCO_2 > 50mmHg$。

12. C　患者二氧化碳潴留，意识障碍，应首要解决有效通气问题，保障氧合，故应进行机械通气。

13. B　呼吸衰竭最主要的临床表现是呼吸困难与发绀。

14. B　ARDS 共同的病理变化有肺血管内皮和肺泡损害，肺间质水肿。

15. C　引起Ⅰ型呼吸衰竭的常见原因是肺部感染。

16. B　Ⅱ型呼吸衰竭的呼吸功能改变主要表现为肺泡通气不足，呼吸衰竭是各种原因引起的肺通气和换气功能严重障碍，以致不能进行有效的气体交换，导致缺氧、二氧化碳潴留，从而引起一系列生理功能和代谢紊乱的临床综合征。

17. E　动脉血 pH 值代表体内总体酸碱情况，可反应酸中毒严重程度。HCO_3^- 可反应代谢性酸碱失衡情况、$PaCO_2$ 可反应呼吸性酸碱失衡的情况。

18. C　机体对慢性Ⅱ型呼吸衰竭所进行的代偿反应是肾脏回吸收 HCO_3^- 增加。

19. C　左心功能衰竭发展到右心功能衰竭时，肺淤血症状减轻。

20. C　急性左心功能衰竭最严重的表现是急性肺水肿。

21. D　急进性高血压使左心后负荷迅速增大，可导致左心衰的发生。

22. A　左心功能衰竭最早出现的表现是劳力性呼吸困难。

23. E　急性肝功能衰竭的病因包括病毒性、药物性、中毒性肝炎和脂肪肝等多种因素。

24. B　因为肝功能代谢的异常同样会导致氨基酸代谢紊乱，血中的亮氨酸、缬氨酸、异亮氨酸这一类的支链氨基酸浓度会出现降低，所以针对性的补充这一类的支链氨基酸是非常有利于病情的。但同时肝功能对苯丙氨酸、酪氨酸这一类芳香族的氨基酸没有办法充分的处理，或者无法处理，因此芳香族氨基酸浓度明显增高，如果继续输入这一类的氨基酸，这一类的氨基酸以及代谢产物的增高会引发神经系统症状，甚至出现肝性脑病、肝昏迷的表现。所以针对肝功能不全，尤其是肝性脑病、肝昏迷的患者，一定要输注以支链氨基酸为主的氨基酸注射液。

25. C　低氧血症非肝功能衰竭的典型表现。

26. A　休克引起机体器官灌注不足，最常引起肾前性肾功能衰竭。

27. E　每日尿量少于 400ml 称为少尿；每日尿量少于 100ml 称为无尿；急性肾衰的病因可分为肾前性、肾性及肾后性三大类；急性肾衰少尿期常因水中毒和高血压而死亡。

28. C　挤压伤之后，患者会因为大量的肌肉细胞在短时间内破碎溶解，大量的肌红蛋白释放出来入血，随着血液循环在肾小球滤过出来，造成肾脏的肾小管被肌红蛋白堵塞，肾小管细胞明显的缺血坏死，肾小球也有损伤，滤过原尿功能也下降，易造成急性肾功能衰竭。

【A3/A4 型题】

1. E 肺不张和气胸在听诊时呼吸音消失或降低；患者有低氧血症，心音有力，则心衰可能性小；双肺均有斑片影考虑双肺均有水肿，因此 ARDS 的可能性大。

2. C 患者患有 ARDS，低氧血症，需进行机械通气以缓解低氧。呼气末正压利于保持肺泡开放，为 ARDS 机械通气的重要一环。

第三十四节　抗休克治疗

【A1/A2 型题】

1. D 严重脱水可导致低血容量性休克。

2. A 休克的病因分型有 4 种，包括低血容量性休克，分布性休克，心源性休克和梗阻性休克。过敏性、神经源性和感染性休克属于分布性休克。

3. A 低血容量性休克的主要原因为急性失血和失液。

4. B 低血容量性休克的代偿期可表现为微循环收缩代偿。

5. E 心律失常会引起心源性休克。

6. B 发生低血容量性休克时，外周血管阻力代偿性增高。

7. B 肺毛细血管楔压代表左心压力，左心衰时压力升高。发生低血容量性休克时，PCWP 不高。

8. E 低血容量性休克需要尽快补液扩容，纠正休克，并非必须首先输血。

9. C 低血容量性休克的失代偿期可表现为心率加快，血压下降。

10. A 低血容量性休克首选补充平衡盐溶液。

11. D 张力性气胸会导致胸腔内压增大，纵隔移位，血液回流受阻，引起梗阻性休克。

12. C 过敏性休克、感染性休克、神经源性休克属于分布性休克。

13. A 感染性休克的病原菌多见于革兰阴性菌。

14. A 感染性休克的血流动力学特征为体循环阻力降低，心排血量增加，肺循环阻力增加。

15. A 细菌感染为感染性休克的常见诱因。

16. E 胆道感染导致感染性休克时应当抗休克的同时解除胆道梗阻。

17. E 胆道感染性休克的治疗关键为解除梗阻、胆道减压引流。

18. B 感染性休克患者全身脏器均受到不同程度波及，心、肾损伤均常见。

19. D 感染性休克的发生主要由 G⁻ 细菌释放的内毒素引起。

20. D 感染性休克的治疗原则不包括纠正呼吸性酸中毒。

21. D 骨盆骨折、脾破裂常导致失血过多，引起低血容量性休克；青霉素过敏导致过敏性休克；张力性气胸导致梗阻性休克。

22. D 感染性休克多伴有代谢性酸中毒，常见的是乳酸酸中毒。

23. E 感染性休克严重，循环难以稳定时可使用小量糖皮质激素。

24. B 纠正感染性休克首选的药物是去甲肾上腺素。

25. A 抢救感染性休克时应在抗休克的同时治疗感染病灶。

26. D 毛细血管充盈时间的试验也叫泛红试验，是临床上用来检查血液供应的一种方法。试验时，患者取平卧位，用手指压迫患者的手指甲或脚趾甲，或者是身体的其他部位，在压力去除后观察皮肤颜色的变化和之前颜色对比。如果撤除压力以后，局部皮肤颜色由白转红的时间 ≤2 秒时为正常，试验是阴性；

如果由白转红的时间 >3 秒，或者是呈斑点状发红，该试验结果提示阳性，说明末梢的循环功能有障碍。该试验常用来判断下肢动脉硬化闭塞症或脉管炎等疾病，在一定程度上可以说明肢体远端的血运情况。但有时皮肤颜色过深或者环境温度过低时，试验可能会出现假阳性。

27. E 救治过敏性休克时，应当糖皮质激素与肾上腺素合用。

28. A 过敏性休克属于 I 型超敏反应疾病。

29. B 过敏性休克的治疗首选肾上腺素。

30. D 心源性休克最常继发于急性心肌梗死。

31. C 心源性休克发病的中心环节是心输出量降低。

32. D 心肌梗死常导致心脏搏出量下降，出现心源性休克。

33. B 对于梗阻性休克，首选的治疗措施是立即解除导致梗阻的原因。

34. A 梗阻性休克的治疗原则是针对发生原因进行有效处理。

35. C 夹层动脉瘤可引起梗阻性休克。

36. D 血流主要通道受阻是引起梗阻性休克的基本机制。

37. A 患者为感染性休克，对症治疗的同时采取对因治疗方可有效改善患者病情。

38. B 失血性休克属于低血容量性休克。

第三十五节 脓毒症

【A1/A2 型题】

1. E 脓毒症是指宿主因感染而产生的全身性炎症反应过程。

2. B 脓毒症进一步加重常发生感染性休克。

3. A 脓毒症导致"高排低阻"的循环改变，从而引起心排血量上升，氧输送增加。

4. A sepsis 3.0 诊断标准中 SOFA 评分应 ≥2 分。

5. B 快速序贯器官衰竭评分（qSOFA）：总分 0 ~ 3 分，收缩压 ≤ 100mmHg、呼吸频率 ≥ 22 次/分、精神状态改变分别记 1 分。精神状态改变的评分需要通过格拉斯哥昏迷评分（GCS）得到，当 GCS < 13 时，记为 1 分。

6. E 感染性休克是指在脓毒症基础上，经充分液体复苏后仍需要血管活性药物维持平均动脉压 >65mmHg。

7. E 严重创伤、感染及应用免疫抑制剂的患者安排在同一房间违反感控原则。

8. C 大肠埃希菌从耐药菌获得耐药质粒是通过接合。

9. D 对氟康唑天然耐药的念珠菌是克柔念珠菌。

10. C 革兰染色阴性杆菌脓毒症的特点不包括外毒素起作用。

11. B 根据革兰染色结果判断，革兰阳性菌染成紫色。

12. D 革兰阳性细菌与革兰阴性细菌相比，最大的区别是革兰阳性细菌有坚韧而厚度较高的细胞壁，而革兰阴性细菌没有。

13. D 头孢哌酮大部分经胆汁排泄。

14. A 液体复苏首选平衡盐溶液。

15. A 艰难梭状芽孢杆菌可引起伪膜性肠炎。

第三十六节 呼吸机治疗与氧疗

【A1/A2 型题】

1. A 吸入氧浓度（%）= 21 + 4 × 吸入氧流量（L/min）。

2. B 吸入氧浓度（%）= 21 + 4 × 吸入

氧流量（L/min）。当氧流量为 5L/min 时，吸入氧浓度大约是 40%。

3. E 患者进行无创通气时应慎用镇静药。

4. E 此题为识记题。

5. D 心源性肺水肿为无创机械通气的适应证。

6. B 呼吸道有大量痰液时不宜行无创通气。

7. A 腹胀为无创通气常见的并发症。

8. A 无创通气导致患者腹胀，误吸风险增加。

9. A ARDS 机械通气的策略是小潮气量，高 PEEP。

10. B 持续气道正压通气（continuous positive airway pressure）简称 CPAP。

11. C 辅助通气吸气切换与呼气切换由患者的自主呼吸行为触发。

12. D 缓慢诱导气管插管更易导致误吸的发生。

13. D 暴露声门才能准确把气管导管插到气道内。

14. A 容量控制通气条件下，当患者气管插管打折时气道峰值压力升高且与平台压压差增加。

15. B 容量控制通气条件下，当患者胸廓被压时患者的气道平台压力升高。

第三部分　基本技能

第一章　心肺脑复苏

1. E　胸外按压频率：对于心搏骤停的成年患者，施救者以 100～120 次/分的频率进行胸外按压较为合理。研究数据表明过度的按压频率和幅度会产生不良影响。设定按压频率的上限值基于一项大规模注册研究分析，该分析发现过快的按压频率（超过 140 次/分）和按压幅度不足有关。

2. E　心肺复苏适用于由急性心肌梗死、脑卒中、严重创伤、电击伤、溺水、挤压伤、踩踏伤、中毒等多种原因引起的呼吸、心搏骤停的伤患。

3. D　新生儿窒息行复苏时，人工呼吸的频率为 31～40 次/分。

4. E　胸外按压方法：抢救者双手掌根部相叠，两臂伸直，按压患者胸骨中下段 1/3 交界处，使胸骨下陷 5～6cm，按压频率 100～120 次/分。

5. D　在新版的心肺复苏指南中，无论单人还是双人，胸外心脏按压与人工呼吸之比均为 30∶2。

6. C　环状软骨加压可以防止胃胀气，减少气囊面罩通气期间发生反流和误吸的风险，但这也有可能妨碍通气。环状软骨加压可能会延误或妨碍实施高级气道管理，而且在采用环状软骨加压的情况下仍然有可能发生误吸。另外，培训施救者正确使用该方法的难度很大。所以，不建议为心搏骤停患者常规性地采用环状软骨加压。

7. A　大咯血引起窒息是支气管扩张最危险的并发症，一旦发生窒息，首要的抢救措施是畅通气道。该患者的表现符合窒息诊断，因此紧急抢救措施中最重要的是畅通气道。

8. E　考虑患者有哮喘的症状、体征，未见畏寒、发热等感染征象，无抗感染治疗依据。

9. D　患者已出现急性肺损伤，应予以机械通气，应用 PEEP。

10. C　开放性气胸的急救处理要点为：将开放性气胸立即变为闭合性气胸，赢得挽救生命的时间，并迅速转运至医院。

11. E　张力性气胸应先胸腔闭式引流，气管内插管后正压通气会加重病情。

12. D　胸外心脏按压的机制常用"胸泵"机制和"心泵"机制来解释：（1）"胸泵"机制：是指胸外心脏按压时胸膜腔内压增高，胸内大血管、左心室等受到基本相同的胸膜腔内压而将血液挤出。因胸腔入口处大静脉的压陷与颈静脉瓣的作用阻止了血液的反流，加之动脉壁较静脉厚、管腔相对较小，抗血管萎陷的能力大于静脉，因而保持开放，按压时血液只能从动脉向前流动，主动脉压明显增高，推动血液向胸膜腔外大动脉流动。按压放松时，胸膜腔内压恢复到按压前，静脉受压松解而管腔开放，体循环血液又可从静脉返回心脏，但动脉血受主动脉瓣的阻挡不能回心，部分流入冠状动脉保持心脏供血。（2）"心泵"机制：是指胸外心脏按压的压力施于心脏，将心脏压向坚硬的脊柱，使心脏内血液被排出而流向动脉，按压松弛后，心脏在恢复原状时将静脉血被动吸回心脏。胸外心脏按压时，二尖瓣和三尖瓣关闭，主动脉瓣开放，放松时则二尖瓣和三尖瓣开放，主动脉瓣关闭，从而使血液正向流动。

13. E 胸外心脏按压的部位是胸骨中下段1/3交界处。还有一种简化定位方法：对于10岁以上的患者可以以两乳头连线中点作为定位标准。

14. D 小儿行胸外心脏按压时，按压频率推荐为100～120次/分。

15. E 解析参考第12题。

16. B 新版心肺复苏指南：新生儿复苏时，进行胸外按压的指征为心率<60次/分。

17. C CPCR - 基础生命支持阶段的主要任务是人工心肺复苏。

18. A CPCR - 后续生命支持阶段的主要任务是脑复苏。

19. E 人工呼吸的主要目的是防止缺氧，研究证明在维持同等氧合水平时，小潮气量同等有效。故吹气量宜小（400～600ml），以避免发生胃内容物反流。吹入的气体量远比频率重要，成人每次吹气时间约为2s，每分钟吹气10～12次。

20. A 施行口对口人工呼吸的要领是每次深吸气时必须尽量多吸气，吹出时必须用力。这样可使吹出的气体中氧浓度较高，可达16%以上。

21. B 成人胸内除颤能量从10J开始，一般不超40J。通常使用20～30J。

22. E 开胸行直流电除颤时，小儿的用量范围是自1.0J/kg，最大可达10J/kg。

23. D 心脏手术后立即出现完全性房室传导阻滞时首选安装临时起搏器。

24. A 对于无明确原因的双束支传导阻滞，一般选用安装永久起搏器。

25. C 除颤按位置可分为胸内除颤和胸外除颤；胸内除颤可将除颤板置于心脏前后壁，并蘸取无菌生理盐水导电。细颤比粗颤更严重，除颤成功率低，将细颤转化为粗颤有利于提高除颤成功率。

26. B 对于接触心脏的电极或者导管，10μA是允许释放的最大强度的电流。100μA的微电击可能导致心室颤动。

27. E 目前关于除颤的最佳能量尚无定论，希望能均衡心肌损伤与快速终止心室颤动之间的利弊。2015年AHA指南对CPR建议在单相波形除颤仪第1次电击（以及下一次电击）时使用360J。双相波形除颤仪应依照制造商的建议选择能量120～200J；如果没有建议值，请参考最大值。目前生产的所有除颤仪都使用双相波形。

28. C 同步电复律被建议用于治疗传导折返引起的心房扑动和其他心律失常，如心房颤动、房室结折返性心动过速（AVNRT）和有脉性单形性室性心动过速（VT）。心脏电复律对于多源性房性心动过速和交界性心动过速没有治疗效果。多形性VT或者无脉性单形性VT需要更高能量的非同步电击。如果使用同步电复律治疗心室颤动，由于无法检测到QRS波，电击可能无法实施。

29. C 电极板增加压力可以减少胸廓电阻，以增加到达心脏的电流。其他方法包括：（1）使用更大的电极板；（2）使用导电胶垫或电极糊；（3）在呼气阶段进行电击。胸廓电阻不会因为电极位置的改变而发生很大变化。

30. B 自动体外除颤仪（AED）可以对有脉性室性心动过速进行电击。AED分析ECG的信号并用于识别和电击室性心动过速（VF）。AED不能识别患者是否有自主循环，如果患者心率超过机器设定的数值，AED可能建议对单形性或多形性室性心动过速进行电击。AED只能用来治疗无呼吸无循环无反应的患者。AED不能进行同步电击；AED也不能警示施救者是否有电击风险（如患者在水中）。施救者必须评估现场情况并将患者转移到安全的地点。AED在胸廓电阻过高时会发出警报，显示"检查电极"的信息。如有必要，可以拨开患者头发或者擦干胸部来增强电极板与皮肤的接触。

31. E　糖尿病酮症酸中毒（diabetic keto-acidosis，DKA）是体内胰岛素严重缺乏引起的高血糖、高血酮、酸中毒的一组临床综合征。最常发生于1型糖尿病患者，临床表现以发病急、病情重、变化快为特点。抢救首选小剂量胰岛素疗法，输注胰岛素$0.1U/(kg \cdot h)$，血中浓度可达$120\mu U/ml$，该浓度即可对酮体生成产生最大的抑制效应，并能有效地降低血糖。用药过程中要严密监测血糖。

32. D　重度哮喘时存在低氧血症，可使心率增快，不宜以心率作为衡量强心药的应用和疗效指标。

33. C　去甲肾上腺素主要作用于α受体引起广泛的血管收缩而影响动脉血压，以舒张压升高为主，脉压减小；血管紧张素II是血管紧张素中最重要的组成部分。人体的血管平滑肌、肾上腺皮质球状带细胞以及脑的一些部位、心脏和肾器官的细胞上有血管紧张素受体。血管紧张素II与血管紧张素受体结合，引起相应的生理效应。血管紧张素作用于血管平滑肌，可使全身微动脉收缩，动脉血压升高。血管紧张素II是已知最强的缩血管活性物质之一。

34. D　缺氧时机体产生腺嘌呤核苷酸，可显著扩张冠脉。A、B和C均降低冠脉血流；吗啡等阿片类药物可诱发冠脉痉挛，降低冠脉血流。

35. E　α_1受体分布在血管平滑肌，兴奋时激活磷酸酯酶C，引起血管平滑肌收缩。β_1受体分布于心脏组织，兴奋时使心率增快、心肌收缩力增强。而β_2受体兴奋使血管和支气管平滑肌松弛，引起肾分泌肾素，使脂肪分解和糖原水解，血糖升高。β_2受体同样存在于心肌细胞中，在维持正常心率和心肌收缩力中起重要作用。持续给予肾上腺素受体激动剂，β受体密度显著减少，出现肾上腺素受体下调。

36. B　肾上腺素可在心脏停搏、循环虚脱或过敏性休克时静脉注射，剂量为$1mg$或$0.02mg/kg$，心脏复苏小剂量无效时，可给予大剂量肾上腺素（$0.1 \sim 0.2mg/kg$）。

37. D　肾上腺素主要激动α与β受体。兴奋心肌、窦房结及传导系统的β受体，增强心肌收缩力，加速传导，增快心率，并且提高心肌兴奋性。由于心脏收缩力增加，心率增快，心排出量增加，使心肌做功增加、耗氧量增加。此外，激动冠状血管β_2受体产生舒张作用，以及增加心肌代谢产物，使冠状动脉血流增加；肾上腺素激动支气管平滑肌的β_2受体使支气管平滑肌舒张；肾上腺素激动α_1、β_2受体，增加肝糖原分解，抑制胰岛素释放，减少外周组织对葡萄糖的摄取，升高血糖；肾上腺素不易透过血-脑脊液屏障，治疗量时一般无明显中枢兴奋现象。大剂量时可引起激动、呕吐、肌强直，甚至惊厥等中枢兴奋症状。

38. D　氟烷使心肌对儿茶酚胺的敏感性增加，使用肾上腺素易引起严重的心律失常，氟烷麻醉时，不宜应用肾上腺素。肾上腺素$1 \sim 2\mu g/min$，主要是兴奋β_2肾上腺素受体。剂量为$2 \sim 10\mu g/min$时，主要是兴奋β_1肾上腺素受体。剂量超过$10\mu g/min$时，引起α肾上腺素受体显著兴奋，产生血管收缩。利用肾

上腺素 α 肾上腺素受体兴奋缩血管效应，肾上腺素常和局部麻醉药同时使用。

39. B　异丙肾上腺素为 β 受体激动剂，对 β_1 和 β_2 受体均有强大的激动作用。主要作用包括：①作用于心脏 β_1 受体，使心脏收缩力增强，心率加快，传导加速，心输出量和心肌耗氧量增加。②作用于血管平滑肌 β_2 受体，使骨骼肌血管明显舒张，肾 – 肠系膜血管及冠脉亦不同程度舒张，血管外周阻力降低，其心血管作用导致收缩压升高，舒张压降低，脉压变大。③作用于支气管平滑肌 β_2 受体，使支气管平滑肌松弛。

40. D　依诺昔酮为磷酸二酯酶Ⅲ抑制剂，其余药物为儿茶酚胺类（肾上腺素、多巴酚丁胺、异丙肾上腺素）及强心苷类（地高辛）。

41. C　异丙肾上腺素主要激动 β 受体，对 β_1 和 β_2 受体均有强大的激动作用，对 α 受体几乎无作用。①扩张支气管：作用于支气管 β_2 肾上腺素受体，使支气管平滑肌松弛。②兴奋 β_1 肾上腺素受体，增快心率、增强心肌收缩力，增加心脏传导系统的传导速度，缩短窦房结的不应期。③扩张外周血管，减轻心（以左心为著）负荷，以纠正低排血量和血管严重收缩的休克。

42. D　临时起搏器的适应证：①急性前壁心肌梗死伴二度或高度房室传导阻滞者或下壁心肌梗死伴三度或高度房室传导阻滞经药物治疗无效者。②急性心肌炎或心肌病伴有心脑综合征者。③药物中毒伴心脑综合征发作者。④心脏术后发生三度房室传导阻滞者。⑤电解质紊乱（如高钾血症）引起高度房室传导阻滞者。⑥保证性应用于更换永久性电极导管前、冠状动脉造影、电击复律及外科手术等。

43. E　在急性发作期和慢性迁延期应以控制感染和祛痰、镇咳为主。伴发喘息时，应予解痉平喘的治疗。平喘治疗包括静脉或口服激素类药物和茶碱类药物，也可使用沙丁胺醇雾化吸入。

44. E　法洛四联症患者应用扩血管药后 SVR 降低，会加重右向左分流，导致缺氧症状加重。

45. A　去甲肾上腺素口服易被肠道碱性环境破坏而失效，不易吸收，在酸性环境中稳定，1～3 mg 稀释后口服，可使食道胃黏膜血管收缩，产生止血效果。

46. A　利多卡因是临床常用的局部麻醉药，是目前防治急性心肌梗死及各种心脏病并发快速室性心律失常的药物。

第二章 气道管理

【A1/A2 型题】

1. D 由麻醉面罩、接管形成的无效腔称为机械无效腔。

2. D 这种面罩使低流量吸氧时的吸入氧浓度提高。对动脉二氧化碳分压无影响。

3. C 麻醉按插管方法可分为：诱导插管、清醒插管、半清醒插管，对患者在全身麻醉下插管考虑不够安全时，应选用清醒插管。

4. A 气管插管可减少气道无效腔量50%。

5. E 两侧鼻孔均可插管。经右鼻孔插管，导管斜口正对着鼻中隔，可减少对鼻甲的损伤。经左鼻孔插管，导管尖端易接近声门，容易插入气管，常首选。导管前1/3应涂润滑剂。导管插入长度：自牙槽嵴计算起，对于女性，导管插入长度为 20 ~ 22 cm；对于男性，导管插入长度为 22 ~ 24cm；如系经鼻腔插管，需分别增加 2 ~ 3cm。咽后壁脓肿不宜经鼻气管插管。

6. D 呼气末二氧化碳浓度监测对鉴别气管导管插入气管或食管最敏感。

7. D 新生儿、婴儿喉头位置较高，声门位于颈 3 ~ 4 平面。婴儿会厌长而硬，呈"U"形，且向前移位，挡住视线，易造成声门显露困难。

8. B 喉镜片由压舌板、直角或 C 型挡板、凸型接头组成；Alberts 喉镜适应颌胸粘连颈部强直性过伸患者；Polio 喉镜适应颏胸粘连颈部强直性屈曲患者；McCoy 喉镜适应不易挑起会厌，插管困难的患者；纤支镜特别适用于鼻腔插管，还可用于无法暴露声门，插管

困难的患者。

9. A 清醒插管最安全。

10. C 婴儿喉头位置较高，位于第 3 ~ 4 颈椎平面（成人第 5 ~ 6 颈椎平面）。

11. D 喉罩通气反流误吸的风险较大。

12. C 经气管插管、机械通气后症状较难好转，预后差。

13. A 依据 ASA 困难气道管理指南，首次插管失败后首选措施为寻求帮助，该指南对于非预计的困难气道首次插管尝试失败后，建议考虑：（1）寻求帮助；（2）恢复患者自主呼吸；（3）唤醒患者。下一步应判断面罩给氧是否足够。依据通气是否充分，患者将分别进入"非紧急"或"紧急"路径。

14. B 喉罩作为声门上气道工具，可减少解剖无效腔，改善肺通气功能，而对气道阻力和肺活量无影响。

15. E 喉罩推荐的最大气囊压力为 $60cmH_2O$，过高的压力会减少咽部黏膜灌注并导致神经损伤。压力计用于测量气囊压力，气囊泄漏压力 $\geqslant 20cmH_2O$ 是评估喉罩气道位置和功能的有用测试。

16. E 气管移位可见于胸腔积液、一侧甲状腺肿大、肿瘤、气胸等，又因慢阻肺咳嗽后呼吸困难，所以诊断为气胸。

17. C 随年龄增加，由于肋骨与其关节的老化，老年人的胸壁僵硬。老年人呼吸肌萎缩，呼吸肌力变弱、呼吸肌的收缩强度和收缩速率逐渐下降。呼气末膈肌变平，膈肌收缩时所能产生的张力较小，呼吸的机械效能降低。大、小气道随老化而变得较为松软，在用力呼

气时气道容易受压。呼吸性细支气管和肺泡管进行性扩大,其变化类似于肺气肿,肺泡表面积下降。肺弹性回缩力下降。老年人肺和胸壁顺应性下降、小气道阻力增加和闭合气量增加,余气量增加,肺活量减少。老年人肺泡及开放的毛细血管数目减少,弥散功能降低,肺泡氧合及二氧化碳排出能力均下降。因此,围手术期呼吸管理尤为重要,麻醉手术中易发生低氧血症、高二氧化碳血症和酸中毒。C选项应为小气道阻力增加。

18. B 呼气性呼吸困难:主要表现为呼气费力、呼气缓慢、呼吸时间明显延长,常见于慢支(喘息型)、慢性阻塞性肺气肿、支气管哮喘、弥漫性泛细支气管炎等。

19. E 气道高反应性(Airway Hyper Reactivity, AHR)指气道对各种刺激因子出现过强或过早的收缩反应。如果这种刺激在正常人中呈无反应状态或反应程度较轻,而在某些人却引起了明显的支气管狭窄,称为气道高反应性。表现为受外界刺激就会气道收缩引起咳嗽、喘息、呼吸困难。以慢性支气管炎和支气管哮喘最为常见。治疗宜针对病因,效果更好。对症治疗可以应用降低气道反应性的药物。

20. A 肺脓肿手术治疗的适应证为:肺脓肿病程超过3个月,经内科治疗脓腔不缩小,或脓腔过大(5cm以上)估计不易闭合者;大咯血经内科治疗无效或危及生命;伴有支气管胸膜瘘或脓胸经抽吸和冲洗疗效不佳者;支气管阻塞限制了气道引流,如肺癌;对病情重不能耐受手术者,可经胸壁插入导管到脓腔进行引流。

21. E ARDS患者进行机械通气时,重要的是调节PEEP水平,以达到最佳氧合。应尽量降低吸氧浓度,提高PEEP水平,氧浓度宜维持在60%以下。其他选项均正确。

22. C 选项C是寒冷空气对慢性支气管炎发生的影响。

23. B 呼吸困难是肺栓塞最常见的症状,占84%~90%,尤以活动后明显,常于大便后,上楼梯时出现,静息时缓解。

24. D 急性肺水肿是由于左心室收缩力减低,血液淤积在左心室、左心房及肺循环,形成肺动脉高压。大量血浆从肺毛细血管漏出到肺间质、肺泡和细支气管内引起的临床综合征。最有特征性的表现是咳粉红色泡沫样痰。

25. D 呼吸困难和窒息是甲状腺术后最危险的并发症,多发生在术后48小时以内,主要原因是:①手术区内出血压迫气管;②喉头水肿;③气管受压、软化、塌陷;④气管内痰液阻塞;⑤双侧喉返神经损伤。

26. B 肺减容术(lung volume reduction, LVR)是治疗慢性阻塞性肺疾病、终末期肺气肿的主要方法,主要通过手术或介入方式使病变相对较轻的肺组织复张,减少生理无效腔和肺动静脉分流,减少肺残气量,降低肺阻力,使得胸壁和膈肌更有效地参与呼吸运动,从而有效改善肺组织弹性回缩力。由于手术过程中需要行单肺通气,因此通气量下降通常与单肺通气相关,而术中开胸侧肺保持不通气,因此开胸后通气量不会下降。由于吸入高浓度N_2O,特别是在使用低流量新鲜气体时极易导致缺氧,因此不适用于该类手术。

27. D 多导睡眠图是诊断睡眠呼吸暂停综合征的金标准,并能确定类型及病情轻重。

28. E 急性烧伤患者可出现呼吸道水肿。

29. E 此题为记忆题。

30. A 带有胃食道引流管的声门上气道装置(如ProSeal喉罩)的正确放置位置是食管上括约肌处。食管上括约肌是一个潜在的腔隙,通常是塌陷的。因此,放置引流管时要抽掉气囊内空气才能放入正确位置。(如果气道装置放置不正确，比如放到咽喉部或声门处，那么气囊需要重新充气。）这对于正压通气尤其重要，因为气道错位会导致胃膨胀和误吸。需要注意的是，观察患者胸廓起伏、二氧化碳波形以及气囊压力 > 2.0kPa（20cmH$_2$O）只能帮助确认能否通气，并不能确认气道装置的尖端是否位于食管括约肌上部。

31. A　对于一名有经验的麻醉医师，环甲膜切开可以最快地插入气管插管（30s 内）。用 20 号刀片作水平切口，插入一根气管拉钩，利用拉钩向下、向外牵拉环状软骨，插入带套囊的气管导管。相对于环甲膜切开，麻醉医师对经皮环甲膜切开更为熟悉（Seldinger 环甲膜切开）。这项技术快速、安全、容易掌握，尤其是对于那些已经掌握经皮动静脉穿刺技术的医师。针头连接带水的针筒进行环甲膜穿刺，通过抽吸针筒观察气泡变化可以判断是否进入气管内，退出针筒，沿针头插入导丝，退出针头，再利用导丝插入一根含有内置扩张器的内径为 5mm 的气切套管，最后将导丝和扩张器拔出，连接口为 15mm 的标准接口，可连接面罩或呼吸器。进行气管切开同样需要做皮肤切口，分离带状肌和甲状腺，切开气管前壁，再放入一根带套囊的气管导管，这一系列操作就算是训练有素的外科医师也需要几分钟时间。也可以选择经皮气管切开，用纤维支气管镜引导，通过导丝来进行扩张。环甲膜穿刺主要是利用大号的静脉留置针置入环甲膜，连接喷射通气设备，这种方法可以非常迅速地通气，但不能进一步插入气管插管。注意：气管切开术是切开会厌，属于外科操作；气管造口是为了开孔，这两种方法并无优劣之分，经常被交替使用。

32. B　支气管套囊滑出可造成术侧肺塌陷不佳。插 DLT 最易出现的 2 种并发症是对

位不良和气道损伤。如果放置的双腔管尺寸不合适则可能造成气道损伤 [若尺寸偏小，双腔管容易向远端移位并损伤支气管和（或）气管末端]。气道损伤可能发生如下情况：（1）支气管导管突入手术区域；（2）皮下气肿；（3）气道内大出血；（4）漏气。使用封堵管进行单肺通气时，如果封堵器放置位置不当，如放在气管内或隆突以上则可能造成通气不良。

33. C　经皮气道用针（套管）环甲膜切开术进行有效通气需确认上呼吸道有呼出气流，同时还需要以下条件：（1）通过注射器回抽空气确定气管位置；（2）坚固的套管；（3）初始充气压力小于 4 kPa；（4）低流量喷射通气。如果不能采取适当的通气技术，肺无法萎陷则可能导致气压伤，导管移位则有可能导致皮下气肿。

34. B　该患者的症状表现可能是误吸造成的肺部改变。

35. C　吸气性呼吸困难发生于上气道的狭窄，X 线检查亦符合。

36. C　慢阻肺患者其呼气阻力大于吸气阻力，而反比通气是使吸气时间延长，适逢其反，且易引起气压伤，故不适用。其余通气方式均能克服吸气阻力，故可用。

37. E　选择恰当的术前检查是一个有争议的话题。只有怀疑存在异常，并且对应的检查结果会影响围手术期的管理时，才应安排这方面的检查。因此，就本题而言，30 岁不伴随系统性疾病的患者行下颌骨截骨术时不需要任何常规术前检查。如果预计手术出血量较多，合理的检查是做个血常规以了解患者血红蛋白的基础水平。

38. B　假设气管导管内的气流是层流（存在打结、分泌物、含直角转角的预成型导管或高气体流量时并非层流），通气阻力与导

管长度、气体黏度成正比，与导管半径的4次方成反比，切断导管有时被用来减少气流阻力，或用来预防环路牵拉导致的暴露在外的导管打结。然而，大多数气管导管约长30cm，长度减少4cm仅降低了约15%的阻力，相反，增加导管内径0.5mm（从3.5mm到4.0mm），阻力就减少了40%以上。大号导管也会改善机械通气过程中肺的清洁，一方面通过大号导管，分泌物的吸引更为容易，另一方面撤机时呼吸的恢复更加完善。有人提出麻醉中使用6.0～7.0mm的导管合适，而在重症监护室需要长期机械通气的患者使用7.5～8.5mm的导管更合适（若为鼻插管则减小0.5～1.0mm）。使用硅油喷剂润滑、加温或改变导管在气管内的位置并不能有效减少气流阻力。

第三章　椎管内麻醉

1. C　侧入法是在棘突中点旁开 1.5cm 进针，避开棘上韧带和棘间韧带，经黄韧带进入硬膜外间隙。

2. C　芬太尼的起效时间为 4～5min，峰作用时间在 20min 以内，易于调整剂量。

3. B　罗哌卡因的脂溶性小，使其绝对效能有所减弱，到达粗大运动神经的时间拖后，但对 $A\delta$ 和 C 神经纤维的阻滞比布比卡因更为广泛，同时也形成该药独特的作用特点，即运动与感觉阻滞分离。

4. C　由于子宫压迫下腔静脉，引起椎管内静脉怒张，硬膜外间隙变窄和蛛网膜下腔压力增加，药物更容易被吸收，所以用药量要比非孕妇少。

5. D　椎管内麻醉对儿茶酚胺的影响较小。

6. D　脊髓位于椎管内，呈圆柱形，前后稍偏，外包被膜，它与脊柱的弯曲一致。脊髓的上端在平齐枕骨大孔处与延髓相连，下端平齐第 1 腰椎下缘，长 40～45cm。脊髓的末端变细，称为脊髓圆锥。自脊髓圆锥向下延伸为细长的终丝。马尾神经是指在脊髓圆锥以下的腰骶神经根，一般是由第 2～5 腰椎、第 1～5 骶椎，以及尾节发出的 10 对神经根组成。

7. E　局麻药在硬膜外间隙的扩散与局麻药容量、浓度、注药速度、注药后体位、身高、年龄、身体情况等有关。

8. B　硬膜外间隙负压以颈部及胸部最高，认为是胸膜腔负压传递而来。腰部行硬膜外穿刺麻醉时，硬膜外负压可能是穿刺过程中硬膜被推开的结果。

9. A　行硬膜外阻滞时，如穿刺针或硬膜外导管误入蛛网膜下腔而未能及时发现，超过脊麻数倍量的局麻药注入蛛网膜下腔，可产生异常广泛的阻滞，称为全脊麻。局麻药上行经过延脑，在进入四脑室所产生的结果为：局麻药作用于延脑——呼吸循环迅速抑制；微量局麻药作用于脑室壁细胞——神志立即消失。

10. A　进行椎管内麻醉时，可阻滞交感神经节前纤维，引起动、静脉血管扩张。动脉血管扩张可导致外周阻力下降。外周血管阻力下降的程度与阻滞的范围有关。

11. C　为了使硬膜外镇痛发挥最好的效果，被阻滞的区域必须与手术或疼痛刺激相对应的脊髓水平相匹配。比如，一个中线剖腹手术范围大概在 $T_{7\sim12}$。最安全、最有效的方法（从局部麻醉药使用量的角度来看）就是硬膜外穿刺点在 $T_{7\sim12}$ 范围内。局部麻醉药可以从硬膜外导管尖端向头端和尾端扩散，注射 1～2mL 的药物大约可以覆盖一个脊髓水平。局部麻醉药在胸段硬膜外腔的扩散倾向于优先在胸部中间区域。通过高位胸段硬膜外导管（$C_7\sim T_2$）的药物会更容易向尾端扩散，而通过低位胸段硬膜外导管（$T_7\sim L_1$）的药物会更容易向头端扩散。在胸段中间区域注射局部麻醉药会同等地向 2 个方向扩散。在我们的例子中，我们希望能覆盖 $T_{7\sim12}$ 水平，所以我们选择低位胸段硬膜外置管。如果我们希望药物更大程度地向头端扩散，那么穿刺点就应该选择该范围的低端位置（$T_{10\sim11}$），这样便可以最好地覆盖所有的节段。一些麻醉医师主张腹部手术采用腰段硬膜外置管，并给予大剂量（>20mL）的局部麻醉药以覆盖低位的胸部节段。其原因可能是对腰段硬膜外镇痛技术比较熟悉，以及考虑到胸段硬膜外镇痛对脊髓损伤的风险。问题在于虽初始剂量给予后镇痛效果很好（初始剂量经常是给予大剂量的局部麻醉药），但开始持续给药后，大面积阻滞平面逐渐消失，其背景速率通常不足以达到腹部（$T_6 \sim L_1$）的节段。这就导致了糟糕的情况：患者双下肢神经完全被阻滞，只能被限制在床上，由于骶骨自主神经被阻滞要留置导尿管，但对患者的腹部切口几乎没有镇痛效果。置入胸段硬膜外导管可以使患者下肢能够活动，大部分患者可以下地行走（因为腰椎神经根没有被广泛阻滞），避免留置导尿管，并能提供高质量的镇痛，且不良反应少。腋窝淋巴结切除术是要求低位颈椎和较高位胸段阻滞（$C_{5\sim8}$ 和 $T_{1\sim2}$）。这可以通过在 T_2 水平的臂丛神经阻滞联合胸椎旁神经阻滞来完成。

12. B　硬脑膜是一种坚韧的无细胞结缔组织，从颅骨延伸至骶管。硬脑膜由胶原蛋白和弹性蛋白组成。在不同个体之间和同一个体不同脊髓水平之间，硬脑膜的厚度不同，但通常在中线最厚。局部麻醉药被认为是离开硬膜外腔，在神经根横向穿过硬脑膜而不是在中线。在这个部位转移有两个原因：首先，在神经离开椎间孔之前，神经根处的硬脑膜最薄，而对被动扩散的抵抗力比其他部位要小。更重要的是，根部接近硬脑膜，并且围绕它们的 CSF 的体积很小，导致局部麻醉药穿过硬脑膜层时稀释更少。硬膜外麻醉的优势在于局部麻醉药在神经根发挥作用：通过阻断特定脊髓水平，可以实现节段性阻滞。例如，整个腹部或胸壁可以用胸段硬膜外阻滞，

保留双下肢功能以便走动。

13. A　口唇疱疹（例如口腔疱疹或唇疱疹）通常是由 1 型单纯疱疹病毒（HSV）引起。相反，生殖器疱疹通常是由 HSV-2 引起。虽然 HSV-1 和 HSV-2 分别导致"皮带上方"和"皮带下方"感染，但每种病毒均可感染这 2 个区域，尽管这种情况不常见。估计育龄期妇女 HSV-1 的流行率是 50%~70%。怀孕和分娩期间易感染疱疹病毒的原因：首先，怀孕期间原发性疱疹感染（首次获得病毒的女性）对胎儿造成严重威胁；先天性疱疹与严重的胎儿异常和死胎有关。疱疹液在活动性 HSV-2 感染期间，通过生殖道或与具有活性口腔 HSV-1 病变的其他个体接触传播而传染新生儿（通常不常见）。新生儿疱疹可引起皮肤、眼部及口腔疾病、脑炎或播散性感染，死亡率和广泛感染达到 30% 甚至出现黄疸，即时需要进行抗病毒治疗。母亲、家庭成员和护理人员，如果有口腔病变都应积极治疗，并且应限制其与新生儿接触。研究显示硬膜外或蛛网膜下腔内注射吗啡可以导致剖宫产女性 HSV-1 病毒再激活。这在 HSV-1 潜伏期感染的女性中发生率多达 40%。静脉注射或口服阿片类药物似乎不会增加风险，发生机制仍不完全清楚，但有一些人提出，阿片类药物诱导的宿主免疫抑制是潜在的机制。这可能导致病毒在其通常处于休眠状态的背根神经节中复制。尽管蛛网膜下腔和硬膜外腔注射吗啡增加了 HSV-1 再激活的风险，但几乎没有数据支持这些复发的观点与新生儿感染有关，并且在大多数情况下疼痛缓解超过这种理论风险。并且椎管内使用吗啡不会增加生殖器疱疹再激活的速度。

14. D　TURBT 是指经尿道膀胱肿瘤电切除手术。膀胱的神经支配：交感神经来自 T_{12} 至 $L_{1\sim2}$ 脊神经，通过腹下神经丛支配膀胱；副

交感神经来自 $S_{2\sim4}$ 脊神经。

15. C 腰麻穿刺经皮肤 - 皮下 - 棘上韧带 - 棘间韧带 - 黄韧带 - 硬脊膜，最后到达蛛网膜。

16. C 腰麻时胸式呼吸微弱的原因是阻滞平面过高，影响了肋间肌的运动。

17. D 蛛网膜下腔阻滞后出现的头痛与局麻药种类没有关系。

18. A 盐皮质激素的主要作用是促进肾脏保钠排钾，同时维持人体水盐平衡。而糖皮质激素具有稳定细胞膜、保护和修复血 - 脑屏障，降低毛细血管通透性等的作用，对脑水肿，尤其是血管源性脑水肿有效。

19. C 脊髓从枕骨大孔伸出，成人终止于 L_1 水平，婴儿及儿童终止于 L_3 水平。硬膜囊比脊髓多维持几个水平，所以成人终止于 S_1 水平，儿童终止于 S_3 水平。根据这个解剖知识，建议脊髓针可以安全地放置在 L_1 水平以下，不用担心碰触脊髓圆锥。

20. E 椎管内麻醉的绝对禁忌证相对较少，包括患者拒绝以及在脊椎麻醉和硬膜外麻醉过程中不能配合的情况。很多专家认为颅内压增高是绝对禁忌证，是由于在硬脑膜和蛛网膜上形成一个孔，如果大量的脑脊液从鞘内流出，可能导致脑疝。椎管内麻醉和硬膜外麻醉的相对禁忌证是必须权衡椎管内麻醉技术的潜在风险与收益（在一些病例中，椎管内麻醉的好处在于避免全身麻醉的气道操作相关风险）：在麻醉前或麻醉过程中有严重的低血压和（或）低血容量，如果此时患者没有足够的液体复苏和（或）使用升压药就可能很难治疗；穿刺部位有局部感染或脓毒症时，可能会增加神经系统感染的风险；凝血功能改变（无论是内在的还是通过使用抗凝血或抗血小板药物）是另一个相对禁忌证。美国局部麻醉和疼痛医学协会发表一项共识，

对考虑给凝血改变的患者实施椎管内麻醉的麻醉医师提供决策支持。例如，对于一例服用华法林的患者，指南推荐椎管内麻醉或硬膜外麻醉或拔除硬膜外置管的安全范围是 INR < 1.5。重要的是要认识到这些仅是专家意见的指南方针，他们的使用是为了帮助临床判断。很多麻醉医师常规给 INR > 1.4 的患者实施椎管内麻醉，如果是在进行了风险收益分析之后，则认为实施脊椎麻醉和硬膜外麻醉的理由是充分的。比如，一例髋关节骨折患者 INR 为 1.6，合并严重的心肺疾病，估计脊髓血肿的风险远远低于气管插管全身麻醉引起的不良事件，这时我们可以考虑椎管内麻醉。主动脉瓣狭窄行椎管内麻醉需要斟酌，因为后负荷和前负荷快速减少（以及反射性心动过速），而每搏输出量固定，可能出现威胁生命的低血压。这可以通过使硬膜外麻醉或连续椎管内麻醉技术的逐渐成熟来克服。这些患者还受益于预先给患者有创动脉压监测，并在麻醉时和麻醉后给予液体和升压药治疗。

21. C 马尾的脊神经根缺乏硬脑膜和蛛网膜的保护，因此它很容易受局部麻醉药的影响。局部麻醉药的摄取依赖于表面积。最小的脊神经根有最大的相对表面积，而且可以更快更广泛地被药物渗透。脊髓也吸收一些局部麻醉药，尤其是因为这些脂溶性药物容易被富有髓鞘的神经吸收。然而，只有脊髓最表面的部分受到影响，临床意义可能是最小的。不同神经纤维类型受局部麻醉药的影响不同。节前交感 B 纤维是最敏感的，其次是 C 纤维（感受冷，节后交感神经）、Aδ 纤维（针刺痛）、Aβ 纤维（触觉），最后一个 Aα（运动）纤维。由于局部麻醉药在腰椎鞘内的沉积，形成了从高到低的浓度梯度，在运动纤维恢复的地方会达到一个分界点，该点的脊髓节段以上，触摸觉恢复。最后恢复的是交感神经纤维被阻滞的

区域，有 1～3 个脊髓水平，表现为血管扩张和颜色变化。这被称为"差异性神经阻滞"。检测运动神经的恢复功能的时间点是很有难度的，因为它通常是在腹部而不是在肢体上。最容易检测到的断点是在感觉和交感神经都被阻滞的区域（没有针刺痛）和只有交感神经阻滞的区域之间（有针刺痛但不能感受冷）。在脊髓阻滞过程中，局部麻醉药的消除完全由血管吸收完成。蛛网膜下腔没有局部新陈代谢，所有的局部麻醉药都由血管吸收，主要是在脑膜的皮质。一些局部麻醉药也通过硬脑膜扩散到硬膜外腔，被硬膜外腔的血管快速吸收。

22. A　影响局部麻醉药在鞘内扩散的两个因素是剂量以及比重和位置。更重要的是，剂量应该被认为是以 mg 为单位的质量，而不是体积或浓度，因为可以改变这两者的体积和浓度达到相同的 mg 剂量并获得相同的效果。因此，谈论脊髓给药以下面的方式更有意义："我通常使用 12.5mg 布比卡因用于我的全膝患者"，或"剖宫产时用布比卡因的 ED95 是 13mg"等。比重和位置是其他重要原因。例如，重比重溶液，或者具有比脑脊液更高的重比重的溶液，倾向于往下沉。如果患者位于特伦德伦卧位（头低位），阻滞高度将比略头高位高。低比重溶液会产生相反的结果。无论选择什么体位，等比重的溶液都会保持在同一个地方。其他增加阻滞平面的因素包括脑脊液体积减少和使用定向针头如 Whitacre 或 Sprotte 针头有目的地使局部麻醉药向头端扩散。部分研究提到的影响因素包括年龄、体重、身高和溶液的温度，直接从冰箱里取出的溶液往往会变成重比重溶液；接近体温的溶液则往往稍微偏轻比重。某些影响因素已经证明没有作用。包括起泡作用（在注射过程中反复将脑脊液注入注射器中与局部麻醉药

混合并增加体积）、性别等。

23. E　局部麻醉药的比重是指与脑脊液相比的比重。大多数使用生理盐水稀释的局部麻醉药是等比重的，并且当注射到蛛网膜下腔不会明显地下沉或漂浮。少量葡萄糖的添加将使这些溶液成为重比重，以便它们在注射后沉入目标区域。相反，将无菌水添加到等比重的溶液中将产生轻比重，会在硬膜囊中向上扩散且位置不易控制。很显然，任何关于比重的讨论都应该考虑到患者。调整溶液的比重以及在施行脊椎麻醉和脊椎麻醉结束之后立即调整患者的体位将有助于达到特定的临床效果。例如，痔疮手术涉及及骶神经根，使得作用时只涉及骶神经根，而不是使用大剂量的等比重溶液，产生中等至高位的腰段阻滞，使得作用时间远远超过手术持续时间；相对而言，小剂量（例如 5mg）重比重布比卡因可以局限在腰段使用，并且指示患者保持坐位 10min 左右。这可以让溶液下沉到骶骨根部，保持下肢功能并建立所谓的鞍区阻滞。局部麻醉药在脑脊液中保持浸润一段时间，然后在这段时间后移动，并不能达到显著的临床效果。经过 10min 的浸润时间后，大部分药物通过吸收到神经根中建立阻滞，即使重新定位也不会改变。如在折叠位使用低比重的溶液进行肛门直肠手术，当进行腰段椎管内麻醉时，这些局部麻醉药将漂浮并在骶骨底部产生相似的效果。在采用折叠位时必须小心避免使用重比重溶液，这可能会导致药液向头端扩散引起高位阻滞或全脊椎麻醉。一些人主张单侧椎管内麻醉，通过患者侧卧使用重比重或低比重溶液，例如髋关节骨折固定手术。这样做的目的是降低双侧交感神经阻滞效果，并将血流动力障碍患者的低血压发生率降至最低。试图用重比重或轻比重溶液达到非常精确的结果的缺点是双重的。首先，临床医师通常（相对）过量使用脊椎麻醉药

物以期达到所预期的脊椎麻醉阻滞效果，这消除了任何特定的解剖或持续时间相关的优势。其次，通常没有足够的时间用于坐姿或侧卧位的保持，患者改变体位至仰卧或俯卧位，导致脑脊液中仍未结合的局部麻醉药出现不必要的扩散。

24. E 局部麻醉全身毒性反应（LAST）是局部麻醉严重且可能致命的并发症。虽然关于 LAST 的描述是多种多样的，但几十年来，经典教学中一直定义为增加局部麻醉药在血浆的水平会产生以前驱症状开始的一系列症状和体征（头晕、嗜睡、耳鸣、口周麻木、意识错乱、烦躁不安、构音障碍），其次是中枢神经系统兴奋活动的征兆（癫痫发作），随后失去意识。如果药物血浆水平足够高，心血管毒性随之而来，伴有心动过缓或心动过速、低血压、QRS 波增宽、心室异位搏动、ST 段改变以及致命性心律失常如室性心动过速或心室颤动和心脏停搏。实际上，有些症状并不像描述那样简单，发生也没有顺序可言。大约 45% 的患者单独出现神经系统症状和体征，另外 45% 的患者一开始就出现神经系统和心血管系统的症状和体征。其余（约 10%）的患者仅出现心血管毒性。在所报道的中枢神经系统毒性的症状和体征中，18% 患者有前驱症状，而超过 2/3 的患者伴有癫痫发作。在心血管毒性体征中，心动过缓（27%）和低血压（18%）最常见。

25. D 对于一些患者，麻醉药和药理学因素与增加椎管内麻醉后脊髓血肿的风险有关。这些包括：（1）女性；（2）年龄增加；（3）脊柱狭窄或强直性脊柱炎（由于血肿累积的空间减小，神经结构压力增加）；（4）肾功能不全（由于低分子肝素的清除率降低）；（5）创伤性针头/导管的放置；（6）硬膜外技术（与脊椎麻醉技术相比，它需要更大的针

头并且通常留置导管）；（7）预先存在的凝血障碍（例如 HELLP 综合征）；（8）围术期低分子肝素（LMWH）管理；（9）低分子肝素（LMWH）联合抗血小板或抗凝药物；（10）2次/天使用低分子肝素（LMWH）。

26. E ASRA 循证医学指南是一个由专家意见针对接受抗血栓/溶栓治疗的患者进行局部麻醉的共识声明，旨在帮助提供临床决策。这些准则的注意事项是仅适用于个体用药。作者强调，如果患者使用多种药物，尽管每种药物都在椎管内穿刺出血风险的阈值范围内，但止血效果可能会受到影响。例如，在服用阿司匹林、普通肝素和大蒜补充剂的患者中，脊髓血肿风险增加的程度并不知道，尽管三者本身都没有问题。总之，临床判断加仔细权衡风险/收益不能被一般化地指导方针所取代。只要脊椎麻醉或硬膜外置管过程顺利，可在椎管内麻醉后 1h 静脉给予普通肝素。如果肝素的剂量为 5000 ~ 10000U，可能用于血管手术，建议与外科医师进行讨论并权衡风险/益处，尽管没有数据可以指导临床医师。如果在体外循环下肝素化之前发生血栓，建议手术推迟 24h。只有在进行正常的 APTT 后，通常在注射或输注后 2~4h 才能拔出硬膜外导管。取出 1h 后可重新开始使用肝素。皮下注射普通肝素（如 5000U，2次/天）不是椎管内麻醉的禁忌证，然而，在给药后 2h 内理论上出血风险最高，因此考虑时间安排可能会增加安全性。一般认为 1 次/天给予低分子肝素（LMWH）进行椎管内操作是安全的，但是给予肝素的时间要合理安排。在最后一次给予肝素 10~12h 后再进行椎管麻醉；后续的剂量不应在脊椎麻醉/硬膜外操作后 2h 内进行。该方案可以安全地留置硬膜外导管。2 次/天给药或治疗剂量的 LMWH 不能留置硬膜外导管。应推迟到最后一次剂量后 24h 再放置导管。拔除

硬膜外导管后，应在2h后才能再次使用肝素。根据指南推荐，服用华法林的患者INR≥1.5时不能行椎管内麻醉。INR为1.5时表示所有4种维生素K依赖性因子（Ⅱ、Ⅶ、Ⅸ、Ⅹ）的平均活性接近或超过50%；因为通常认为40%的活性水平足以进行足够的止血，所以这个指导方针是合适的。建议停用氯吡格雷和神经阻滞的间隔时间是7d。如果同时要进行脊椎麻醉和硬膜外麻醉，可以检测血小板功能来确定血小板受抑制的程度。

27. E 腰 - 硬联合麻醉的禁忌证包括休克，心脏代偿功能不全，高血压，穿刺部位感染，脊椎外伤或者严重的腰背痛，腰椎的严重急性中枢神经系统的疾病，颅内高压，严重的贫血，老年循环功能储备差，腹内压增高，精神疾病，严重的神经官能症，凝血机制障碍或者抗凝治疗，药物过敏，以及做腰部穿刺不合作的患者。

28. A 纳洛酮为阿片类药物的特异性拮抗药。

29. A 0.0625% ~ 0.125% 布比卡因持续硬膜外腔给药进行分娩镇痛，不延长产程、新生儿抑制小，镇痛后的尿潴留发生率、分娩出血量无增加，剖宫产率未见提高，达到了分娩镇痛满意和安全的目的。镇痛期间部分产妇有抑制现象，表现为宫缩频率减慢，强度减弱，故缩宫素用量较高，其用镇痛药量是否相对多尚须进一步地观察与调整。

30. C 骶管裂孔是骶管下端后面的斜形三角形裂隙，是硬膜外间隙的终点。

31. D 硬膜外 + 全麻联合应用于心功能不全或心肌缺血的患者时，硬膜外麻醉后交感神经被阻滞，可以减轻心脏负荷，缓解心肌缺血，从而提高患者对手术的耐受力。

32. E 子痫患者在围手术期易发生左心衰竭、肺水肿、电解质紊乱等，应根据具体情

况予以处理。

33. C 暂时性神经症状（TNS）是接受椎管内麻醉患者描述的特定疼痛综合征的名称。它的特点是有限性的，自我限制的腰背部疼痛和下肢痛，其强度从几乎不明显到中度或重度不等。其病因尚不完全清楚；主要的理论包括在行腰部肌肉组织运动阻滞的患者中体位固定导致的肌肉或韧带拉伸，以及坐骨神经的直接拉伸。这两种伸展理论得到以下事实的支持：在用利多卡因进行椎管内麻醉且采取截石位的患者中TNS的发生率为30% ~ 35%，而仰卧位的发生率为4% ~ 8%。利多卡因是最可能导致TNS的药物，而其他局部麻醉药如甲哌卡因和丙胺卡因很少出现。其他的风险因素包括膝关节镜检查和肥胖。在某些研究中涉及门诊手术状况，但没有其他研究。怀孕的患者没有发现比未怀孕的患者有更大的风险。关于TNS有一点很清楚：它不是由于局部麻醉药对神经的直接毒性。这得到以下支持：（1）症状仅限于疼痛；异常的感觉或运动应考虑腰背部的其他原因，如脊髓血肿或神经根受压。（2）疼痛在脊髓阻滞后不会立即开始（如果涉及神经病变，预计会发生）。相反，它通常在阻滞后24~48h开始，进一步支持肌肉/韧带拉伸理论，有点像锻炼后第2天肌肉酸痛，而不是在离开健身房的时候疼痛。（3）局部麻醉药浓度的改变（0.5%利多卡因代替5%）或加入血管收缩药不影响TNS的发生率。（4）在志愿者研究中，在TNS发作期间的电生理测试是正常的。避免使用利多卡因来做椎管内麻醉用药几乎可以完全预防TNS的发生。然而，在那些确定发生TNS的情况下，治疗重点为靠安慰（最多只能持续7~10d）、NSAIDs类药物及腰部保温措施。如果出现痉挛，肌肉松弛药可能有效。

34. D 椎管阻滞后眩晕和低血压的鉴别

诊断应该包括高平面或全脊椎麻醉（以及硬膜下阻滞、过敏反应和药物错误），但是癫痫发作将诊断推向局部麻醉药毒性反应。与急诊治疗中的所有危急情况一样，最开始的治疗重点应该放在 A－B－C 过程。按照 BLS 和 ACLS 流程为患者提供 100% 氧气和循环支持。抑制癫痫发作可以有效减少二氧化碳的高代谢和产生；高碳酸血症会增加脑血流量并加剧向脑部输送有毒性的局部麻醉药。苯二氮䓬类药物是首选，并且作为麻醉医师，我们通常把咪达唑仑放置于方便拿到的地方。小剂量的丙泊酚也被用于抑制癫痫发作，但在低血压的情况下要小心；需注意，20mL 的丙泊酚并不是一个小剂量。在正在进行复苏的初始步骤时，团队中的一个成员应该准备脂肪乳剂。在布比卡因诱导的心脏停搏的动物模型中，20% 的脂肪乳剂溶液优于肾上腺素和血管升压素，以实现自主循环的恢复和改善速率－压力产物。该药物作为局部麻醉药毒性反应的解毒剂原因可有：如其作为血浆中的脂质来"吸收"脂溶性的局部麻醉药；在线粒体水平提供呼吸基质；以及最近被认为作为载体来促使局部麻醉药进入骨骼肌细胞而远离神经元和心肌细胞。无论是哪种机制作用，很明显，脂肪乳剂是有效的，并且医院应该将其贮存在任何使用局部麻醉药的地方。

35. E 通过回抽硬膜外导管可能会产生一些假阴性结果，回抽最初可能不会出现血液或脑脊液，但随着时间的推移，继续回抽就发现导管位于血管或蛛网膜下腔。硬膜外麻醉期间试验剂量的目的和方法有 2 个。首先，给予局部麻醉药（通常是 3mL 1.5% 的利多卡因）以排除误入蛛网膜下腔的可能。总共 45mg 的利多卡因足以引起临床上显而易见而十分危险的脊椎阻滞反应。局部麻醉药加入 15μg 的肾上腺素可能警示我们硬膜外导管放置的位置，通过观察到心率增加 20 次/分或更多，收缩压增加 15mmHg 或更高，以及 t 波幅度降低 25% 或更多。t 波幅度改变虽然敏感，但从实际的角度来看，具有挑战性，特别是在术前区域或手术室中的壁挂式监视器上进行检测。室性期前收缩虽然与肾上腺素诱发的心肌过敏有关，但并不是严格的标准。

36. D 小儿经常使用骶管阻滞联合全身麻醉。单针技术是用静脉导管穿刺针穿过骶骨韧带，这是骶骨裂孔的一个顶盖，由未融合的 S_4 和 S_5 板层形成。一旦针头穿过，套管就会滑出并进入到尾部间隙，即硬膜外腔的尾端。硬脑膜囊在儿童终止于 S_3 水平，所以通常很少有刺穿硬脑膜和进入蛛网膜下腔的危险。但需明确这可能发生，而且必须小心不要把尖针插得过深。一旦套管到位，确认套管不在血管内，就可以注射局部麻醉药。一种可靠而有效的儿童剂量配方，就是儿童高骶管阻滞局部麻醉药剂量可达 0.5mL/kg，而高腰段硬膜外麻醉剂量可达 1.0mL/kg。更大剂量的局部麻醉药可达胸段硬膜外镇痛，但也增加了局部麻醉药中毒的风险，可以考虑选择另一种技术，比如选择高位腰段硬膜外麻醉或低位胸段硬膜外麻醉。由于小儿骶管阻滞的目的是镇痛而不是麻醉，所以选择低浓度的局部麻醉药，如 0.25% 罗哌卡因。肾上腺素是有效且安全的辅助药，因骶管血供丰富，肾上腺素的使用减少了局部麻醉药的吸收。

第四章　神经阻滞

1. C　颈丛阻滞引起声音嘶哑的原因为阻滞了迷走神经的分支喉返神经。

2. C　舌咽神经损伤表现为舌后 1/3 味觉消失，舌根及咽峡区痛觉消失，咽肌收缩力弱，泌涎障碍。

3. D　普鲁卡因神经阻滞、蛛网膜下腔阻滞、硬膜外腔阻滞一次最大量（mg）分别是：600 ~ 800mg、100 ~ 150mg、600 ~ 800mg。丁卡因神经阻滞、蛛网膜下腔阻滞、硬膜外腔阻滞一次最大量（mg）分别是：50 ~ 75mg、7 ~ 10mg、75 ~ 100mg。布比卡因神经阻滞、蛛网膜下腔阻滞、硬膜外腔阻滞一次最大量（mg）分别是：200mg，15 ~ 20mg，50 ~ 225mg。利多卡因神经阻滞、蛛网膜下腔阻滞、硬膜外腔阻滞一次最大量（mg）分别是：400mg，40 ~ 100mg，150 ~ 400mg。罗哌卡因神经阻滞、蛛网膜下腔阻滞、硬膜外腔阻滞一次最大量（mg）分别是：200mg，10 ~ 15mg，100 ~ 150mg。

4. E　胸椎椎旁神经阻滞会出现 Horner 征，变现为患侧瞳孔缩小、眼球内陷、上睑下垂及患侧面部无汗的综合征。

5. B　臂丛（brachialplexus）是由第 5 ~ 8 颈神经前支和第 1 胸神经前支的大部分组成，经斜角肌间隙走出，行于锁骨下动脉后上方，经锁骨后方进入腋窝。

6. E　小儿门诊手术的麻醉方法：应根据具体情况选择全身麻醉和区域神经阻滞。

7. B　阻滞肌皮神经可以阻滞止血带引起的不适。

8. B　正中神经感觉纤维分布于桡侧半手掌、桡侧三个半手指掌面皮肤及其中节和远节指背皮肤。

9. C　肾上腺素可以使注射的局部血管收缩，减少该处局麻药的吸收，延长局麻药作用时间，也减少了毒副作用。

10. E　罗哌卡因对运动神经的阻滞程度和持续时间均不及布比卡因。

11. C　腰丛由第 12 胸神经前支、第 1 ~ 4 腰神经前支构成，第 4 腰神经前支的余部和第 5 腰神经前支合成腰骶干向下加入骶丛。

12. B　腰交感神经节阻滞穿刺点位于 L_2 棘突旁 4 ~ 5cm。

13. C　骶管阻滞是经骶裂孔穿刺，注局麻药于骶管腔以阻滞骶脊神经，适用于直肠、肛门会阴部手术，也适用于婴幼儿腹部手术。

14. C　利多卡因用于神经阻滞时，其麻醉作用强度为普鲁卡因的 3 倍。

15. E　该类药物选择性低，对交感神经节和副交感神经节均有阻断作用，主要用于治疗高血压，对副交感神经节的阻断作用成为其副作用。副作用多，降压作用维持时间短等是该药的缺点。

16. D　星状神经节阻滞、胸部硬膜外阻滞、胸部交感神经节阻滞可有效治疗顽固性心绞痛；椎旁神经阻滞可有效缓解难治性心绞痛。

17. C　由于穿刺位置选择不当，针刺入过深或方向错误而造成胸膜及肺组织刺破。

18. D　肋间神经阻滞的适应证：①用于胸外伤后疼痛，包括肋骨骨折、胸壁挫伤、连枷胸等；②胸部或上腹部手术后镇痛；③用于原发性肋间神经痛及继发性肋间神经痛，如胸椎结核、胸椎转移瘤、退行性胸椎病、强直性脊柱炎、胸膜炎等压迫或刺激肋间神经所致的疼痛和带状疱疹及带状疱疹后神经痛等。顽固性肋间神经痛可注入神经破坏剂。禁忌证：①有严重心肺疾患的患者应慎用或不用肋间神经阻滞；②注射部位皮肤、软组织有感染性疾病者；③有严重出血倾向者。

19. C 声阻抗相差甚大的两种组织（即介质，medium）相邻构成的界面，反射率甚大，几乎可把超声的能量全部反射回来，不再向深部透射。例如空气-软组织界面和骨骼-软组织界面，可阻挡超声向深层穿透。反之，声阻抗相差较小的两种介质相邻构成的界面，反射率较小，超声在界面上一小部分被反射，大部分透射到人体的深层，并在每一层界面上随该界面的反射率大小，有不同能量的超声反射回来，供仪器接收、显示。均匀的介质中不存在界面，没有超声反射，仪器接收不到该处的回声，例如胆汁和尿液中就没有回声，声像图上出现无回声的区域，在排除声影和其他种种原因的回声失落后，就应认为是液性区。凸阵探头用于浅表器官及外周血管，常用频率 5.0～10.0MHz。经阴道或经直肠、经食道检查，常用频率 5.0～8.0MHz。

20. B 通过神经阻滞达到解除疼痛、改善血液循环，治疗疼痛性疾病目的的方法称为神经阻滞疗法。

21. D 外科手术切断和松解会造成一定的神经损害，且神经不可恢复，属于不可逆性阻滞。因此不常用。

22. A 神经阻滞疗法的作用机制包括：（1）阻断疼痛的神经传导通路；（2）阻断疼痛的恶性循环；（3）改善血液循环：施行交感神经阻滞可改善其支配区域的血流，从而有效地改善因末梢血液循环不畅所引起的疼痛；（4）抗炎症作用：研究证实神经阻滞疗法，尤其是交感神经阻滞疗法，具有抗炎症作

用，并由此产生良好的镇痛效果。

23. A 侧入路法上颌神经阻滞的定位：穿刺点位于外耳孔前 3cm，颧弓下缘中点，穿刺针与皮肤成直角刺入 4.5～5cm，触及蝶骨的翼突外侧板，将针退至皮下，对准同侧瞳孔方向进针 1～1.5cm，针尖进入翼腭窝时，上唇、牙龈和颊部出现放散痛，回吸无血和脑脊液回流，证明穿刺到位。

24. C 侧入路法下颌神经阻滞的定位：颧弓下缘中点，穿刺针与皮肤成直角刺入 4.0～4.5cm，触及蝶骨的翼突外侧板，将针退至皮下，对准原接触点后方 0.5cm 和稍上方 5cm 左右即可出现向下颌和牙龈部的异感，回吸无血和脑脊液回流，证明穿刺到位。

25. D 颏神经的定位和穿刺：手指尖摸到第二尖牙，向下滑动即可触到颏孔，穿刺点位于颏孔外侧和头侧各 0.5cm 处，穿刺针向内下方进针，刺到颏神经时可出现下唇部异感，再向内进针 0.5cm 即可完成穿刺。

26. B 膈神经阻滞方法：仰卧，头转向健侧，以胸锁乳突肌外缘锁骨上 2.5～3cm 处作为进针点垂直于皮肤进针，向胸锁乳突肌与前斜角肌间隙进针约 2cm，感到穿越椎体前筋膜时回吸无血，即可注入阻滞药物。

【X 型题】

ABCDE 罗哌卡因常见的不良反应包括：①最常见低血压（39%）、恶心（25%），发生率高于 1% 的不良反应还包括心动过缓、心动过速、呕吐、寒战、体温升高、头痛、头晕、高血压、尿潴留、焦虑、感觉异常、感觉减退；②血药浓度过高时，可出现中枢神经系统毒性症状（呈抑制和兴奋双相性），也可出现心血管毒性反应（抑制心脏传导和心肌收缩力），中枢神经毒性症状一般先于心血管毒性反应出现；③很少引起过敏反应，最严重的过敏反应是过敏性休克。

第五章　动脉穿刺置管

【A1/A2 型题】

1. C　周围动脉穿刺置管途径原则上选择即使由于插管引起局部动脉阻塞，其远端也不易发生缺血性损害的动脉，一般首选桡动脉，其次为股动脉、腋动脉、尺动脉、足背动脉。新生儿亦可采用脐动脉或颞浅动脉。

2. C　解析参考第1题。

3. C　传感器的位置发生改变时，不应需重新调零，因为大气压没有改变。当压力传感器固定到静脉输液架时，调整病床高度会使患者所处位置改变，常会出现血压测量错误。当患者所处位置超过传感器水平会出现错误的高血压，相反患者所处位置低于传感器水平会出现错误的低血压。

4. D　尺动脉通畅、掌浅弓完整，一般手掌由苍白转红的时间在3秒左右，最长不超过6秒。若颜色恢复推迟至7~15秒为可疑，说明尺动脉充盈延迟、不畅。如大于15秒，说明尺动脉血供有障碍。

5. A　解析参考第4题。

6. D　股动脉位于腹股沟内，因此管理不方便，感染机会较大，不适于长时间保留导管。

7. E　桡动脉穿刺置管的禁忌证包括：Allen试验阳性；穿刺部位或附近存在感染、外伤者；凝血功能障碍，机体高凝状态者；有出血倾向或抗凝治疗期间者；有血管疾病患者如脉管炎等；手术操作涉及同一范围、部位等。

8. E　动脉穿刺置管的主要并发症是由于血栓形成或栓塞引起血管阻塞。至于阻塞的远端是否出现缺血或坏死，则取决于侧支循环和阻塞后的再通率。其他并发症包括出血、血肿、感染、假性动脉瘤、动静脉瘘和外周神经病变等。

9. B　测压管道过长，由于共振作用可使测得的收缩压较实际值高，而舒张压偏低，目前一般选用60cm的硬质管，长度不可超过120cm；管道内有气泡，不但抑制共振发生，且会对频率效应产生阻尼，导致收缩压偏低，舒张压升高，使压力波形完全失真；传感器零点应在右心房水平即右侧第4肋间隙平腋中线水平，若低出心脏水平13.6cm，则测得的动脉压比实际值高约10mmHg。

10. B　随着动脉波从大动脉向外周传播，由于波的反射造成压力波形失真，导致收缩压和脉压被放大。

11. D　平均动脉压（MAP）有三个主要因素：①心肌收缩力；②前负荷；③后负荷，根据欧姆定律可知平均动脉压与心肌收缩力、前负荷、后负荷的关系，即 MAP = 心排血量（CO）＊外周血管阻力（SVR）＋中心静脉压（CVP），其中CO = 每搏输出量（SV）＊心率（HR）。

12. C　①为收缩压上升支；②为收缩压峰压；③为收缩压下降支；④为重搏切迹；⑤为舒张期排空；⑥为舒张末压。

13. A　血压形成的基本因素是循环系统内足够的血液充盈和心脏射血。心室收缩时所释放的能量一部分用于推动血液流动，另一部分形成对血管壁的侧压，即血压。因此动脉收缩压主要反映心搏出量；当血液从主动脉流向外周时需不断克服血管阻力，以小动脉和微动脉为著，故动脉舒张压主要反映血管外周阻力的大小。

14. C　解析参考第13题。

15. D　股三角上界为腹股沟韧带，内侧为长收肌内侧缘，外侧为缝匠肌内侧缘，由外到内分别是股神经、股动脉、股静脉和股管。股神经起自腰丛，穿肌腔隙入股三角；股动脉是髂外动脉的直接延续，起自腹股沟韧带中点的后方，穿血管腔隙进入股三角，由股三角尖端向下进入收肌管，穿收肌腱裂孔至腘窝，移行为腘动脉。

16. E　压力传感器测压连接管道，为保证测压系统的稳定性，最理想的连接是用大口径尽可能短的硬质导管，不通过三通开关直接与传感器相连，可产生良好的频率效应，但这种连接法不方便采集血标本，故不适合临床应用。目前多选用高频效应的传感器，连接管采用内径为 2.0 ~ 3.0mm、长约 60cm 的硬质管，长度最多不可超过 120cm，并保证测压系统内无气泡。

17. C　导管留置时间越长，感染机会越多，一般导管留置不要超过 3 ~ 4 天。

18. C　传感器调零后，只要压力传感器仍固定于心脏水平，手臂的位置或导管留置的血管对测定的动脉压没有影响。

19. E　采用传感器测压时，传感器固定的高度应在右心房水平即右侧第 4 肋间隙平腋中线水平。当患者体位改变时应随时调整传感器的高度。本题中，传感器位置低于患儿心脏水平 10cm 调零，读数 = 实际血压 + 10cmH$_2$O（7.5mmHg，1cmH$_2$O = 0.75mmHg），因此读数比实际血压高 7.5mmHg。

20. A　仰卧时，测定主动脉、大动脉及其分支和周围动脉压力时，收缩压依次升高，舒张压逐渐降低，脉压相应地增宽。足背动脉收缩压可较桡动脉约高 10mmHg，而舒张压约低 10mmHg。

21. C　不同病理情况可产生不同动脉波形的形态特征，肥厚型心肌病可出现特殊波形"尖顶圆穹型"。左心室收缩早期快速射血使压力波形上升支最初呈现陡直，但收缩中期射血受阻引起动脉压快速下降，然后是收缩晚期折返波使之具有双峰的特征性波形；主动脉狭窄可出现滞脉和细脉；主动脉反流可出现二重脉，即两个峰值，前者由左心室射血引起，后者由外周血管内血流折返引起；左室收缩障碍可出现交替脉；心脏压塞可出现奇脉。

22. C　平均动脉压 MAP =（收缩压 + 2 * 舒张压）/3，或者 MAP = 舒张压 + 1/3 脉压。

23. A　动脉压波形中的重搏切迹是由于心室舒张早期，主动脉瓣关闭，动脉的血欲返回左心室，受到主动脉瓣阻挡冲击而形成的。是主动脉瓣关闭的标识。

24. D　患者体外循环后出现外周血管麻痹，此时监测外周有创动脉压误差过大，会低估实际动脉压，此时应直接监测主动脉根部压力。

25. B　连续冲洗可有效防止血液凝固而阻塞导管。加压至 300mmHg，连续冲洗装置以 1 ~ 3 滴/分（或 1 ~ 3ml/h）的速度连续冲洗管道。冲洗液中常加入低浓度肝素（1 ~ 2U/ml）。

26. B　足背动脉收缩压可较桡动脉约高 10mmHg，而舒张压约低 10mmHg。

27. A　主动脉瓣反流的动脉压波形表现为上升支陡直，脉压宽和舒张压低，这是舒张期血流反流回左心室和进入外周血管的结果。在这种情况下，左心室射血量大，动脉压波形可能有两个收缩期峰值（二重脉）。这两个峰值有不同意义，前者由左室射血引起，后者是由外周血管内血流折返引起。

28. B　动脉传感器放置于耳部，接近 Willis 环的位置，测定的是大脑部位的血压，主动脉根部的血压要高一些（其差值为传感器位置与主动脉根部的垂直距离）。传感器位置发生改变时，并不需要重新调零，因为大气压没有改变。

【A3/A4 题型】

1. B　根据该患儿的临床表现，最可能发生了血栓。

2. E　血栓形成多由于导管留置而引起，导管留置时间越长，血栓形成的发生率增加。导管越粗，与动脉血管内径相比越大，越容易损伤血管内膜，越容易阻碍导管周围的血流而形成血栓。

第六章　中心静脉穿刺置管

1. E　a 波由右心房收缩引起，c 波由三尖瓣膨出引起，v 波由右心房充盈引起。

2. E　中心静脉穿刺置管的适应证包括：危重患者监测中心静脉压；肺动脉导管置入和监测；经静脉心内起搏；注射药物（高浓度血管活性药物，静脉营养液，化疗药物，刺激外周静脉的药物，长时间抗生素治疗）；快速输血、输液（如创伤、出血、较大的外科手术）；抽吸气栓；外周血管条件差；需反复采取血样。

3. E　临床上常用的中心静脉穿刺置管位置有左右颈内静脉，锁骨下静脉，颈外静脉，股静脉，腋静脉等。

4. E　中心静脉置管的并发症可分为机械性损伤、血栓形成和感染。机械性损伤包括损伤血管（动脉，静脉），胸腔积血、心脏压塞；累及呼吸道，如血肿压迫气道、气管、喉头损伤，气胸；神经损伤；心律失常；皮下/纵隔气肿。血栓形成包括静脉血栓、肺栓塞、动脉血栓和导管/导引钢丝引起的栓塞。感染包括穿刺点感染、导管感染、血行感染和心内膜炎等。

5. C　CVP 正常值为 4 ~ 12cmH$_2$O。

6. D　正常 CVP 波形包含 a、c、v 三个正波和 x、y 两个负波。波形与心脏活动和心电图之间有恒定的关系，c 波、x 波和 v 波出现在心动周期的收缩期，而 y 波和 a 波出现在舒张期。a 波是右心房收缩引起，反映了心房内压力增高，心房收缩推动血液通过三尖瓣充盈右心室，房颤患者 a 波消失；三尖瓣狭窄、右心室肥厚和肺动脉高压是可出现较大的 a 波。c 波是由于右心室等容收缩时三尖瓣关闭凸向右心房导致右心房压力瞬间增高所致，房颤患者出现明显的 c 波。x 波谷出现在右心室收缩中期，此时右心房舒张，压力持续下降至最低点。v 波发生在心室收缩末期，腔静脉血流充盈心房，而三尖瓣仍然关闭所导致的右心房压力增高。当三尖瓣反流时，x 波谷消失，同时出现大的 v 波。当三尖瓣开放，血液从心房流至心室，心房内压力下降产生 y 波谷。

7. E　影响中心静脉压测定值的因素主要包括导管位置、标准零点、胸内压和测压系统的通畅度。

8. B　a 波是由右心房收缩引起的，出现在心电图 P 波后的舒张末期。

9. B　a 波是右心房收缩引起，反映了心房内压力增高，心房收缩推动血液通过三尖瓣充盈右心室，房颤患者 a 波消失；右房排空受阻时，a 波增高变大，多见于三尖瓣狭窄、右心室肥厚、心包压塞、缩窄性心包炎、慢性阻塞性肺疾病、肺动脉高压等。

10. B　导管尖端应位于上腔静脉与右心房交界处，成人经颈内静脉或锁骨下静脉插入导管 12 ~ 13cm，约 10% 的导管尖端达右心房入口处，90% 位于近右心房的上腔静脉内。导管太深易导致 CVP 压力值偏低，太浅 CVP 值偏高。

11. B　中心静脉穿刺置管后建议行 X 线检查以确定导管尖端的位置。导管尖端的理想位置是在上腔静脉内、平行于血管壁、低于锁骨的下缘，高于第 3 肋骨、T$_4$ 和 T$_5$ 椎间隙、奇静脉、气管隆突或右主支气管起始部。有研究通过解剖新鲜尸体证实，气管隆突通常高于上腔静脉的心包对应区，因此建议中心静脉导管的尖端应位于该影像学标记的上方。

12. C 中心静脉压的正常值为 4 ~ 12cmH$_2$O（成人）。肺动脉收缩压的正常值为 15 ~ 30mmHg。

13. C 中心静脉压的正常值为 4 ~ 12cmH$_2$O，小儿为 3 ~ 10cmH$_2$O。

14. D 中心静脉压值仅为数厘米水柱，零点发生偏差将显著影响测定值。一般以右心房中部水平为理想的标准零点。若患者体位发生改变应随即调整零点。

15. C 颈内静脉一般走行于颈动脉的外侧。一般取去枕平卧位，头略偏向左侧，避免过度头后仰和左偏，因为这会改变颈部血管的解剖关系，使得颈内静脉处于颈动脉上方，增加误伤颈动脉的风险。

16. D 锁骨下静脉在前斜角肌的内侧缘与颈内静脉汇合形成无名静脉。

17. E 气胸是锁骨下静脉穿刺置管的并发症中较常见的一种，临床表现为吸气性呼吸困难。

18. C 血管导管相关感染（Vessel Catheter Associated Infection，VCAI）是指留置血管导管期间及拔除血管导管后 48 小时内发生的原发性且与其他部位感染无关的感染，包括血管导管相关局部感染和血流感染。感染预防选择合适的留置部位，中心静脉置管成人建议首选锁骨下静脉，其次选颈内静脉，不建议选择股静脉。

19. E 中心静脉压的正常值为 4 ~ 12cmH$_2$O，正常情况下，CVP 的高低取决于心功能、血容量、静脉血管张力、胸内压、静脉血回流量和肺循环阻力等因素，尤以静脉回流与右心室排血量之间的平衡关系最为重要。

20. E 中心静脉穿刺置管的禁忌证包括：有严重的出/凝血功能障碍者；穿刺部位存在感染者；上/下腔静脉、颈内静脉、股静脉等通路不畅或损伤者；患者躁动、兴奋、无法配合或拒绝接受者。

21. D 与导管相关的血栓并发症的发生率与导管置入的位置相关，股静脉置管高达 21.5%，锁骨下静脉仅为 1.9%。中心静脉导管置入右心房则更容易引起血栓，可能与导管对心内膜的机械刺激有关。

22. B 解析参考 21 题。

23. E 由于双腔管功能较多，临床上常使用双腔管，但它比单腔管发生感染的风险更大。有肝素涂层的中心静脉导管可减少导管相关的血栓和感染的发生。另外，导管表面涂以抗微生物的药物如洗必泰和磺胺嘧啶银或米诺环素和利福平，可以减少细菌定植率和血源性感染的发生。在疾控中心发布的新指南中，既不主张通过导引钢丝更换新导管，也不支持在新穿刺点重新穿刺置管。

24. B 要准确的估计 CVP 值，就必须考虑到呼吸周期中胸腔内或近心脏处压力的改变。自主呼吸时，吸气相导致胸腔内或近心脏处压力降低，并部分影响到右心房而导致 CVP 降低。所以应该在呼气末记录中心静脉压。正压通气，开始吸气时会增加胸内压，仍应在呼气末记录中心静脉压。

25. C 三尖瓣狭窄增加平均 CVP，舒张期 y 降支减弱，而舒张期 a 波明显。房颤 a 波消失。三尖瓣反流 CVP 波形出现高尖的收缩期 c - v 波，从而导致 x 降支减弱。心室起搏可见明显的收缩期大炮 a 波。

26. B 解析参考第 25 题。

27. D 当置入静脉导管时，尽可能保持静脉对大气的正向压力梯度。通常采用头低脚高位完成中心静脉导管的置入。

28. E 若第一次没有探到，将针退至皮下，调整针的方向使针紧贴锁骨背侧面继续穿刺。

29. C 目前临床实际工作中常用抗感染中心静脉导管，一般导管表面涂有洗必泰/磺胺嘧啶银或米诺环素和利福平以减少细菌定植率及血源性感染的发生。注意患者是否对这类导管表面药物过敏，以防止发生围术期过敏反应。

【A3/A4 型题】

1. A 早期经锁骨下行锁骨下静脉穿刺时，气胸的发生率可高达 2% ~ 10%。而采用锁骨上进路或颈内静脉置管可降低气胸的发生率。当穿刺难度较大、穿刺过程中患者出现剧烈咳嗽以及穿刺后患者出现呼吸困难、同侧呼吸音降低时，应考虑到发生气胸的可能。

2. B 当有可疑气胸时，除双肺听诊及叩诊检查外，需采用 X 线胸部透视或摄片来明确诊断。

3. E 若穿刺后患者进行机械通气，则有可能引起张力性气胸，导致严重后果。

4. C 对于锁骨下静脉穿刺，临床上最早应用的途径为锁骨下进路。锁骨中、外 1/3 交界处，锁骨下方 1cm 为进针点，针尖向内，轻度向头端指向锁骨胸骨端的后上缘前进。若未刺到静脉，可退针至皮下，使针尖指向甲状软骨方向。在穿刺过程中尽量保持穿刺针与胸壁呈水平位、贴近锁骨后缘。由于壁层胸膜向上延伸可超过第 1 肋约 2.5cm，因此当进针深越过了第 1 肋或穿透了静脉前后壁刺破胸膜及肺时，就可引起气胸。

5. D 心包压塞多由心脏穿孔引起，70% 患者穿孔发生在置管后数小时或数日。若留置导管的患者突然出现发绀、面颈部静脉怒张、恶心、胸骨后及上腹部疼痛、烦躁和呼吸困难，继而低血压、脉压变窄、奇脉、心动过速、心音遥远，可提示心包压塞的可能。

6. C 由于心包压塞进展迅速，在心搏停止前难以作出正确的诊断，因此，遇到上述紧急情况，应行的措施包括：①立即中断静脉输注；②降低输液瓶的高度，使之低于患者心脏水平，利用重力尽量吸出心包腔/纵隔内的积血或积液，然后缓慢拔除导管；③若经由导管吸出的液体很少，病情未得到控制，应考虑做心包穿刺减压；④严密观察，防止心包积血再次发生。

7. B 导管插入不要过深，导管尖端应位于上腔静脉或右心房入口处。

8. D 颈内静脉起于颅底，在颈部全程由胸锁乳突肌覆盖。上部颈内静脉位于胸锁乳突肌前缘内侧，中部位于胸锁乳突肌锁骨头前缘的下面、颈总动脉的前外方，在胸锁关节处与锁骨下静脉汇合成无名静脉并入上腔静脉。成人右侧颈内静脉与无名静脉和上腔静脉几乎成一直线，加之胸导管位于左侧，以及右侧胸膜顶低于左侧，故临床上多选择右侧颈内静脉穿刺置管。

第七章　临床麻醉监测

1. D　无创血压的测量原理保证了该方法在新生儿、婴儿、小儿和成人中的准确适用。但使用不当会导致测压误差，袖带过窄、捆绑过松时测定值偏高；放气速度过快易导致测量值偏低，尤其在心率偏慢时。

2. C　听诊测压时听到第一个 Korotkoff 音的压力可作为收缩压（Ⅰ相），声音特点逐渐变化（Ⅱ相和Ⅲ相），变得低沉（Ⅳ相），最后消失（Ⅴ相）。舒张压记录为Ⅳ相或Ⅴ相。理想袖带内充气囊的长度应超过上臂周径的80%，袖带宽度应至少为上臂周径的40%。袖带太窄或包裹太松，测定的血压值偏高；而袖带太宽，测得的血压值相对较低。

3. A　由于影响发射光吸收效应，指甲油颜色可影响氧饱和度监测的准确性。蓝色指甲油的峰吸收波长与成人失氧合血红蛋白的吸收波长相似（约660nm），因此对氧饱和度的读数影响最大。

4. E　影响脉搏氧饱和度测定的因素包括：①指甲油，尤其是蓝色，黑色影响 SpO_2 测量。②其他血红蛋白的影响，如碳氧血红蛋白增多使 SpO_2 呈假性高值，高铁血红蛋白增多使 SpO_2 数值下降趋向85%。贫血时，SpO_2 一定程度上低于 SaO_2。③静脉用染料，美蓝、靛青蓝等静脉染料可使 SpO_2 降低。④心输出量降低，低温，休克等导致组织低灌注的情况可使 SpO_2 无法读出或显著降低。

5. E　脉搏氧饱和度测定是一种无创、连续监测脉搏搏动和动脉血氧饱和度的仪器。其基本原理是利用氧合血红蛋白（HbO_2）和还原血红蛋白（Hb）对红光、红外光的不同吸收特性。HbO_2 吸收更多的红外光而让更多的红光通过，Hb 吸收更多的红光而让更多的红外光通过。$SpO_2 = HbO_2 / (Hb + HbO_2)$，反映了血红蛋白与氧结合的程度。血液内含有氧合血红蛋白、还原血红蛋白、高铁血红蛋白和碳氧血红蛋白等四种血红蛋白，高铁血红蛋白和碳氧血红蛋白属于异常血红蛋白，不参与血氧运输，正常情况下只有少量存在，理论上只有高铁血红蛋白和碳氧血红蛋白为零时，SpO_2 才会等于 SaO_2。

6. E　身体各部分的温度并不一致，理想的测温部位应具备体温不易散失，温度测量精确，可靠，无痛，实用等优点，但目前尚无一个测温部位能完全满足这些要求。麻醉中常用的测温部位有腋窝、直肠、鼻咽和深部鼻腔、食管、耳鼓膜、膀胱等。

7. C　耳鼓膜可精确反映大脑温度，与其他部位相比误差很小。

8. D　体温由中枢结构（主要是下丘脑）来调节，它先整合来自皮肤表面、神经轴和深部组织等温度传入信号，再与阈值温度进行比较，然后进行温度调节。

9. B　挥发性麻醉药有直接的扩张外周血管作用。区域阻滞后自主性温度调节功能降低，血管收缩与寒战阈值降低，阻滞区域的温度觉传入被阻断，从而影响体温调节反应。阻滞区域血管扩张、寒战反应消失、散热增加，寒冷防御的触发温度低于正常，即使触发，其防御效率也很低。

10. E　低体温导致凝血功能障碍，导致输血需求增加。

11. E　体温监测适用于大多数接受全身麻醉及椎管内麻醉的患者，可量化麻醉、手术期间体温变化的程度，提高麻醉的可控性及安全性。

12. E　三电极系统是最简单和最常用于手术室和重症监护室的心电监护模式。但在诊断复杂心律失常和 ST 段监测方面存在不足，因为该系统无法实现多导联监测以及对心肌缺血最为敏感。目前围术期心肌缺血高危患者的标准监护方式是五电极监护系统。

13. E　常用的胸前导联位置：V_1 电极位于胸骨右缘第 4 肋间。V_2 电极位于胸骨左缘第 4 肋间。V_3 电极位于 V_2 与 V_4 导联连线的中点。V_4 电极位于第 5 肋间左锁骨中线。V_5 电极位于 V_4 导联同一水平腋前线。V_6 电极位于 V_4 导联同一水平左腋中线。

14. B　II 导联是围手术期最常用的监护导联，能够较好地显示心电图形，可发现左心室下壁的心肌缺血。标准 II 导联的 P 波最明显，有助于发现和鉴别心律失常。

15. C　下壁心肌缺血/梗死的异常心电图出现在 II、III、aVF；前间壁心肌缺血/梗死的异常心电图出现在 V_1、V_2、V_3；前壁心肌缺血/梗死的异常心电图出现在 V_3、V_4、V_5；侧壁心肌缺血/梗死的异常心电图出现在 I、aVL、V_6；广泛前壁心肌缺血/梗死的异常心电图出现在 V_1、V_2、V_3、V_4、V_5。

16. D　高钾血症的心电图表现为 T 波窄而高尖以及 Q-T 间期缩短。进行性高钾血症可导致 QRS 波群增宽，P 波波幅减小及 P-R 间期延长（引起二度或三度房室传导阻滞）。低钾血症可导致 ST 段压低、T 波低平并出现明显 U 波。

17. B　二度 I 型房室传导阻滞，表现为 P 波规律地出现，P-R 间期逐渐延长，直至一个 P 波后漏脱一个 QRS 波群，其后 P-R 间期又趋缩短，之后又复逐渐延长，如此周而复始地出现，称为文氏现象。

18. C　正常成人 24 小时尿量在 1500ml 左右；若 24 小时尿量 <400ml，称为少尿；若 24 小时尿量 <100ml，称为无尿。

19. D　术中尿量取决于许多因素，该指标对于评价术后肾功能障碍风险是一种既不灵敏也不可靠的方法。

20. E　MAC 即最低肺泡有效浓度。苏醒 MAC（MAC-awake）是指麻醉苏醒期 50% 患者呼之睁眼的 MAC 值，通常为该麻醉药 MAC 值的 1/4~1/3；2MAC 即消除自主反应 MAC（MAC-BAR），指 50% 防止切皮引起的肾上腺素能反应的 MAC 值；1.5MAC 即气管插管 MAC（MAC-intubation），是指 50% 患者对气管插管无体动和呛咳的 MAC 值；1.3MAC 即 95% 有效剂量（MAC95）指使 95% 患者对手术切皮刺激无体动反应的 MAC 值；1.0MAC 是指 50% 患者对手术切皮刺激无体动反应的 MAC 值。

21. E　临床上能够直接监测脑功能状态变化的是神经电生理监测，产生了许多定量脑电图和诱发电位指标，如脑电双频谱指数（BIS），脑电熵指数，Narcotrend 麻醉/脑电意识深度监测指数（NI），听觉诱发电位指数（AEPI）。

22. B　BIS 作为镇静深度监测指标，范围从 0（等电位脑电图）到 100（完全清醒），全麻范围为 40~60；BIS 监测并不能完全避免术中知晓，原因其一是监测 BIS 不代表能及时发现麻醉减浅和给予相应处理；其二是 BIS 在监测意识消失和恢复时存在个体差异。BIS 还受到术中多种因素的影响，如肌松药物，体位，低温，应用麻黄素、肾上腺素等药物。另外，BIS 与镇痛敏感性较差，不能用于术中镇痛水平的监测。与患者体动反应也没有明显相关。

23. A BIS 是唯一进行过预防术中知晓大样本研究并证明有效的麻醉深度监测指标，指数由小到大表达相应的镇静水平和大脑清醒程度。100 代表完全清醒，0 代表脑电等电位。一般认为 85 ~ 100 为正常状态，60 ~ 85 为镇静状态，40 ~ 60 为麻醉状态，< 40 可呈现暴发抑制。

24. E TOF 是由一串四个频率为 2Hz 的单刺激组成，TOF 的四个刺激产生 4 个肌颤搐，依次为 T1、T2、T3 和 T4，可以直接从 T4/T1 的比值评定阻滞程度，非去极化阻滞程度增加时，T4/T1 比值逐渐降低，直至 T4 不显示（T4/T1 = 0），随着阻滞进一步加深，T3、T2 和 T1 相继消失。而肌力恢复时，肌颤搐恢复顺序与此相反，肌力完全恢复的指标是 T4/T1 ≥ 90%。

25. A 拇收肌的肌力恢复较喉肌、膈肌、皱眉肌和眼轮匝肌都晚，因此，用于评定肌松药作用消退和肌力恢复时，监测拇收肌最可靠。

26. A 不同刺激模式适用于不同手术阶段。麻醉诱导，监测气管插管条件用 0.1Hz 单刺激或四个成串刺激（TOF）。麻醉维持和手术期应用单刺激、TOF 和强直刺激后单刺激肌颤搐计数（PTC）。单刺激在手术期应用逐渐减少，TOF 具有单刺激和强直刺激优点，已取代单刺激，可在手术过程中连续监测。麻醉结束后，用 TOF 和双短强直刺激（DBS）。

27. C TOF 是由一串四个频率为 2Hz 的单刺激组成，连续 TOF 刺激时，串间距相隔 10s 以上。TOF 监测可以直接从 T4/T1 的比值评定阻滞程度，而且可以根据有无衰减确定阻滞性质。去极化阻滞，虽然四个肌颤搐幅度均降低，但 T4/T1 > 0.9 或接近 1.0。非去极

化阻滞时 T4/T1 比值逐渐降低，直至 T4 不显示（T4/T1 = 0），随着阻滞进一步加深，则 T3、T2 和 T1 相继消失。在术后肌张力逐渐恢复过程中，用 TOF 刺激时，T4/T1 ≥ 90% 表示肌力完全恢复。当非去极化肌松药完全抑制单刺激和 TOF 引起的肌颤搐，强直刺激后单刺激肌颤搐计数（PTC）可用于进一步评估更深的阻滞深度。

28. C AMG 监测刺激尺神经诱发的拇收肌收缩，产生的加速度变化是目前临床上应用最广的神经肌肉功能变化的监测方法。

29. A 心输出量（CO）的监测可分为无创和有创两大类，其中有创 CO 监测的方法有温度稀释法（热稀释法）、染料稀释法、锂稀释法、连续温度稀释法和动脉压力波形分析法。Swan - Ganz 导管监测是临床上传统的温度稀释法 CO 测量方法；无创 CO 测量方法主要有超声心动图、心阻抗血流图、超声多普勒和二氧化碳无创心排血量测定。

30. E 心指数（CI）= 心排血量（CO）/ 体表面积（BSA），正常值为 $3.0 ~ 3.5L/(min \cdot m^2)$。

31. D 从右侧颈内静脉置管，导管到达右心房时为 20 ~ 25cm，到达右心室时为 30 ~ 35cm，到达肺动脉时为 40 ~ 45cm，在 45 ~ 55cm 时可获得楔压。

32. D 肺动脉破裂多见于有肺动脉高压、血管壁变性的患者。临床表现为突然发生咳嗽、咯大量鲜红血液。应注意导管插入的深度，避免快速、高压地向气囊内注气，可减少此并发症的发生。

33. D 当操作可能加重病情或无助于治疗方案调整时，应避免右心漂浮导管操作，其绝对禁忌证包括右侧感染性心内膜炎，右心腔或主动脉内肿瘤、肿块或漂浮血栓，因为导管可能将组织送入肺动脉。相对禁忌证包括：严重凝血功能障碍和血小板减少症，可能增加出

血风险；完全性左束支传导阻滞，当在导管操作中引起右束支传导阻滞时，可能导致完全性房室传导阻滞以及其他严重心律失常的发生，尤其是室性心律失常；三尖瓣或肺动脉瓣为机械瓣或生物瓣；严重电解质紊乱；严重心力衰竭或严重肺动脉高压未改善者；急性感染性疾病；新近植入起搏器或除颤器者（在导管操作中可能引起心腔内导线脱落）；不能配合者。

34. E 脑氧饱和度监测可用于高危手术，如大动脉手术（颈动脉内膜剥脱术、颈动脉体瘤等），心脏手术、胸外手术和移植手术等。也可用于高危人群，如心肺复苏患者，脑血管病患者，早产儿及新生儿等。

35. C $rScO_2$ 测定混合了 25% 的动脉血、75% 的静脉血和 5% 毛细血管血。

36. A ①pH 值，7.35 ~ 7.45 为正常或代偿性，< 7.35 为酸中毒，> 7.45 为碱中毒；②$PaCO_2$ 值，35 ~ 45mmHg 为正常范围，< 35mmHg 为呼吸性碱中毒或对代谢性酸中毒的代偿，> 45mmHg 为呼吸性酸中毒；③BE 值，−3 ~ 3mmol/L 为正常范围，< −3mmol/L 为代谢性酸中毒，> 3mmol/L 为代谢性碱中毒。

37. C 肠穿孔时肠内大量消化液流至腹腔，导致大量的电解质和碳酸氢根离子丢失，多出现失碱性代谢性酸中毒。血气分析：①pH 值（正常值 7.35 ~ 7.45），< 7.35 为酸中毒，> 7.45 为碱中毒；②$PaCO_2$（正常值 35 ~ 45mmHg），< 35mmHg 为呼吸性碱中毒，> 45mmHg 为呼吸性酸中毒；③代谢性成分 HCO_3^-（正常值 22 ~ 27mmol/L）和 BE 值（正常值 −3 ~ 3mmol/L），HCO_3^- < 22mmol/L，BE < −3mmol/L 为代谢性酸中毒，HCO_3^- > 27mmol/L，BE > 3mmol/L 为代谢性碱中毒。

38. B 氧合指数 = PaO_2/FiO_2，正常情况下 PaO_2/FiO_2 大于 400mmHg，当气体交换能力下降时，PaO_2/FiO_2 下降。

39. B 一般情况下，SpO_2 与 PaO_2 存在相关性，SpO_2 90% 时 PaO_2 为 60mmHg。根据氧解离曲线的特点，PaO_2 在 60 ~ 110mmHg 变化时，SpO_2 在 91% ~ 99% 变化，不明显。当 PaO_2 < 60mmHg，氧解离曲线处于陡直位，PaO_2 轻微下降即可导致 SpO_2 急剧降低。临床上以 SpO_2 < 90% 为低氧危险界限。

40. D 当 PaO_2 > 160mmHg 时，SpO_2 不能准确反应 PaO_2。

模拟试卷

一、A1/A2 型题

1. 气管导管的套囊，现在最常用的是
   A. 低压小容量　　　B. 高压大容量
   C. 高压小容量　　　D. 超压大容量
   E. 低压大容量

2. 循环紧闭式呼吸环路系统的特点不包括
   A. 可进行辅助或控制呼吸
   B. 呼出气体中麻醉药可再利用
   C. 呼吸环路中必须有 CO_2 吸收器
   D. 可保持吸入气体的温度和湿度接近生理状态
   E. 呼吸道阻力小

3. 双腔气管导管插入过深最易引起哪一侧肺叶不张
   A. 左上肺叶　　　B. 右上肺叶
   C. 右中肺叶　　　D. 左下肺叶
   E. 右下肺叶

4. 以下哪种手术应该首选椎管内麻醉
   A. 肾切除术
   B. 膀胱全切，回肠代膀胱术
   C. 腹腔镜手术
   D. TURP
   E. 时间很短的手术

5. 接受胆囊手术的患者行硬膜外麻醉后，血压从 134/72mmHg 下降至 90/45mmHg，HR 从 72 次/分降至 63 次/分，SpO_2 从 97% 下降到 91%，下述处理中哪项最不合适
   A. 加快输液
   B. 静脉注射麻黄碱 20mg
   C. 面罩吸氧

D. 静脉注射咪唑安定 7.5mg
E. 静脉注射阿托品 0.5mg

6. 老年患者脊麻的特点是
   A. 起效慢、扩散广
   B. 起效快、扩散广、作用维持短
   C. 起效快、扩散广、作用时间长
   D. 起效快、扩散范围小
   E. 起效慢、扩散范围狭小

7. 下列关于缩窄性心包炎患者的麻醉前准备不正确的有
   A. 静脉补充白蛋白和全血
   B. 尽快抽尽胸腔积液
   C. 给予利尿药
   D. 尽量抽尽腹水
   E. 注意血钾的平衡

8. 冠心病患者术前应用 β 受体拮抗剂至
   A. 术前 2 周停用
   B. 应用至术晨
   C. 术前 3 天停用
   D. 术前 1 周停用
   E. 术前 3 周停用

9. 腰麻后出现头痛的原因最可能是
   A. 麻醉平面过高
   B. 麻醉药物不纯
   C. 麻醉药物注入过快
   D. 颅内压力增高
   E. 颅内压力下降

10. 下列关于 CVP，PAWP 的描述，不正确的是
    A. $CVP < 2 \sim 5cmH_2O$ 表示右心房充盈欠

佳或血容量不足

B. CVP > 20cmH$_2$O 表示右心功能不良或血容量超负荷

C. PAWP > 18mmHg 表示血容量超负荷

D. PAWP < 10mmHg 表示左心室射血不良

E. CVP 反映右心对回心血量的泵出功能

11. 肠内营养的优点不包括

A. 营养物质经肝门静脉输送到肝内，有利于合成内脏蛋白与代谢调节

B. 维持肠黏膜的屏障功能

C. 不受胃功能的影响

D. 使用方便，价格较廉

E. 促进肠道蠕动，增加肠血流，保证营养吸收和利用

12. II 型呼吸衰竭的血气诊断标准是

A. PaO$_2$ < 60mmHg（8.0kPa），PaCO$_2$ 正常

B. PaO$_2$ < 50mmHg（6.7kPa），PaCO$_2$ 正常

C. PaO$_2$ < 60mmHg（8.0kPa），PaCO$_2$ > 50mmHg（6.7kPa）

D. PaO$_2$ < 60mmHg（8.0kPa），PaCO$_2$ < 50mmHg（6.7kPa）

E. PaO$_2$ < 50mmHg（6.7kPa），PaCO$_2$ < 50mmHg（6.7kPa）

13. 多器官功能衰竭发病过程中最容易和最早受损害的器官是

A. 肺   B. 肾

C. 肝   D. 消化道

E. 脑

14. 下列关于脑水肿的防治，不正确的是

A. 限制晶体液输入

B. 用利尿药增加排出量

C. 局部低温

D. 维持循环稳定

E. 早期应用肾上腺皮质激素

15. 胸外除颤时，电极板应置于

A. 心尖区

B. 胸骨左缘第 2 肋间，心尖区

C. 胸骨右缘第 2 肋间，心尖区

D. 胸骨右缘第 3 肋间，心尖区

E. 以上都不对

16. 最需要与枕大神经痛，梅尼埃病鉴别的颈椎病类型是

A. 颈型   B. 神经根型

C. 交感型   D. 椎动脉型

E. 脊髓型

17. 三度房室传导阻滞患者行手术时的注意事项为

A. 择期手术需推迟，并对之进行治疗

B. 麻醉时需有电复律和电除颤的准备

C. 麻醉可无顾虑

D. 麻醉前宜将室性心率控制在 80 次/分左右，至少 < 100 次/分

E. 应考虑安装起搏器或做好起搏的准备

18. 患有下列疾病的患者不宜行择期手术，但应除外

A. 2 个月前患有广泛前壁心肌梗死

B. 肝病急性期

C. 女性患者月经期

D. 患有急性呼吸系统感染

E. 房颤，心室率 90 次/分

19. 在经尿道前列腺切除术（TURP）术中，患者自诉肩痛、恶心，此时应该警惕

A. 心肌梗死   B. 局麻药中毒

C. 膀胱破裂   D. 水中毒

E. 麻醉平面过高

20. 老年患者吸入异氟醚后与年轻人比较会出现

A. 血压下降不明显

B. 血压下降明显

C. 心动过缓

D. 血压升高

E. 脉压增加

21. 有关瓣膜性心脏病患者麻醉的特点，下列说法不正确的是

    A. 心功能 II 级的二尖瓣关闭不全患者，手术危险性很大，应先将心功能调至 I 级

    B. 二尖瓣狭窄患者要注意避免心动过速

    C. 二尖瓣关闭不全患者需要稍快的心率

    D. 主动脉瓣狭窄患者麻醉应防止外周阻力明显下降

    E. 主动脉瓣关闭不全患者用扩血管药可减少反流量

22. DIC 患者出血与下列哪项因素关系最为密切

    A. 肝合成凝血因子障碍

    B. 凝血因子大量消耗

    C. 凝血因子 XII 被激活

    D. 抗凝血酶物质增加

    E. 血管通透性增高

23. 可以导致拔管后声嘶的是

    A. 导管脱出

    B. 喉水肿

    C. 喉痉挛

    D. 高血压及心动过速

    E. 构状软骨脱位

24. 患者女性，60 岁，有风心病二尖瓣狭窄。因颅内肿瘤行开颅手术。术中无明显容量不足，出现心率渐加快达 160 次/分，血压下降 80/60mmHg。处理应选用

    A. 艾司洛尔   B. 利多卡因

    C. 毛花苷丙   D. 硝酸甘油

    E. 氢化可的松

25. 阑尾切除手术常用硬膜外阻滞穿刺点为

    A. $T_{10 \sim 12}$ B. $T_{8 \sim 10}$

    C. $T_{6 \sim 8}$ D. $L_{3 \sim 4}$

    E. $L_{1 \sim 2}$

26. 计算射血分数［EF］的公式是

    A. （MAP－CVP）×8/CO

    B. （PAP－PCWP）×8/CO

    C. SV/EDV

    D. CO/BSA

    E. SBP/3＋DBP/3

27. 下列关于术前肺功能评估的描述，错误的是

    A. 肺活量低于预计值的 60%，术后有发生呼吸功能不全的可能

    B. FEV_1/FVC＜60%，术后有发生呼吸功能不全的可能

    C. 屏气试验，屏气时间在 20s 以上为正常

    D. 对于行全肺切除者最好能进行健侧肺功能测定

    E. 术前 PaO_2 55mmHg，$PaCO_2$ 50mmHg，术后有发生呼吸功能不全的可能

28. 下面哪项是应用喉罩的适应证

    A. 饱胃及未禁食的患者

    B. 单肺通气

    C. 长时间手术

    D. 经纤支镜检查声带和气管

    E. 气管受压

29. 下列哪种疾病进行神经阻滞时，局麻药中可加肾上腺素

    A. 甲状腺功能亢进症

    B. 严重心脏病患者

    C. 采用氟烷全麻的患者

    D. 高血压患者

    E. 哮喘患者

30. 为防止反流误吸，对于 36 个月以上的行

择期手术的患儿，禁食时间为

A. 术前 2h 禁奶，术前 1h 禁清亮液体

B. 术前 4h 禁奶及固体食物，术前 2h 禁清亮液体

C. 术前 6h 禁奶及固体食物，术前 3h 禁清亮液体

D. 术前 8h 禁奶及固体食物，术前 3h 禁清亮液体

E. 术前 8h 禁奶及固体食物，术前 2h 禁清亮液体

31. 侧卧位开胸后对呼吸生理的影响，下列哪项是正确的

A. 上侧肺顺应性下降

B. 上侧肺灌流比下侧肺好

C. 相对开胸前而言肺内分流减少

D. 通气/灌流比例失调

E. 功能残气量无明显减少

32. 骨科手术易发生脂肪栓塞和肺栓塞并发症，下列哪种临床表现最能提示发生肺栓塞

A. 低氧血症

B. 低血压

C. 心动过速

D. 突发性低二氧化碳血症

E. 意识障碍

33. 关于孕妇仰卧位低血压综合征，下列说法错误的是

A. 是由于增大的子宫压迫了主动脉及腔静脉所致

B. 产妇采用右侧倾斜 30° 或垫高左髋部即可缓解

C. 进行硬膜外操作前，应常规开放上肢静脉进行预防性输液扩容

D. 血压低至 80mmHg 时，会使胎盘灌注减少，危及胎儿

E. 在麻醉特别是交感神经阻滞后更易发生

34. 一般不主张术前停用抗高血压药，但应除外下列哪一种药

A. 尼莫地平   B. 艾司洛尔

C. 卡托普利   D. 美托洛尔

E. 利血平

35. 关于体外循环手术及麻醉管理，下列哪项叙述是错误的

A. 如果在体外循环（CPB）前应用了 N_2O，则应在转流开始前停止使用，因为 N_2O 可能增加气栓发生的潜在危险

B. 对患者进行肝素化时，静脉注射肝素后常发生一过性血管扩张

C. 主动脉根部分离和插管可以导致高血压和心动过速

D. CPB 中代谢性酸中毒和少尿提示可能存在体循环灌注不足

E. 在体外循环手术中，监测直肠温度能及时反映脑和高灌注区组织的温度

36. 下列从插入的肺动脉漂浮导管中取得的信息属异常的是

A. 右心房压 15mmHg

B. 右心室收缩压 30mmHg

C. 平均肺动脉压 20mmHg

D. 肺动脉舒张压高于右心室舒张压

E. 肺毛细血管楔压 12mmHg

37. 因颈部瘢痕挛缩形成颏胸粘连。如果在全麻下手术，最有效保持呼吸道通畅的方法是

A. 口咽通气管

B. 食管 - 气道联合导气管

C. 喉罩气道

D. 在纤支镜引导下做气管内插管

E. 鼻咽通气道

38. 局麻药中毒引起全身惊厥时，首选的止惊

药应是

A. 地西泮   B. 苯妥英钠

C. 苯巴比妥   D. 激素

E. 氯胺酮

39. 颅内高压引起的全身反应不包括

A. 急性神经源性肺水肿

B. 血压上升，心率减慢

C. 呼吸不规律

D. 脑缺血，脑水肿

E. 心排血量下降

40. 冠状动脉搭桥手术中，下列哪项处理最不合适

A. 过度通气

B. 用地西泮5mg给药诱导

C. 低浓度吸入异氟醚

D. 切皮及劈胸骨时加深麻醉

E. 维持收缩压不低于90mmHg

41. 新生儿，体重3kg，术中出血50ml，其出血量相当于成人（体重60kg）失血

A. 420ml   B. 500ml

C. 840ml   D. 4200ml

E. 1250ml

42. 进行CPR时，进一步生命支持阶段的主要任务是

A. 建立人工呼吸和人工循环支持

B. 脑复苏

C. 恢复自主心搏

D. 恢复自主心搏和自主呼吸

E. 恢复神志

43. 下列关于呼吸系统疾病患者的术前评估或准备，错误的是

A. 慢性呼吸系统感染常与肺部阻塞性疾病并存，可互为因果

B. 急性呼吸系统感染一般可在感染得到充分控制1~2周后行择期手术

C. 慢性阻塞性肺疾病的患者均有肺泡通气/血流比值失调

D. 停止吸烟不能降低气道反应性

E. 慢阻肺患者行较大或较长的手术时，全麻与硬膜外阻滞的联合应用是较合理的选择

44. 对糖代谢影响较大的麻醉是

A. 局部麻醉

B. 神经阻滞麻醉

C. 椎管内阻滞麻醉

D. 全身麻醉

E. 硬膜外麻醉

45. 青光眼患者手术麻醉时应

A. 避免使用维库溴铵

B. 注意体温变化

C. 使用琥珀胆碱

D. 避免使用阿托品

E. 监测心率变化

46. 使气管黏膜毛细血管血流中断的气管导管气囊的压力是

A. 18mmHg   B. 22mmHg

C. 25mmHg   D. 28mmHg

E. 32mmHg

47. 下列关于小儿硬膜外阻滞特点及用药量，描述正确的是

A. 硬膜外间隙相对较小

B. 硬膜外穿刺层次感不明显

C. 利多卡因一次最大剂量不超过300mg

D. 硬膜外阻滞麻醉作用起效与成人相同

E. 骶管阻滞麻醉平面较局限

48. 现代疼痛诊疗学的范畴包括

A. 疼痛性疾病

B. 非疼痛性疾病（如自主神经紊乱）

C. 术后镇痛

D. 癌痛镇痛

E. 以上均是

49. 频发室性期前收缩呈二联律或三联律，如需行择期手术，处理方案是
    A. 择期手术应推迟，并对其进行诊治
    B. 麻醉可无顾虑
    C. 应考虑安装起搏器或做好起搏准备
    D. 麻醉时需有电复律和电除颤的准备
    E. 麻醉前宜将室性心率控制在 80 次/分左右，至少 <100 次/分

50. 对于肌间沟法臂神经丛阻滞引起的气胸，为确定诊断常用的最快速可靠的措施是
    A. 肺听诊
    B. X 线胸部摄片
    C. 动脉血气分析
    D. 胸部叩诊及诊断性穿刺抽气
    E. 胸部 CT 扫描

51. 关于偏头痛的说法，正确的是
    A. 单侧或双侧颈动脉触痛
    B. 持续性钝痛，时轻时重
    C. 一侧发作性的搏动性头痛
    D. 老年（60~75 岁）多发
    E. 复视

52. 俗称"落枕"的颈椎病类型是
    A. 颈型颈椎病
    B. 交感型颈椎病
    C. 神经根型颈椎病
    D. 椎动脉型颈椎病
    E. 脊髓型颈椎病

53. 在掌握控制性低血压的适应证和技术的情况下，平均动脉压（MAP）应控制的安全范围是
    A. 90~100mmHg
    B. 80~90mmHg
    C. 50~55mmHg
    D. 70~80mmHg
    E. 40~50mmHg

54. 麻醉期间最常见的上呼吸道梗阻的原因是

    A. 喉痉挛
    B. 支气管痉挛
    C. 舌后坠
    D. 分泌物阻塞气道
    E. 反流误吸

55. 肾热缺血超过多长时间，肾损害较难恢复
    A. 1min
    B. 2min
    C. 5min
    D. 10min
    E. 30min

56. 麻醉浅导致应激反应增强，通过哪一途径可使纤溶活性增强
    A. 肾上腺素水平升高
    B. 可的松水平升高
    C. β-内啡肽水平升高
    D. 去甲肾上腺素升高
    E. 5-羟色胺水平升高

57. 下列关于发生急性呼吸窘迫综合征时促使肺内分流量增加的因素，不正确的是
    A. 肺血管收缩
    B. 支气管痉挛
    C. 肺功能残气量增加
    D. 肺透明膜形成
    E. 肺毛细血管血栓形成

58. 下列哪项不属于输血免疫性并发症
    A. 急性溶血反应
    B. 非溶血性发热反应
    C. 输血后紫癜
    D. 荨麻疹
    E. 输血后肝炎

59. BIS 是下列哪种监测得到的指标
    A. 动态心电图
    B. 超声心动图
    C. 脑电功率谱分析
    D. 脑电双频谱分析
    E. 脑电图

60. 对于肝硬化门脉高压症患者，若心功能正常，为维持血液氧输送能力，血细胞比容

至少应保持在

A. 15%　　　　　　B. 30%

C. 35%　　　　　　D. 20%

E. 40%

61. 如果患者已出现局麻药全身毒性反应，下列处理正确的是

A. 停止使用局麻药

B. 给患者吸氧

C. 必要时使用肌松药行气管内插管

D. 使用镇静药

E. 以上均是

62. 糖尿病患者行择期手术前，化验指标至少应满足

A. 尿酮体阴性、空腹血糖 $<6.7mmol/L$

B. 尿酮体阴性、空腹血糖 $<8.9mmol/L$

C. 尿酮体阴性、空腹血糖 $<11.1mmol/L$

D. 尿酮体阴性、空腹血糖 $<7.8mmol/L$

E. 尿酮体阴性、空腹血糖 $<10mmol/L$

63. 有关肾移植患者的术前准备，哪一项是错误的

A. 应于术前24h透析1次

B. 需用术前药

C. BUN降至7mmol/L、肌酐降至133umol/L以下

D. 如果穿刺硬膜外，要在透析后24h进行

E. 评估心功能

64. 全麻患者术中输血发生急性溶血性反应的重要体征或症状是

A. 呕吐　　　　　　B. 腰背痛

C. 寒战　　　　　　D. 发热

E. 血红蛋白尿

65. 第二产程子宫收缩痛传入脊髓节段

A. T_8　　　　　　B. T_{10}以下

C. $T_{11~12}$　　　　D. $T_{10}~L_1$

E. $S_{2~4}$

66. 高钾血症的心电图表现为

A. T波高尖，Q-T间期延长，QRS波增宽

B. P-R间期延长，QRS波增宽

C. P-R间期缩短，QRS波缩短

D. T波倒置或低平，Q-T间期延长，QRS波增宽

E. T波高尖，Q-T间期缩短，QRS波增宽

67. 在硬膜外阻滞下行胆道手术时，为防止发生心搏骤停，麻醉前宜给予

A. 东莨菪碱　　　　B. 阿托品

C. 麻黄碱　　　　　D. 芬太尼

E. 吗啡

68. 治疗休克应用血管扩张药时应掌握

A. 在血容量补足之后

B. 使CVP维持在$10cmH_2O$以上

C. 若仍不能恢复较满意的血压，可加用小量血管收缩药

D. 血压接近正常水平

E. 以上都是

69. 术后疼痛可引起内分泌激素的变化，下列除哪项外均升高

A. 皮质醇　　　　　B. ACTH

C. 胰高血糖素　　　D. 醛固酮

E. 胰岛素

70. 术后疼痛对凝血机制的影响为

A. 血小板黏附功能降低

B. 纤溶机制增强

C. 激活凝血反应

D. 不利于血栓形成

E. 以上都不对

71. 硬膜外使用吗啡的副作用是

A. 延迟性呼吸抑制

B. 血压增高

C. 心律失常

D. 患者过度镇静

E. 以上都不对

72. 下列关于 WHO 癌性疼痛阶梯治疗方案中第二阶梯用药的描述，正确的是

A. 非阿片类镇痛药加强阿片类镇痛药

B. 非阿片类镇痛药加弱阿片类镇痛药

C. 非阿片类镇痛药

D. 强阿片类镇痛药

E. 以上都不是

73. 对合并有呼吸系统疾病患者在麻醉期间判断气道梗阻及通气状态的最敏感的监测指标为

A. 幅度和节律

B. SpO_2

C. $ETCO_2$

D. 气量计通气功能监测

E. 以上都是

74. 为预防胃肠手术患者发生呕吐误吸，麻醉前应禁食多长时间

A. 4h B. 12h

C. 10h D. 8h

E. 6h

75. 蛛网膜下腔阻滞的绝对禁忌证是

A. 患者合并有呼吸系统疾患

B. 糖尿病患者

C. 小儿患者

D. 休克患者

E. 老年患者

76. 尿道前列腺切除术后行膀胱冲洗的患者出现心动过缓，低血压，癫痫样发作。最可能的原因为

A. 麻醉药过量

B. 低钠血症

C. 迷走神经张力过高

D. 有效循环血量减少

E. 低血糖

77. 下列关于中心静脉压（CVP）变化对颅内压的影响，不正确的是

A. 直接影响颅内压

B. 腹内压升高，CVP 升高

C. 气管插管引起呛咳，CVP 升高

D. 椎静脉回流障碍，颅内静脉压随之升高

E. 自主呼吸，胸膜腔压力变化，CVP 随之改变

78. 气管内全麻术中气道压力突然下降，血氧饱和度下降，患者胸廓运动消失，可能的原因是

A. 气栓 B. 气胸

C. 喉痉挛 D. 肺栓塞

E. 导管脱出

79. 对于麻醉前已怀疑或确认为困难气管插管的患者，下列哪种插管方法最安全

A. 清醒气管插管

B. 气管切开

C. 喉罩通气

D. 全麻下纤维支气管镜插管

E. 以上都不是

80. 妇科腹腔镜手术过程中，患者突然出现呼末 CO_2 分压下降，心动过缓，动脉血氧饱和度下降，心前区听诊闻及大水泡音，此时应首先考虑的原因为

A. 空气栓塞

B. 麻醉过深

C. 气管导管位置过深

D. 皮下气肿

E. 药物过敏

81. 决定吸入麻醉药诱导和苏醒快慢的最主要

因素是

A. 吸入麻醉药的油/气分配系数

B. 吸入麻醉药的血/气分配系数

C. 吸入麻醉药的 MAC

D. 吸入麻醉药的肌肉/血分配系数

E. 吸入麻醉药的脂肪/血分配系数

82. 测定外源性凝血途径的检验是

A. BT   B. ACT

C. PTT   D. PT

E. APTT

83. 成人正常颅内压为

A. 15～20mmHg   B. 20～30mmHg

C. 30～40mmHg   D. 40～50mmHg

E. ＜15mmHg

84. 对血流动力学影响最严重的心律失常是

A. 房室传导阻滞

B. 阵发性室上性心动过速

C. 心房颤动

D. 室性心动过速

E. 心室扑动和心室颤动

85. 有关星状神经节及其阻滞的叙述，下列哪项是错误的

A. 由 C_6，C_7 及 T_1 神经节构成

B. 节前纤维始自 C_3～T_1 节段

C. 节后纤维皮肤分布区域为 C_3～T_{12}

D. 阻滞常用局麻药为 1% 的利多卡因

E. 阻滞成功者可出现 Horner 综合征

86. 施行硬膜外阻滞时，局麻药误入蛛网膜下腔，引起全脊麻心搏骤停。其主要原因是

A. 抽搐、缺氧

B. 脊神经被阻滞，导致呼吸肌麻痹和血压大幅度下降

C. 药物直接抑制呼吸循环中枢

D. 局麻药注入量过大，患者立即发生药物中毒

E. 循环抑制

87. 吸入全麻药对肌松药的作用表现为

A. 肌松药作用增强

B. 肌松药作用减弱

C. 筒箭毒碱等时效延长

D. 琥珀胆碱药效明显减弱

E. 琥珀胆碱Ⅱ相阻滞

88. 下列关于妊娠期的血液变化，正确的是

A. 呈高凝状态

B. 血浆增加比血细胞少

C. 血浆蛋白增加

D. 由于血液稀释，白细胞计数相对减少

E. 血容量与非妊娠期相似

89. 理想的分娩镇痛必须具备的特征是

A. 对母婴影响小

B. 操作简便，快速有效，满足整个产程镇痛的要求

C. 避免运动神经阻滞，不影响宫缩和产妇运动

D. 产妇清醒可参与生产过程

E. 以上均是

90. 下列关于颅脑外伤患者麻醉恢复期应注意的事项，不包括的是

A. 保持呼吸道通畅，必要时行机械通气

B. 防止血压过高，原则上不宜使用麻醉性镇痛药

C. 发生术后血管运动中枢麻痹，需用升压药维持

D. 限制入液量，减轻脑水肿

E. 常规进行物理降温和冬眠疗法

91. 喉软骨支架中，唯一完整的软骨环是

A. 会厌软骨   B. 甲状软骨

C. 杓状软骨   D. 环状软骨

E. 小角软骨

92. 临床上 $FEV_1/FVC\%$ 正常值是

A. 50% 以上   B. 60% 以上

C. 65% 以上   D. 70% 以上

E. 80% 以上

93. 心肌梗死患者，择期手术应推迟到梗死发生

    A. 2 个月后   B. 4 个月后

    C. 6 个月后   D. 8 个月后

    E. 10 个月后

94. 休克的基本原因是

    A. 低血容量或感染使心排血量下降

    B. 心收缩力下降、心排血量下降

    C. 周围血管扩张，毛细血管床扩大

    D. 有效循环血量不足，脏器的微循环灌注不良

    E. DIC

95. 甲状腺危象治疗时不包括

    A. 甲硫氧嘧啶   B. 普萘洛尔

    C. 降温、吸氧   D. 镇静药

    E. 抗生素

96. 下列有关冠心病患者麻醉要点的叙述，错误的是

    A. 防止低血压   B. 防止高血压

    C. 防止心动过速   D. 麻醉宜浅

    E. 维持心肌氧的供需平衡

97. 择期全麻气管插管的绝对禁忌证是

    A. 急性喉水肿

    B. 气管内肿瘤

    C. 凝血功能障碍

    D. 喉返神经麻痹

    E. 颅内高压

98. 喉痉挛时的首选措施是

    A. 静脉注射琥珀胆碱

    B. 快速气管插管

    C. 粗针环甲膜穿刺

    D. 气管切开

    E. 面罩加压吸氧

99. 少尿是指每昼夜排出的尿量为

    A. 100ml 以下

    B. 400ml 以下

    C. 2000 ~ 2500ml

    D. 1000 ~ 2000ml

    E. 4000ml

100. 下列关于高原环境对人体呼吸系统产生的影响，不正确的是

    A. 呼吸频率、潮气量增加

    B. 呈现过度通气

    C. 氧解离曲线左移

    D. 红细胞2,3 - 磷酸甘油酸浓度增加

    E. 弥散功能增加有限

101. 小儿 LMA 正确置入法是

    A. 开口向后，插入过程中旋转180°

    B. 开口向前，插入过程中旋转180°

    C. 开口向后，插入过程中旋转90°

    D. 开口向左，插入过程中旋转90°

    E. 开口向右，插入过程中旋转90°

102. 临床上禁忌应用血小板制品的疾病是

    A. 血栓性血小板减少性紫癜

    B. 肝硬化脾亢

    C. 重症肝病

    D. 腹型紫癜

    E. 急性单核细胞白血病

103. 患者女性，28 岁，70kg，患有溃疡性结肠炎，于全麻下行结肠切除术和回肠造口术，麻醉诱导和气管插管顺利，麻醉维持使用异氟烷，N_2O，50% O_2，芬太尼；肌松维持用阿曲库铵，机械通气参数：VE（每分通气量）5000ml，呼吸频率10 次/分；若呼吸频率从 10 次增加到 20 次/分，VA（肺泡通气量）如何变化

    A. 无变化   B. 增加约 500ml

C. 减少约 1500ml　　D. 增加约 100ml

E. 减少约 750ml

104. 术前采用肝素治疗的心脏病患者，如拟采用区域阻滞麻醉，术前停用肝素的时间应为

A. 术前 72 小时　　B. 术前 48 小时

C. 术前 24 小时　　D. 术前 4 小时

E. 至术晨

105. 关于非肠道手术患者的营养实施方案，以下哪个观点正确

A. 营养状态差的患者应首先考虑肠内营养

B. 短肠综合征的患者以胃肠外营养为首选

C. 胃肠外营养的完善使其可以替代肠内营养

D. 胃肠外营养比胃肠内营养安全，较少产生并发症

E. 胃肠外营养可使胃肠处于无负荷状态，保护了胃肠道的组织机构和功能

106. 关于心肺复苏时的给药途径，下列哪项不正确

A. 肌内注射

B. 心内注射

C. 气管内给药

D. 外周静脉内给药

E. 中心静脉内给药

107. 麻醉前用药的目的不包括

A. 减轻或消除手术或麻醉引起的不良反应

B. 提高患者痛阈，缓解术前疼痛

C. 抑制呼吸道腺体分泌功能

D. 预防室上性心动过速

E. 清除患者紧张、焦虑及恐惧心情

108. 肝移植血管开放后最易发生

A. 大量血液回心，心排血量上升

B. 大量血液进入循环，心排血量上升

C. 血压升高，心排血量升高

D. 大量血液进入循环，心排血量下降

E. 大量血液涌入肝内，使心排血量下降

109. 按 Steward 苏醒评分，患者须达多少分才能送回病房

A. 1 分　　　　B. 2 分

C. 3 分　　　　D. 4 分

E. 5 分

110. 二氧化碳蓄积的早期临床表现是

A. 血压升高，脉搏增速，呼吸加深加快

B. 血压升高，脉搏减慢，呼吸加深加快

C. 血压下降，脉搏减慢，呼吸加深加快

D. 血压升高，脉搏增速，呼吸加深变慢

E. 血压升高，脉搏减慢，呼吸加深变慢

111. 肾移植术中，开放吻合的肾动脉前应采取

A. 升压　　　　B. 降温

C. 呼吸抑制　　D. 过度通气

E. 控制性降压

112. 二氧化碳在血液中的运输方式主要是

A. 与血红蛋白结合

B. 以碳酸氢盐形式运输

C. 溶解在血浆中

D. 以上都是

E. 以上都不是

113. 腰部交感神经阻滞不应用于下列哪种疾病

A. 下肢闭塞性动脉炎

B. 下肢糖尿病性坏死

C. 下肢静脉血栓

D. 雷诺现象

E. 胫骨骨肉瘤疼痛

114. 控制性降压最易发生的并发症是
    A. 术后持续低血压，循环虚脱
    B. 苏醒迟缓、反应性出血和术后视物模糊
    C. 栓塞，除可见于脑之外，视网膜、冠脉血管也有发生
    D. 肾功能不全、少尿、无尿
    E. 呼吸功能障碍

115. 睡眠呼吸暂停综合征指
    A. 每晚 7 小时睡眠中，呼吸暂停反复发作 20 次以上或睡眠紊乱指数≥10
    B. 每晚 7 小时睡眠中，呼吸暂停反复发作 30 次以上或睡眠紊乱指数≥10
    C. 每晚 7 小时睡眠中，呼吸暂停反复发作 30 次以上或呼吸暂停每小时达 5 次，每次 10 秒以上
    D. 每晚 7 小时睡眠中，呼吸暂停反复发作 25 次以上或睡眠紊乱指数≥5
    E. 每晚 10 小时睡眠中，呼吸暂停反复发作 30 次以上或睡眠紊乱指数≥5

116. 有关支气管哮喘的概念，下列哪项是错误的
    A. 反复发作的带有哮鸣音的呼气性呼吸困难
    B. 哮喘发作时常有低氧血症，但一般无高碳酸血症
    C. 发病与过敏、自主神经功能紊乱及 β 肾上腺素能受体功能低下等因素有关
    D. 哮喘发作时有可逆性的功能残气量增加，肺活量、时间肺活量降低等功能的改变
    E. 迷走神经兴奋使肥大细胞内的环磷酸腺苷（cAMP）含量增多，抑制生物活性物质释放，缓解哮喘发作

117. 直入法硬膜外穿刺时穿刺针依次经过的解剖层次顺序为
    A. 皮肤、皮下组织、肌肉、棘间韧带、黄韧带、硬脊膜外间隙
    B. 皮肤、皮下组织、棘上和棘间韧带、黄韧带、硬脊膜外间隙
    C. 皮肤、棘上韧带、棘间韧带、黄韧带、硬脊膜、硬脊膜外间隙
    D. 皮肤、皮下组织、棘上韧带、黄韧带、棘间韧带、硬脊膜外间隙
    E. 皮肤、皮下组织、棘上和棘间韧带、黄韧带、硬脊膜外间隙、硬脊膜

118. 10~20kg 体重小儿手术期间每小时正常维持量（ml）是
    A. kg×4   B. kg×2
    C. kg×2+10   D. kg×3+20
    E. kg×2+20

119. 关于氧摄取率的描述，错误的是
    A. 反映全身氧耗状况
    B. 反映全身氧供状况
    C. 正常值为 0.25~0.33
    D. 反映组织的氧摄取利用能力
    E. 反映血红蛋白与氧的亲和性

120. 危重患者肠外营养要求每日蛋白质供给量为
    A. 0.5~1g/kg   B. 1~2g/kg
    C. 2~3g/kg   D. 3~4g/kg
    E. 4~5g/kg

121. 下列关于心内直视手术围术期心律失常的预防措施，不包括的是
    A. 消除紧张情绪
    B. 控制麻醉深度
    C. 防治再灌注损伤
    D. 避免使用诱发药物
    E. 预防性应用抗心律失常药物

122. 在下列 5 个心脏功能指标中，最能反映心肌收缩功能的指标是

A. 左室 dp/dt

B. 动脉收缩压（APs）

C. 肺小动脉楔压（PAWP）

D. 左室收缩压（LVPs）

E. 左室舒张末容积（LVEDV）

123. 新生儿出生后身体红润、四肢发绀、心率 120 次/分，哭声响，能活动，弹足底哭，Apgar 评分为

A. 6 分　　　　　B. 7 分

C. 8 分　　　　　D. 9 分

E. 10 分

124. 下列哪项不是心衰患者低心排血量的代偿机制

A. 作用于心脏的交感活性增强

B. 心肌肥厚

C. 肾脏排盐增多并且血容量减少

D. 继发醛固酮增多症

E. 心室充盈压增加

125. 腹腔镜手术时，人工气腹后对生理的影响不包括

A. 肺顺应性增加

B. 腹腔脏器的供血减少

C. 呼气末 CO_2 分压升高

D. 胃内压升高，有胃液反流趋向

E. 下腔静脉回流减少，心排血量下降

126. 拔管时出现喉痉挛而将导管夹紧，首先应采取的措施是

A. 马上加深麻醉，充分供氧，待松弛后再拔

B. 加压给氧

C. 马上给予肌松药

D. 安慰患者，让患者放松

E. 从气管导管内加入少量局麻药

127. 围术期心梗最好发于

A. 术前

B. 麻醉后

C. 术中

D. 术后 24 小时以内

E. 术后 3 天内

128. 对于蛛网膜下腔阻滞后血压下降的处理，应先考虑

A. 间羟胺 5 ~ 10mg

B. 麻黄碱 15mg，iv

C. 阿托品 0.25mg，iv

D. 快速输液 200 ~ 300ml

E. 肾上腺素 0.3mg，iv

129. 颅脑外科手术时，为短时期降低颅内压，可采取

A. 增加动脉氧分压

B. 降低动脉氧分压

C. 降低动脉二氧化碳分压

D. 增加动脉二氧化碳分压

E. 同时提高动脉氧分压和二氧化碳分压

130. 连续 3 次电击除颤失败，应当继续

A. 加大电量，继续电击除颤

B. 减小电量，继续电击除颤

C. 以同样电量，继续电击除颤

D. 改变电极板放置位置，继续电击除颤

E. 心脏按压，保证心肌供血供氧后再试行除颤

131. 下列哪项是清醒插管成功的关键

A. 充分镇静

B. 良好的表面麻醉

C. 适当的头部位置

D. 纤维支气管镜引导

E. 选择偏细的导管

132. 下述哪项不是颅内压监测的适应证

A. 脑积水　　　　B. 脑水肿

C. 颅内手术时　　D. 颅脑损伤

E. 急慢性颅内压升高

133. 对于坐位手术患者，应注意的最重要的问题是

   A. 低血压　　　　 B. 呼吸障碍

   C. 下肢水肿　　　 D. 空气栓塞

   E. 颅内高压

134. 关于产科手术的硬膜外麻醉，以下说法错误的是

   A. 麻醉平面应达到 T_3 水平

   B. 可以实施脊麻 - 硬膜外联合麻醉

   C. 常采用 2% 的利多卡因作为硬膜外用药

   D. 为防止麻醉后仰卧位低血压综合征的发生，麻醉前应适当补充液体扩容

   E. 由于骶尾部的阻滞常常难以完善，因此手术切皮前可给予一定的辅助用药如哌替啶等

135. 法洛四联症患儿行麻醉后 BP 86/42mmHg，FiO_2 0.60，SpO_2 87%。问下述何项措施对改善血氧最有效

   A. 提高 FiO_2　　 B. 加快输液

   C. PEEP 通气　　 D. 增加潮气量

   E. 静脉注射去氧肾上腺素 1～2μg/kg 或麻黄碱 0.5～1mg/kg

136. 用间歇性正压通气方式治疗肺水肿时，吸气峰值压力应小于

   A. 15mmHg　　　 B. 20mmHg

   C. 25mmHg　　　 D. 30mmHg

   E. 35mmHg

137. 对 COPD 患者进行麻醉前评估体检时，应特别注意

   A. 胸廓形态　　　 B. 呼气时间

   C. 呼吸音改变　　 D. 是否有肺实变

   E. 以上都是

138. 下列有关肾移植的叙述，正确的是

   A. 供肾切除前无需肝素化

   B. 伴有糖尿病者不宜做肾移植

   C. 供体肾植入前需将病肾切除

   D. 肾移植后无尿表示急性肾小管坏死

   E. 氟烷、恩氟烷和异氟烷均可用于麻醉中

139. 心脏手术麻醉清醒时用纳洛酮拮抗阿片类药物的作用，可能引起下列哪项危险

   A. 低温　　　　　 B. 低血压

   C. 高血压　　　　 D. 肺水肿

   E. 苏醒延迟

140. Venturi 面罩的吸入氧浓度为

   A. 21%～55%　　 B. 24%～50%

   C. 21%～35%　　 D. 35%～50%

   E. 52%～100%

141. 7 岁患儿午餐时，不慎将花生米误吸入气管，拟行急诊气管内异物取出，术前最迅速且有助于诊断的检查是

   A. 查血常规　　　 B. 检查心电图

   C. 拍胸部 X 线片　 D. 听诊双侧呼吸音

   E. 以上都不是

142. 急症手术患者，事先已服用单胺氧化酶抑制药，麻醉中应避免应用以下哪种药物

   A. 吗啡　　　　　 B. 芬太尼

   C. 哌替啶　　　　 D. 琥珀胆碱

   E. 硫喷妥钠

143. 耳鼻喉科手术麻醉最关键的问题是

   A. 减少出血

   B. 控制血压增高

   C. 预防水、电解质紊乱

   D. 保持气道通畅和充分的通气

   E. 预防迷走神经反射性心律失常

144. 呼气末正压（PEEP）主要用于

   A. 适用于呼吸停止的患者

   B. 适用于各种需要机械通气的患者

C. 常用于撤离呼吸机之前的呼吸肌锻炼

D. 用于治疗伴有弥漫性肺浸润改变的低氧血症

E. 对呼吸运动不稳定的患者作为撤机前的过渡方式比较安全

145. 血细胞比容明显增高见于

A. 三尖瓣关闭不全

B. 动脉导管未闭

C. 二尖瓣狭窄

D. 二尖瓣关闭不全

E. 法洛四联症

146. 一全身90%Ⅱ度至Ⅲ度烧伤患者行异体皮移植术时，不宜应用

A. 琥珀胆碱   B. 阿曲库铵

C. 维库溴铵   D. 哌库溴铵

E. 罗库溴铵

147. 在控制性降压后，除哪一项外其他均可发生

A. 通气过度   B. 苏醒迟缓

C. 术后视物模糊   D. 反应性出血

E. 少尿

148. 对于高血压患者，麻醉期间出现血压下降，与原来血压水平相比，可视为显著低血压的变化幅度是

A. 15%   B. 20%

C. 25%   D. 30%

E. 40%

149. 下列哪项不是影响肌松药药效学的因素

A. 呼吸性酸中毒增加氯筒箭毒碱和泮库溴铵的肌松作用

B. 氨茶碱对非去极化肌松药有抵抗

C. 低钙血症减弱非去极化肌松药作用

D. 低钾血症和高钠血症可增强非去极化肌松药作用

E. 高镁血症可增强非去极化肌松药作用

150. 下列有关先天性心脏病患者的麻醉注意事项的叙述，不正确的是

A. 法四患者静脉注射时微小的气泡可能导致比一般患者严重的后果

B. 先天性心脏病患儿需给予充分的麻醉前用药，使患儿安静

C. 为防止脱水，术前禁饮时间不宜太久

D. 法四患者血压下降时可用小剂量去氧肾上腺素

E. 左向右分流型先心病患者吸入麻醉容易加深，而用静脉麻醉药时需加大药量

151. 房颤对循环功能的干扰主要在于

A. 干扰心室充盈   B. 影响心肌血流

C. 增加心脏负荷   D. 干扰心室收缩

E. 影响冠脉回流

152. 增加心肌氧耗的主要因素不包括

A. 心率增加

B. 心肌收缩力增加

C. 心室壁张力增加

D. PCO_2 上升

E. 后负荷增加

153. 硝酸甘油主要是通过下列哪种机制缓解心绞痛的

A. 扩张冠脉，增加冠脉血流量

B. 增加每搏量

C. 增加心率

D. 减少回心血量，降低心肌耗氧量

E. 减弱心肌收缩力

154. 左心衰竭时较典型的血流动力学的变化是

A. 左房压或肺毛压升高

B. 心输出量降低

C. 血压下降

D. 右房压或中心静脉压升高

E. 脉压缩小

155. 目前临床上监测心肌缺血最敏感和准确的手段是

A. 心电图监测

B. 肺动脉压楔压

C. 中心静脉压

D. 经食道超声心动图

E. 以上均不是

156. 关于妊娠合并心脏病临产的处理，下列哪项是不合适的

A. 临产后用抗生素至产后 1 周

B. 密切观察心跳、呼吸

C. 除非病情需要，一般不主张预防性使用洋地黄

D. 产程进展慢，估计有头盆不称，以剖宫产为主

E. 有产后流血时必须输血

157. 下列关于椎管内阻滞恢复的先后顺序，正确的是

A. 血管舒张 > 温觉 > 痛觉 > 触觉 > 运动 > 本体感觉

B. 血管舒张 > 痛觉 > 温觉 > 触觉 > 运动 > 本体感觉

C. 本体感觉 > 运动 > 触觉 > 痛觉 > 温觉 > 血管舒张

D. 本体感觉 > 运动 > 痛觉 > 触觉 > 温觉 > 血管舒张

E. 本体感觉 > 运动 > 温觉 > 痛觉 > 触觉 > 血管舒张

158. 确认双腔气管导管定位的"金标准"是

A. 听诊法

B. 观察气道压力

C. 观察 $P_{ET}CO_2$ 波形

D. 纤维支气管镜下定位

E. 使用吸痰管探测法

159. 仰卧位低血压综合征是因为增大的子宫压迫了

A. 下腔静脉 B. 髂内静脉

C. 髂外静脉 D. 髂总静脉

E. 子宫静脉

160. 神经外科手术中，为获得过度通气的最佳降颅压效应，$PaCO_2$ 应保持的理想水平是

A. 15 ~ 20mmHg B. 20 ~ 25mmHg

C. 25 ~ 30mmHg D. 30 ~ 35mmHg

E. 35 ~ 40mmHg

二、A3/A4 型题

(161 ~ 163 题共用题干)

患儿男性，3 岁，12kg，患法洛四联症，拟在体外循环下行矫形术。

161. 如果使用七氟醚诱导，则可能

A. 诱导加快

B. 诱导减慢

C. 诱导速度和正常小儿无差别

D. 将出现缺氧发作

E. 诱导无法进行

162. 术中建立体外循环前，患儿突然血压由 90/45mmHg 下降至 68/32mmHg，SpO_2 由 95% 下降至 75%，此时 FiO_2 0.50。请问下述哪项措施对改善血氧最有效

A. 提高 FiO_2 B. 加快输液

C. PEEP 通气 D. 增加潮气量

E. 静脉注射去氧肾上腺素 1 ~ 2μg/kg

163. 此时患儿术中出现血压下降、低氧血症的主要原因可能为

A. 心衰 B. 呼吸道梗阻

C. 麻醉过深 D. 支气管痉挛

E. 右室流出道痉挛或外周血管阻力降低

(164 ~ 165 题共用题干)

患者男性，45 岁，体重 95kg，身高

175cm，既往有高血压病史 10 年，吸烟史 20 年。突发胸骨后撕裂样疼痛，口服硝酸甘油不缓解。

164. 最可能的诊断是

    A. 急性心肌梗死　　B. 主动脉夹层

    C. 急性左心衰　　　D. 肺栓塞

    E. 气胸

165. 如果需要确诊最好采用下列哪项检查

    A. 冠脉造影

    B. 十二导联心电图

    C. 心脏超声

    D. 主动脉增强 CT

    E. 心肌酶

（166 ~ 167 题共用题干）

患者男性，68 岁，因冠心病多支病变行冠状动脉旁路移植术。术中主动脉插管使 CI 的值由 3.5L/（min·m²）降低到 2.2 L/（min·m²）。

166. 为监测术中全身氧供需平衡情况，最好选用下述哪项监测

    A. SaO_2　　　　　B. SpO_2

    C. $PaCO_2$　　　　D. SvO_2

    E. PaO_2

167. 此时如果测得 PVR 90dyn·s·cm^{-5}，SVR 940dyn·s·cm^{-5}，VO_2 108ml/（min·m²），PAWP 6mmHg，首选处理方式是

    A. 补充血容量

    B. 提高 FiO_2

    C. 去氧肾上腺素 50μg

    D. 静脉注射麻黄素 20mg

    E. 加深麻醉

（168 ~ 171 题共用题干）

患者女性，40 岁，身高 165cm，因风湿性心脏病、二尖瓣狭窄，拟直视下行二尖瓣置换，需作深静脉置管。

168. 右颈内静脉中位穿刺不顺利，反复穿刺后出现咳嗽，听诊右肺呼吸音降低，可

能的原因是

    A. 损伤颈动脉　　B. 针刺伤气管

    C. 损伤胸膜　　　D. 损伤胸导管

    E. 损伤喉返神经

169. 穿刺注射器内血液鲜红，有上涌的感觉，可能是

    A. 穿入颈总动脉

    B. 穿入颈内动脉

    C. 穿入颈外动脉

    D. 穿入颈外静脉

    E. 穿入锁骨下动脉

170. 放弃颈内静脉改行股静脉穿刺，穿刺点选择

    A. 股动脉外侧，腹股沟韧带下两横指

    B. 股动脉内侧，腹股沟韧带下两横指

    C. 股动脉内侧，腹股沟韧带上方 1cm

    D. 股动脉外侧，腹股沟韧带上方 1cm

    E. 以上都可以

171. 股静脉穿刺点偏高，可能出现的最危险的并发症是

    A. 股动脉损伤，局部血肿

    B. 腹股沟韧带损伤

    C. 股静脉损伤

    D. 髂内动脉损伤，盆腔大出血

    E. 髂外动脉损伤，盆腔大出血

（172 ~ 174 题共用题干）

患者男性，35 岁，在体外循环下行室缺修补术，手术后 4 小时发现胸腔引流增加，呈血性出血。

172. 关于原因，应首先考虑

    A. 止血不彻底　　B. 凝血因子不足

    C. 纤溶亢进　　　D. 血小板因素

    E. DIC

173. 若排除上述出血原因，查 ACT > 130 秒，则出血原因最可能为

A. 止血不彻底

B. 凝血因子不足

C. 血循环中残留肝素

D. 纤溶亢进

E. DIC

174. 此时应采取的措施为

A. 输 FFP   B. 补充血小板

C. 抗凝治疗   D. 输 RBC

E. 静脉注射鱼精蛋白

(175 ~ 177 题共用题干)

患者男性，78 岁，拟行胆囊切除术。有活动后胸前区不适感。

175. 手术中监测的重点是

A. 中心静脉压

B. 心电图

C. 直接动脉压

D. 漂浮导管监测肺动脉压

E. 呼气末二氧化碳

176. 患者最有可能发生了

A. 冠状动脉粥样硬化性心脏病

B. 心力衰竭

C. 肺心病

D. 支气管哮喘

E. 胸膜炎

177. 术前哪一项检查对麻醉最重要

A. 胃镜   B. 心电图

C. 胃肠造影   D. 血气分析

E. 肝功能

(178 ~ 183 题共用题干)

一名 5 岁单纯肘关节拖尾儿童，2 小时前吃蛋糕 2 块，饮水半杯，骨科医生要求尽早手法复位。

178. 下列所述正确的选择

A. 患者是小儿，硬性全麻

B. 是急症，应立即手术

C. 术前未尽事宜，立即麻醉有违原则

D. 急诊手术，可不必遵循术前禁食水

E. 作好急救措施后，立即开始麻醉手术

179. 稳妥适宜的选择是

A. 静脉注射甲氰咪胍（西咪替丁）后实施麻醉

B. 静脉注射恩丹西酮后实施麻醉

C. 静脉注射胃复安（甲氧氯普胺）后实施麻醉

D. 置胃管抽空胃内容物后实施麻醉

E. 等待胃排空后实施麻醉

180. 最佳的麻醉选择为

A. 氯胺酮麻醉

B. 基础麻醉 + 臂丛阻滞

C. 局麻

D. 气管内全麻

E. 臂丛阻滞

181. 对于小儿术中监测，最重要的监测指标是

A. 脉搏氧饱和度   B. ECG

C. 无创血压   D. 呼吸频率

E. 心率

182. 术中出现呕吐，下述何种处理最为合适

A. 气管内插管

B. 面罩吸氧

C. 清除上呼吸道异物，必要时气管内插管

D. 置入口咽通气道

E. 置入喉罩

183. 关于术前禁食、禁饮，下列哪项是错误的

A. 术前禁食时间是 6 ~ 8 小时

B. 术前 1 ~ 2 小时可允许饮水 15 ~ 20ml

C. 术前禁食时间应为 12 小时以上

D. 胃排空时间一般为 4 ~ 6 小时

E. 急症患者胃排空时间延长

(184～187 共用题干)

患者男性，25 岁，因车祸伤，颅脑损伤入院。行颅内血肿清除术后带气管插管入 ICU。查体：昏迷，生命体征平稳，刺痛无反应，瞳孔等大等圆，无对光反射，无自主呼吸，无咳嗽反射。

184. 对该患者行机械通气时，不宜选择的模式为

A. BIPAP   B. A/C

C. PSV   D. APRV

E. SIMV

185. 如果呼吸机参数设置不当，患者最容易在短期出现的并发症是

A. 高碳酸血症   B. 肺部感染

C. ARDS   D. 低氧血症

E. DIC

186. 患者痰量逐渐增多，行床旁胸片示右肺全肺高密度影。听诊右肺呼吸音降低，呼吸动度下降，B 超未发现胸腔积液。心率 75 次/分，血压 115/85mmHg，SpO_2 99%，该患者现在最可能出现的问题是

A. 痰液堵塞气道   B. 急性肺水肿

C. 胸腔积液   D. ARDS

E. 气胸

187. 此时应做的处理是

A. 纤支镜吸痰

B. 安置胸腔闭式引流

C. 使用吗啡、利尿剂

D. 增加氧浓度

E. 增加 PEEP

(188～190 题共用题干)

患者男性，49 岁，急性外伤性脾破裂，拟行剖腹探查术。查体：面色苍白、神志淡漠、呼吸急促、心率 120 次/分，律齐，血压 80/60mmHg。ECG 提示 ST 段改变。患者系酒后驾车。

188. 下列关于术前处理措施，不恰当的是

A. 放置鼻胃管   B. 快速输液

C. 速配血型   D. 抗感染

E. 催吐

189. ST 段改变考虑

A. 失血性休克   B. 冠心病

C. 心肌缺血   D. 高血压

E. 肺心病

190. 气管插管时如已误吸，需行紧急处理，下列措施不恰当的是

A. 插管后气管内吸引

B. 气管内给予生理盐水冲洗

C. 给予 5～10cmH$_2$O PEEP 通气

D. 大量激素使用

E. 应用扩血管药物

三、案例分析题： 以下提供若干个案例，每个案例下设若干道考题。根据题目所提供的信息，在每道考题下面的备选答案中选出全部正确答案，其中正确答案有 1 个或几个。答题过程是不可逆的，即进入下一问后不能再返回修改所有前面的答案。

(191～199 共用题干)

患者男性，62 岁，因右下肺癌拟行右下肺叶切除术。既往有慢性支气管炎，阻塞性肺气肿，有 7 年冠心病病史，2 年前有心肌梗死，近年来无心绞痛发作。能进行正常生活与工作。体检：身高 1.67m，体重 65kg，血压 150/90mmHg（20/120kPa），心率 64 次/分。心电图检查无异常。肝肾功能、生化检查各项正常。

191. 针对此患者病情，以下说法正确的是

A. ASA 病情估计分级为第 3 级

B. 术前应检查呼吸道解剖及其病理改变

C. 术前 1 天应停止吸烟

D. 术前肺功能测定，若最大通气量（MVV）＜估计值的 50%，则行全肺切除是危险的

E. 有过心肌梗死，应延迟手术

192. 患者痰少，无咯血，双肺呼吸音清晰，颈部发育正常，口腔及呼吸道无解剖异常。选择什么麻醉方法最为合适

A. 针刺麻醉＋局麻

B. 双腔管气管插管全身麻醉

C. 气管内插管，普鲁卡因静脉复合麻醉

D. 气管内静吸复合麻醉

E. 面罩给氧，全凭静脉麻醉

193. 患者入手术室后精神紧张，血压升达 180/120mmHg，心率 100 次/分，呼吸 18 次/分，顺利完成了麻醉诱导及气管插管。关于气管插管，下列说法正确的是

A. 气管导管插入过深，易进入左支气管

B. 下颌发育不全的患者通常经口腔明视插管操作是困难的

C. 快速诱导插管可顺利解除呼吸道不全梗阻

D. 诱导时适当增加芬太尼药量，可减轻气管插管时的循环反应

E. 适量的给予 β 受体拮抗剂可减轻插管时的应激反应

194. 手术中行心电图检查，提示 ST 段 V$_5$ 水平压低 0.075 毫伏，SpO$_2$ 仍为 99%。对这个患者选择哪些用药更合适

A. 术前给东莨菪碱比阿托品合适

B. 术前给阿托品比东莨菪碱合适

C. 使用异氟醚比安氟醚为佳

D. 用芬太尼比吗啡更合适

E. 用氯胺酮比芬太尼更好

195. 哪些是避免心肌需氧量增加的主要因素

A. 体温不升高

B. 充分供氧和保持正常血压

C. 血氧饱和度不过低

D. 心率不增加过快

E. 心室容积（前负荷）不增加过大

196. 此患者术中出血达 1200ml。输血的速度一时跟不上，血压一度下降为 88/45mmHg，后经迅速补血补液恢复正常。低血压可排除麻醉的影响。出血性休克与心源性休克在下述哪些情况中是不同的

A. CVP 降低

B. 尿量减少

C. 心排血量减少

D. 四肢皮肤温度降低

E. 循环血量减少

197. 若患者心脏骤停，下列关于采取心脏复苏的方法，正确的是

A. 立即由术者进行胸内心脏按压

B. 心脏复苏首选药物为肾上腺素；肾上腺素静脉注射，气管内给药和心内注射起效时间无显著差异

C. 心脏直接电除颤（胸内）电能为 100 瓦秒

D. 保护脑功能的最有效办法是脱水降温和维持稍高的动脉压

E. 降温应坚持到听觉恢复，而非坚持到到瞳孔对光反射恢复

198. 患者动脉血 pH 7.31，PaCO$_2$ 70mmHg，BE 8mmol/L。下列关于此患者酸碱平衡失常的诊断，准确的是

A. 代谢性酸中毒

B. 呼吸性酸中毒并代偿性碱中毒

C. 代谢性碱中毒并代偿性碳酸血症

D. 呼吸性酸中毒并代偿性高碱血症

E. 代谢性碱中毒

199. 患者快速麻醉诱导时使用琥珀胆碱，术中又以万可松维持肌松。使用琥珀胆碱和万可松时，以下描述正确的是
    A. 琥珀胆碱是去极化肌松剂；万可松是非去极化肌松剂
    B. 琥珀胆碱有快速脱敏作用
    C. 严重烧伤患者使用琥珀胆碱，可引起低钾血症
    D. 心脏、肾脏病患者使用琥珀胆碱比万可松更佳
    E. 心力衰竭应用洋地黄的患者，使用琥珀胆碱较合适

(200～205 题共用题干)

患者男性，33 岁，从 1m 高处跌倒，右肩着地导致右肱骨近端骨折。

200. 关于术前评估正确的是
    A. 肱骨近端骨折易合并桡神经损伤
    B. 肱骨近端骨折易合并骨筋膜隔室综合征
    C. 按饱胃处理
    D. 注意患肢神经功能及远端血运
    E. 评估有无其他合并伤

201. 若患者行 Winnie 法肌间沟阻滞，下列关于穿刺方法的描述，正确的是
    A. 从胸锁乳突肌与前斜角肌之间的肌间沟顶点进针，向同侧脚的方向穿刺
    B. 从胸锁乳突肌与前斜角肌之间的肌间沟顶点进针，向对侧脚的方向穿刺
    C. 从前斜角肌与中斜角肌之间的肌间沟顶点进针、向同侧的方向穿刺
    D. 从前斜角肌与中斜角肌之间的肌间沟顶点进针，向对侧的方向穿刺
    E. 从中斜角肌与斜方肌之间的肌间沟顶点进针，向对侧的方向穿刺

202. 患者行肌间沟阻滞后出现阻滞侧上睑下垂、瞳孔缩小，可能的原因是
    A. 迷走神经被阻滞
    B. 交感神经被阻滞
    C. 副神经被阻滞
    D. 膈神经被阻滞
    E. 三叉神经被阻滞

203. 若患者阻滞后仍感上肢疼痛不适，可能的原因是
    A. 臂丛下干阻滞不全
    B. 臂内侧皮神经阻滞不全
    C. 肋间臂神经阻滞不全
    D. 尺神经阻滞不全
    E. 腋神经阻滞不全

204. 患者行该阻滞后完成手术，术后主诉呼吸困难及呼吸感觉改变。最可能的原因是
    A. 全脊麻　　　　　B. 药物过敏
    C. 膈神经麻痹　　　D. 局麻药中毒
    E. 创伤性湿肺

205. 此时正确的处理措施是
    A. 吸氧，监护
    B. 继续观察，无须特殊处理
    C. 如症状长时间不缓解或进行性加重，需除外气胸
    D. 紧急气管插管或气管切开
    E. 行床旁超声或胸片以明确诊断

(206～210 题共用题干)

患者男性，36 岁，身高 171cm，体重 70kg，25 天前于我院行"二尖瓣置换术"，手术过程顺利，10 天前顺利出院。因呼吸困难，咳粉红色泡沫样痰再入院，心率 110 次/分，血压 110/60mmHg，脉搏氧饱和度 92%。术前诊断：风湿性心脏病、二尖瓣置换术后瓣周漏，急性左心衰、肺动脉高压、心房颤动、心功能Ⅳ级。心外科准备直接从急诊手术室再行"二尖瓣置换术"。

206. 接到急诊手术通知后非首要进行的准备是

    A. 准备麻醉设施及相关有创监测及药品

    B. 积极准备输血、输液

    C. 调节手术室温度至25℃

    D. 和外科协商延缓手术

    E. 要求心内科会诊

207. 患者入室后，应尽快对患者实施

    A. 输液尤其是胶体

    B. 给予强心、利尿、扩血管

    C. 积极准备除颤

    D. 加大镇静药剂量

    E. 输液尤其是激素

208. 给予该措施并完成有创操作后，患者血流动力学不稳定，此时应

    A. 加大缩血管药物

    B. 查血气纠正电解质、酸碱失衡

    C. 降心率减低氧耗

    D. 加快胶体液输注速度

    E. 加大强心药物

209. 开胸过程中患者心率100次/分，平均动脉压60mmHg，中心静脉压6cmH$_2$O，脉搏氧饱和度98%，错误的处理为

    A. 降低心率减少氧耗

    B. 保持现状继续观察

    C. 加深麻醉降心率

    D. 给缩血管药提高血压

    E. 多给液体

210. 手术结束后关胸，患者心率110次/分、平均动脉压67mmHg，中心静脉压4cmH$_2$O，脉搏氧饱和度100%，Hb 70g/dl，应

    A. 适度提高血压

    B. 保持现状不变

    C. 适度输液血浆

    D. 适度输浓缩红细胞、降低心率

    E. 加大镇静、镇痛

（211～216 共用题干）

患者男性，27 岁，15 分钟前被刀刺伤，伤口约20cm，位于右侧4～5肋间腋中线前方，右侧胸部听不到呼吸音，在急救车转运途中患者意识清楚，对声音和疼痛刺激有反应，但皮肤湿冷，颈静脉充盈，查体：BP 80/40mmHg，HR 140 次/分，RR 50 次/分，SpO$_2$ 98%。到达急诊时伤口已经用敷料覆盖，已开放静脉输注林格液，血压继续下降至50/30mmHg。

211. 首先应当进行的处理是

    A. 胸部 X 线检查

    B. 放置导尿管

    C. 评估气道

    D. 缝合伤口

    E. 改用胶体液复苏

212. 给予面罩吸氧 FiO$_2$ 80%，查体发现气管向左侧偏移，且右胸有皮下气肿，初步诊断

    A. 肺癌

    B. 右侧张力性气胸

    C. 肺不张

    D. 肋骨骨折

    E. 连枷胸

213. 患者的呼吸窘迫没有改善，最适当的处理是

    A. 胸部 X 线检查

    B. 气管插管

    C. 评估循环情况

    D. 放置胸腔引流管

    E. 手术缝合伤口

214. 在右侧腋前线放置胸腔引流管后有气体涌出，连接水封瓶负压引流。患者生命体征仅有轻微改善，BP 70/40mmHg，HR

130 次/分，RR 35 次/分，SpO$_2$ 93%，颈静脉仍充盈，脉搏细弱，呼吸浅快，且仅对强烈疼痛刺激有反应。此时最适当的处理不应为

A. 经口气管插管

B. 再放置一根胸引管

C. 提高吸氧浓度至100%

D. 留置胃管

E. 加快补液复苏的速度

215. 进行循环评估发现颈静脉充盈，心音低钝，脉搏描记为奇脉，胸部 X 线心影呈烧瓶形，诊断为

A. 主动脉夹层   B. 血气胸

C. 心脏压塞   D. 胸主动脉瘤

E. 急性全心衰竭

216. 接下来最适当的处理是

A. 胸部增强 CT 扫描

B. 行开胸手术修补心脏

C. 介入科行覆膜支架植入术

D. 局麻下心包穿刺

E. 给予多巴酚丁胺强心治疗

（217～219 共用题干）

患者男性，25 岁。从三楼坠下，脑外伤、下颌骨粉碎性骨折。急诊行下颌骨固定术后，在 ICU 病房观察治疗，3 日后，自感腹痛，穿刺腹腔有淤血。查体：一般情况差、精神恍惚，头部肿大，口不能张开，心率120 次/分、律齐，两肺呼吸音正常，血压 130/80mmHg。B 超提示：肝脏右叶面破裂，再行急诊剖腹探查术。

217. 应选择的麻醉方式是

A. 经鼻气管内插管全麻

B. 局麻加强化

C. 全麻经口气管内插管

D. 全麻（静脉麻醉）

E. 针麻

218. 术中需要重视的是

A. 呼吸道通畅   B. 心脏功能监测

C. 液体的输入   D. 血压变化

E. 瞳孔变化

219. 术后患者呼吸道不通畅，适宜的处理措施是

A. 再次气管插管

B. 托起下颌

C. 应用呼吸兴奋剂

D. 口腔吸引分泌物

E. 应用口咽或鼻咽通气道

模拟试卷答案与解析

一、A1/A2 型题

1. E 气管导管的防漏套囊分为低压高容量套囊和高压低容量套囊，低压高容量套囊为目前普遍使用的套囊类型。

2. E 紧闭式呼吸环路工作时，新鲜气体流量等于患者单位时间内的消耗量，二氧化碳被吸收后，呼出气体全部重复吸入，呼吸机气阀（减压阀或 APL 阀）或排气阀处于关闭状态。这种回路的优点是呼出气体中麻醉药可再利用；可保持吸入气体的温度和湿度接近生理状态。不足之处在于可增加呼吸阻力，不便于清洗消毒，相对笨重；呼出气中水分易凝集在活瓣叶上，一旦瓣膜起闭不灵，不仅影响整个回路的顺应性，也可使呼吸阻力增加，甚至回路气体不能单向循环，引起二氧化碳重复吸入；除非加大新鲜气流量，否则吸入气中麻醉药物浓度变化缓慢。

3. B 右肺上叶支气管的开口与气管分叉部十分接近，仅 1.5～2 cm 距离；而左肺上叶支气管的开口与气管分叉部的距离较远，约为 5 cm。因此，当气管导管插入过深而误入右主支气管或双腔导管（右侧管）插管，在套囊正常充气后，极容易将右肺上叶支气管开口堵塞而引起右上肺叶不张。

4. D TURP 首选连续硬膜外阻滞。硬膜外阻滞可使交感神经张力降低，容量血管扩张，从而增加患者对液体负荷的耐受力，同时，选择硬膜外阻滞可以及时发现膀胱冲洗时出现的并发症，如：膀胱穿孔等。

5. D 患者行硬膜外麻醉后因腹腔血管广泛扩张，致回心血量减少，血压下降，故此时应加快输液，静脉注射麻黄碱等，静脉注射咪唑安定无效，只会加重病情。

6. C 老年人因蛛网膜下腔增大，绒毛增大，通透性增加，故局麻药起效快，扩散广，且作用时间长。

7. D 慢性缩窄性心包炎多由结核病所致。由于左、右心静脉回流受限，血液淤滞在各脏器中，并产生大量的胸腔积液、腹水，并丢失大量血浆蛋白，故患者往往有低蛋白血症。因此，术前准备包括补充白蛋白和血浆，适当使用利尿药以降低血容量。由于该类患者常使用利尿药，应注意体内电解质平衡、术前准备还应包括对胸腔积液、腹水的恰当处理，大量、快速抽取腹水不但丢失大量蛋白，而且可以使回心血量减少，甚至引起心衰。

8. B 冠心病患者术前用 β 受体拮抗剂可以减少心肌耗氧量，如果突然停用，可使原来因用药而降低的心肌耗氧量骤增，从而可以诱发或加重心绞痛的发作。甚至诱发心肌梗死，故主张继续服用到手术当天。

9. E 腰麻后头痛主要是由脑脊液流失，颅内压下降，颅内血管扩张所致。

10. D PAWP > 20～40mmHg 时，表示左心室射血不良。

11. C 此题为识记题。

12. C Ⅱ型呼吸衰竭的血气诊断标准是：$PaO_2 < 60mmHg$（8.0kPa），$PaCO_2 > 50mmHg$（6.7kPa）。

13. A 急性肺功能障碍常是 MODS 早期的表现，因为它是唯一接受心全部排血量的器官，是循环内细菌、微粒和异物的滤器，所以肺是最容易受损的器官。

14. A 脑水肿的防治方法包括：①限制低渗液输入；②给予利尿剂、20%甘露醇等以保护细胞膜、脱水降压；③选择亚低温治疗，可采用冰帽等方式，降低脑血流量，从而降低脑细胞和血管内皮细胞代谢率及耗氧量；④早期应用肾上腺皮质激素，抑制炎性反应，减轻脑水肿；⑤维持循环及呼吸稳定；⑥必要时采取手术治疗。

15. C 胸外除颤时，电极板应放置于右胸上部锁骨下（胸骨右缘第2肋间）及左乳头外侧腋前线胸壁相当于心尖区（第5肋间左锁骨中线内侧1~2cm，心尖区位置）。

16. D 椎动脉型颈椎病的主要特点之一是可能发生眩晕，因颈椎不稳定和椎动脉旁骨质增生，在活动颈部时牵拉刺激椎动脉，使其痉挛，导致一过性脑缺血；其头痛主要以枕部或顶枕部为重。

17. E 三度房室传导阻滞患者行手术时应考虑安装起搏器或做好起搏的准备。

18. E 房颤患者术前不宜或尚未进行药物复律或电复律治疗者，麻醉前应将心室率控制在100次/分以内。

19. C 经尿道前列腺切除术（TURP）术中患者自诉肩痛、恶心时，应该警惕膀胱穿孔，其表现为上腹部或从膈肌向肩部的牵涉痛、高血压、心动过速和腹膨隆，随之表现为低血压和心血管虚脱。

20. B 老年人交感神经功能降低，靶器官对儿茶酚胺的反应性降低，故心率增加不明显，心肌最大收缩力降低。

21. A 心功能按NYHA分级标准为Ⅱ级的患者，其对麻醉和手术的耐受与无心脏病者并无明显差别。

22. B 弥散性血管内凝血（disseminated intravascular coagulation，DIC）是一种综合征，可发生于许多疾病。在某些诱发因素作用下，微循环中广泛而散在地发生血小板聚集、纤维蛋白沉积或血液凝固，导致血小板和凝血因子被大量消耗，继而纤维蛋白溶解（纤溶）系统被激活，临床上出现各受损脏器的功能障碍和广泛而严重的出血。

23. E 杓状软骨脱位多为喉镜片置入过深直达环状软骨后上提喉镜所致，拔管后声嘶或不能出声，持久不愈。

24. C 风心病二尖瓣狭窄患者术中易出现心律失常，选用毛花苷丙可控制心室率，同时可以增强心脏收缩力，提升血压。

25. A 阑尾炎手术因术中有牵拉反射，故硬膜外穿刺间隙应在$T_{10~12}$。

26. C 计算射血分数（EF）的公式是：SV（每搏量）/EDV（舒张末期容积）。

27. C 一般以屏气时间在30s以上为正常，20s以下可认为肺功能显著不全。

28. D 喉罩适用于手术时间短，空腹和无气道梗阻的患者。

29. E 肾上腺素作用于支气管表面的肾上腺素能受体，引起支气管扩张。

30. D 为防止反流误吸，对于36个月以上的行择期手术的患儿，禁食时间为：术前8h禁奶及固体食物，术前3h禁清亮液体。

31. D 对上侧肺而言，通气好而灌流不好，而下侧肺则通气不好而灌流较好，故有通气/灌流比例失调。

32. D 骨科手术易发生脂肪栓塞和肺栓塞并发症，临床表现为低血氧、肺出血和肺不张，最特征性的表现为突发性低二氧化碳血症。

33. B 孕妇仰卧位低血压综合征的预防：产妇采用左侧倾斜30°位或垫高右髋部，即可缓解子宫对腹膜后大血管的压迫。

34. E 抗去甲肾上腺素能神经末梢药作

用缓慢，维持时间长，通过交感神经递质耗竭使心输出量下降，从而降低血压，麻醉中可出现严重低血压和心动过缓；且可能加重中枢镇静；并且由于抑制血管运动张力，手术过程中当体位突然改变时亦可发生低血压，所以术前应停用。

35. E 在体外循环手术中，监测鼻咽温度能及时反映脑和高灌注区组织的温度。

36. A 右房压（相当于 CVP）：2 ~ 6mmHg，反映右室前负荷；右室收缩压（RVSP）：15 ~ 30mmHg；右室舒张压（RVDP）：2 ~ 8mmHg；肺动脉收缩压（PASP）：15 ~ 30mmHg；肺动脉舒张压（PADP）：8 ~ 15mmHg；肺动脉楔压（PAWP）：6 ~ 12mmHg，反映左室前负荷。

37. D 因颈部瘢痕挛缩形成颏胸粘连。如果在全麻下手术，最有效保持呼吸道通畅的方法是在纤支镜引导下做气管内插管。

38. A 局麻药中毒引起全身惊厥时，首选地西泮和其他苯二氮䓬类药，因为它们对惊厥有较好的保护作用，且对人体生理干扰小。

39. E 此时，机体为提高脑灌注，表现为血压上升、心率减慢，此为重要的保护性反射，而不会出现心排血量下降，心排血量下降将进一步加重脑缺血。

40. A 冠状动脉搭桥手术中避免过度通气，防止冠状动脉痉挛，氧解离曲线左移。

41. C 新生儿血容量为 85ml/kg，成人血容量为 70ml/kg，按此计算该新生儿失血量为 50/（3×85）≈20%。成人 20% 失血量 = 60 ×70 ×20% =840ml。

42. D 成人进一步生命支持（advanced cardiac lifesupport，A – CLS）包括在继续进行 CPR 的同时，运用辅助设备和特殊技术建立和维持有效的通气和血液循环，心电监护、识别及治疗心律失常，建立有效的静脉通路、使

用药物和电学方法等多种措施治疗及保持心肺功能及治疗原发疾病。

43. D 虽然戒烟至少 8 周，更利于改善呼吸道纤毛功能，减少分泌物及刺激性，但术前哪怕戒烟 1 天对患者也是有益的，因而术前应鼓励患者积极戒烟而不必过多拘泥于术前戒烟的时间长短。

44. D 一般来说，局麻、神经阻滞、椎管内阻滞麻醉对机体代谢影响小，而全麻对机体的代谢影响大，术中应加强麻醉管理，避免加重已存在的代谢紊乱。

45. D 青光眼患者手术麻醉时应避免使用硝酸酯类、阿托品及其衍生物。

46. E 毛细血管起始端的压力为 30mmHg，当毛细血管壁外压力超过此值即可导致毛细血管血流中断。

47. A 小儿未发育成熟，硬膜外腔含脂肪组织、淋巴管及血管丛较丰富，腔内间隙相对较小。

48. E 现代疼痛诊疗学的范畴包括许多疼痛性疾病（如自主神经功能紊乱），恶性肿瘤晚期疼痛，术后镇痛等。

49. A 对于频发室性期前收缩呈二联律或三联律的患者，应推迟手术并对其进行诊治。

50. B 当疑有气胸时，除双肺听诊及叩诊检查外，需作 X 线胸部透视或摄片来明确诊断。依气胸严重程度及发展情况不同，可行胸腔抽气或行胸腔闭式引流。

51. C 偏头痛呈一侧发作性头痛，为搏动性钻痛、刺痛或钝痛，持续约数小时，一般间隔数周复发，呈周期性发作，发作前幻视、幻觉、偏盲，常有家族史，可发生在任何年龄，以女性多见。

52. A 颈型颈椎病急性发作时俗称"落枕"。颈型颈椎病是由于椎间盘退变、椎间隙的松动与不稳，刺激了窦椎神经末梢，造成颈

椎局部的颈肌防韧性痉挛及其他颈部症状，又称韧带关节囊型颈椎病，属于颈椎病的最早期阶段。

53. C 控制性低血压是采用降压药物与技术等方法，将收缩压降低至 80～90mmHg 或者将平均动脉血压减低至 50～55mmHg，不致有重要器官的缺血缺氧性损害，终止降压后血压可迅速恢复至正常水平，不产生永久性器官损害。

54. C 舌后坠是麻醉期间最常见的上呼吸道阻塞。由于催眠药、镇静药、镇痛药以及肌松药的应用，使下颌及舌肌松弛，当患者仰卧时由于重力作用，舌坠向咽部阻塞呼吸道。

55. E 肾热缺血超过 30min，肾损害较难恢复。

56. B 除氯胺酮外，几乎所有的麻醉药物都因扩张末梢血管而增加渗血。临床常用的静脉麻醉药、肌松剂、安氟醚、异氟醚对凝血过程几乎没有影响。浅麻醉导致的应激反应增强，可引起血中可的松水平升高，有增强纤溶活性的可能。

57. C 肺功能残气量下降。

58. E 输血免疫性并发症包括：急性溶血反应，非溶血性发热反应，过敏反应，输血后紫癜。输血后肝炎属于非免疫反应。

59. D 脑电双频指数是目前以脑电来判断镇静水平和监测麻醉深度的较为准确的一种方法。脑电双频指数含义，BIS 值为 100 时代表清醒状态，值为 0 时代表完全无脑电活动状态（大脑皮层抑制），一般认为 BIS 值为 85～100 时为正常状态，65～85 时为镇静状态，40～65 时为麻醉状态，低于 40 时可能呈现爆发抑制。

60. B 对于肝硬化门脉高压患者，红细胞 2,3-二磷酸甘油酸（2,3-DPG）含量升高，导致血红蛋白与氧的亲和力下降，氧解离

曲线右移。肝硬化患者通常证明有不同动脉血氧饱和度下降。贫血患者，必要时可多次少量输血，争取血红蛋白达 80g/L 以上，Hct 达 30% 以上，红细胞在 3×10^{12}/L（3×10^7/mm³）以上，血清总蛋白 60g/L，白蛋白在 30g/L 以上。

61. E 如果患者已出现局麻药全身毒性反应，应停止使用局麻药、供氧、镇静、气管内插管等。

62. C 术前空腹血糖应维持在 8.3mmol/L（150mg/dl）左右，最好在 6.1～7.2mmol/L（110～130mg/dl）范围内，最高别超过 11.1mmol/L（200mg/dl）。尿糖检查应为阴性或弱阳性，24 小时尿糖在 0.5g/dl 以下，尿酮体阴性。

63. B 肾移植患者麻醉前用药可酌情考虑，不必常规应用。

64. E 全麻患者术中输血发生急性溶血性反应的重要表现是血红蛋白尿。

65. D 第一产程：疼痛来自于子宫收缩、宫颈管扩张，T_{10}～L_1 传入；第二产程：子宫的痛觉仍经 T_{10}～L_1 传递；会阴牵拉痛 $S_{2\sim4}$。

66. A 当细胞外钾离子浓度增高时，增加了细胞膜对钾离子的通透性，动作电位时间缩短，表现为 T 波高尖。当血清钾继续升高时，则引起心室内传导阻滞，在心电图中表现为 QRS 波增宽，且 Q-T 间期延长。

67. B 引起胆心综合征的机制是由支配胆道和心脏的神经，在脊髓部位有部分交叉。对于胆心综合征发生的心律失常，应用一般抗心律失常药物效果不好，而采用那些减轻胆绞痛的药物如阿托品、哌替啶等反而有效。

68. A 治疗休克应用血管扩张药时应首先补足血容量，保证重要脏器血供。

69. E 胰岛素分泌受到抑制。术后疼痛的影响：①精神心理状态：急性剧烈的疼痛可

以引起患者精神兴奋、烦躁不安及强烈的反应，如大哭大喊。长时间的慢性疼痛可使大部分患者呈现抑制状态、情绪低落、表现淡漠；②神经内分泌系统：内分泌系统由于疼痛刺激，交感神经和肾上腺髓质儿茶酚胺分泌增多，肾上腺素抑制胰岛素分泌，促进胰高血糖素分泌，增强糖原分解和糖异生，血糖升高，呈负氮平衡。由于垂体肾上腺皮质激素分泌增加，皮质醇、醛固酮、抗利尿激素增加。甲状腺素和三碘甲状腺原氨酸亦增加；③循环系统：心脏在剧烈疼痛时心电图 T 波、ST 段可出现变化，特别是冠状动脉病变的患者。脉搏频率在浅表疼痛时增快，深部疼痛时减慢，变化与疼痛程度有关。强烈的内脏疼痛可引起心搏停止。血压一般与脉搏变化一致，高血压患者因疼痛而血压升高。反之，剧烈的深部疼痛引起血压下降，发生虚脱、休克；④呼吸系统：强烈疼痛时呼吸快而浅，特别是发生在胸壁或腹壁时更为明显，一般每分通气量无变化。但是与呼吸系统无关的疼痛，由于精神紧张、兴奋不安也可以产生过度通气；⑤消化系统：强烈的深部疼痛引起恶心、呕吐和腺体分泌停止或延续；⑥泌尿系统：由于反射性血管收缩，垂体抗利尿激素增加，尿量减少。

70. C 急性术后疼痛的应激反应可以使凝血功能增强，包括血小板活性和血浆黏性增加和纤溶功能降低，使机体处于一种高凝状态，甚至是术后深静脉血栓、心肌缺血和血管移植手术失败的主要因素。

71. A 小剂量吗啡注入硬膜外或蛛网膜下腔的常见并发症为尿潴留和皮肤瘙痒，最重要的并发症是延迟性呼吸抑制。

72. B WHO 癌性疼痛阶梯治疗方案第二阶梯用药：非阿片类镇痛药加弱阿片类镇痛药。

73. C 对合并有呼吸系统疾病患者在麻醉期间判断气道梗阻及通气状态的最敏感的监测指标为 ETCO$_2$。

74. B 胃肠手术患者最好手术前 12 小时禁食，6 小时前禁饮。以保证胃彻底排空。

75. D 蛛网膜下腔阻滞的绝对禁忌证是严重低血容量的患者。此类患者在脊麻发生作用后，可能发生血压骤降甚至心搏骤停，故术前访视患者时，应切实重视失血、脱水及营养不良等有关情况，特别应衡量血容量状态，并仔细检查，以防意外。

76. B TURP 综合征又称稀释性低钠血症，TURP 综合征表现为低血压、心动过缓、CVP 升高以及癫痫样发作。故根据题干经尿道内镜手术后有烦躁、癫痫样精神障碍则为低钠血症；如有心前区或肩部疼痛不适则为膀胱穿孔。

77. E 影响颅内压的因素：①动脉血二氧化碳分压；②动脉血氧分压；③血压；④中心静脉压：胸内压及中心静脉压对颅内压有直接影响，这两项压力升高可通过颈静脉、椎静脉和胸椎硬膜外静脉，逆向影响脑静脉，使静脉回流障碍，颅内压升高。因此，呛咳、憋气、正压机械通气、腹内压升高等都可以使颅内压上升；⑤其他：药物、温度等。而正常呼吸时，胸内压引起的 CVP 变化对 ICP 基本无影响。

78. E 导管脱出可导致气道压力突然下降，肺部缺氧引起血氧饱和度下降。

79. A 对于麻醉前已怀疑或确认为困难气管插管的患者，清醒气管插管方法最安全。

80. A 腹腔镜手术过程中，患者突然出现呼末 CO$_2$ 分压下降，心动过缓，动脉血氧饱和度下降，心前区听诊闻及大水泡音，此为空气栓塞的临床表现。

81. B 油/气分配系数多与麻醉药的强度成正比；血/气分配系数越小，诱导与苏醒越快。

82. D PT是反映凝血因子Ⅰ、Ⅱ、Ⅴ、Ⅶ、Ⅹ的含量或循环抗凝物质的存在，主要用于检测外源性凝血系统有无障碍。APTT是测定内源性凝血途径因子Ⅻ、Ⅺ、Ⅸ、Ⅷ的活性，同时也受到Ⅰ、Ⅱ、Ⅴ、Ⅹ因子的影响。

83. E 颅内压正常值：成人为0.7~2.0kPa（5.26~15.0mmHg），儿童0.5~1.0kPa（3.76~7.52mmHg）。

84. E 心室扑动或心室纤颤（颤动）是一种最严重的异位心律。从血流动力学来看，它和心室停搏没有明显差别。

85. B 星状神经节属于自主神经的交感链，主要由第6、7颈交感神经节及第1胸交感神经节融合而成，是支配头面部、颈部、上胸和上肢的主要交感神经节，节前纤维起自$T_{1~10}$，节后纤维的皮肤分布区$C_3~T_{12}$，以$C_6~T_5$最多。

86. B 大量局麻药进入蛛网膜下腔，全部脊神经甚至脑神经都被阻滞，称为全脊麻。主要表现为呼吸抑制、呼吸麻痹，心动过缓和血压下降，严重者可发生呼吸、心搏骤停。

87. A 常用的吸入全麻药对肌松药有增强作用，但增强的程度不同，其增强程度依次是氟烷、异氟醚和安氟醚。

88. A 妊娠时血管内凝血加快，但属于代偿状态。凝血因子亦发生改变，提示凝血系统的激活。血栓弹力图的改变也提示妊娠处于高凝状态。孕6~8周母体血容量开始增加，孕32~34周时达到高峰，增加40%~45%，平均增加1450ml，其中血浆增加约1000ml，因此血浆增加多于红细胞增加，血液相对稀释。妊娠初期血浆白蛋白从4.5g/dl下降至3.9g/dl，而到足月时下降为3.3g/dl。白细胞从妊娠7周起开始增加，至妊娠30周时达高峰，主要为中性粒细胞增多。

89. E 理想的分娩镇痛方法和药物应具备以下条件：①对母婴影响小，镇痛药物对母婴均无毒性反应；②药物极少通过胎盘，不会造成胎儿宫内窘迫；③不影响宫缩和产妇运动，不会延长产程和导致产后出血；④易于给药，起效快，作用可靠，满足整个产程镇痛的要求，方法简便；⑤产妇清醒合作，可主动参与分娩过程。

90. C 严重颅脑外伤时损害了下丘脑及脑干血管运动中枢，使脑血管运动麻痹而导致脑血容量突然增加，颅内压增高，升压药无效。

91. D 环状软骨是喉与气管环中唯一完整的环形软骨，是喉支架的基础，对支持喉腔，保证呼吸通畅甚为重要。

92. E $FEV_1/FEV\%$正常值是80%以上，低于70%为异常，提示有阻塞性肺疾患，当低于60%时施行麻醉宜谨慎。

93. C 过去认为在心肌梗死后6个月内不宜行择期手术，否则围术期出现再梗死或死亡的机会增多。现在认为不宜硬性规定非一律间隔6个月不可，主要应评价患者目前的心肌缺血和心功能情况。1996年美国心脏学会等认为心肌梗死后30天内为最高危患者，30天以后对危险的评估则视患者的疾病表现和运动耐量而定。对心肌梗死患者，除非急症手术，一般宜待6个月后再行择期手术。

94. D 本题考查休克的原因，休克的基本原因是有效循环血量不足，脏器的微循环灌注不良。

95. E 甲状腺功能亢进控制不满意是甲状腺危象发生的根本原因，与以下诱因有关：常见的有精神紧张、创伤、手术刺激、急性感染、麻醉等。静脉注射碘化钠液仍是常用的治疗甲状腺危象的措施之一，实际上效果有限。因此，根本上治疗甲状腺危象仍以对症处理为主，包括吸氧、物理降温、镇静冬眠疗法、使用 β 受体拮抗剂等。如有心衰，可用强心药，还可使用肾上腺皮质激素。

96. D 冠心病患者非心脏手术麻醉的基本要求：麻醉深度适度，既达到良好的镇痛又不抑制循环，能将应激反应控制在适当水平，术中不出现知晓。浅麻醉时，患者对手术刺激的应激反应较强，可出现血压升高及心率增加，从而导致心肌的耗氧增加。因此，不宜采用浅麻醉。

97. A 择期全麻气管插管的绝对禁忌证有：喉水肿、急性喉炎、喉头黏膜下血肿等（急诊抢救除外）。

98. E 出现喉痉挛时，一般托起下颌或面罩吸氧后即可解除，故首先应给予纯氧吸入，必要时纯氧正压通气，直至患者清醒，喉痉挛消失；如系麻醉过浅引起，应用静脉或吸入麻醉药加深麻醉，直至喉痉挛及其他反射消失。

99. B 少尿是指每昼夜 24 小时排出的尿量在 400ml 以下。

100. C 高原对人体呼吸系统产生的影响：①通气功能：早期明显的反应是通气功能增加以维持较大的通气量，从而提高肺泡气的氧分压，增加摄氧量。②肺弥散功能：肺的弥散能力提高，肺泡气和动脉血之间的氧分压差可由 5 ~ 10mmHg 降到 2mmHg。③氧解离曲线：右移，红细胞 2,3 - 二磷酸甘油酸增高。④血气：过度通气可致血 pH 上升、$PaCO_2$ 下降，呼吸性碱中毒、肾脏排出过多的 $NaHCO_3$。

101. A 小儿置入 LMA，除标准的 Brain 置入法，可采用逆转法提高小儿置入的成功率。翻转法：置入前喉罩所有表面均需润滑，手持喉罩通气管的中部，通气罩口面对硬腭，将其置入口腔，向咽喉推进喉罩的同时将通气管旋转 180°，翻转通气罩口至直面声门。

102. A 血小板输注禁忌证：①血栓性血小板减少性紫癜（TTP）。②肝素诱导血小板减少症（HIT）。

103. C 肺泡通气量 =（潮气量 - 生理无效腔量）× 呼吸频率 =（潮气量 × 呼吸频率）-（生理无效腔量 × 呼吸频率）= 每分通气量 -（生理无效腔量 × 呼吸频率）= 5000ml -（生理无效腔量 × 呼吸频率）。正常成人生理无效腔量约 150ml，当呼吸频率由 10 次/分增加到 20 次/分，生理无效腔量 × 呼吸频率约增加 1500ml，因此该患者肺泡通气量约减少 1500ml。

104. D 术前采用肝素治疗的心脏病患者，如拟采用区域阻滞麻醉，术前停用肝素的时间应为术前 4 小时。

105. A 营养状态差的患者应首先考虑肠内营养，它是改善和维持营养的最符合生理、最经济的措施。

106. A 机体循环处于停滞的状态时，肌内注射吸收不理想。心肺复苏时的用药途径：①静脉内给药：安全可靠，为首选给药途径。心肺复苏时应首选经中心静脉系统给药；②气管内滴入法，一般作为给药的第二途径；③骨内注射，主要用于婴幼儿；④心腔内给药，其他方法失败时的最后手段。

107. D 室上性心动过速多存在一定的病理基础，且多为异位心律，必须通过消除病因，并保持心肌传导系统功能稳定才能预防其发生，尤其是心肌细胞膜电位稳定，麻醉术前用药在作用机制上尚难达到此目的。

108. D 肝移植血管开放后，进入新肝期。"再灌注后综合征"是此期最重要的麻醉管理问题，此时大量血液、炎性介质、血管活性成分等被释放到循环系统，导致心血管功能障碍，心输出量减少，严重的低血压，心动过缓，肺动脉压升高，肺毛细血管楔压升高和 CVP 升高，严重时甚至发生心搏骤停。

109. D 所有转出麻醉后复苏室的患者的 Steward 评分应达到 4 分。

110. A 二氧化碳轻度蓄积时对心血管系统是刺激作用，同时刺激呼吸加深加快。

111. A 肾移植术中，开放吻合的肾动脉前应升压，使得移植肾有足够的滤过压，促进移植肾功能的恢复。

112. B 二氧化碳在血浆中的溶解度比氧大，占二氧化碳运输量的 6%。化学结合形式约占二氧化碳运输量的 94%。其结合方式有两种：一种是形成碳酸氢盐（$NaHCO_3$、$KHCO_3$），约占二氧化碳运输量的 87%；另一种是形成氨基甲酸血红蛋白，约占 7%。

113. E 交感神经阻滞主要用于治疗缺血导致的疼痛，而不用于治疗骨肿瘤性疼痛。

114. B 苏醒迟缓、反应性出血和术后视物模糊是控制性降压后最易发生的并发症，其次以肾并发症为常见，表现为少尿或无尿，其他如栓塞及心肺功能障碍等少见，但性质严重。

115. C 呼吸暂停综合征是指在 7 小时的睡眠过程中，呼吸暂停反复达 30 次以上或呼吸暂停每小时达 5 次，每次 10 秒以上。

116. E 刺激交感神经，兴奋肥大细胞肾上腺素能受体，使 ATP 转化为 cAMP 的含量增加，阻止生物活性物质释放，支气管舒张；刺激迷走神经，兴奋肥大细胞胆碱能受体，使 cGMP 增加，加速生物活性物质释放，诱发哮喘的发作。

117. B B 项为正确的解剖顺序。

118. E 补液 4.2.1 公式：$4 \times 10 + 2 \times (kg - 10)$。

119. E 氧解离曲线反映血红蛋白与氧的亲和性。

120. B ICU 患者蛋白质供给量每天至少 $1.2 \sim 1.5 g/kg$。因此 B 选项最佳。

121. E 由于围术期患者的病情不稳定，且有一些特定的原因及诱因易促使心律失常的发生，因此，应重视预防心律失常的发生，其预防措施主要包括以下几点：①消除紧张情绪；②尽可能避免应用能诱发心律失常的药物，应用洋地黄、拟交感神经药的患者术前应尽可能停药；术前应用利尿药引起电解质紊乱者术前予以纠正；③控制麻醉深度，充分给氧，监测血电解质、血气，并及时纠正异常状态；④阻断循环行心内直视手术者，尽量减少阻断时间，防止再灌注损伤。

122. A 心室内压力变化率峰值 Max（dp/dt）是一项评价心肌收缩功能的重要指标。

123. D 皮肤发绀，评 1 分，其余四项都为 2 分。

124. C 心衰患者低心排血量的代偿机制：通过肾素-血管紧张素系统的激活，醛固酮分泌增加，使钠水重吸收增加，血容量增加。

125. A 人工气腹造成的腹内高压引起膈肌上移，胸肺顺应性可减小 30%~50%。

126. A 处理原则：强调以预防为主；及时去除诱因，停止刺激性操作；积极进行氧疗和通气支持治疗，力争避免缺氧或缩短缺氧时间；必要时果断加深麻醉和建立人工气道，以解除气道梗阻、维持适当的通气和氧合。对于重度喉痉挛患者，由于声门紧闭，面罩正压通气不仅无效，而且可能因口咽腔内的压力增加而加剧声门紧闭，同时增加反流误吸的风险。此时应立刻以短效静脉麻醉药加深麻醉，使用快速起效的肌松剂以松弛声带，同时做好紧急气管内插管的准备。

127. D 围术期心梗在术后 3 天内多发，

特别好发于术后 24 小时内，多表现为严重的低血压，当梗死面积 > 20% 时即可发生心力衰竭。

128. D 血管舒张，回血量减少，加大输液就可以。①一般治疗措施，包括吸氧、抬高双下肢、加快输液等；②对于中度到重度或迅速进展的低血压，静脉注射适量肾上腺素、去甲肾上腺素、麻黄碱；③对于严重的心动过缓者，静脉注射阿托品；④同时出现严重低血压和心动过缓者，静脉注射适量麻黄碱或多巴胺，如无反应立即静脉注射小剂量肾上腺素；⑤一旦发生心搏骤停立即施行心肺复苏。

129. C 紧急情况下，可采用适当的过度通气以减少脑血流量（CBF）和脑血容量（CBV），从而迅速降低颅内压（ICP）。

130. E 3 次除颤后，患者的循环仍未恢复，复苏者应立即实施 1 分钟的 CPR，若心律仍为室颤，则再行 1 组 3 次的电除颤，然后再行 1 分钟的 CPR，直至仪器出现"无电击指征"信息或行高级生命支持（ACLS）。

131. B 清醒插管患者在气管插管过喉和进入气管内有剧烈的呛咳和应激反应，声带会进行自我保护式紧闭，强烈刺激还有可能造成喉和气管的痉挛，所以清醒插管成功的关键就是对患者要有完善的咽喉和气管内表面麻醉。

132. C 颅内压监测的适应证：脑积水、脑水肿、颅内出血、脑室膜炎、结核性脑膜炎、颅内占位性病变、脑手术后或脑外伤等。

133. D 当手术区在心脏平面以上时，可能出现空气栓塞，这种手术包括颈椎手术、坐位肩部手术、侧卧位全髋置换术和俯卧位腰椎手术等。坐位最容易引起空气栓塞。

134. A 产科手术的硬膜外麻醉平面达到 $T_{6\sim8}$ 水平即可，阿片类药物会通过胎盘进入小儿体内造成呼吸抑制。在胎儿娩出前 1 个小时内或 4 小时以上给常规剂量的哌替啶，对新生儿的抑制程度与没有用药的新生儿无明显差别。

135. E 应用去氧肾上腺素或麻黄碱可暂时增高外周阻力，减少右向左分流，同时增加右室压力，使肺血流量增加，从而提高 PaO_2。

136. D 用间歇性正压通气方式治疗肺水肿时，吸气峰值压力应小于 30mmHg，过高可导致气胸。

137. E 体检时应该注意以下征象：①体型及外貌；②呼吸情况；③胸部听诊；④肺气肿的患者肺部叩诊呈过清音，叩诊呈浊音者提示有肺实变；⑤合并肺动脉高压、肺心病、右心功能不全者可有颈静脉怒张，肝颈静脉回流征（+），心脏听诊可闻及第 2 心音分裂。

138. E 肾移植术后少尿、无尿的原因很多，常见的有急性排斥反应、急性肾小管坏死及环孢素中毒，其中急性排斥反应的发生率为 26% ~ 30%，急性肾小管坏死的发生率为 30% ~40%，应结合相关检查进行诊断。肾脏移植术中可选用异氟烷、恩氟烷、氟烷或氧化亚氮，禁用肾毒性强的甲氧氟烷。

139. C 心脏手术麻醉清醒时用纳洛酮拮抗阿片类药物的作用后，由于痛觉突然消失，可产生交感系统兴奋现象，引起高血压，心率加快，心律失常。

140. B Venturi 面罩根据 Venturi 原理，利用氧流量产生负压，吸入空气以稀释氧，调节空气进量，控制 FiO_2 在 24% ~50% 范围内，面罩内氧气浓度比较稳定，耗氧量较稳定，耗氧量较少，不需湿化，基本上无重复呼吸。

141. D 气管内异物可有单侧呼吸音减低的肺部体征。

142. C 事先已服用单胺氧化酶抑制药，麻醉中使用常规剂量的哌替啶可引起激动、高热、呼吸抑制，惊厥、血压升降不稳定。这是由于单胺氧化酶抑制药可抑制体内单胺氧化酶的活力，使哌替啶及其代谢产物去甲哌替啶降解受到抑制，从而引起毒性反应。

143. D 耳鼻喉科手术麻醉最关键的问题是保持气道通畅和充分的通气。因为麻醉和手术共用同一气道。

144. D 呼气末正压主要用于治疗伴有弥漫性肺浸润改变的低氧血症。

145. E 法洛四联症常出现红细胞计数、血红蛋白和血细胞比容升高，重症病例血红蛋白可达 $200 \sim 250 g/L$。动脉血氧饱和度明显下降，多为 $65\% \sim 70\%$。血小板计数减少，凝血酶原时间延长。尿蛋白可呈阳性。

146. A 严重烧伤者伴有高钾血症，不宜应用琥珀胆碱。

147. A 苏醒迟缓、反应性出血和术后视物模糊是控制性降压后最易发生的并发症，其次以肾并发症为常见，表现为少尿或无尿，其他如栓塞及心肺功能障碍等少见，但性质严重。控制性降压后呼吸减慢，会通气不足。

148. D 麻醉期间相较于原血压水平，血压下降20%视为低血压，下降30%视为显著低血压。高血压患者控制降压时，血压下降不超过原血压的40%。

149. C 呼吸性酸中毒、低钾血症、低钙血症、高钠血症、高镁血症及多种抗生素（尤其是氨基糖苷类、多黏菌素等），以及吸入麻醉药、局麻药、钙通道阻滞药、激素、利尿药、免疫抑制药、抗肿瘤药等均可增加对非去极化肌松药的敏感性。而氨茶碱、血清茶碱及抗惊厥药苯妥英钠等对非去极化肌松药有抵抗。

150. E 左向右分流者，由于肺血流量增多可加快吸入麻醉的诱导；静脉麻醉诱导则可因药物在肺内的再循环而减慢，易导致判

断失误而注药过量；肺血流量减少者吸入麻醉的诱导缓慢，右向左分流则使静脉麻醉药的诱导时间缩短。

151. A 房颤患者房室收缩不协调可导致心室充盈减少。心房颤动简称房颤，是老年人中常见的一种心律失常。绝大部分发生于心脏有显著病变的人，最常见者为风湿性心脏病，特别是二尖瓣狭窄，其次是冠心病，其他比较多见的病因是高血压性心脏病、甲状腺功能亢进、慢性缩窄性心包炎、洋地黄中毒等，少数健康人也可发生房颤。临床上心房颤动根据其持续时间长短，分为阵发性房颤和持续性房颤。阵发性房颤反复发作，可转化成永久性房颤。心房颤动对心脏功能与血流动力学的影响及其所引起的症状，主要取决于心室率的快慢及原有心脏病的轻重。

152. D 心肌氧耗量由心肌张力、心肌收缩强度和心率决定。后负荷增加使心肌收缩力增加，故心肌氧耗增加。PCO_2 上升表明肺泡通气降低，所以 PCO_2 上升不是增加心肌氧耗的主要因素。

153. D 硝酸甘油主要是通过减少回心血量，降低心肌耗氧量来缓解心绞痛的。

154. A 左心衰竭时较典型的血流动力学的变化是左房压或肺毛细血管楔压（肺毛压）升高。

155. D 经食道超声心动图（TEE）通过监测节段性室壁运动来诊断和评价有无心肌缺血。其敏感性和准确性高于心电图。

156. E 同时应密切监测患者心功能及呼吸情况；使用洋地黄会增加心肌氧耗，除非病情需要，一般不主张预防性使用；当产程进展缓慢，估计有头盆不称时，应积极行剖宫产缩短产妇分娩时间，降低母婴并发症的发生；有产后出血时，应严格把握输血适应证，尽量避免输血，以降低相关并发症发生的几率。

157. C 椎管内局麻药阻滞顺序：先从植物神经开始，然后是感觉神经纤维，而传递运动的神经纤维及有髓鞘的本体感觉纤维最后被阻滞。具体顺序为：血管舒缩神经纤维→寒冷刺激→温感消失→对不同温度的辨别→慢痛→快痛→触觉消失→运动麻痹→压力感觉消失→本体感觉消失。消退顺序与阻滞顺序则相反。

158. D 解析：于纤维支气管镜下见气道隆突，且支气管套囊位置合适，为定位的金标准。如果缺少纤维支气管镜，听诊法、观察气道压力、观察 $P_{ET}CO_2$ 波形以及使用吸痰管探测法也有助于双腔气管插管定位。

159. A 仰卧位低血压综合征是指妊娠晚期，仰卧时增大的子宫压迫下腔静脉，回心血量减少，血压随之下降。此外，增大的子宫还会压迫横膈，引起迷走神经兴奋，使心跳减慢，心脏血管扩张，使血压进一步下降。

160. C $PaCO_2$ 每降低 1mmHg，可使脑血流量降低 2%～4%。临床上常通过实施过度通气，将 $PaCO_2$ 或 $P_{ET}CO_2$ 维持于 25～30mmHg，以有效控制颅内压。$PaCO_2$ 低于 25mmHg 时脑血管收缩效应减少；$PaCO_2$ 低于 20mmHg 时可能出现脑梗死。

二、A3/A4 型题

161. B 法洛四联症患儿拟在体外循环下行矫形术，如果使用七氟醚诱导，因为右向左分流现象，肺血减少致麻醉药自肺泡弥散入血的速度减慢。

162. E 应用去氧肾上腺素可暂时增高外周阻力，减少右向左分流，同时增加右室压力，使肺血流量增加，从而提高 PaO_2。

163. E 右室流出道越狭窄，右向左分流越大，肺血越少，发绀越严重，即可引起右室流出道痉挛或外周血管阻力降低，导致缺氧性发作。

164. B 青壮年患者，有高血压病史，吸烟史，突发胸骨后撕裂样疼痛，应高度怀疑主动脉夹层。

165. D 主动脉增强 CT 能够确诊并了解主动脉夹层的部位和严重程度，是诊断主动脉夹层的金标准。

166. D SvO_2 可以反映组织氧摄取情况，连续监测 SvO_2 的意义有：①可以反映心输出量的变化。②反映全身供氧和耗氧之间的平衡。③确定输血指征。在心输出量、体温和 SaO_2 相对稳定时，SvO_2 反映了 Hb 浓度能否满足血液向组织供氧，从而确定有无必要输血。

167. A PAWP 正常值为 5～12mmHg，低于 8mmHg 提示左心室容量不足，大于 20mmHg 提示左心功能欠佳，大于 30mmHg 提示可能出现肺水肿，该题 PAWP 为 6mmHg，先考虑扩容。

168. C 该患者右颈内静脉反复穿刺后出现咳嗽及右肺呼吸音降低，提示穿破胸膜，发生气胸。

169. B 颈内静脉穿刺时注射器内的血液颜色鲜红、压力高，提示穿刺针误入颈内动脉。

170. B 股静脉穿刺时穿刺点的体表定位为：股动脉内侧，腹股沟韧带下两横指处。

171. E 股静脉向近心端移行为髂外静脉，与髂外动脉伴行。穿刺点偏高时可能损伤髂外动脉导致盆腔大出血。

172. A 体外循环一般采用全身肝素化，出血不可避免。如果 ACT＜300 秒，血小板高于 $10×10^9/L$，不易发生出血。一般来说体外循环停止 1～2 小时后，ACT 可恢复正常，终止一段时间仍出血不止可能考虑止血不彻底。

173. C 排除上述原因（止血不彻底），ACT＞130 秒，出血原因可能为循环中残留肝素。

174. E 对于肝素反跳（残余），鱼精蛋白可中和，使 ACT < 130 秒。

175. B 手术中应密切观察有无心肌缺血，心率、心律、胆－心反射，若出现异常要及时处理。

176. A 活动后心前区不适，高度怀疑冠心病。胆心综合征是指胆道系统疾病（胆囊炎、胆囊结石）等，并通过神经反射引起冠状动脉收缩，导致冠状动脉供血不足（供氧、需氧失衡），从而引起心绞痛、心律不齐，甚至心肌梗死等症状的临床综合征。

177. B 心电图检查可提示有无心肌缺血。

178. C

179. E 儿童属单纯肘关节拖尾，相对误吸呕吐的风险较大，因此等待胃排空后实施麻醉更好。

180. B

181. A

182. C

183. C 为防止反流误吸，对择期手术患者应禁食、水：（1）成人术前应禁食、水8h；（2）6个月之内小儿，术前4h禁奶及固体食物，术前2h禁清亮液体；（3）6～36个月小儿，术前6h禁奶及固体食物，术前3h禁清亮液体；（4）36个月以上小儿，术前8h禁奶及固体食物，术前3h禁清亮液体。

184. C PSV的启动必须保证患者有自主呼吸。而本题目中患者无自主呼吸，故不能用此模式。

185. A 参数设置不当短期内很容易通气不足或者过度通气。

186. A 根据题干，优先考虑痰液堵塞。

187. A 患者无咳嗽反射会导致痰量逐渐增多，应当积极吸痰，保持呼吸道通畅，避免

呼吸系统感染。

188. E 对于神志不清患者应禁忌催吐。催吐极易引起患者误吸。

189. C ST段发生改变应首先考虑心肌缺血。

190. E 误吸时的紧急处理主要在于冲洗通气道并减轻肺损害。其中吸引、冲吸、高频正压通气、早期大量应用激素均有效。

三、案例分析题

191. ABD 此题A项是全面估计患者情况，以便了解此患者对麻醉和手术的耐受能力。因此，应熟记国际较适用的ASA分级标准，因病历中明确说明，患者有肺和心功能障碍，但能进行正常的生活与工作，因此病情分级为第3级。B项，估计气管插管的难度及方式是必需的。C是错的，一般要求术前3周停止吸烟。D的数值和意义是对的，这是估计麻醉及术后危险性很有意义的指标。E是错的。因一般规定，心肌梗死患者6个月后可行择期手术，此患者心肌梗死已2年了，故不必延迟手术。总之，此患者是老年心脏病患者，将行开胸肺叶切除，全身情况中等，对麻醉手术有一定代偿能力，麻醉手术处理得当，一般是能较顺利完成的。

192. B

193. BDE 麻醉诱导、气管插管是全麻中较为紧张而又有一定风险的过程。麻醉者只有掌握关于呼吸道的解剖，气管插管的禁忌证、适应证，以及插管时的应激反应，加上轻巧准确的操作，才能安全、平稳地完成这一重要操作。A项是关于解剖的知识，但描述是错误的，因在成人中，右支气管与气管纵轴成角小，气管插入过深则易进入右支气管。气管插管后应常规听诊比较两肺呼吸音，确定导管位置是否合适。BC项是关于适应证的问题，B项是正确的，C项是错误的，禁用快速插管。

此患者入手术室后精神紧张，血压升高，心率加快，原有冠心病病史，故减轻插管反应是重要的，DE 项可达到此目的。

194. ACD 检查提示 ST 段 V_5 水平压低 0.075 毫伏，压低超过了 0.05 毫伏，表明心肌缺血。加之既往有冠心病及心肌梗死病史，在麻醉用药上应尽量选择对心脏影响小的药物，预防心肌梗死的发生。此题的关键词"更合适"，并非肯定一种药物，而否定另一种用药。全面比较，东莨菪碱比阿托品对心肌氧耗影响小，优点多于阿托品。异氟醚对心肌的抑制作用较安氟醚为轻，是目前认为适宜于心脏病患者的全麻药。芬太尼对心肌收缩力和血压无明显影响，但使心率减慢。目前认为，对冠心病患者和心脏储备差的患者，用芬太尼代替吗啡更为合适。氨胺酮对心肌本身有抑制作用，又由于兴奋交感神经中枢，出现对心脏的兴奋作用，使心率增快，心脏指数增加，周围血管阻力加大，心肌氧耗增加，应避免使用。此题提示我们，对心脏病患者的用药要求较高，不仅应尽量避免使用对心肌负变力性的（抑制的）药物，还应选择对心脏有益的药物。

195. DE 此题的关键词是"心肌""需氧量"。冠心病患者的基本矛盾是心肌供氧与需氧之间的矛盾。为防止该患者发生心肌梗死，既要防止影响心肌供氧量的因素（如低血压，缺氧），更应尽力避免增加需氧量的因素。此题考查的是后者。A 是错的，因为问的是心肌而不是全身的需氧量。B 只是供氧问题，也是错的，C 是反映供氧的指标，也不是主要因素。DE 是对的，是对心肌需氧量影响最主要的因素。此两者的增加和增大，不仅增加心肌的氧耗，且对心肌的血流灌注也有影响。

196. AE 根据术中提示，引发休克的病因就能判断，术中患者曾一度发生失血性休克。但对于一个冠心病患者，麻醉医师还应从一些临床指标上判断出血性休克与心源性休克的异同。A 是对的，当然要结合血压等指标来判断。BCD 是错的，这两种休克都会出现这些体征。E 是对的。

197. ABDE 麻醉医师对任何一次麻醉都应有心肺复苏的准备，以便出现手术和麻醉意外时实施抢救，最大程度的减少不良后果。此题考的是心肺复苏的基础知识，A 是对的，手术室内的心脏复苏，胸内、胸外心脏按压孰先孰后，哪种最快最有效先进行哪个。B 是对的，且可增大用量。三种给药途径，起效时间无显著差异，碳酸氢钠气管内给药是禁忌。C 是错的，电除颤的原则是从低电能开始，开胸电除颤应为 5～40 瓦秒，胸外电除颤电能为 100～200 瓦秒，不超过 360 瓦秒为好，必要时可反复，但不可盲目加大。D 是对的，值得提及的是心跳恢复后，应平稳地使动脉压升至正常或正常偏高的水平（平均动脉压 90～110mmHg），因低血压将加重无再流现象，高血压和血压骤然波动则加重血管源性脑水肿。降温应在心跳恢复后及早进行。降温应坚持至听觉出现，因听觉是大脑皮质机能恢复的信号，所以 E 正确。

198. D 对酸碱平衡失常的诊断是麻醉医师的基本功之一。此题的关键是"准确"。通过 pH，$PaCO_2$，BE 来判断。为了准确的诊断，应该有一个清晰的思路。诊断前分析方法：根据 pH 决定是酸血症还是碱血症，此例 pH 7.31，应为酸血症，再看 BE 与 $PaCO_2$ 的变量关系，反向变量诊断为复合性的酸碱失衡，若 BE 与 $PaCO_2$ 呈同向变量，二者关系可能为原发过程和继发代偿，此例 $PaCO_2$ 为 70mmHg 是增高的，BE 是 8mmol/L，亦是增高，是同向变量关系。再看 pH 倾向性，即 pH 7.31，倾向

于 $PaCO_2$ 70mmHg（增高），因此"呼吸性"是原发的，BE 为 8mmol/L，未超过（15mmol/L）失代偿的范围，所以尚未形成碱中毒，仅有高碱血症的存在，D 诊断是准确的。

199. AB 使用肌松剂，一方面要确保通气，为手术提供良好的肌松条件，另一方面要掌握药理特性，避免对患者的危害和肌松延迟，使其术后能及时、有效的恢复呼吸功能，此题考的是后者。AB 是正确的，CDE 是错误的，严重烧伤患者，使用琥珀胆碱可引起高血钾，甚至导致心脏骤停，应警惕。万可松对心脏、肾脏病患者影响小，优于琥珀胆碱。用洋地黄的患者，使用琥珀胆碱易导致心律失常，是不合适的。

200. ACDE 肱骨近端骨折易合并桡神经损伤。无论有无外伤，行神经阻滞操作前均需仔细评估患侧神经功能，警惕麻醉前已存在的神经损伤。前臂或小腿骨折易合并骨筋膜隔室综合征。

201. D 位于前、中斜角肌之间的凹陷即为肌间沟。在环状软骨水平线与肌间沟相交处，为肌间沟阻滞的穿刺点。由定位的穿刺点向对侧脚的方向穿刺即可。

202. B 肌间沟阻滞和颈丛阻滞时均可能引起颈交感麻痹，表现为 Horner 综合征，一般无须特殊处理。

203. ABDE 肌间沟阻滞不能阻断肋间臂神经，且臂丛下干及其分支常阻滞不全。

204. C 肌间沟阻滞患者发生呼吸困难的原因最常见的是膈神经被阻滞后引起的膈肌麻痹。

205. ABCE 膈神经麻痹通常无须特殊处理，如症状持续不缓解或进行性加重，需警惕气胸的可能。

206. BCDE 患者近期行"二尖瓣置换术"，现出现瓣周漏、急性左心衰，具有急诊

手术的指征。此时应立即准备麻醉设备及相关有创监测及药品，以便快速对患者进行抢救。

207. B 患者入室后应尽快处理患者心衰，给予强心、利尿、扩血管。输液将进一步加重患者心衰表现；患者无除颤指征，不应准备除颤；加大镇静药剂量可能导致呼吸抑制，加重患者呼吸困难。

208. B 有创操作完毕后患者血流动力学不稳定，此时已完成有创操作，因此应立即查血气纠正电解质及酸碱失衡。

209. ACDE 患者开胸过程中生命体征保持在与基础水平相比可接受范围内，因此无需特殊处理，保持现状继续观察即可。

210. D 手术结束后，患者心率 110 次/分，Hb 70g/dl，对于此类患者维持稍慢心率并适度提高 Hb 水平有利于降低心肌氧耗、保证氧供，因此应适度输注浓缩红细胞，降低心率。

211. C 急诊创伤患者的救治按照 ABCD 原则进行：A 即 Airway，指呼吸道清除，在创伤的情况下，首先要紧急清除患者呼吸道中的唾液、粉尘、泥土，使其能顺利呼吸。B 即 Breathing，指建立稳定的呼吸系统，包括吸引、气管插管、气管切开，以便于将患者安全达到医院急诊室。C 即 Circulation，是循环的建立，大出血患者血压下降，循环系统不稳定时，应给予血浆输注，维持患者血压及循环系统稳定。D 即 Disability，是意识障碍评估，了解患者是否有昏迷。

212. B 有胸穿透伤，气管向左侧偏移，且右胸有皮下气肿，提示右侧张力性气胸。

213. D 张力性气胸的治疗首先是放置胸腔引流管，恢复胸腔正常压力，防止纵隔摆动引起严重低氧及循环障碍。

214. BCDE 患者出现意识改变，对刺激反应减弱，氧合下降，需要控制气道保障通气，故应行气管插管。

215. C 颈静脉充盈，心音低钝，脉搏描记为奇脉，胸部 X 线示心影呈烧瓶形，提示可能为心脏压塞。

216. D 急性心脏压塞需要行心包穿刺减压，恢复有效循环。

217. A 患者剖腹探查，术中对肌松的要求比较高，而且下颌骨粉碎性骨折，不能经口，只能选择经鼻气管内插管全麻。

218. ABCDE 题中所述以上五点都是术中需要特别重视的。

219. D 口腔部分手术后容易出血堵塞呼吸道，最正确的办法是充分吸引上呼吸道，清理口腔分泌物和血液，如发现舌根后缀再行鼻咽通气道。